Dr. David Frawley

Soma

Dr. David Frawley
(Pandit Vamadeva Shastri)

Soma

Verjüngung und Unsterblichkeit

Yoga und Ayurveda
für Körper und Geist

Aus dem Englischen von Michael Wallossek

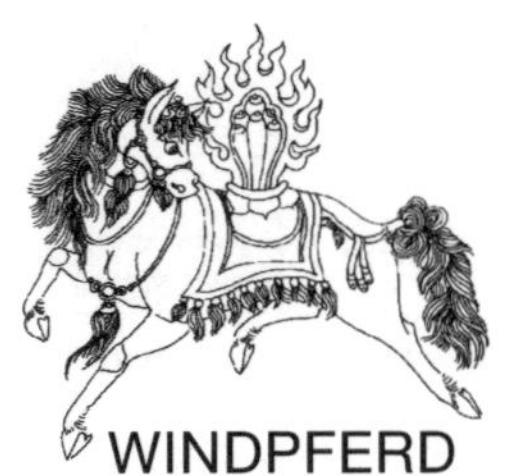

WINDPFERD

Wichtiger Hinweis: Dieses Buch sollte weder als Grundlage für Behandlungen, Diagnosen oder Verordnungen dienen, noch sollen und können die hier vorgestellten Informationen und Methoden ärztlichen Rat und medizinische Behandlung oder die Konsultation eines autorisierten Therapeuten ersetzen. Der Buchinhalt wurde vom Autor mit größter Sorgfalt erarbeitet und nach bestem Wissen und Gewissen vorgestellt. Eine Garantie kann jedoch nicht übernommen werden. Ebenso ist eine Haftung des Verfassers bzw. des Verlages und seiner Beauftragten für Personen-, Sach- oder Vermögensschäden ausgeschlossen. Alle in diesem Buch vorgestellten Informationen sind für Interessierte zur Weiterbildung gedacht.

Titel der Originalausgabe *Soma in Yoga and Ayurveda – The Power of Rejuvenation and Immortality*
Erschienen bei Lotus Press, P. O. Box 325, Twin Lakes, WI 53181 USA
www.lotuspress.com

Aus dem Englischen übertragen von *Michael Wallossek*

1. Auflage 2012

Umschlaggestaltung: KplusH, Agentur für Kommunikation und Design, CH-Amden
Bildquelle Cover: shutterstock
Satz und Layout: Marx Grafik und ArtWork
Gesetzt aus der Adobe Garamond
Druck: Himmer AG, Augsburg

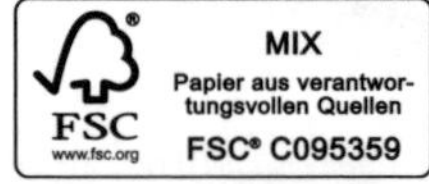

Printed in Germany
ISBN 978-3-86410-023-9
www.windpferd.de

Inhalt

Teil III · Soma-Yoga: Verjüngung von Geist und Herz durch Yoga und Meditation 261

Teil IV · Esoterische Soma-Lehren 423

Teil V · Anhang 477

Vorwort

Mögen wir dank dieser an dich gerichteten
Lobpreisung, o Soma,

die geheimen Kammern der intuitiven Weisheit
betreten.

Offenbare uns all den dir eigenen Glanz,

den irdischen wie den himmlischen.

Mögen wir durch diese deine Kraft und durch dieses
dein Sakrament, o Soma,

uns in den geheimen kontemplativen Offenbarungen
frei bewegen können.

Entfache in uns die dir eigenen Feuer,

die irdischen wie die himmlischen.[1]

In den uralten Überlieferungen Indiens ist Soma ein Schlüsselbegriff. Er steht für alles seinem Temperament nach Sanfte, Schöne, Feine und Süße. Zugleich ist Soma ein Synonym für den Mond. Wenn man zu jemandem sagt, sie beziehungsweise er sei *saumya*, mondgleich, macht man der betreffenden Person ein Kompliment. Auf der Suche nach einem Freund hält man Ausschau nach einem mondgleichen Antlitz, *saumya* mien. Schaut man solch einen mondgleichen – *saumya* – Menschen an, ruft dieser Anblick ein mildes Entzücken hervor, ein Empfinden wie beim Anblick jenes weichen Lichts, das der Mond ausstrahlt. In allen Sprachen Indiens kennt man solch eine Redensart.

Soma ist der eine Teil des auf immerdar vorhandenen Paares *Agni-Soma* – mit Agni als dem Feuerelement und Soma als dem mondgleichen Wasserelement. Dieses Paar bildet das vedische Gegenstück zum taoistischen Prinzip von Yin und Yang. Es schafft den Ausgleich zwischen dem Weiblichen und dem Männlichen, dem Energetisierenden (weiblich) und dem Energetisierten (männlich).

Diesem Feuer, so lesen wir im *Rigveda,* gereicht der Ozean zum Kleidungsstück:

Agnim samudra-vāsasam ... , Rigveda VIII, 102, 6

Im täglichen Feuersakrament der Hindu-Überlieferung richtet sich eine Opferung an dieses Prinzip, das beide Teile zu einer Einheit verbindet. Das Mantra für diese Opferung lautet einfach:

Agnī-ṣomābhyām svāhā; Idam Agnī-ṣomābhyām, idam na mama.

Für Agni und Soma [sei] diese aufrichtige, von Herzen kommende, schöne Opferung. Für Agni und Soma ist dies; bei nichts da[rin geht es mir] um etwas mir Gehörendes.[2]

In uns selbst soll durch diese Opferung ausgeglichen und miteinander vereint werden, was gegensätzlich zu sein scheint, obgleich es sich in Wahrheit um komplementäre Prinzipien handelt. Solches Ausgleichen und miteinander Vereinen geht bis zu einem Punkt, an dem Soma selbst *Agni* genannt wird. Den Mond im Wasser bezeichnet das Mantra als „unvergängliches Feuer“:

Abhi vahnir amartyaḥ ... , Rigveda IX, 9, 6

Diese überaus sanfte Kraft wird mit dem Geist gleichgesetzt – als:

Candramā manaso jātaḥ

[Universaler] Geist, aus dem Mond geboren ... , Rigveda X, 90, 13

Dieser Mond ist derselbe wie derjenige „im Wasser“:

Candramā apsv antarā ... , Rigveda I, 105, 1

Von diesem Geist allen Wassers und dem Mond weht immerwährender Frieden zu uns herüber:

Naḥ pavasva śam ... , Rigveda IX, 11, 3

In der mystischen Dichtung aller spirituellen Überlieferungen hören wir von einem Zustand der Gottestrunkenheit: Nicht der Mund trinkt diesen Wein, vielmehr das Herz.[3] Der Wein der Sufi-Mystiker ist wohlbekannt. Besingt Omar Khayyam den Wein der Morgenröte, dann preist er den „Rausch“ der Erleuchtung. In der vedischen Überlieferung spielt Soma, dieser spezielle Saft, die gleiche Rolle.

„Tropfen für Tropfen den Rausch bringend, findet der Soma seinen Platz im göttlichen Weiblichen.“[4]

Hierbei handelt es sich nicht um die Art von Trunkenheit, die den Geist närrisch macht, vielmehr um diejenige Glückseligkeit, die uns den Geist meistern lässt, um jenen Nektar, der uns spirituelle Unsterblichkeit verleiht. „Dieser Soma findet die Welt, kennt die Welt, er ist Herr des Geistes.“[5] Daher hat er freien Zugang zu unserem Geist, und er veranlasst uns, zu entdecken und zu erklären: „Herr des Geistes ist der Geist selbst.“[6]

Dieser ist nicht länger er ein geknechteter Geist. Denn der Soma hat ihn befreit. Der Soma entfaltet also mit subtilster intuitiver Weisheit seine Wirkung, bringt uns dazu, inspiriert zu reden, erweist sich als Hüter des immerwährenden Gedichts, und aufgrund derselben immerwährenden Kontemplation überbrückt er, auf diese oder jene Weise, geschwind den Weg zum lichten Himmel.[7]

Keineswegs sollen hier alle 114 an Soma gerichteten Hymnen resümiert werden, die im neunten Buch des *Rigveda* gesungen werden – hinzu kommen viele weitere Hymnen an anderer Stelle. Die hier aufgeführten Textpassagen sollen lediglich einen ersten Eindruck davon vermitteln, wie tiefgründig die Verwirklichung ist, von der die vedische Überlieferung kündet.

Shri Vamadeva Shastri (Dr. David Frawley) hat in dem hier vorliegenden Buch das Herzstück des Wissens über Soma dargelegt. Mit seinem *Dhī* (intuitiver Weisheit und Einsicht) und *Manman* (Kontemplation) hat er enthüllt, welch mannigfaltige Verbindungen der Soma zu den Zentren von Bewusstsein und Lebenskraft aufweist, zu den Geheimnissen der Unsterblichkeit, zur Ernährung wie zu Kräutern, zur ayurvedischen Lehre, zu Yoga-Übungen wie zur Meditation, zur vedischen Astrologie, zu Vastu und vielen anderen Bereichen eines tiefer gehenden Wissens, zu dem man heutzutage nicht leicht Zugang erhält.

Die vedische Überlieferung lehrt uns, überall in der manifestierten Welt, vom Subtilsten bis zum Gröbsten, vom Allerwinzigsten bis zu dem, was in besonderer Weise alles durchdringt, Verbindungen zu sehen. Allein schon bei einem Blick ins Inhaltsverzeichnis des Buches werden wir gewahr, in welch enormem Ausmaß Verbindungen zwischen der Erde unserer physischen Identität und den höchsten Himmeln unseres inneren Lichts vorhanden sind. Voller Schönheit und Anmut sind sämtliche Verbindungen im Soma zusammengefasst.

In diesem wundervollen Buch wird Dr. Frawleys Fähigkeit erkennbar, solche weit gespannten und vielschichtigen Verbindungen zum Soma zu begreifen. Und zugleich stattet er uns mit jenen praktischen Hilfsmitteln aus, die wir benötigen, um auf der Grundlage dieser Verbindungen an einer Transformation unseres Lebens arbeiten zu können.

Mögen wir angesichts der unzähligen Einsichten, mit denen er uns hier bekannt macht, danach streben, eine niemals endende Freundschaft und Gemeinschaft mit diesem unvergänglichen Nektar des Mond-Somas einzugehen.

Indo sakhitvam uśmasi ..., Rigveda IX, 66, 14

Mahamandaleshwar Swami Veda Bharati
Swami Rama Sadhaka Grama
Rishikesh, Indien

Einführung des Autors

Da heutzutage die meisten von uns länger leben, sollten wir uns um unsere Lebensqualität kümmern. Bei Langlebigkeit geht es ja nicht einfach nur darum, eine größere Anzahl von Jahren in diesem Dasein zu verbringen, sondern das körperliche, das geistige und das spirituelle Wohlergehen sollten mit einbezogen werden. Nicht nur die schiere Lebensspanne unter quantitativen Aspekten spielt hier eine Rolle. Die Freude, die Freiheit, das Gewahrsein und die Liebe, die wir im Lauf des Lebens erfahren können, fallen ebenso ins Gewicht.

Physisch verfügen wir heutzutage zwar im Allgemeinen über größere Langlebigkeit, seelisch jedoch scheinen wir merkwürdigerweise stärker unter Unbehagen, unter Depression oder Kummer zu leiden und uns eher unglücklicher zu fühlen. Länger zu leben liegt zweifellos im Bereich unserer Möglichkeiten. Damit uns diese Möglichkeit aber auch tatsächlich zugute kommt, sollten wir zugleich ein reicheres Leben führen: reicher an Bedeutung, an schöpferischer Kraft und an Bewusstheit. Dazu müssen wir allerdings über die Fähigkeit verfügen, mit der unsterblichen Essenz unseres Seins in Verbindung zu treten.

Das Streben nach Langlebigkeit sollte also Bestandteil einer inneren Suche nach ewiger Wahrheit und Glückseligkeit sein. Einhergehend mit dem Bemühen, physisch länger zu leben, sollten wir eine Anstrengung unternehmen, in zunehmendem Maß Intelligenz und Gewahrsein zu entwickeln. Unser Leben sollte zu einer spirituellen Erkundungsreise werden und sich nicht einfach nur darauf beschränken, dass wir Sinnesfreuden und dem Besitz an unablässig der Veränderung unterworfenen irdischen Gütern hinterherjagen. Ein spirituell geprägtes Leben – zumal eine der Meditation gewidmete yogische Lebensführung – kann uns zweifellos eine bessere Gesundheit, ein längeres Leben und außerdem einen emotional stabileren Zustand verschaffen. Zugleich kann es uns jedoch, indem es unser Gewahrsein über die zeitlichen und durch die Umstände vorgegebenen Voraussetzungen hinausführt, zu etwas viel weiter

Reichendem verhelfen – zu innerer Unsterblichkeit. Wenn wir diese innere Unsterblichkeit entdecken, wird in der Tat vielleicht die Frage, wie lange unser physisches Dasein währt, an Bedeutung verlieren. Um uns ein größeres Dasein im Bewusstsein selbst zu eigen zu machen, werden wir den Körper dann ohne ein Gefühl des Verlustes jederzeit ablegen können.

Das Buch mit dem Titel *Soma – Verjüngung und Unsterblichkeit,* das Sie hier in Händen halten, verknüpft die äußere und die innere Suche nach Unsterblichkeit mit der Transzendierung von Tod, von Kummer und Leid. Eine Unsterblichkeit im Bewusstsein, so führt es uns vor Augen, ist Bestandteil unserer ureigenen Natur. Und indem wir uns auf diese ausrichten, können wir unser äußeres Leben verlängern. Es ist ein praxisorientiertes Buch. Es präsentiert ein universales Wissen einhergehend mit speziellen Methoden, mit deren Hilfe wir Körper und Geist heilen und verjüngen, ferner das Unsterbliche in uns zu neuem Leben erwecken können. Das setzt allerdings voraus, dass wir den Blick auf uns selbst richten und untersuchen, was unsere Natur ausmacht – nicht bloß als Mensch, sondern als unsterbliche Seele. Das Buch beruht auf einer yogischen Betrachtung der Frage, wer wir sind, worin unser erhabeneres Dasein besteht, die Natur des Geistes und des Bewusstseins, und welche Rolle unser physisches Dasein im Kontext zahlreicher Lebensspannen und Inkarnationen spielt.

Soma – Verjüngung und Unsterblichkeit erkundet unterschiedliche Hilfsmittel, die gemäß dem Ayurveda, Indiens überliefertem Heilungssystem, zur Verlängerung unseres physischen Daseins geeignet sind, vornehmlich spezielle Nahrungsmittel und Kräuter. Hinzu kommen als yogische Methoden das Pranayama und die Asanas, die unsere physische Energie und unsere Beweglichkeit erhöhen. Außerdem untersucht es die Verjüngung des Geistes und bezieht dabei spezielle yogische Übungen wie die Mantra-Praxis, Pranayama und Meditation mit ein. Vor allem aber verknüpft das Buch die Verjüngung von Körper und Geist mit der uns innewohnenden Unsterblichkeit in reinem Bewusstsein, dem Ausgangspunkt und der tragenden Säule solch einer Verjüngung. Einem blinden Streben nach langem Leben leistet es hingegen keinen Vorschub. Vielmehr fordert es uns auf, dass wir uns einer inneren Glückseligkeit öffnen – der Unsterblichkeit der Seele. Dabei stützt sich das Buch auf die Terminologie der ayurvedischen Heilkunde, die ein ganzes System von verjüngend wirkenden Therapien *(Rasayanas)* zur Heilung und Revitalisierung von Körper und Geist umfasst. Dies ist einer ihrer acht traditionellen Zweige. Wenn es um die Yoga- und Meditationspraxis geht, nimmt das Buch auf Raja-Yoga Bezug: den klassischen Yoga, und seine acht Glieder. Und die dahinter stehende Theorie und Weltanschauung stellt es in Zusammenhang mit dem ihm verwandten *Vedanta*-System, dem aus den Upanishaden stammenden Wissen. Verjüngung ist ein wichtiges Anliegen des traditionellen Yoga, in den tantrischen ebenso wie in den vedischen Linien. Insbesondere gibt es im tantrischen Yoga bestimmte Praktiken, die nicht nur unsere Langlebigkeit fördern, sondern zugleich unsere höheren Energien wecken. Ein langes und gesundes Leben ist eines der Resultate, die sich aus der Durchführung vedischer Rituale ergeben. Vedische Mantras setzen diesen Prozess wirkungsvoll in Gang. Das Buch ist daher eine Studie zur ayurvedischen Medizin und zum klassischen Yoga als Mittel zur Erweckung der uns innewohnenden Fähigkeiten. Und zugleich erläutert es die dahinter stehenden philosophischen Lehren, Weltanschauungen und damit verwandten Systeme.

Wie bereits im Titel anklingt, entfaltet *Soma – Verjüngung und Unsterblichkeit* das uralte vedische Thema des Somas, des Nektars der Unsterblichkeit, allerdings unter Berücksichtigung aller Aspekte der Symbolik und der Anwendung, nicht nur der Frage nach der ursprünglichen Soma-Pflanze. Es definiert Soma nicht als eine spezielle Pflanze. Vielmehr gelangt es zu dem Schluss, dass mit Soma in Wirklichkeit keineswegs eine einzige Pflanze gemeint war, sondern eine gewisse Art von verjüngend wirkenden Pflanzen, die man in mehr oder weniger allen geographischen Regionen finden kann, und deren Zubereitung. Aber auch diese äußerlich vorhandene Pflanze, der botanische Soma, ist lediglich *ein* Aspekt der universalen, zugleich in uns selbst vorhandenen Soma-Realität.

Der Schlüssel zu physischem, psychischem und spirituellem Wohlergehen liegt in unserem Soma, den man vielleicht am besten als die aus dem Kern unseres Seins hervorgehende Essenz der Glückseligkeit definieren kann, als *Ananda*. Hierbei handelt es sich also nicht nur um einen äußeren, sondern um einen „inneren Soma", um den „Nektar der Unsterblichkeit" in der Tiefe des eigenen Gewahrseins. Zu diesem inneren Soma müssen wir Zugang finden, um dauerhaftes Glück und dauerhafte Freude zu entdecken. Das Buch zeigt uns, wie wir die vielen Formen von Soma in unserem Leben – beginnend bei der Nahrung, bei Prana und unseren Sinneseindrücken bis hin zur Kunst, zur Mantra-Praxis, zur Meditation und zur Daseinsfreude als solcher – ausfindig machen, sie wahrnehmen und mit ihnen arbeiten können.

Unsterblichkeit zu erlangen ist das Hauptanliegen aller spirituellen, religiösen und okkulten Traditionen auf der ganzen Welt. Manche Gruppierungen versuchen dieses Ziel durch Glauben und Hingabe zu erreichen, andere durch Wissen und Wahrnehmung, wieder andere durch innere, die Rede (= die Stimme und die Sprechfunktion im umfassendsten Sinn; d. Übers.), den Atem und den Geist mit einbeziehende Übungsformen wie die Mantra-Praxis, Pranayama und Meditation. All diese Methoden werden hier im Buch untersucht. Denn innerhalb der vedischen Überlieferung findet man sie alle in den unterschiedlichen Formen.

Soma – Verjüngung und Unsterblichkeit vervollständigt meine übrigen Bücher über Ayurveda, Yoga und vedische Astrologie, die als Referenz für die hier dargelegten Sachverhalte dienen können. Die vedische und andere in Indien beheimatete Überlieferungen habe ich hier ins Zentrum der Erörterung gestellt. Auf andere Formen der traditionellen Medizin oder auf die moderne Medizin komme ich allenfalls in zweiter Linie zu sprechen – einfach weil es mir darum geht, die vedische Betrachtungsweise, die längst nicht so häufig erläutert wird wie die übrigen, eingehender darzustellen. Damit soll nicht gesagt sein, andere Überlieferungen und Disziplinen hätten zu diesem wichtigen Thema nicht viel beizutragen. Alles in allem haben traditionelle naturheilkundliche Medizinsysteme indes größere Kenntnisse über Verjüngung, und sie lassen diesem Thema mehr Raum als die moderne Medizin.

Das Buch stützt sich auf meine über viele Jahre sich erstreckende persönliche Erfahrung mit dem Rezitieren und Singen der Soma-Hymnen aus dem *Rigveda* und mit der Meditation über diese Hymnen, ferner auf die Arbeit mit einer Vielzahl von Kräutern, auf die Erkundung der unterschiedlichen Yoga-Wege, der Mantra-Praxis und des Tantra. Anfangs habe ich mich mehr zu den Agni- und Surya-Prinzipien von Feuer und Licht in den *Vedas* und zur erhabeneren Wissenschaft vom Prana hingezogen gefühlt. In den letzten Jahren jedoch begannen sich die Soma-Hymnen und die ihnen innewohnenden Prinzipien für mich mit Leben zu füllen. Dieser innere Soma fing an, zu mir zu sprechen, und hoffentlich ist auch das Buch ein Ausdruck seiner Stimme. Demgemäß spiegelt sich in ihm, wenngleich seine Wurzeln in den klassischen vedischen Prinzipien, ihrer Anwendung im Leben und ihrer Entdeckung durch die Natur liegen, eher eine innere Erkundungsreise wider. Um äußerliche Studien geht es hier gar nicht so sehr.

Beachten Sie bitte: Der Natur des Themas entsprechend ist das Buch als ein durchaus komplexes und facettenreiches Werk angelegt – als detaillierte Darstellung, nicht bloß als eine der Orientierung dienende Einführung. Es soll nicht einfach nur eine Studie zur physischen Langlebigkeit sein, sondern zwischen physischer Langlebigkeit und unserer erhabeneren inneren Unsterblichkeit eine Verbindung herstellen.

Was die ayurvedischen Heilkräuter angeht, so stelle ich Ihnen hier mit Rücksicht auf die Tatsache, dass sie derzeit im Westen nur sehr eingeschränkt verfügbar sind, lediglich einige wichtige verjüngend wirkende Kräuter vor. Im indischen Kontext ließe sich dazu viel mehr sagen. Indem ich Sie hier mit diesen Kräutern bekannt mache, möchte ich Sie dazu ermutigen, diesen Aspekt weitergehend zu erkunden. Einen abschließend gültigen Text über Kräuter zu schreiben lag hingegen nicht in meiner Absicht.

Im Interesse einer leichteren Aussprache der Mantras habe ich, was das Sanskrit betrifft, für die diakritischen Zeichen eine Unicode-Schrift verwendet, da für das bloße Lesen kein eigener Sanskrit-Schriftsatz erforderlich ist. Sanskrit-Worte, die bereits Eingang in die englische beziehungsweise in die deutsche Sprache gefunden haben, Shiva oder Shakti zum Beispiel, oder solche, die allgemein gebräuchlich sind, habe ich ganz ohne diakritische Zeichen wiedergegeben.

Ganz besonders freue ich mich über das Vorwort von Swami Veda Bharati. Swamiji ist vor allem eine der größten lebenden Autoritäten, wenn es um die *Yoga-Sutras* geht, und er stellt eine ausführliche Untersuchung des Textes unter Berücksichtigung beider traditioneller Quellen bereit. Darüber hinaus ist er, für dieses Soma-Buch noch bedeutsamer, eine der größten lebenden

Autoritäten in Bezug auf den *Rigveda.* Sein Name Veda Bharati, „Stimme der *Vedas*", deutet dies an. In sein Vorwort zum Buch hat Swami Veda ein paar eigene vedische Verse, von denen er noch viele weitere geschrieben hat, mit einfließen lassen. Bereits seit seiner Kindheit verfügt er über die Fähigkeit, spontan Sanskrit-Verse im vedischen Stil zu verfassen, und er hat ein wirklich in die Tiefe gehendes Verständnis des vedischen Yoga.

Soma ist ein sehr ergiebiges vedisches Thema, so wie Agni (das heilige Feuer), und verdient weit größere Aufmerksamkeit. Denn Soma ist für uns der Schlüssel zu den höchsten Geheimnissen des Lebens und des Bewusstseins und bietet uns ein wichtiges Betätigungsfeld für Forschungen im Bereich der Meditation wie auch der Geist-Körper-Heilung. Ich hoffe, dass andere dieses Thema ebenfalls untersuchen und ihre aus der Inspiration durch Soma gewonnenen Einsichten mit einbringen werden.

Mögen Sie sich durch dieses Buch, das ist mein Herzenswunsch, eines inneren Soma-Flusses bewusst werden, der es Ihnen ermöglicht, mit der höchsten Essenz von Glück und Unsterblichkeit in Verbindung zu treten. Möge das Buch außerdem allen Lesern zu einem längeren und fruchtbareren Leben verhelfen.

Möge der höchste Soma, die immerwährende und universale Energie von Frieden, Glückseligkeit und Entzücken, zum Wohl aller Wesen aus Ihrem Innern hervorströmen und Sie umfließen!

Om Īm Śrīm Somāya Namaḥ!

Acharya David Frawley (Pandit Vamadeva Shastri)
Santa Fe, NM, März 2012

Teil I

Die Suche nach Glückseligkeit, Langlebigkeit und Unsterblichkeit

Wir haben den Soma getrunken. Wir sind unsterblich geworden. Wir sind zu den Göttern gelangt. Wir sind in das Reich des himmlischen Lichts eingetreten. Was können die Undankbaren uns nun noch antun, was aus dem Reich der Sterblichen uns zuleide tun, oh unsterblicher Soma?

Rigveda VIII, 48, 3-4

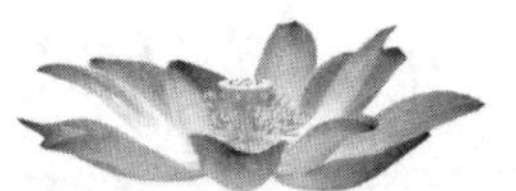

Das Streben nach Unsterblichkeit

Aus dem Unwirklichen geleite uns zum Wirklichen.

Aus der Finsternis geleite uns zum Licht.

Vom Tod geleite uns zur Unsterblichkeit.[8]

Soma-Gesang aus der Brihadaranyaka-Upanishad I, 3, 28

Seit dem Anbeginn der Zeit war das Streben nach Unsterblichkeit oberstes Anliegen aller Menschen. Jede/r von uns hegt natürlicherweise den Wunsch, für immer zu leben und nie zu sterben. Worin auch immer unsere Ziele im Leben liegen mögen, wenn es um Reichtum, Ruhm, Wissen oder Glück geht, und ob wir diese Ziele nun erreichen oder nicht, bleibt darüber hinaus im Hintergrund ein Streben nach Unsterblichkeit stets gegenwärtig und wartet darauf, dass wir es an vorderste Stelle rücken.

Dieser Wunsch nach einem Zustand jenseits des Todes, nach Todlosigkeit, ist freilich keine bloße Hoffnung, Wunschvorstellung oder trügerische Illusion. Vielmehr bringt er den angeborenen Drang der in uns verborgenen Seele zum Ausdruck, die ihrerseits niemals geboren wurde und niemals stirbt. In unserem innersten Sein sind wir eins mit dem Ewigen und Unendlichen, und so bleibt in uns der starke Wunsch bestehen, zu ihm als unserem wahren

Zuhause zurückzukehren. Unser physischer Lebensweg muss uns zu guter Letzt dahin bringen, diesen erhabeneren spirituellen Ausgangs- und Zielpunkt zu erkennen. Dieses Verlangen nach Unsterblichkeit verweist auf unser tiefer gründendes Selbst und unsere jenseits der Mühen des irdischen Daseinsbereichs weilende Essenz, die wir nie vergessen können.

Zugleich haben wir, so sehr wir uns Unsterblichkeit wünschen, ebenso große Angst vor dem Tod. Der Tod scheint die große Barriere für alle Dinge in unserem Leben zu sein, der Endpunkt all dessen, was wir in dieser Welt auszurichten vermögen, und das Ende von allem, was uns in ihr lieb und teuer ist. Tief in uns spüren wir, dass dem Tod etwas Unnötiges zu eigen ist – und darin die Tragödie der menschlichen Existenz besteht, die unsere gesamte äußere Wirklichkeit in Frage stellt. Wir können den Tod nicht als etwas Endgültiges akzeptieren und spüren, in uns ist etwas Größeres und Erhabeneres vorhanden, das sich seinem Zugriff entzieht.

Dennoch stellen wir fest, dass jedes Geschöpf, das geboren wurde, im Lauf der Zeit unweigerlich altert und stirbt. Auf die Kindheit folgt für alle Geschöpfe die Jugend, dann das Erwachsenensein, schließlich der mit dem Älterwerden einhergehende Verfall, ein Zustand der Entkräftung, und am Ende erlischt jegliches Leben. Wir sehen mit an, wie unsere Eltern und unsere Lieblinge alt werden und sterben, anschließend erleben wir, wie dies bei Menschen unserer eigenen Generation und bei uns selbst geschieht. Der Alterungsprozess erweist sich offenbar als der große, Arm und Reich, Prominente wie auch Herrn oder Frau Jedermann in gleicher Weise betreffende Gleichmacher im Leben. Mit gebieterischer und unbeugsamer Macht scheint das unerbittliche Ticken der biologischen Uhr alles andere, was wir tun, zu überschatten beziehungsweise zu übertönen.

Keine Frage, wir sehen auch Menschen, die länger leben, sich im Alter wohler fühlen als andere, sich bis in weit fortgeschrittene Jahre guter Gesundheit und Intelligenz erfreuen und glücklich sind. Solche Menschen mit hoher Lebenserwartung verkörpern ein weiteres erstrebenswertes Lebensziel: Langlebigkeit. Nichtsdestoweniger stehen sie nach wie vor auf dieser Seite des Todes, gemessen an dem selbst ein langes Leben in der beständigen Welt der Ewigkeit nichts weiter als eine kurze Episode ist. Langlebigkeit, mag sie noch so hilfreich sein, reicht nicht aus, um uns über den Tod hinauszubringen.

Angesichts des unabwendbaren Todes waren wir bestrebt, ein anderes Leben jenseits unseres körperlichen Ablebens zu kreieren beziehungsweise ein solches zu entdecken. Was wir Religion nennen, ist großenteils aus der Auseinandersetzung mit dem Thema Tod hervorgegangen und offeriert uns eine über die Beschränkungen unseres irdischen Daseins hinausgehende Fortsetzung unserer Existenz. Die Religionen haben unterschiedlich ausgestaltete Vorstellungen von einem Leben nach dem Tod entwickelt. Etwa indem der physische Körper in einer himmlischen Welt wiederaufersteht, in der er nicht wieder sterben wird, oder indem man einen feinstofflichen Licht- beziehungsweise Energiekörper erlangt, der im Unterschied zum physischen Körper nicht zu sterben braucht. Vertrauen, Glaube und gute Werke, so erklärt uns die Religion, können uns als Lohn für unsere guten Gedanken und Handlungen hier in dieser Welt den Weg zu solch einem erhabeneren Leben nach dem Tod ebnen.

Demgegenüber heben tiefgründigere spirituelle und mystische Unterweisungen, insbesondere die großen Meditationsüberlieferungen Asiens, eine Unsterblichkeit des Bewusstseins hervor, die nicht nur über die Sterblichkeit des physischen Körpers, sondern über jedwede kreatürliche Existenz in diesem oder in subtileren Daseinsbereichen hinausgeht. Unsere innere Essenz, heißt es dort, ist nicht nur jenseits des Todes, sondern auch jenseits von Geburt vorhanden, stets frei von der Beschränkung auf Körper oder Form in dieser oder einer anderen Welt. Wir können in einer beliebigen Anzahl von Körpern geboren werden und, noch wichtiger, einen Zustand erreichen, in dem wir nicht länger der Zeit und ihren Beschränkungen unterliegen und nicht mehr wiedergeboren werden müssen.

Aber wie auch immer unser spiritueller Hintergrund oder unsere religiösen Anschauungen beschaffen sein mögen, wir alle wollen länger leben, wenn nicht gar gänzlich über den Tod hinausgelangen. Das Streben nach Unsterblichkeit hat daher zwei Ebenen: die äußere und die innere, die physische und die spirituelle.

- Der erste oder äußere Aspekt des Strebens nach Unsterblichkeit betrifft die Verjüngung von Körper und Geist. Diese schließt die Förderung der physischen Langlebigkeit mit ein.
- Der zweite oder innere Aspekt ist die Unsterblichkeit des Geistes beziehungsweise Bewusstseins. Sie kann die Fortdauer des subtilen Geistes oder Astralkörpers mit beinhalten.

Allerdings sollten wir unbedingt erkennen, dass der Wunsch nach Unsterblichkeit Bestandteil eines umfassenderen Strebens nach vollkommenem Glück ist. Die Sehnsucht nach Unsterblichkeit geht einher mit dem erhabeneren Streben, ein Ende allen Leids zu erreichen. Nicht einfach nur ein niemals endendes Dasein wünschen wir uns, sondern eine unvergängliche Glückseligkeit.

Physische Unsterblichkeit, Verjüngung und Langlebigkeit

Da stellt sich die Frage: „Ist physische Unsterblichkeit überhaupt möglich?" In der Yoga-Überlieferung Indiens gibt es Hinweise, dass einige wenige Menschen, wenn schon nicht physische Unsterblichkeit, immerhin große, mehrere gewöhnliche menschliche Lebensspannen währende Langlebigkeit erreicht haben. Verschiedene mystische und esoterische Überlieferungen geben uns das Gleiche zu verstehen, etwa im Fall der langlebigen biblischen Propheten oder der taoistischen Unsterblichen aus dem chinesischen Altertum. Von Indiens vedischen Rishis wurde gesagt, dank ihres Zugangs zur Kraft des Somas, einer speziellen, mit den Heilkräften der Natur und den auf besondere Yoga- und Meditationsübungen zurückzuführenden inneren Kräften der Psyche, hätten sie über sehr lange, in Jahrhunderte hineinreichende Zeitspannen hinweg gelebt. In der Hindu-Gedankenwelt werden verschiedene *Chiranjivas* erwähnt, „langlebige Weise", von denen einige, wie es heißt, noch bis auf den heutigen Tag leben. Es gibt weitere Überlieferungen von emporgestiegenen unsterblichen Meistern. Allerdings wird dort mitunter erklärt, ihre Unsterblichkeit betreffe einen feinstofflichen, keinen physischen Körper, oder sie sei nur jenen zugänglich, die eine gewisse Reinheit an Geist und Herz erlangt hätten. Vielfach sind mit solchen Ideen zwar zahlreiche Phantasien und Illusionen verknüpft, dennoch scheint zugleich ein wahrer Kern darin zu stecken.

Ähnlich wie andere alchemistische Traditionen in aller Welt hat der klassische tantrische Yoga – der uns lehrt, mit den verborgenen Energien der Natur zu arbeiten, zum Beispiel mit der Kundalini-Energie – besondere äußere Methoden zur Vergrößerung der physischen Langlebigkeit entwickelt, welche die Anwendung kraftvoller Kräuter, Mineralien, Edelsteine und Elixiere mit einschließen. Kombiniert werden diese Methoden mit speziellen inneren tantrischen Yoga-Übungen – mit Pranayama, Mantra und Yantra, ferner arbeitet man in solch einer präzisen spirituellen Wissenschaft der inneren Transformation mit Gottheiten und den Kräften der Natur –, um uns über unsere gewöhnlichen menschlichen Begrenzungen hinauszubringen.

Wahrscheinlich der berühmteste yogische Fall von physischer Unsterblichkeit ist derjenige von Mahavatar Babaji, dem unsterblichen Yogi aus dem Himalaya. Paramahamsa Yogananda, einer seiner Schüler, hat in seiner klassischen *Autobiographie eines Yogi*[9] der Welt von ihm berichtet. Babaji und seine Gefährtin Mataji sollen, wie es heißt, zusammen mit einer Gruppe ausgewählter Schüler, von denen manche ebenfalls einen unsterblichen physischen Körper erlangt hätten, in einem yogisch energetisierten unsterblichen physischen Körper in besonderen Rückzugsgebieten auf den Höhen des Himalaya oberhalb von Badrinath leben.

Eine derartige yogische Errungenschaft wie einen solchen unsterblichen Körper gibt es jedoch so selten, dass sie für uns gewöhnliche Menschen aus allen erdenklichen praktischen Gründen eigentlich ein Ding der Unmöglichkeit ist. Ermöglicht wird sie – nach einer hohen spirituellen Geburt, die einen bereits zur höchsten spirituellen Verwirklichung geführt hat – erst durch eine besondere Geburt in einer yogischen Familie, nicht jedoch durch eine gewöhnliche menschliche Geburt. Hinzu kommen reine Nahrung und eine saubere Umwelt, ferner von klein auf zusammen mit diesen großen Meistern praktizierte spezielle Yoga-Übungen. Kein Vergleich mit einem gewöhnlichen, weitaus stressigeren modernen menschlichen Daseins in einer vergifteten Umwelt. Wir haben keinerlei Grund zu der Annahme, solch eine physische Unsterblichkeit sei für uns möglich oder für die Art von geistiger Einstellung, die wir in der heutigen Welt haben, auch nur wünschenswert.

In erster Linie im Integralen Yoga von Sri Aurobindo – einem der größten Meister und Visionäre des modernen Indiens – findet man eine klare, eigens auf die Entwicklung physischer Unsterblichkeit angelegte Disziplin, auf die er in seinen umfangreichen und tiefgründigen Schriften sehr eingehend und bis in die Einzelheiten zu sprechen kommt.[10] In Sri Aurobindos Integralem Yoga ist die physische Unsterblichkeit allerdings nicht das Hauptanliegen, sondern folgt eher als letztes i-Tüpfelchen auf eine umfassende yogische Entwicklung einer intensiveren Hingabe und eines stärkeren Gewahrseins in uns. Außerdem behandelt Aurobindo die Frage, wie man den physischen Körper unsterblich macht, nicht im Sinn einer persönlichen Errungenschaft mit dem Ziel, unsere weltlichen Begierden weitergehend ausleben zu können, sondern als Bestandteil eines langfristigen evolutionären Prozesses zur Entwicklung eines höheren Menschentyps, wenn nicht gar rundum einer höheren Spezies. Aurobindo strebt keine physische Unsterblichkeit für den gewöhnlichen Menschen an, vielmehr geht es ihm um jene der verwirklichten Seele, die den Geist und die emotional geprägte eigene Natur transformiert hat. Der gegenwärtige Mensch mit seinen diversen karmischen und genetischen Einflüssen negativer Art bedarf, darüber ist er sich sehr wohl im Klaren, in erheblichem Maß einer Um- und Neugestaltung, bevor er eines längeren Daseins würdig ist oder auf natürliche Weise ein höheres Bewusstsein aufrechterhalten kann.

Aurobindos Zielsetzung ist eine langfristige, wenn nicht gar über Jahrtausende sich erstreckende Schaffung eines neuen spirituellen Wesens auf Erden. Er will nicht einfach nur dafür sorgen, dass wir jetzt existierenden Menschen so, wie wir in unserem derzeit unentwickelten Gewahrseins- und Intelligenzzustand sind, länger leben oder dem physischen Tod entgehen. Er hat ein evolutionäres Ziel der Spezies im Blick, und wir selbst können etwas dazu beitragen, den Weg dafür zu ebnen, wohingegen es ausgesprochen unwahrscheinlich ist, dass wir es persönlich erreichen können. Seine Schüler streben die Entwicklung einer neuen Menschheit an, nicht bloß eine länger währende physische Eigenexistenz.[11] Darüber hinaus will sein Integraler Yoga, dass die Transformation des Menschen durch eine neue Herabkunft der göttlichen Gnade, oder Shakti – die Kraft der göttlichen Mutter –, zustande kommt, nicht nur durch äußerliche Methoden wie Ernährung, Kräuter und Yoga-Techniken, und erst recht nicht durch diesen oder jenen wissenschaftlichen oder genetischen Durchbruch. Solch eine Transformation beruht auf dem Erwachen und einem hingebungsvollen Sich-Öffnen für diese Herabkunft der göttlichen Gnade, von der ganz eigene Kräfte und Prozesse ausgehen. Mit dieser höheren evolutionären Shakti, einer starken, in der spirituellen Atmosphäre des Planeten bereits gegenwärtigen göttlichen Kraft, bringt Aurobindo uns in Kontakt.

Physische Unsterblichkeit ist zwar nahezu ein Ding der Unmöglichkeit, physische Verjüngung hingegen kann zu einem gewissen Grad jede/r von uns erreichen. Man kann sich speziellen yogischen und ayurvedischen Heilprogrammen unterziehen, die der Verjüngung dienen, Jahre von unserem biologischen Alter abtragen und unser Leben wirkungsvoll über das uns ansonsten erreichbare Maß hinaus verlängern können. Das heißt nicht, dass solche Methoden einen Achtzigjährigen in einen Vierzigjährigen verwandeln können. Doch es ist möglich, weit über sein gewöhnliches Alter hinaus glücklicher, gesünder und stärker gewahr zu sein! Der Körper verjüngt sich andauernd und ersetzt seine alten Zellen durch neue. Bei jedem Sonnenauf- und Sonnenuntergang durchströmen uns stets neue Pranas. Bei der Verjüngung geht es um eine Beschleunigung dieses natürlichen Revitalisierungsprozesses, der normalerweise mit fortschreitendem Alter schwächer wird.

Eine physische Langlebigkeit von einhundert Jahren sollte für uns Menschen die Norm sein, sofern wir ein gesundes, natürliches

Leben in einer sauberen, natürlichen Umwelt führen. Und noch länger sollte das Leben dauern, wenn wir Yoga praktizieren. Die Tatsache, dass wir über keine solche Langlebigkeit verfügen, zeugt von einem ungesunden Lebenswandel unsererseits oder von der mangelnden Gesundheit unserer Kultur. Außerdem ist es schwierig für uns, individuell nach einem längeren Leben zu streben, wenn unsere Umwelt vergiftet und in der Gesellschaft insgesamt eine ungesunde, ja schädliche Lebensweise vorherrscht, wie es heutzutage fast überall auf dem Planeten der Fall ist. Das stellt ein zusätzliches Hindernis für jedes persönliche Streben nach Langlebigkeit in der heutigen Welt dar. Auch einem Menschen, der im Übrigen bestens Bescheid weiß, welche lebensverlängernden Maßnahmen er ergreifen kann, tut sich vermutlich schwer damit, in einer durch Umweltverschmutzung geplagten, wirren und aus dem Gleichgewicht geratenen Welt voller Konflikte lange und gesund zu leben.

Das Streben nach Langlebigkeit ist daher keine rein persönliche, sondern in der heutigen Zeit zugleich eine ökologische Angelegenheit. In Zusammenhang mit dem künstlichen Lebensstil, der ein Element des Hightech-Medienzeitalters bildet, beginnt sich in der westlichen Welt eine geringer werdende Langlebigkeit abzuzeichnen. Eine Verlängerung des eigenen Lebens und der Lebensschutz des Planeten – daraus können und dürfen wir folglich nicht zwei verschiedene Fragestellungen machen. Die Gesundheit des Planeten für künftige Generationen zu gewährleisten wird uns wahrscheinlich ein klein wenig unserer eigenen Zeit kosten.

Physische Langlebigkeit hat darüber hinaus auch in spiritueller Hinsicht bedeutsame Konsequenzen. Für Menschen auf dem spirituellen Weg ist Langlebigkeit sehr erstrebenswert. Hat man sich nämlich der großen Anstrengung unterzogen, deren es bedarf, damit man zu seiner höheren Bestimmung im Leben erwacht – was in jedem Alter sehr schwierig ist –, will man ein ganzes Leben nutzen können, um auf diesem Weg so weit wie möglich voranzukommen. *In angemessener Art und Weise nach physischer Langlebigkeit zu streben kann also zu dem tiefer gehenden Ziel, die Unsterblichkeit des Geistes zu erreichen, einen wichtigen Beitrag leisten.* Darin liegt wohl der größte Wert eines Strebens nach physischer

Langlebigkeit. Denn ein langes Leben ohne Spiritualität hat nicht nur keinen wirklichen Wert, sondern es entfernt uns auch von der Seele, dem eigentlichen Lebensquell. Ansonsten steht unser Streben nach Unsterblichkeit lediglich im Dienst des Ichs und unserer Begierdenatur, was unweigerlich Leid und Verwirrung zur Folge hat. In dem Fall sind wir dann bloß darauf aus, zusätzliche Zeit zu gewinnen, um uns noch tiefer in die karmischen Verwicklungen des irdischen Daseinsbereichs zu verstricken, die uns am Ende Kummer und Leid bringen.

Unsterblichkeit und Verjüngung des Geistes

Ist es also praktisch unmöglich, die Unsterblichkeit des Körpers zu erreichen, dann stellt sich als Nächstes die Frage, ob eine Unsterblichkeit des Geistes möglich ist. Zweifellos fällt es leichter, den Geist jung zu erhalten, als den Alterungsprozess des Körpers zu stoppen. Häufig fühlen wir uns tatsächlich, während wir in unserem Körper altern, im Geist jünger – und gewöhnlich erhalten wir im Geist ein jugendliches Selbstbild aufrecht, das nicht mehr unserem äußeren Erscheinungsbild entspricht.

Selbst in einem alten, in Verfall begriffenen Körper kann man einen frischen, klaren und jugendlichen Geist haben. Wie oft erleben wir Menschen jenseits der achtzig mit einem aktiven, schöpferischen und heiteren Geist, der in puncto Ausdrucksfähigkeit, logisches Denkvermögen oder Einsicht viele junge Leute in den Schatten stellt. Jede/r von uns ist schon solchen Menschen begegnet, deren Alter uns überrascht. Das Alter hat ihnen geholfen, an Geist und Seele zu reifen, wodurch ihrem inneren Sein mehr Energie und Vitalität zur Verfügung steht.

Für uns sollte dies der Normalfall sein: Je größer die Anzahl unserer Lebensjahre, über umso größere Weisheit sollten wir verfügen, indem sich in Herz und Geist Klarheit und Vitalität entfalten. Während der Körper ungefähr im Alter von 25 Jahren gereift ist und zu wachsen aufhört, gelangt der Geist normalerweise vor Erreichen des 50. Lebensjahres nicht zur vollen Reife und kann außerdem weiterhin wachsen und sich entwickeln, solange man lebt.

Zumal in dieser Kultur, die ihre älteren Menschen selten ehrt, bereitet es vielen älteren Menschen großen Kummer, dass man sie ihrer körperlichen Verfassung gemäß behandelt und dementsprechend ihre Ratschläge nicht beherzigt, obgleich ihr Geist keineswegs alt ist. Der jüngeren Generation, die den Blick nicht auf innere Realitäten richten will, sondern in äußere Sinnesreize verstrickt bleibt, scheint ihre Weisheit verloren zu gehen.

Den Geist kann man so sehr verjüngen, dass ein siebzig-, achtzig- oder neunzigjähriger Mensch einen schöpferischen, jugendlich anmutenden Geist hat. Nur schwer verjüngen kann man den Geist allerdings, wenn er infolge eines jahrelangen geist- und gedankenlosen Dahinlebens, in dem es zu keiner Kultivierung von Kreativität oder von innerem Gewahrsein kommt, gealtert ist. Wer hingegen bereits in früher Jugend einen schöpferischen und spirituellen Geist kultiviert hat, kann sich ihn leicht bis ans Lebensende bewahren, um diese Welt schließlich in voller Bewusstheit und ohne Bedauern hinter sich zu lassen!

Abgesehen von der Wahrung geistiger Jugendlichkeit bis ins hohe Alter gibt es auch noch das Streben nach einer über den Tod des physischen Körpers hinausgehenden Unsterblichkeit des Geistes – oder zumindest seiner Fortdauer. In zahlreichen spirituellen Lehren finden sich Methoden zur Vorbereitung des Geistes auf einen Fortbestand über den Tod hinaus. Die Fähigkeit des Geistes, den Tod zu transzendieren spiegelt sich im Phänomen der Wiedergeburt. Denn Wiedergeburt setzt voraus, dass der Geist den Tod zu überleben und sich in einen neuen Körper hineinzubegeben vermag. Im Fall der gewöhnlichen Wiedergeburt verfällt der Geist in einen tiefen Schlummerzustand, und seine Erinnerungen an das vorangegangene Leben bleiben fast vollständig auf der Strecke, bevor er zu neuem Leben erwacht. Wer sich hingegen den höheren Formen der Yoga-Praxis gewidmet hat, kann von seinem Geist und von seiner Intelligenz vieles in die nächste Geburt mit hinübernehmen und nach dem Tod eine Kontinuität des Gewahrseins aufrechterhalten.

Gemäß dem yogischen Denken ist der Geist seiner Natur nach unsterblich, durchläuft allerdings Phasen der Manifestation und der

Ruhe. Der Geist stirbt nicht beim Tod des physischen Körpers. Er durchläuft einfach eine Phase des Sichzurückziehens, gefolgt von einer neuerlichen Aktivitätsphase nach dem Erwachen in einem neuen Körper. Der innere Kern des Geistes trägt die Samskaras – diejenigen karmischen Tendenzen, die uns von einer Geburt zur anderen treiben. Jener innere Geist überlebt den Tod des Körpers, seine Tendenzen tragen ihn weiter und lassen ihn einen neuen Körper annehmen.

Doch nur der Kern des Geistes verfügt über solch eine Unsterblichkeit. Das gilt nicht für unseren gewöhnlichen äußeren Geist und das Ich mit seinen persönlichen, an die äußere Welt, in die wir gegenwärtig hineingeboren worden sind, gebundenen Gedanken, Emotionen und Erinnerungen. Zum Zeitpunkt des Todes wird der Geist auf seine Kerntendenzen reduziert, ähnlich dem geistigen Ruhezustand im Tiefschlaf. Der äußere Aspekt des Geistes durchläuft einen Auflösungsprozess, und nur der Kern des Geistes erfährt eine weitere Geburt. Das heißt: *Die Unsterblichkeit des Geistes wird durch den Tod des Körpers eingeschränkt und unterbrochen.* Aufgrund einer Unwissenheit, die den gewöhnlichen Menschen daran hindert, von der Unsterblichkeit zu profitieren, bleibt diese verborgen, und dadurch wird es für die betreffende Person schwierig, zu den Fertigkeiten und der Weisheit des vorherigen Lebens Zugang zu finden. Für die meisten von uns ist das erhabenere, über den Körper hinausreichende Dasein des Geistes nicht erfahrbar, weil wir nach dem Tod unser Gewahrsein nicht von einem Leben zum anderen aufrechtzuerhalten vermögen. Dieses Vermögen zu entwickeln können wir jedoch lernen.

Die höheren Formen der Yoga-Praxis versetzen uns in die Lage, mit der im Kern des Geistes verborgenen Unsterblichkeit in Verbindung zu treten und diese Erfahrung allmählich in der Weise auf den übrigen Geist sich ausdehnen zu lassen, dass wir zu guter Letzt in unserem Alltagsgewahrsein bewusst über sie verfügen. Große Yogis nehmen ihre Persönlichkeit und ihren Geist in aufeinander folgende Geburten mit. Das zeigt sich auch in der Vorstellung von den Tulkus und der Reinkarnation der Dalai Lamas im tibetischen Yoga. Je weiter eine Seele sich entwickelt, umso mehr hält sie ihren

Geist und ihre Intelligenz über den Reinkarnationsprozess hinweg aufrecht, ohne beides zum Zeitpunkt des Todes zu verlieren. Tod und Wiedergeburt gleichen bei solch großen Seelen dem abendlichen Schlafengehen und dem morgendlichen Aufwachen, nicht einem wirklichen Ende oder Anfang der Existenz.

Die Unsterblichkeit der Seele oder des höheren Selbst (des Atman oder Purusha)

Abgesehen von dieser „unterbrochenen" Unsterblichkeit des Geistes gibt es freilich in jedem von uns eine tiefer reichende Unsterblichkeit, die keinerlei Unterbrechung kennt. *Unsere Seele, das innere Sein, ist ihrer Natur nach unsterblich und existiert jenseits der Phasen, in denen der Geist sich, von Geburt zu Geburt, zurückzieht oder manifestiert.* Unser wahres Selbst besteht in reinem, keiner Modifikation unterworfenem Gewahrsein, ist unveränderlich, wandellos und unbewegt. Unsere wahre Natur ruht in reinem Bewusstsein jenseits all der Wechselbäder von Zeit, Raum und Handeln, die wir durch den Geist erfahren. Zu dieser Unsterblichkeit unseres inneren Seins können wir jederzeit Zugang erhalten, selbst wenn der Körper den Sterbeprozess durchläuft.

In unserer wahren Natur werden wir tatsächlich weder geboren, noch sterben wir, leiden wir nicht, befinden wir uns stets jenseits von Gewinn und Verlust, von Freude und Schmerz, von Vor und Zurück. Der Tod ist eine Illusion unserer durch den Geist gewonnenen Erfahrung, keine dauerhafte Wahrheit unseres innersten Selbst. Der Tod ist wahrscheinlich die äußerste Illusion, deren Schleier wir entzweireißen müssen, um zu unserer eigentlichen Wirklichkeit zu finden. Der Körper stirbt, wir als Meister unseres Körpers hingegen nicht. Diese Unsterblichkeit unseres inneren Seins sollte unser gesamtes Dasein bestimmen. Wir sollten kein bloßes Opfer all des Auf und Ab von Körper, Geist und Sinnen sein – und kein Opfer des Todes, vielmehr den Tod nutzen, um zu einem noch größeren Gewahrsein zu gelangen.

Diese Unsterblichkeit der Seele ist absolut, vollkommen vorbehaltlos und durch nichts geschmälert. Jede/r von uns kann sie erfahren.

In ihr gründet in der Tat die Erfahrung selbst. Demgegenüber ist dem Geist lediglich eine relative Unsterblichkeit zu eigen, die in seinem Kern Bestand hat, während er in seinem Äußeren den Tod und einen Zurückziehungsprozess durchläuft. Seine Unsterblichkeit, von Unwissenheit verhüllt, ist in unserem Leben keine Erfahrungstatsache.

Dennoch bleibt diese Unsterblichkeit der Seele nicht ohne Konsequenzen für den Körper. *Der inneren Unsterblichkeit des Bewusstseins wohnt die Kraft inne, uns zu verjüngen,* sofern wir dieses Ziel verfolgen. Sie ist der unerschöpfliche Quell unseres Pranas, jener niemals versiegenden Lebensenergie, zu der wir, tief in unserem Herzen, stets Zugang haben. Uns allen wohnt die Kraft der Unsterblichkeit bereits inne – als die innerste Schicht all dessen, was uns ausmacht. Die Frage lautet, wie wir zu unserem unsterblichen Bewusstsein Zugang erhalten und es mit unserer äußeren Natur verbinden, insbesondere mit der Oberfläche des Geistes, an der die meisten von uns das Leben erfahren.

In dieser Hinsicht läuft unser Streben nach Unsterblichkeit im Grunde darauf hinaus, dass wir uns selbst einen Streich spielen. Das Problem besteht nicht darin, dass wir zu Unrecht sterben, und die Lösung nicht darin, dass wir lernen, unsere jetzt existierende Persönlichkeit über den Tod hinaus zu bewahren. Das Problem liegt woanders: Wir haben unsere natürliche, in unserem inneren Gewahrsein ruhende Unsterblichkeit vergessen. Und wo wir nach ihr Ausschau halten – im physischen Körper und der zeitgebundenen äußeren Persönlichkeit –, dort existiert sie nicht. Wir begrenzen uns selbst auf den sterblichen äußeren Aspekt unseres Seins, der letzten Endes, was auch immer wir unternehmen, sterben muss. Was seiner Natur nach nicht von Dauer, sondern flüchtig ist, versuchen wir fortdauern zu lassen. Das ist zum Scheitern verurteilt, kann uns nur Frustration und Kummer bringen. Die Lösung besteht darin, unser Anhaften an dem, was stirbt, aufzugeben und uns wieder mit unserer unsterblichen Natur jenseits des Todes zu verbinden. So gelangen wir wirklich über den Tod hinaus.

Der Tod betrifft allein Körper und Geist, die lediglich Werkzeuge der Seele sind, Hilfsmittel, und wie jedes Werkzeug der Abnutzung, dem Verfall und letzten Endes der Zerstörung unterliegen. Der Körper ist unser äußerliches Hilfsmittel, ähnlich unserem Auto, das wir brauchen, um in der materiellen Welt, dem Hauptbezugspunkt unserer äußeren Existenz, von einem Ort zum anderen zu gelangen. Doch was uns wirklich ausmacht, ist nicht der Körper, und seine Erfüllung verschafft uns keine wahre Erfüllung. Und der Geist ist unser inneres Werkzeug. In gewisser Weise gleicht er unserem Computer, den wir benötigen, um die Flut der Informationen zu bewältigen, vor allem derjenigen, die sich auf die Außenwelt beziehen. Für unser äußeres Funktionieren kommt ihm große Bedeutung zu, doch ist auch seine Erfüllung nicht gleichbedeutend mit der Erfüllung unserer wahren Natur. Unsere Seele beziehungsweise unser Bewusstsein ist unser eigentliches Sein und zugleich mit der Person gleichzusetzen, die diese beiden Instrumente handhabt, ohne auf deren Funktionen beschränkt zu sein – ebenso wenig wie der Mensch, der am Steuer eines Autos sitzt oder einen Computer bedient.

Haben wir eine Autopanne, dann sagen wir nicht: „Ich bin tot." Und auch wenn unser Computer abstürzt, überkommt uns nicht das Gefühl, wir seien nicht mehr vorhanden. Aufgrund unseres durch den Geist hervorgerufenen tief sitzenden Anhaftens haben wir hingegen das Gefühl, der physische Tod sei gleichbedeutend mit dem Ende all dessen, was uns ausmacht. Und soweit kommt es nur, weil wir uns selbst nicht verstehen. Der Tod markiert lediglich das Ende unserer begrenzten äußeren Persönlichkeit, die wirkliche Person in uns berührt er aber nicht. Der Tod ist lediglich ein Moment in der Zeit, in dem wir den Übergang von einem Erfahrungsbereich in einen anderen vollziehen, nichts weiter als ein Durchgang. Für unser inneres Sein kann der Tod eine Befreiung vom Ich und von seinen Wünschen und Begierden bedeuten, die kein Ende nehmen wollen. Er ist ein Mittel zur Läuterung unserer äußeren Natur, damit wir in einem anderen Leben spirituell weiter wachsen können. Die *Bhagavadgita* bringt es auf den Punkt: „Was wirklich ist, kennt keine Nichtexistenz; das Unwirkliche dagegen kennt keine Existenz."[12] Was an den Tod gebunden ist, existiert niemals wirklich. Was jedoch dem Tod nicht unterworfen ist, kann nie getötet werden.

Einfach in unserem unsterblichen Selbst zu ruhen – dem Kernbewusstsein in uns, dem distanzierten Beobachter der Bewegungen von Körper und Geist – *ist das sicherste Mittel, über den Tod hinaus und zur Unsterblichkeit zu gelangen.* Sie sind so unsterblich, wie Sie es in Ihrem inneren Sein sind, und können niemals dem Tod oder der Auflösung anheim fallen. Das ist eine unvergängliche Wahrheit: keineswegs bloß eine Hoffnung oder Spekulation, vielmehr die beständigste und kraftvollste aller Wahrheiten. Dazu bedarf es keines Glaubens und keiner Erlösung, lediglich ein inneres Wissen muss erwachen.

Wir alle können an dieser Stelle, falls wir es wünschen, voller Erleichterung aufatmen und die Unsterblichkeit, den Frieden und die Transzendenz unseres inneren Seins annehmen, wohingegen wir den gesamten Bereich des Todes loslassen. Nichts kann uns davon abhalten, höchstens der durch unsere Identifikation mit dem auf der Oberfläche vorhandenen Ich hervorgerufene Widerwille, ebendies zu tun. Aufgrund unseres tief sitzenden, über viele Lebensspannen sich erstreckenden Anhaftens an den Körper und den Geist lässt sich solch ein Loslassen freilich nur schwer verwirklichen. Allerdings gibt es zahlreiche Methoden, uns mit Hilfe von Yoga und Meditation die Durchführung dieses Unterfangens zu erleichtern und den Ablauf zu beschleunigen.

Die drei entscheidenden Punkte

- Die Sterblichkeit des Körpers
- Die relative Unsterblichkeit des Geistes
- Die absolute Unsterblichkeit des Bewusstseins

Über diese drei Aspekte von Tod, Verjüngung und Unsterblichkeit sollte man gründlich nachsinnen. Der Körper als begrenzte materielle Struktur ist sterblich und todgleich. Seine Existenz lässt sich zwar verlängern, muss schließlich aber zu Ende gehen.

1. Der Geist hat eine relative Unsterblichkeit, die durch den Prozess von Geburt und Tod eines Körpers, in dessen Verlauf der Geist zu einem weiteren Körper wandert, in verschie-

dene Abschnitte aufgeteilt wird. Der Geist dauert so lange fort, bis er in das reine Bewusstsein jenseits von Raum und Zeit aufgeht, dessen Abbild er lediglich ist.

2. Allein unserem inneren Bewusstsein kommt absolute Unsterblichkeit zu, gleichgültig was dem Körper oder dem Geist widerfährt. Um zu wirklicher Klarheit darüber zu gelangen, müssen wir uns allerdings vom Körper lösen.

Wie können wir, lautet also die alles entscheidende Frage, zur natürlichen Unsterblichkeit unseres inneren Seins Zugang finden und diesbezüglich wirkliche Klarheit erzielen? Auf welches Mittel wir hierfür zurückgreifen müssen, lässt sich ziemlich leicht in Worte fassen: Wir müssen den Geist zu diesem Zweck auf unser inneres Sein ausrichten. Das bedeutet, unseren Geist in reines Bewusstsein aufgehen zu lassen und die unbewusste Unsterblichkeit des Geistes in die bewusste Unsterblichkeit der Seele hinein auszuweiten. Dies in die Praxis umzusetzen ist eine Frage der *Sadhana,* einer über viele Jahrzehnte, ja letztlich über viele Lebensspannen reichenden spirituellen Praxis. So etwas lässt sich nicht im Handumdrehen erreichen. Ebenso wenig handelt es sich dabei um das Resultat einer speziellen Therapie, eines speziellen Retreats oder einer besonderen Technik, vielmehr um die Essenz unserer Bestrebungen als unsterblicher Seele.

Auf Selbsterkundung ausgerichtete tiefe Meditation, die einen in das unsterbliche Selbst im Herzen aufgehen lässt, ist das beste Mittel, Unsterblichkeit zu erlangen.[13] Das ist vor allem der Ansatz von *Advaita,* dem *nichtdualistischem Vedanta,* und dem damit zusammenhängenden Yoga des Wissens. Andere yogische Übungen können es wirkungsvoll unterstützen – insbesondere wenn wir in uns auf dem Weg des Bhakti-Yoga starke, hingebungsvolle Liebe für das Göttliche empfinden. Yoga im klassischen Verständnis war ursprünglich als eine Wissenschaft vom Bewusstsein angelegt, die uns zu unserer, als *Atman* oder *Purusha* bezeichneten höheren Unsterblichkeit hinführen sollte, zum wahren Selbst. Der traditionelle Kundalini-Yoga, wie man ihn in den Hindu-*Tantras* findet, ist darauf ausgerichtet, die Öffnung des Kronen-Chakras, des Lotos am Scheitelpunkt des Kopfes, zu bewirken. Denn dieses trägt unser tiefer gehendes Bewusstsein beziehungsweise die entsprechende Energie: das Shiva- und das Shakti-Prinzip der tantrischen Vorstellungswelt.[14]

Zu diesem Unterfangen, den Geist in das unsterbliche Selbst aufgehen zu lassen, leisten wir dadurch einen Beitrag, dass wir dem physischen Körper zu Harmonie und Reinheit verhelfen: den Körper, mit anderen Worten, zugleich verjüngen. Physische Langlebigkeit trägt viel zur Erlangung geistiger Unsterblichkeit bei. Denn innerhalb einer kurzen Lebensspanne lässt dieser Prozess sich schwerlich in die Tat umsetzen. Physische Langlebigkeit ist jedoch keinesfalls Selbstzweck – nicht bloß ein Mittel, sich möglichst lange an Äußerlichkeiten erfreuen zu können.

Unsere Vorstellung vom Himmel und der feinstoffliche Körper

Da Tod und Leid ein Bestandteil dieser physischen Welt zu sein scheinen, haben viele Menschen sich eine himmlische Welt gewünscht, ein Paradies, in dem Leid und Tod keine Rolle spielen. Solche höhere Welten existieren durchaus, wenngleich nicht immer in der Art und Weise, wie wir sie uns vorstellen.

Der Himmel, den wir uns ausmalen, ist mitunter kaum mehr als eine verklärte physische Welt: Ein wiederauferstandener, unserem Leib aus Fleisch und Blut sehr ähnlicher physischer Körper existiert dort weiter, indem er sich – von einem Wesen durch dieses himmlische Dasein geführt, dessen Charakter weitgehend dem mit Fehlern behafteten Charakter unseres irdischen Lebens gleicht – vielleicht nach wie vor in Sinnesfreuden ergeht. Solche Himmelsvorstellungen kleiden lediglich unser irdisches Dasein in ein etwas anderes Gewand und sprechen das Wunschdenken des menschlichen Ichs an, welches weder der eigenen Sterblichkeit ins Auge schauen noch die wirkliche Unsterblichkeit der Seele erblicken will, da diese nicht physisch beschaffen und nicht dem Reich der Form zugehörig ist.

Nach anderen Darstellungen ist der Himmel das Reich des feinstofflichen beziehungsweise astralen Körpers. Dessen Erscheinungsbild gleicht weitgehend unserem physischen Körper, allerdings besteht er aus Licht, oder Lebensenergie, und ist der strahlende Ausdruck von Glückseligkeit. Er vermag zu fliegen und sich, jenseits der Beschwernisse und Mühen physischer Materialität, in vielfältiger Weise zu verwandeln – hat sogar engelgleiche Flügel! Solch ein feinstofflicher Körper gleicht jenem Körper, den wir im Traumzustand haben. Denn die feinstofflichen Welten sind zugleich die Traumwelten. Ein so verstandener Himmel ist schon eher ein echter Himmel, in dem die Seele sich an verfeinerten Eindrücke erfreuen kann: an großer Kunst zum Beispiel oder an schöner Musik, ferner an intensiver Liebe und Hingabe. Nichtsdestoweniger sind auch diese feinstofflichen Bereiche an Zeit und Begehren gebunden und diesseits des Todes angesiedelt.

Jenseits jener Himmel der subtilen Energie und der reinen Form gibt es formlose Himmel und höhere Bereiche des Raums, in denen wir keinen Formkörper haben, sondern nur im Geist existieren – mit enormer Befähigung zum Denken, zu visionärer Schau, zu Wahrnehmung und Gewahrsein. Dieser formlose Körper wird als „Körper der Verursachung" bezeichnet, da er über jene Kausalkräfte verfügt, die all dem zugrunde liegen, wozu wir in den auf Form basierenden Welten werden können. In solch einem formlosen Himmel stehen wir im Herzen der Schöpfung, über jeder manifestierten beziehungsweise spezifizierten Welt: ein wahrlich erhabener, einem göttlichen Mitschöpfer gleicher Zustand.[15]

Selbst diese kausalen Bereiche befinden sich jedoch immer noch unterhalb des Bereichs schierer Unsterblichkeit jenseits jeglicher Manifestation, sei sie formhaft oder formlos. Sämtliche Welten verkörperten Daseins, des physischen, feinstofflichen oder kausalen, unterliegen der Beschränkung durch Karma und Wiedergeburt. Selbst die höchst himmlischen Welten muss man letzten Endes um einer weiteren Geburt willen verlassen, bis man jegliches Karma restlos abgearbeitet hat.

Viele Yogis und Okkultisten arbeiten daran, ihren feinstofflichen Körper zu entwickeln, um nach dem Tod oder auch schon im Lauf des Lebens Zugang zu diesen feinstofflichen oder astralen Bereichen zu erhalten. Das Ziel mancher Okkultisten besteht darin, in den feinstofflichen Körper mit seinen größeren Kräften und Freuden zu leben, nachdem der physische Körper gestorben ist. Yogis können außerdem den feinstofflichen Körper zu einem Hilfsmittel entwickeln, das sie befähigt, sich intensiver in Hingabe oder Meditation zu üben, obgleich die feinstofflichen Bereiche für sie nicht das letztgültige Ziel des Weges darstellen. Andere Yogis wiederum sind bestrebt, den Körper der Verursachung zu entwickeln, weil er für sie das primäre Instrument ist, zu unserer wahren Natur, reinem Bewusstsein, zu gelangen. Denn der höhere Geist ist nur noch einen Schritt weit von reinem Bewusstsein entfernt. Dergestalt kann eine Entwicklung dieser verfeinerten Gewandungen der Seele ein wichtiger Schritt auf dem Weg zu einer höheren Verwirklichung von Unsterblichkeit sein.

Die Regeneration des physischen Körpers, zumal diejenige des Gehirns und des Nervensystems, kann uns jedenfalls helfen, zugleich den feinstofflichen Körper mit frischer Energie zu versorgen. Ein durch die Revitalisierung des inneren Pranas und der Sinne verjüngter feinstofflicher Körper trägt zugleich dazu bei, den physischen Körper zu verjüngen. Die Entwicklung des feinstofflichen Körpers und ein verstärktes Streben nach Verjüngung und Unsterblichkeit können also auf vielfältige Weise miteinander verknüpft sein. Der feinstoffliche Körper kann, auf *einer* Ebene zumindest, auch als unser Soma-Körper, oder Körper der Freude, definiert werden, der ebenso die Früchte der gesamten Handlungen unseres physischen Körpers repräsentiert wie die Essenz jener Energien und Motivationen, die wir in unserem physischem Dasein hervorbringen.

Karma, Tod und Bestimmung

Durch Karma und durch die Bestimmung unserer Seele sind unserem Leben Grenzen gesetzt. Karma beinhaltet die Resultate unserer Handlungen und der von ihnen hinterlassenen energetischen Spuren, die weit in frühere Leben zurückreichen können. Bestimmung könnte man am besten als eine karmische Unausweichlichkeit definieren, als ein feststehendes Karma, das sich –

wenn überhaupt – nur sehr schwer verändern lässt. Das vedische Geburtshoroskop gibt uns gute Hinweise auf unser Karma. Darauf werden wir an anderer Stelle zu sprechen kommen.

Wenn unser Leben aber auf Karma basiert, einschließlich einer gewissen „karmisch vorgegebenen Langlebigkeit", einer Lebensspanne, mit der wir geboren werden, fragen wir uns wahrscheinlich: „Was bringt es dann überhaupt, nach Verjüngung beziehungsweise nach größerer Langlebigkeit zu streben?" Die Antwort auf diese Frage lautet: Karma als das Resultat unserer gewohnheitsmäßigen Handlungen lässt sich verändern, wenngleich wir vermutlich nicht unser gesamtes Karma in nur einem Leben werden verändern können. Auf jeden Fall aber können wir unser Karma für die Zukunft modifizieren, verbessern oder gestalten. Hier kommen spezielle yogische Methoden ins Spiel, um Karma durch Mantra-Praxis, durch Rituale, durch Gebet und Opfergaben zu verändern. Yogische Verjüngungsmethoden können, wenn man sie richtig einsetzt, nicht nur das negativ sich auswirkende Beharrungsvermögen unseres Karmas verringern, sondern auch ein positiveres Karma in unser Leben hineinbringen.

Damit soll freilich nicht gesagt sein, jede/r von uns könne über jegliches Karma – Krankheit, Verletzung und vorzeitiger Tod inbegriffen – hinausgelangen. Aber Karma ist etwas, das wir durch unser Handeln unentwegt hervorbringen und das wir darum ändern können. Keineswegs wird es uns ja von außen auferlegt. Wenn wir darauf hinarbeiten, in Körper, Geist und Seele ein Karma des Wohlergehens zustande zu bringen, wird dies dazu beitragen, ein entsprechendes negatives Karma von Leid, Krankheit und Tod zu neutralisieren.

Am Anfang eines Strebens nach Verjüngung steht gewissermaßen die „karmische Korrektur". Soll heißen: Wir fassen in den Blick, welche karmischen Kräfte wir in den unterschiedlichen Situationen dieses Lebens in Gang gesetzt haben und wohin sie uns voraussichtlich bringen werden. Damit einhergehend übernehmen wir die „karmische Verantwortung" dafür, derjenige Mensch zu sein, der wir jetzt sind: Wir akzeptieren, dass wir das Resultat der eigenen Handlungen sind. Wir hören, mit anderen Worten, damit auf, anderen den schwarzen Peter für unsere Daseinsbedingungen zuzuschieben.

Als Erstes müssen wir den karmisch verursachten Bedingungen in unserem Leben – als einem gegebenen Faktum – ins Auge blicken und anerkennen, dass *wir* dieses Karma hervorgebracht haben. Darin inbegriffen sind unter anderem die allgemeinen Lebensumstände, der Beruf, dem wir nachgehen, und das gesellschaftliche Umfeld, in dem wir uns bewegen. Wir können uns genau anschauen, welches Karma wir durch die Art, wie wir leben, und durch diejenigen Abläufe im Alltag, die wir uns zur Gewohnheit gemacht haben, in Körper und Geist hervorgebracht haben. Erst nachdem wir die Verantwortung für unser Karma übernommen haben, können wir tatsächlich anfangen, es zu verändern. Haben wir erst die „Weisheit des Karmas" akzeptiert, dann können wir, indem wir höhere spirituelle und der Heilung dienende Übungsformen entwickeln, damit beginnen, uns von den negativen Aspekten des Karmas zu befreien; so auch von vorzeitiger Alterung oder dem Verlust der Geistesschärfe.

Dessen ungeachtet sollten wir uns stets vor Augen führen, dass unser inneres Sein jenseits von Karma besteht. Unser Karma entfaltet lediglich jenen Zusammenhang von Ursache und Wirkung, der sich in Körper und Geist manifestiert. Solange wir in unserem inneren Kerngewahrsein verweilen, kann der Tod uns nicht berühren, gleichgültig was – oder wann etwas – mit dem Körper geschieht. Unser unsterbliches inneres Dasein liefert, da es über die Kraft der Ewigkeit verfügt, die Matrix für eine passende Energetisierung und Verjüngung von Körper und Geist.

Tod und Unsterblichkeit

Der Weg zur Unsterblichkeit, so legen uns alle großen spirituellen Lehren dar, führt über den Tod, nicht über seine Umgehung. Der Tod selbst kann uns als Durchgang dienen, der uns über die Zeit hinausbringt. Während wir erkunden, wie wir über den Tod hinausgelangen, sollten wir uns diese beiden grundlegenden Prinzipien vergegenwärtigen: *Das Unsterbliche kann niemals wirklich sterblich und das Sterbliche nie wirklich unsterblich werden.*[16] Nichts vermag die ihm eigene Natur zu verändern. Was sterben *kann,* das *muss* sterben und kann unmöglich ewig fortdauern – selbst wenn wir uns auf den Kopf stellen würden. Nur was seiner Natur nach todlos ist, wird niemals sterben. Wenn wir sterben können in dem, was in diesem Leben sterblich beziehungsweise dem Tod unterworfen ist, gewinnen wir Zugang zur unsterblichen, zur todlosen Wirklichkeit in diesem Leben – schon während wir unser Leben führen.

Der große Poet Rabindranath Tagore hat das trefflich in Worte gefasst: „Möge ich im Leben den Tod im Sinn behalten, auf dass ich im Tod das Leben kennen möge."

In dieser Hinsicht gilt es zu unterscheiden zwischen dem Wunsch der Seele nach Unsterblichkeit und dem Trieb des Ichs, niemals zu sterben. Die Seele strebt nach innerer Unsterblichkeit im Bewusstsein, was mit einschließt, über den auf Form basierenden Körper und den auf Gedanken beruhenden Geist hinauszugelangen. Dem Ich geht es darum, seine irdischen Triebe und Ambitionen weiter auszuleben, indem es für körperliche Regeneration sorgt. Die Seele strebt nach wahrer Unsterblichkeit jenseits des Körpers. Das Ich will unsterblich machen, was seinem Wesen nach sterblich ist, und es will die Existenz des Körpers zeitlich ausdehnen, so lange es irgendwie kann, oft selbst dann noch, wenn es um den Körper längst schlecht bestellt ist. Die Wurzeln des Ichs liegen in der Angst vor dem Tod.

Die Seele hingegen hat keine Angst vor dem Tod, sondern nur vor Unwissenheit oder mangelndem Gewahrsein. Den Körper legt die Seele, falls er zu alt oder es schlecht um ihn bestellt ist und er ihr nicht länger als Vehikel für ihr inneres Wachstum dienen kann, bereitwillig ab. Für die Seele kommt der Verlust des physischen Körpers dem Ablegen eines Kleidungsstücks und dem Anlegen anderer Kleidung gleich. Für sie ist dies kein essenzieller Verlust.

Auch wenn wir Langlebigkeit und Verjüngung anstreben, sollten wir den unausweichlichen Tod des Körpers nicht fürchten. Wir sollten das Leben des Körpers nutzen, um die Unsterblichkeit der Seele, die als ewiges Leben zugleich der Quell jeder wahren Heilung ist, für uns persönlich Wirklichkeit werden zu lassen. Diese

Unsterblichkeit der Seele besteht nicht in einer lange währenden physischen Existenz, sondern in der Einsicht, dass unsere wahre Natur des reinen Gewahrseins niemals sterben wird.

Wichtiger, als zu lernen, wie wir länger leben können, ist es, zu lernen, uns mit der Unausweichlichkeit des eigenen Todes auszusöhnen. Sofern wir lernen, Tag für Tag dem Ich zu sterben, wird unser ganzes Leben in Unsterblichkeit wurzeln. Was seinem Wesen nach sterblich ist, namentlich unser Ich und unser auf Leben und Identität basierendes Begehren, unsterblich machen, das können wir nicht. Genau das aber wollen die meisten von uns und bemühen sich, es in ihrem sogenannten Streben nach Unsterblichkeit zu erreichen. Wir wollen, dass unsere physische Persönlichkeit über ihre normale Lebensspanne hinaus fortdauert, selbst wenn wir uns um unseren Körper nicht angemessen gekümmert haben. Für wahre Unsterblichkeit dagegen müssen wir das höhere Gewahrsein in uns entdecken, das niemals geboren wird. Dieses Gewahrsein existiert auf der anderen, nicht auf dieser Seite des Todes!

Wir sollten uns die entscheidende Frage stellen: *Sind wir es, so wie wir jetzt sind, denn wert, unsterblich zu sein? Oder auch nur länger zu leben?* Worauf beruht unser Wunsch, weiter fortzudauern? Auf dem Suchen nach einer höheren Wahrheit? Oder wollen wir einfach mehr Zeit haben, unsere auf dem Ich fußenden Triebe und persönlichen Wünsche auszuleben und den Zuspruch der Welt zu suchen? Hegen wir die Hoffnung, unsere unerleuchtete Lebensführung könne sich immer weiter so fortsetzen, solange wir wollen – in äußerer Fülle und reich an Freuden, ohne karmische Nebenwirkungen zu haben?

Der Schlüssel zu innerer Unsterblichkeit wie auch zu äußerlicher Verjüngung liegt im Loslassen der auf Begehren basierenden Bestrebungen, im Absterben unserer gewöhnlichen Triebe im Reich der Zeit und der Bedingungen. Der Tod ist weder ein Widersacher noch ein Hindernis. Um unseres umfassenderen Seins willen müssen wir ihn nicht fürchten. Vielmehr bietet er eine Gelegenheit zu innerem Wachstum, die wir wertschätzen sollten. Das Phänomen Tod beinhaltet ja nicht nur den eigenen physischen Tod, den wir naturgemäß fürchten, sondern auch die Fähigkeit, demjenigen gegenüber, was keinen bleibenden Wert hat – den Phänomenen auf der äußeren Oberfläche unseres Lebens –, zu sterben, diese Dinge zu vergessen oder sie loszulassen.

Zur Kenntnis des unsterblichen Selbst kann nur gelangen, wer dem sterblichen Selbst und dem Ich stirbt. In das reine Bewusstsein jenseits des Todes kann nur eintreten, wer sich vom Geist und seinem vielfältigen Anhaften im Reich der Zeit löst. Zu glauben, wir könnten unsere gewöhnliche Persönlichkeit unsterblich machen, ist nichts weiter als Wunschdenken. Es gleicht dem Versuch, einen Schatten ins Licht hinein auszuweiten.

Beachten Sie, welche Erfahrung der große Weise Ramana Maharshi gemacht hat. Als 16-jähriger Junge ist er in tiefe Todesmeditation eingetreten – und über diesen hinausgelangt bis zu wirklicher Einsicht in das unsterbliche Selbst. Und die hat ihn sein Leben lang begleitet.[17] Solcher Erfahrungen bedarf es.

Bereitwillig zu sterben, während man lebt – anders ausgedrückt, den Ich-Tod zu sterben, den Tod der körperlichen Identität zu akzeptieren, solange der Körper Bestand hat –, ist der Schlüssel zur Unsterblichkeit. Durch solch ein innerliches Sterben, während wir unser Leben führen, gewinnen wir Unsterblichkeit auch über den Tod hinaus. Wir müssen lernen, täglich für das Bekannte und Begrenzte zu sterben, indem wir akzeptieren, dass unser äußeres Leben im Grunde nur eine Opfergabe an die Seele in uns ist. Dann wird jeder Tag eine Neugeburt in die Ewigkeit sein.

Die spirituelle Reise führt vom Tod zur Unsterblichkeit. Sie beinhaltet eine vorbereitende Phase, in der wir der äußeren Welt sterben, um uns zu innerer Unsterblichkeit führen zu lassen. Der Tod ist der große Lehrmeister und Spender der Unsterblichkeit – nicht derjenige, der sie uns versagt.

Aus diesem Grund fungiert in vielen yogischen Unterweisungen, beispielsweise der *Katha-Upanishad,*[18] der Tod als der Guru. Aus demselben Grund sind auch zahlreiche Yoga-Gottheiten, Shiva beispielsweise, eine Personifikation des Todes. Dieser mystische Tod erfordert freilich nicht einfach nur den äußeren Tod des Körpers, sondern einen inneren Zustand des Schweigens, der Stille, der Ruhe. Was in uns in einem Zustand vollkommenen Friedens ruht, das allein kann über den Tod hinausgelangen und Unsterblichkeit gewinnen.

Tatsächlich ist Tod eine Illusion, vielleicht die größte von allen. Niemals ist jemand wirklich gestorben, und niemals wird dies jemand tun. Für die unsterbliche Seele, der durch keine äußere Handlung oder Instanz etwas fortgenommen werden kann,[19] ist der Tod nichts weiter als ein Wechsel der Kleidung. Unser wahres Sein, der *Atman* oder der *Purusha,* ist seinem Wesen nach jenseits von allem Tod und von allem Leid. Nur weil wir uns fälschlicherweise mit dem Körper und dem Geist identifizieren, erliegen wir der Illusion des Todes. Wir brauchen also keine Angst zu haben vor dem Tod, der lediglich ein Moment in der Zeit ist. Vielmehr sollten wir unsere Selbstwahrnehmung – unseren Sinn dafür, wer wir sind – über jede zeitlich definierte Identität hinaus erheben: zu dem unwandelbaren Bewusstsein selbst. Nur auf der Grundlage eines inneren Empfindens von Todlosigkeit kann eine nachhaltige Verjüngung ermöglicht werden, nicht jedoch aufgrund einer Furcht vor dem Tod oder eines Versuchs, dem Tod zu entgehen. Indem wir die Todlosigkeit unseres inneren Seins bekräftigen, können wir Zugang zu seinen Kräften der Unsterblichkeit erlangen.

Reinigung und Erneuerung

Sämtliche Verjüngungspraktiken setzen eine vorherige Läuterung voraus, die man als eine Art freiwillige Auflösung, als eine Art freiwilligen Tod beschreiben könnte. Läuterungspraktiken weisen in dem Sinn eine gewisse Ähnlichkeit mit dem Tod auf, dass sie ein Ruhen, verringerte Bewegung, Schweigen und Stille beinhalten. Sie beziehen verschiedene Formen von Feuerreinigung mit ein, indem sie zum Beispiel, wie bei einem Saunagang, das Schwitzen fördern, indem sie durch Verwendung von scharfen Gewürzkräutern, durch Hitze kultivierende Atemübungen oder durch auf Feuer basierende Meditationsformen den Körper reinigen. Als solche heißen sie im Sanskrit *Tapas,* „Erzeugung von transformierend wirkender Hitze".

Diese innere Läuterung wird durch äußere Feuerrituale unterstützt, etwa durch vedische *Yajnas,* also Feueropferungen zur

Reinigung unseres Zuhauses und unseres Umfelds.[20] Reinigungspraktiken sind mit Fasten verbunden, mit einem Rückzug von der Sinnesaktivität, mit Einsamkeit und weiteren Faktoren, die einem simulierten Tod oder einer Rückkehr in den Mutterschoß gleichen. Auf diese Weise können wir Rückzug und Tod in eine schöpferische Kraft verwandeln, die neues Leben und Gewahrsein in uns entstehen lässt. Solche Praxisformen sind gewöhnlich Bestandteil von *Pratyahara,* jener yogischen Phase, in der Prana, die Sinne und der Geist internalisiert werden.[21]

Nach solch einem inneren Tod erlebt man eine zweite Geburt. Körper, Geist und Sinne sind erneuert. Man erfährt das Leben in etwa so wie in der Kindheit – als sei jeder Tag der erste Tag der Schöpfung. Wirkliche Verjüngung gleicht für Körper, Geist und Seele einer zweiten Geburt, die uns in eine höhere, über den eigentlichen physischen Tod hinausgehende Daseinsordnung erhebt. Durch den spirituellen Tod des Ichs kann man in das unvergängliche Leben der Seele eintreten. Für diesen mystischen Todesprozess gibt es in der Weltliteratur zahlreiche Symbole: zum Beispiel Shiva, Osiris, Adonis oder Jesus. Wahre Wiederauferstehung ist nicht diejenige des Körpers, sondern die *in* uns stattfindende Wiederauferstehung des unsterblichen Selbst aus reinem Gewahrsein.

Dieser mystische Todes- und Wiedergeburtsprozess lässt sich auch durch göttliche Liebe erreichen, da Liebe die Kraft hat, über den Tod hinaus fortzubestehen. Er kann durch tiefe Meditation erreicht werden, ebenso durch unvergängliche Weisheit. Gewöhnlich beinhaltet er das Arbeiten mit den Kräften der Natur durch Pflanzen, Felsen, Wasser, Luft und Feuer, da die Natur sich unentwegt selbst erneuert. Er ist die Essenz der inneren Alchemie von Yoga und Tantra.

Am besten findet solch eine zweite Geburt wohl zur Zeit der Krise in der Lebensmitte oder der Alterskrise statt, also in der Altersspanne zwischen dem 45. und dem 70. Lebensjahr, wenn man über die größte Lebensweisheit verfügt und der Körper nach wie vor neue Energie zu produzieren vermag. Viele traditionelle Kulturen kennen spezielle Rituale und gesellschaftlich verankerte Ereignisse, die solch einen Wandel im Leben bestärken. Yoga und

Ayurveda haben aus dieser inneren Verjüngung eine exakte Wissenschaft und eine Kunst gemacht.

Unsere unsterbliche Seele zu verwirklichen ist jedem von uns möglich, wenngleich wahrscheinlich nur sehr wenige dies erreichen werden. Denn es erfordert, über den gewöhnlichen menschlichen Geist, die Emotionen und all unser Anhaften hinauszugehen. Eine Verjüngung des Geistes ist, zumindest bis zu einem gewissen Grad, für uns alle nicht schwierig, sofern wir bloß ernsthaft Yoga und Meditation praktizieren. Zu einer Verjüngung des Körpers ist ebenfalls fast jede/r von uns imstande, in einem gewissen Maß jedenfalls. Eine tatsächlich nutzbringende Wirkung entfalten kann all das aber nur, wenn sich unsere Geisteshaltung ändert. Wir müssen den Blick nach innen wenden; an uns arbeiten; mit dem erhabeneren Universum des Bewusstseins in Verbindung treten; auch in unser inneres Sein und seine verborgenen Schätze blicken – in das große Mysterium, welches ebenso Leben wie auch Tod ist, in einem unablässig stattfindenden Prozess kosmischen Daseins beides in sich trägt und es miteinander vereint.

Aber selbst falls Sie in der jetzigen Phase Ihres Lebens am Thema Unsterblichkeit nicht interessiert sind, zumal wenn Sie jung sind, sollten Sie beachten, dass die Übungen zur Förderung von Langlebigkeit zugleich zur Förderung des allgemeinen Wohlbefindens und zur Erhöhung der Gewahrseinsqualität beitragen. Denn mit ihrer Hilfe können wir positive Empfindungen von Freude, von Glück und Glückseligkeit in uns entwickeln, unabhängig davon, was uns äußerlich widerfahren mag. Als Mittel zur Selbst-Verwirklichung, letztlich also zur Verwirklichung unseres unsterblichen Selbst, sind sie die Essenz des Yoga.

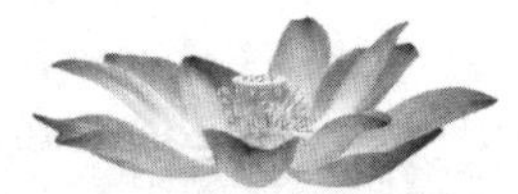

Hightech-Somas oder innere spirituelle Somas?

König Soma, deine Manifestationen gibt es im Himmel, auf der Erde, in den Bergen, in den Pflanzen und in den Gewässern. Heiße gemeinsam mit allen, die guter Dinge sind und frei von Wut, unsere Opferung willkommen.

Rigveda I, 80, 4

Ursprünglich verweist Soma auf den Nektar der Unsterblichkeit in der vedischen Gedankenwelt, die bis in die älteste Zeit der großen indischen Zivilisation zurückreicht.[22] Anklänge daran finden sich in den alten Kulturen Persiens, Griechenlands oder der Kelten und in den Pflanzen und Bäumen, die jenen Kulturen heilig waren,[23] ebenso in ähnlichen Überlieferungen auf der ganzen Welt. In den *Vedas* wird Soma als *Amrita* bezeichnet, was „Nektar", aber auch „Unsterblichkeit" heißt (a-mrita bedeutet zugleich „nicht sterbend"), und spielt unter den vedischen Gottheiten und Symbolen eine besonders wichtige Rolle. Soma, so heißt es, sei der König, der Stammvater und der Herrscher von allem.

Bis in die Moderne hinein geht von Soma in der Weltliteratur eine große Faszination aus, und er bleibt Thema von Spekulationen. Das gilt beispielsweise für Aldous Huxleys *Schöne neue Welt,* einer Welt, deren dominantes Element die Kontrolle des Geistes durch

Hightech-Drogen ist, die als Somas bezeichnet werden. Wollen wir uns, diese Frage stellt sich für uns, nach einem inneren spirituellen Soma, das den Geist und das Herz befreit, auf die Suche begeben? Oder wollen wir uns mit einem äußeren Hightech-Soma zufrieden geben, durch das unser Leben immer künstlicher und einer chemischen Kontrolle unterworfen wird?

Soma als ein erhabenes Symbol

Soma ist vielleicht die universellste Metapher für das menschliche Streben nach Unsterblichkeit, nicht nur auf einer physischen, sondern auch auf einer mentalen und spirituellen Ebene. Es symbolisiert unser Trachten nach Erneuerung und Unsterblichkeit. Ganz ähnlich wie der Heilige Gral, der seinerseits eine Soma-Symbolik vom mystischen Trank in sich birgt. Auf die Soma-Symbolik verweist auch die Suche nach dem Quell der Jugend beziehungsweise der Unsterblichkeit, nach jenem heiligen Wasser, das unsere Lebenskraft wiederherstellt. Eine ähnliche Symbolik taucht in den Geschichten aus aller Welt über heilende Pflanzen und deren Heilkräfte auf.

Der vedische und yogische Soma ist jedoch nicht einfach nur ein starker botanischer Wirkstoff. Vielmehr ist er Teil einer größeren kosmischen Vision, die von Heilpflanzen und Heilwässern auf Erden bis hin zur höchsten Glückseligkeit des immerwährenden Ananda im höchsten Himmel reicht, aus der das gesamte Universum als eine äußere Ausdrucksform hervorgeht. Gewöhnlich wird Soma als eine spezielle Substanz oder als ein Elixier beschrieben. Einmal getrunken oder wachgerufen, vermag ein derartiges Elixier den Körper, den Geist und das Herz zu verwandeln, zu transformieren. Wir alle sind auf der Suche nach solch einem magischen Trank, einem Nektar oder einer Pille, die mehr Bedeutung oder größeres Glück in unser Leben bringen sollen.

Soma steht als Symbol für ein tiefer gehendes Wissen, für ein stärker ausgeprägtes Gewahrsein und für die spirituelle Suche insgesamt.[24] Soma sei, so wird gesagt, die Essenz all jener vedischen Lehren, deren Ziel darin besteht, uns unsterblich zu machen. Der *Rigveda,* der ältestes vedische Text, enthält ein ganzes dem Thema

Soma gewidmetes Buch, oder Mandala, das neunte, mit kryptischen Gesängen, esoterischen Mantras und kraftvollen Metren. Selbst heute vermögen die klügsten Köpfe der Welt es nicht vollständig zu begreifen.[25] Diese Soma-Hymnen zählen zu den großartigsten Schriften der gesamten Sanskrit-, wenn nicht gar der gesamten Weltliteratur und sind es wert, sich eingehend in sie zu vertiefen, damit sie uns alle Geheimnisse des Daseins enthüllen. Aber Soma verweist, wo und wann auch immer es vorkommt, zugleich auf Dichtung, Mantra-Praxis und Rezitation der höchsten Kategorie – auf Dinge, die alleine schon bewirken können, dass die göttliche Gnade in uns zu strömen beginnt.

Soma, was obendrein noch „Glückseligkeit" bedeuten kann, bringt unsere lebenslange Glückssuche zum Ausdruck, die in engem Zusammenhang mit unserer Suche nach Unsterblichkeit als der höchsten Form von Glück steht. In der Gedankenwelt der New-Age-Bewegung ist diese „Suche nach Glückseligkeit in unserem Leben" zwar ein wenig zum Klischee erstarrt, dennoch behält sie eine tiefere Bedeutung, die jede/r von uns ergründen sollte. Auch wer sich nicht auf dem spirituellen Weg befindet, ist auf der Suche nach einer Art Soma oder Glückseligkeit als höchstem Ziel. Und wir wollen, dass jener Soma Bestand hat beziehungsweise dass wir in ihm unsterblich werden.

Jeder von uns sollte sich im Grunde seines Herzens fragen: „Habe ich meine Glückseligkeit, meinen Soma im Leben gefunden, oder dauert meine Suche noch weiter an? Genügt mir mein jetziger Soma, meine Quelle des Glücks und der Freude? Oder werde ich im Lauf der Zeit zu etwas Bedeutungsvollerem übergehen müssen? Welcher ist der höchste Soma, den ich erstreben kann? Und wie kann ich diesen erreichen?"

Doch Soma ist, wie Glück, etwas Flüchtiges, schwer zu Bestimmendes und Verborgenes. Er kann uns nicht schnell, leicht und von außen zuteil werden. Tief in unser Inneres müssen wir schauen, um ihn zu entdecken. Soma ist eine innere Essenz, keine Form und kein Objekt in der äußeren Welt. Soma verweist auf den Saft, den *Rasa* im Sanskrit, auf die in den Dingen verborgene Essenz von Schönheit und Freude beziehungsweise Entzücken. Damit solch eine Essenz zum Vorschein kommen und man sie wertschätzen kann, bedarf es daher eines speziellen Extraktionsprozesses.

Dieser Prozess der Soma-Gewinnung wird durch den Pflanzenstängel symbolisiert, den man erst mit Hilfe eines Stößels im Mörser zermahlen muss, um seinen süßen Saft zu erhalten. Aber alles, was wir körperlich oder geistig in uns aufnehmen, seien es Speisen, Getränke oder Sinneseindrücke, hat einen bestimmten Geschmack. Der Geschmack verrät uns etwas über die Eigenschaft der Substanz, die in uns aufzunehmen wir im Begriff stehen, er hilft uns zu ermitteln, wie sie sich auf uns auswirken könnten, nachdem wir sie verdaut haben. Wir verspüren eine natürliche Neigung zu denjenigen Dingen, die ihrem Geschmack und ihrem Wesen nach angenehm sind und zu einem allgemeinen Wohlbefinden beitragen. Das fängt an beim Zucker in Speisen und Getränken und reicht über schöne Klänge und Farben bis hin zu herzerwärmenden Emotionen wie Liebe und Freude. All das bringt zum Ausdruck, wie uns das Streben nach Soma ins Nervensystem einprogrammiert ist.

Soma und Kunst

Um sich dem Thema Soma auf einer tiefer gehenden Ebene anzunähern, kann es helfen, sich den Bereich der Kunst anzuschauen, die einen eigenen, für sie spezifischen Soma und eine ebenso eigene Verbindung zur Unsterblichkeit hat. Um es in den Worten des großen Goethe auszudrücken: „Die Kunst ist lang! Und kurz ist unser Leben." In dieser Hinsicht ist Kunst als verfeinertes Streben nach Empfindung ein etwas anders geartetes Streben nach Soma auf einer intellektuellen Ebene. Zur ästhetischen Erfahrung gehört unter anderem, dass wir den äußeren Formgebungen und Gestaltungen, die wir über die Sinne wahrnehmen, ein essenzielles Entzücken abgewinnen. Bei einem Still-Leben zum Beispiel sieht ein Maler ja nicht einfach nur eine auf dem Tisch stehende Schale mit essbaren Früchten vor sich, sondern Farben, Formen und Muster, die in sich aufzunehmen und zu würdigen das innere Auge in Entzücken versetzt. Der Künstler findet Gefallen an dem Licht hinter den Dingen, gar nicht so sehr an den tatsächlichen Objekten. Letztere treten für ihn eher in den Hintergrund und dienen im Grunde bloß als ein inszenatorisches Requisit, an dem jenes bleibende Licht der Schönheit ersichtlich wird, das den meisten von uns im Rahmen ihrer Beschäftigung mit den äußeren Angelegenheiten und Anliegen des Lebens entgeht.

Überall im Universum, das seinerseits durch das Licht des Bewusstseins strukturiert ist, finden sich Somas: Kräfte der Schönheit und der Freude. Jedem Ding, dem wir in der Natur begegnen, ist eine gewisse Schönheit, Energie oder charakteristische Qualität zu eigen, durch die sich uns etwas von der Wahrheit des Universums oder von der in ihm gegenwärtigen Freude mitteilt, ganz gleich ob es sich um die Beschaffenheit eines Felsens oder um die Wolken am Himmel handelt. Dieser „Soma der Natur" übt eine natürlicherweise heilsame und beruhigende Wirkung auf uns aus, die wir alle kennen, sei es von wunderschönen Sonnenauf- oder Sonnenuntergängen oder vom sanften Mondschein.

In den unterschiedlichen Formen von Licht, im Wasser, in der Luft, im Weltraum und in der Erde bis hinab in ihren tiefsten Höhlen gibt es schöne und heilsam wirkende Somas. Unserem Leben kann es enorm zugute kommen, wenn wir lernen, wie wir zu all diesen natürlichen Somas, oder heiligen Lebenskräften, Zugang erhalten. Unglücklicherweise bleiben wir gewöhnlich lieber auf der Oberfläche unserer menschlichen Erfahrung, indem wir den menschengemachten Somas unseres gesellschaftlich und technisch geprägten Lebens hinterherjagen, die vielfach künstlich, abstumpfend und unseren tiefer gehenden Bestrebungen abträglich sind. Doch wir alle haben diese Schönheit, diesen Soma der Natur schon erfahren – beim Sonnenauf- oder Sonnenuntergang, beim Blick aufs Gebirge oder aufs Meer – und können ihn weiterentwickeln, wenn wir das wollen. Wir alle können Gefallen finden an der Kunst des Somas hinter dem Lauf des Lebens.

Soma, Yoga und Tantra

Die *Upanishaden* bezeichnen das Selbst als den – seinerseits mit dem Raum verbundenen – Rasa, als die Essenz von allem.[26] Unser inneres Sein ist eine Essenz, weder Körper noch Form noch Instrument. Jenseits der künstlerischen Rasas, oder Essenzen, von Schönheit und Entzücken gibt es die yogischen oder spirituellen Rasas, die uns zur Glückseligkeit hinter aller Existenz führen, zu Ananda. Der Yogi versucht, diese über die Kunst noch hinausgehende tiefere Ebene des Rasas zu entwickeln, mag er sich im Verlauf dieses Prozesses auch künstlerischer Mittel wie des Gesangs, der Musik oder der Visualisation bedienen.

Ausgehend von der äußeren Form der Objekte bringt die Schau der Dinge den Yogi zu den essenziellen Qualitäten der fünf großen, allem zugrunde liegenden Elemente Erde, Wasser, Feuer, Luft und Äther. Die führt er nun auf ihre subtilen sensorischen Essenzen zurück, auf die Grundenergien, oder Wurzelenergien, des Riechens, Schmeckens, Sehens, Tastempfindens und Hörens. Diese wiederum löst er auf in die Handlungen der fünf Sinnesorgane (Ohr, Haut, Auge, Zunge, Nase) und der fünf Bewegungsorgane (Stimme, Hand, Füße, Urogenitalorgan und das Kot abführende Organ). Weiter führt seine Analyse zum Geist, zum Ich, zur Intelligenz und zur Natur selbst (Prakriti), und all das wird letzten Endes in den Seher aufgelöst, den Purusha, das unsterbliche Selbst. Soweit die Abfolge der 25 Tattvas, der kosmischen Prinzipien, in der Yoga- und Samkhya-Philosophie.[27]

Der tantrische Yoga in seiner traditionellen Form ist seinerseits eine Wissenschaft zu dem Zweck, dem Leben in seiner Gesamtheit die Essenz von Entzücken und Gewahrsein abzugewinnen. Er arbeitet mit den Formen der Kunst und der eingehenderen yogischen Untersuchung, indem er die nach außen gerichtete Bewegung der Rasas bis hin zu den essenziellen Kräften Shiva und Shakti als dem kosmischen Bewusstsein und seiner schöpferischen Kraft zurückverfolgt. Auch das linkshändige Tantra, das sich mitunter heiliger Rituale bediente, zu denen sexuelle Praktiken oder der Gebrauch von Rauschmitteln gehörten, war Teil eines Suchens nach Rasas oder Essenzen jenseits der dabei zum Einsatz gelangenden äußeren Formen.

Die sagenumwobene Soma-Pflanze

In einer sehr frühen vedischen Symbolik wird Soma als eine magische Pflanze oder Kräuterzubereitung bezeichnet, die Körper und Geist verjüngt, zur Heilung beiträgt und zu Ekstase wie auch zu Unsterblichkeit verhilft. In frühen vedischen Texten finden sich zwar unterschiedliche Beschreibungen der Soma-Pflanze, dessen ungeachtet wird Soma in späteren Hindu-Lehren jedoch zusehends zu einem Mythos und einer Legende. In der Welt der Gelehrten diskutiert man nach wie vor kräftig darüber, wie sich die ursprüngliche Soma-Pflanze genau bestimmen lässt – sofern es sich denn überhaupt um eine bestimmte Pflanze gehandelt hat.

Auf der Grundlage meiner eigenen, sich mittlerweile über 40 Jahre erstreckenden Forschung an vedischen Texten, darunter 30 Jahre, in denen ich deren Ergebnisse in Schriftform veröffentlicht habe,[28] glaube ich nicht, dass man unter Soma jemals eine einzelne Pflanze oder Spezies verstanden hat. Der vedische Soma wird als eine gewisse Art Pflanzen verstanden beziehungsweise als unterschiedliche Pflanzenzubereitungen, die unter Verwendung von Milch, Honig, Ghee und Joghurt hergestellt werden. Soma verweist offenbar auf verjüngend wirkende Pflanzen ganz allgemein, nicht auf eine Spezies, und kann sich außerdem auf den Saft beziehungsweise die Essenz jeder Pflanze beziehen. Letzten Endes ist Soma die heilende Essenz sämtlicher Pflanzen, und darüber hinaus sogar die Essenz allen Heilens, aller Freude und allen Wohlbefindens.

Pflanzen-Somas gibt es jedenfalls, und auf ihre Anwendung werden wir in den Kapiteln über Kräuter in diesem Buch zu sprechen kommen. Im Anhang finden Sie außerdem unter „Die Suche nach der ursprünglichen Soma-Pflanze“ eine Untersuchung zur möglichen Identität der vedischen Soma-Pflanzen. Spezielle Soma-Kräuter können in unserem Nervensystem und dem endokrinen System in der Tat bemerkenswerte Veränderungen herbeiführen, sofern wir auf ihre Einnahme angemessen vorbereitet sind. Geschichten über wirksame Heilkräuter findet man in aller Welt. Und weltweit bilden solche Kräuter ein wichtiges Element der mystischen, yogischen und schamanischen Überlieferungen. Sie sind Teil unserer inneren Suche.

Doch die Pflanzenform, der botanische Aspekt, ist lediglich *eine* Seite der Soma-Symbolik, und sie sollte nicht in einem buchstäblichen Sinn aufgefasst werden. Denn zugleich hat die Pflanze eine tiefer gehende Bedeutung. Die *Vedas* sprechen von dem universalen Baum, dem unsterblichen Banyan- oder Feigenbaum, dessen Zweige sich unten und dessen Wurzeln sich oben befinden.[29] Der kosmische Feigenbaum im *Rigveda* wird unter jenen Pflanzen, von denen es heißt, sie enthielten Soma im Überfluss, ganz besonders gepriesen.[30] Soma ist die kosmische Pflanze, die durch einen Baum symbolisiert werden kann, so wie wir es in zahlreichen mystischen Überlieferungen dargestellt sehen. Häufig wird die kosmische Pflanze aber auch als eine Blume aufgefasst, etwa im Fall des noch weiter verbreiteten Lotos in der vedischen Gedankenwelt oder der mystischen Rose im europäischen Denken.

Darüber hinaus existiert diese kosmische Pflanze in uns. Auf einer physischen Ebene als unser Nervensystem, das an einen Baum mit vielfältigen Verzweigungen erinnert. In der vedischen Symbolik wird die Wirbelsäule bisweilen auch durch ein Schilf- oder Bambusrohr symbolisiert.[31] Diese mystische Pflanze ist zugleich der feinstoffliche Körper mit seinem System der durch feine Kanäle strömenden subtilen Energien, den sogenannten *Nadis* und den als *Chakras* bezeichneten Energiezentren, die durch Blumen oder Lotosblüten versinnbildlicht werden. Spätere tantrische Texte weisen solche Symbole in Hülle und Fülle auf und erkennen die Existenz eines inneren Somas oder Nektars an, durch den man Glückseligkeit und Unsterblichkeit erlangt.

Manche Gelehrte werden vielleicht einwenden, diese yogische Symbolik sei einer bereits vorher vorhandenen vedischen Naturverehrung zu einem späteren Zeitpunkt hinzugefügt worden. In Anbetracht der tiefgründigen Symbolik früher Texte aus dem Altertum, von den indischen *Vedas* bis zum *Totenbuch der Ägypter,* wird klar, dass die Bedeutung von Soma bereits von Anfang an spirituelle und yogische Bezugspunkte aufwies, sofern nicht gar gerade darin der Bedeutungsschwerpunkt lag. Von den vedischen Gesängen selbst heißt es, sie seien jeweils eine Art Soma, was auch mit der poetischen Inspiration, oder der Seher-Inspiration, in Zusammenhang steht. Somas sind nicht einfach nur Pflanzen oder Getränke, die man dem physischen Körper einverleibt, sondern ekstatische Erfahrungen in meditativen Zuständen, in anderweitig veränderten Bewusstseinszuständen oder auch in Träumen und Visionen. Solch ein „inneres Trinken des Somas" ist wahrscheinlich gleichbedeutend mit der wirklichen Integration dieser heiligen Essenz als der dem gesamten Universum zugrunde liegenden schöpferischen Kraft, auf die Soma in der vedischen Symbolik verweist.

Das yogische Streben nach Soma ist Teil einer inneren Alchemie der Selbst-Verwirklichung. Hier geht es nicht nur um eine äußerlich betriebene Suche nach einem rauschhaften Hochgefühl oder nach der Anwendung wirkungsvoller Heilpflanzen. Die vedische „Soma-Alchemie" sieht die Pflanzen und Mineralien nicht bloß in der Rolle von äußerlich verjüngend wirkenden Substanzen, sondern sie betrachtet diese zugleich als Hinweis auf innere Prozesse und Energien in den tieferen Seelenschichten. Die vedische Beschäftigung mit dem Soma können wir damit vergleichen, wie der große Psychologe C. G. Jung die mittelalterliche Alchemie beschrieben hat. Aus Sicht des verstandesorientierten modernen Menschen schien diese kaum mehr zu sein als ein wirrer, auf ein Missverständnis der tatsächlich ablaufenden chemischen Reaktionen und Prozesse zurückzuführender Aberglaube. Eine eingehendere Überprüfung zeigte jedoch, dass diese mittelalterliche Alchemie eine Symbolik der seelischen Regeneration, ein ausgeklügeltes System der Selbstintegration in sich barg. In dieser inneren Alchemie des Somas liegt sein eigentliches Geheimnis und seine wahre Kraft verborgen. Um es zu enthüllen, müssen wir die Untersuchung des Somas über eine rein botanische Ebene hinaus ausdehnen und sämtliche Lebens- und Bewusstseinsaspekte mit einbeziehen.

All unsere Lebensprozesse erbringen verschiedene Arten von Soma, Freude oder Lebenskraft, ob wir nun essen, atmen, wahrnehmen, fühlen oder denken. In sämtlichen Dingen, zu denen wir durch ein höheres Gewahrsein Zugang gewinnen können, ist ein Rasa, eine Essenz von Entzücken gegenwärtig. Das Leben sollte eine Erfahrung von Soma, von dauerhafter, in all unserem Tun zum Ausdruck kommender Freude sein. Soma spiegelt die höchste

Bewegung des Lebens wider, da es nach Vereinigung, Integration, Ausweitung und Unsterblichkeit strebt. Der vedische Soma ist Bestandteil eines größeren, über seine botanischen Bedeutungen hinausgehenden Symbolzusammenhangs. Solche inneren Arten von Soma tauchen in den vedischen und tantrischen Lehren als Mantra, Pranayama, Hingabe und Meditation auf. Im Grunde können wir Folgendes sagen: In ihrem klassischen Verständnis stellt die Yoga-Praxis, durch die man Samadhi, einen dauerhaften Zustand von Glückseligkeit, erlangen möchte, das letztgültige Streben nach Soma dar. Demzufolge ist Yoga die höchste Soma-Wissenschaft zur Heilung von Körper und Geist, die uns vollständig über Tod und Leid hinausführt.

Das Streben nach Soma: Die Alchemie des Glücks

Letztlich ist Soma gleichbedeutend mit der Glückseligkeit in unserem Dasein, nach der zu streben in unserer ureigenen Natur liegt. In der einen oder anderen Form sind wir alle auf Suche nach Glückseligkeit, halten wir nach Soma Ausschau. Wir alle wollen, indem wir nach vielen verschiedenen Formeln und aus unterschiedlichen Perspektiven unser Glück zu verwirklichen suchen, high sein, wollen transzendieren, wollen größere Erhabenheit erleben, wollen über das Gewöhnliche hinausgelangen, eine Gipfelerfahrung machen, bleibenden Ruhm ernten, in einen Zustand des *Flow,* des „Fließens" eintreten,[32] und so weiter. Hinter derartigen Bestrebungen in all ihrer Vielfalt steht das aus dem Kern unseres Seins kommende Verlangen nach Glückseligkeit. Dieses bleibt jederzeit unvermindert bestehen und stirbt nicht, vielmehr ist es auf Dauer befriedigend und wohltuend. Anfangs wird unsere Soma-Suche, so könnte man sagen, großenteils unbeholfen oder schwerfällig verlaufen: in der Weise, dass wir Sinnesreizen hinterherjagen. Letztlich müssen wir dann allerdings unsere Glückssuche durch die höheren Bestrebungen der Kunst, der Mystik und der Spiritualität verfeinern, wenn wir jene unvergängliche Glückseligkeit erreichen wollen, die wir uns im Grunde unseres Herzens eigentlich wünschen. Falls wir nicht bewusst nach dieser unvergänglichen Glückseligkeit suchen, werden wir uns einem bloß vorübergehend sich einstellenden Glück anheim geben, das uns am Ende in bleibendem Kummer zurücklässt.

Was uns im Leben Glück, Glückseligkeit und Soma bringt – oder dasjenige, wovon wir dies meinen –, wird zu unserer Leidenschaft, Inspiration oder Sucht und rückt in den Blickpunkt unserer Bestrebungen. Soma kann alles sein, was auf die Sinne, auf Prana, auf den Geist und das Herz aufheiternd und erfrischend wirkt, worin all unsere Sorgen und Probleme vergessen sind. Unsere Somas im Leben sollten wir sorgsam auswählen. Denn sobald wir uns an eine bestimmte Form von Soma, Entzücken oder Vergnügen gewöhnt haben, selbst wenn es von begrenzter Natur ist, wird es uns schwer fallen, dieses aufzugeben. Äußere Somas, insbesondere die durch den Körper und die Sinne entstehenden Freuden, rufen leicht Abhängigkeit hervor. Allein die inneren Somas tief im eigenen Geist und im eigenen Herzen, unsere inneren Inspirationen, sind wirklich befreiend.

Betrachten Sie Ihr persönliches Leben, und schauen Sie sich das Glück, die Somas, Rasas oder Essenzen an, die Sie im Alltag kultivieren. Welches sind die Somas, die primären Formen von Freude, nach denen Sie, etwa wenn Sie essen, wenn Sie sich bewegen und Ihren Körper trainieren, in Ihren Sinneseindrücken und Assoziationen, in Ihrer Arbeit oder in Ihrer spirituellen Praxis suchen? Welches sind Ihre bevorzugten Themen, welche Ereignisse schätzen Sie ganz besonders, wo liegen Ihre Hauptinteressen? Und worin genau besteht die Anziehungskraft dieser Phänomene? Welche Essenzen saugen Sie aus den verschiedenen Blüten der Erfahrung, die Sie tagtäglich aufsuchen? Wird ihr Honig oder Nektar sich dauerhaft als süß erweisen, oder wird er am Ende bitter und sauer schmecken?

Unsere gesamte Lebenserfahrung besteht in einer Kultivierung von Soma, wir nehmen gewissermaßen diverse Essenzen zu uns, die in unserer Erinnerung abgelegt werden und dort bei uns ein Restempfinden von Glück oder Leid, Erfüllung oder Mangel, Erfolg oder Misserfolg hinterlassen. Welche Art von Soma-Körper, oder

Körper der inneren Erfahrungsessenz, bauen wir da eigentlich auf in unserem Leben? In diesem werden sich unser Karma und unser Geschick ebenso widerspiegeln wie die Gnade, die in uns einströmt.

Wenn wir gewahr geworden sind, welche Fallstricke sich in unserem äußeren Streben nach Freude verbergen, oder wenn wir uns aufgrund der Beschränkungen, die solchem äußeren Streben nach Freude innewohnen, erschöpft fühlen, stellt sich uns folgende Frage: Können wir unser Streben auf ein höheres und verfeinertes Soma richten, das *in uns* vorhanden ist, damit wir nicht außen nach Glück suchen müssen? Wie ist die Alchemie des eigenen Glücks beschaffen, die Chemie jener Glückseligkeit, die es zu entwickeln gilt? Wie können wir jene Essenz der Unsterblichkeit erlangen, die gleichbedeutend ist mit der höchsten Energetisierung unserer gesamten Potenziale? Denn letzten Endes bleiben all das Glück und all die Freuden, nach denen wir außerhalb unserer selbst suchen, flüchtig, kostspielig, unzuverlässig und unvorhersehbar.

In der Hauptsache bestehen unsere äußeren Somas in Sinnesfreuden, die wir erreichen, indem wir schmecken, berühren, hören, sehen und riechen. Den Großteil unseres Lebens verbringen wir mit der Suche nach neuen oder stärkeren Empfindungen, die grob und laut oder subtil und verfeinert sein können. Diese auf die Ebene der sinnlichen Wahrnehmung bezogene Suche bewirkt, dass der Schwerpunkt unseres Somas in der Außenwelt liegt. Dort aber kann es leicht zerstreut werden und verloren gehen. Am Ende sind wir eher Konsumenten denn Schöpfer, wir gehen shoppen, um diejenigen Dinge zu erwerben, die man angeblich haben sollte, anstatt das zustande zu bringen, was allen zum Vorteil und uns selbst zu größerem Wohlbefinden gereicht.

Damit sich unser Bewusstsein und unser Glück weiterentwickeln können, müssen wir uns auf eine tiefer gehende Soma-Suche begeben, die den Blick auf die verborgene Essenz des Lebens richtet, letztlich auf den Grund des Seins-Bewusstseins-Glücklichseins selbst – von den großen Yogis *Sat-Chit-Ananda* genannt. Das ist der höchste Soma jenseits von Name, Form, Zahl und Handlung, der Soma über allem Begehren, Streben, Vorstellen, Gewinnen und Verlieren. Dieser höchste Soma ist nur schwer zu begreifen, am besten annähern kann man sich ihm, indem man das Heilige ehrt. Wenn wir diese Suche nach dem mystischen Soma antreten, beginnt unser eigentliches inneres Dasein, begeben wir uns auf den Weg des spirituellen Strebens.

Das religiös motivierte Bemühen, in den Himmel zu kommen, ist eine weitere Art, nach Soma, nach Glückseligkeit zu suchen. Der Himmel wird vielfach als ein Ort beschrieben, an dem heilendes Wasser, Nektar, Milch und Honig fließen – oder Soma. Leichter fällt der Zugang zu Soma, den Liebes- und Glückseligkeitsenergien des Universums, allerdings in den subtilen Bereichen reinen Denkens, tiefen Empfindens und Sich-Hingebens jenseits des physischen Körpers. Und diesen Zugang können wir durch das verfeinerte Instrument des feinstofflichen, aus Licht und Prana bestehenden Astralkörpers erhalten. Solche Somas der himmlischen Welten spiegeln die Essenz unserer Erfahrung im Leben wider, insbesondere unser gutes Karma und unser spirituelles Streben, und sie geben uns einen Vorgeschmack auf den Soma nach dem Tod. Aber selbst diese feinstofflichen Soma-Bereiche kommen nicht der Glückseligkeit reinen Bewusstseins jenseits aller Form gleich und sollten nicht als etwas Letztgültiges angesehen werden. Nachdem wir solche astralen Somas erfahren haben, müssen wir wieder ins physische Leben zurückkehren, um innerlich weiterhin wachsen zu können.

Soma und Freude

Auf der grundlegendsten Ebene besteht Soma in alldem, wodurch wir in die Lage versetzt werden, uns im Leben wohlzufühlen. Das beginnt auf einer äußeren Ebene mit dem, was wir als „äußere Somas“ bezeichnen können. Zu diesen zählen: Sinnesfreuden, sexuelle Lust, sportliche Leistungen und Erfolge, finanzielle Gewinne, weltliche Erfolge und Errungenschaften aller Art. Wenn wir Musik hören, wenn wir gut unterhalten werden, wenn wir, zumal falls dies unerwartet geschieht, beträchtliche Gewinne erzielen, wenn uns gesellschaftliche Anerkennung zuteil wird, wir berühmt werden, und so weiter, verschafft uns das ein Gefühl von Zufriedenheit, von Soma. Vor allem in solch einer Jagd nach äußeren Freuden besteht unser Streben nach Soma im Leben. Wann immer wir über freie Zeit oder zusätzliche finanzielle Mittel verfügen, nutzen wir sie für solch ein Streben nach äußerem Soma – vom Essen guter Nahrung über das Aussuchen neuer Geräte oder einer neuen, auf dem aktuellen Stand der Technik befindlichen Anlage bis hin zur Suche nach einem neuen Partner oder neuen Freunden.

Doch die äußeren Somas, um die wir uns bemühen, sind keineswegs immer gut, gesund und frei von Nebenwirkungen. Auf der negativen Seite zählen zu den äußeren Somas solche Dinge wie minderwertiges, ungesundes Essen (Junk-Food), Zucker, Alkohol, Tabak, aufputschend wirkende Mittel, Modedrogen und Medikamente aller Art.[33] Selbst Perversionen, negativen Emotionen wie etwa Wut und Hass, anderer Menschen Unglück oder sogar dem eigenen Unglück im Leben gewinnen wir ein eigentümliches Vergnügen ab, ähnlich jener Lust, die uns das Ansehen von Kriegs- oder Horrorfilmen bereitet. Der gemeinsame Nenner bei diesen unterschiedlichen Phänomenen ist eine starke, eine sehr intensive Erfahrung, der wir uns hier überlassen können: Wir können darin aufgehen, uns daran berauschen, uns selbst vergessen beziehungsweise transzendieren, wir verspüren einen Hauch von – wenn nicht gar wirkliche – Ekstase, zumindest aber Faszination.

Derlei Gipfelerlebnisse unseres äußeren Lebens bestehen nicht nur in einer erweiterten äußeren Erfahrung, sondern zugleich veranlassen sie unser Gehirn, mehr positiv wirkende chemische Substanzen auszuschütten: die berühmten Endorphine, die den ganzen Körper und das Nervensystem mit einem Gefühl der Zufriedenheit erfüllen. In diesem inneren Gegenstück zu unseren äußeren Gewinnen liegt das Geheimnis der tiefer gehenden Somas verborgen, die unmittelbar in uns selbst zu erfahren wir lernen können.

Denn von solchen äußeren Somas einmal abgesehen gibt es ein ganzes Spektrum von inneren Somas. Zu diesen gehören all diejenigen Aspekte von Kreativität und Spiritualität, bei denen sich unser Augenmerk der eigenen Innenwelt richtet. Und darin liegt der Schlüssel zu innerem Wachstum: Im Übergang von niederen zu höheren Somas, die uns Frieden und Zufriedenheit bescheren, indem sie uns mit der uns innewohnenden Glückseligkeit und Unsterblichkeit verbinden, statt dass wir uns in einer auf äußere Dinge bezogenen Glückssuche verausgaben. Denn Letztere kommt in weiten Teilen einem Versuch gleich, vor dem Kummer, den wir in uns tragen, und vor unserer inneren Leere zu flüchten.

Eines sollten wir beachten: Das äußerliche Streben nach Soma, das sich in unserer Jagd nach Freuden und Vergnügungen ausdrückt, ist kein Streben nach Unsterblichkeit – das Disziplin, Ernsthaftigkeit und ein vom Grunde unseres Herzens kommendes Suchen verlangt –, sondern ein Schwelgen in Sterblichkeit, das unseren Alterungsprozess beschleunigt und Krankheit verursacht. Wir jagen dabei der äußeren Welt hinterher, anstatt das Universum, das wir in uns tragen, zu entdecken. Diese von Begierde und Lust bestimmte Jagd in der äußeren Welt führt dazu, dass die Sinne sich verzetteln und unsere Unabhängigkeit auf der Strecke bleibt. Sie schwächt den Willen und erschöpft schließlich unsere Lebenskraft. Sie bewirkt, dass wir unser Glück, unseren inneren Frieden und unsere Zufriedenheit verlieren. Solange wir in diese äußere Jagd nach Freude verstrickt sind, bleiben wir unweigerlich in Sterblichkeit gefangen und können nicht zum Unsterblichen finden.

Dieses äußere Glücksstreben wird im Sanskrit *Bhoga* genannt, Vergnügen, und man sagt, es führt zu *Roga,* zu Krankheit. Das innere Glücksstreben ist *Yoga.* Es verlangt von uns, auf kurzfristiges Vergnügungen zu verzichten, um dauerhafte Glückseligkeit zu erlangen. Sofern es uns ernst ist mit unserem Streben nach Unsterblichkeit, darf die Jagd nach vorübergehender sinnlicher, emotionaler und intellektueller Stimulation nicht unser Hauptanliegen im Leben sein. Wir müssen uns mit der Tatsache konfrontieren, dass unsere äußeren Vergnügungen vergänglich sind, um uns der Wirklichkeit der unvergänglichen Glückseligkeit annähern zu können, die durch Freude und Leid, Gewinn und Verlust im äußeren Leben nicht erschüttert werden kann. Unsere äußeren Vergnügungen, oder äußeren Somas, werden gleichsam zu Inneren Giften, wenn wir nicht eine tiefer gehende Bestrebung in unser Leben einbringen.

Die Verlockung der Hightech-Somas: Der Soma der Medien

In unserem kommerziell geprägten und hochgradig technisierten Zeitalter sind wir heutzutage stets auf der Suche nach neuen, immer raffinierteren äußeren Somas, zumal in jener Form, wie sie uns im Bereich der Unterhaltungsindustrie und durch die Massenmedien vorgesetzt werden. In der Hauptsache geht es bei alldem um eine möglichst ausgeklügelte technische Ausstattung: größere Bildschirme, brillantere Farben, einen besseren Klang. Im Grunde setzen diese Dinge bei uns allerdings weder eine innere Veränderung in Gang, noch verschaffen sie uns mehr Kontrolle darüber, wie wir denken und fühlen. Wir werden zu Zuschauern, sind weitgehend träge und untätig, wir lassen andere Menschen auf den Lauf unseres Lebens entscheidend Einfluss nehmen und geben uns mit der Rolle eines Publikums zufrieden, das die Akteure beurteilen und sie für die gebotene Show bezahlen darf.

Aber während sich der technische Standard unserer Hifi-Anlage, unseres TV-Geräts oder unseres Computers im Lauf der Zeit in dramatischer Weise zum Vorteil verändert hat – von schlichten Radios hin zu raffinierten Home-Entertainment-Systemen –, gab es bei dem, was wir uns auf dem Bildschirm zu Gemüte führen, inhaltlich ganz selten eine echte Veränderung. Nach wie vor dreht es sich meist um Sex, Aggression und Gewalt. Tatsächlich ist es um die Inhalte unserer Unterhaltung heutzutage wohl eher schlechter bestellt als ehedem. Nun haben wir zwar bessere Kameraeinstellungen, diese zeigen jedoch eine Welt, die selbstsüchtig, auf Eigenwerbung erpicht, unzivilisiert und pathetisch, kein bisschen subtil und feinsinnig ist. In den Blickpunkt gestellt haben wir die physische Realität und die körperliche Bewegung, jede Verfeinerung des Empfindens scheint dagegen in weite Ferne zu rücken. Wir hören auf, unser eigenes Leben zu leben, lassen stattdessen stellvertretend unsere Entertainer diese Aufgabe übernehmen oder ziehen uns in eine eigene Phantasiewelt zurück.

Und nun versuchen wir, über den Computer-Bildschirm eine virtuelle Realität zu erschaffen, einschließlich eines in idealer Weise starken oder schönen Selbst, auf das wir jederzeit Zugriff haben. Unsere Somas können wir in den Medien finden, und wir können von ihnen abhängig werden, ohne auch nur einen Schritt aus dem Zimmer hinaus zu tun, geschweige denn etwas zur Verbesserung unserer Lebenssituation zu unternehmen. Selbst wenn wir verreisen, müssen wir den Computer als unseren wichtigsten Begleiter mit dabei haben, um unsere virtuelle Realität aufrechtzuerhalten. Die Rückenlehne der Vordersitze in unserem Auto statten wir mit kleinen TV-Bildschirmen aus, damit sich unsere Kinder mit der Medienrealität die Zeit vertreiben können, weil sie finden, die Welt der Natur sei ihnen zu langweilig. Solch eine Technologie mag uns zwar das Leben erleichtern und auf der einen oder anderen Ebene die Kommunikation verbessern. Im Hintergrund beharrlich wirksam ist dabei allerdings die Tendenz, uns zunehmend vom eigenen Geist und der Welt der Natur zu entfernen – und unser Identitätsgefühl, unsere Ziele und Werte im Bereich der Medien und deren oberflächlichen Einschätzungen anzusiedeln, die für eine erhabenere Wirklichkeit blind bleiben.

Durch ihre die Sinneṣorgane stark ansprechenden Darstellungen aus Licht, Farbe, Klang und schneller Bewegung produzieren die Massenmedien eine sehr intensive, unsere Aufmerksamkeit auf sich ziehende Art von Soma in unserem Nervensystem und versetzen uns in Passivität, in Bezug auf uns selbst ebenso wie auf die uns umgebende Welt. Die Massenmedien klinken sich in unser Gehirn ein und verändern dessen Chemie, indem sie einen künstlichen Hunger schüren und eine Sucht nach Unterhaltung und nach den Nachrichten hervorrufen.

Die medial vermittelten Eindrücke können uns ebenso sehr süchtig machen wie Drogen – ohne dass wir es bemerken. Schauen Sie sich an, welches Verhalten dic Menschen angesichts einer großen Medienattraktion, einer wichtigen Sportveranstaltung zum Beispiel, an den Tag legen. Vom eigenen Körper und dem eigenen Geist schneiden sie sich regelrecht ab: Wie gebannt verfolgen sie das Geschehen und können den Blick gar nicht mehr vom Bildschirm abwenden. Was sich dort abspielt, löst in ihrem Nervensystem so starke geistige, emotionale und physische Reaktionen aus, als stünden sie unter Strom, obgleich sie von derartigen Geschehnissen kaum jemals persönlich betroffen sind.

Beachten Sie: In den Medien faszinieren uns vor allem die negativen und schmerzlichen Seiten des Lebens. In unseren Filmen herrscht Gewalt vor. Von Zerstörung und Tod bestimmte Szenen gibt es dort zuhauf. Für unsere bedauernswerten Helden oder Heldinnen reiht sich eine lebensbedrohliche Situation oder Attacke an die andere. Dabei durchlaufen sie so manch eine traumatische Erfahrung und ziehen sich allerlei Verletzungen zu. In den Nachrichten werden wir hauptsächlich mit Verbrechen, Krieg, Unglücksfällen, Skandalen oder drohenden Katastrophen konfrontiert. Wir gewähren Menschen Zutritt zu unserem Geist, die wir niemals zu unserer Haus- oder Wohnungstür hereinlassen würden. Wir sind süchtig nach negativen Empfindungen oder gewaltbesetzten Somas, weil diese uns emotional stärker in ihren Bann ziehen, uns von der eigenen inneren Leere besser ablenken können. Was wir über die Massenmedien empfangen, wurde bereits, das sollten wir uns immer wieder vergegenwärtigen, durch mancherlei eigennützige Interessen so selektiert, programmiert und gefiltert, dass wir auf die eine oder andere – gewöhnlich auf eine unbedachte – Art und Weise reagieren. Keineswegs werden wir hier einfach nur unterhalten, sondern konditioniert und kontrolliert. Anders ausgedrückt: Die Bewegung unseres Pranas und die Prozesse unserer inneren Chemie werden einer verändernden Einflussnahme unterzogen.

Des Öfteren stelle ich, wenn ich sehe, dass jemand aus meinem Bekanntenkreis sich eine Fernsehsendung anschaut, der oder dem Betreffenden die Frage: „Was siehst du dir da an?" Als Antwort bekomme ich dann gewöhnlich den Titel der Sendung zu hören, oder man erklärt mir, um was für eine Sendung es sich handelt. Daraufhin entgegne ich: „Tatsächlich schaust du dir einen Bildschirm an."

Der Geist hat die Tendenz, sich seiner Umgebung anzugleichen. Das ist eine der wichtigsten die Arbeit des Geistes kennzeichnenden Gesetzmäßigkeiten. In der heutigen Medienwelt sehen wir, mit anderen Worten, auch uns selbst und die Welt wie einen Bildschirm an. Unsere Antwort auf das Leben fällt in zunehmendem Maß reaktiv, vorprogrammiert, ja fast schon zweidimensional aus.

Der Bildschirm wird für uns zu einer gewichtigeren Realität als die tatsächlichen Eindrücke des Lebens rings um uns herum. Die Empfindsamkeit für Letzteres bleibt auf der Strecke. Unser Leben verläuft von einem medialen Event zum nächsten, im Zeittakt der Medien, weit entfernt von den Rhythmen der Natur oder den eigenen physiologischen Abläufen. Unser persönliches Leben verliert für uns an Wert – und an Interesse: Denn was sich von Sonnenauf- bis Sonnenuntergang in unserem Leben zuträgt, kann mit dem, was sich innerhalb weniger Minuten an Dramatik und an Sensationalität auf dem Bildschirm abspielt, nicht mithalten. Und in der Folge hören wir auf, unser eigenes Leben zu leben, oder wir hören sogar auf, ein eigenes Leben zu haben – eben bis auf jenes Leben in den Medien. Unsere Selbstdarstellung auf Facebook kann zu unserem „realen" Leben oder zu unserer Hauptbeschäftigung im Leben werden.

Die medialen Eindrücke in ihrer rasch wechselnden Folge wirken bei uns schnell Sucht bildend, da sie das Nervensystem viel stärker stimulieren als die sanfte Abfolge subtiler Lichtabstufungen in der Natur. Die Medien haben unseren Geist und unser Nervensystem so programmiert, dass wir ihren Input wie eine Art Nahrung oder Droge benötigen. Wenn wir diese tägliche Mahlzeit nicht erhalten, nicht in den Medienbildern täglich unser Bad nehmen, nicht in ihre Flut eintauchen können, werden wir womöglich unter Entzugssymptomen leiden, ähnlich wie ein Drogenabhängiger ohne seine Droge. Unsere Computer- und TV-Bildschirme, unsere 3-D-Filme – lediglich ein Fingerzeig, in welche Richtung von der technologischen Seite her die Reise weitergehen könnte – lösen bei uns Faszination und ein Hochgefühl aus, bewirken aber auch eine starke, bis zur unbewussten Ebene reichende Abhängigkeit, deren Wirkung sich als ein schleichender Prozesses einstellt. Das Ganze beginnt in unserer Kindheit, wenn wir noch über keine spirituelle Selbstverteidigungsmöglichkeiten in Form von Weisheit oder Gewahrsein verfügen. So werden wir zu Konsumenten auf Lebenszeit.

Doch welche Nebenwirkungen unser Leben in der virtuellen Realität hat, zeigt sich inzwischen unübersehbar. Überall in unserer Hightech-Gesellschaft breiten sich Langeweile und Niedergeschlagenheit rasch aus, und neue Formen der Unterhaltung scheinen bereits den Weg dafür zu bahnen, dass die Misere auf der Welt in den kommenden Jahrzehnten noch schlimmer wird. Äußere Stimulation, das vergessen wir leicht, bewirkt innere Leere und Trägheit, und am Ende werden diese uns unweigerlich einholen. Darüber hinaus kann sie einen schädlichen Einfluss auf unsere Gesundheit ausüben, indem sie Störungen im Immunsystem und das Nervensystem betreffende Probleme hervorruft.[34]

Ohne unser Medien-Hochgefühl, gelegentlich auch mit ihm, werden wir unweigerlich unsere emotionalen Tiefpunkte erleben. Zunehmend sind wir unfähig, allein zu sein, in der Stille zu verweilen, an der Natur Gefallen zu finden oder das Leben einfach so zu erleben, wie es ist, ohne dass irgendwo eine Kamera auf der Bildfläche erscheint. Gleichzeitig verlieren wir mehr und mehr die Fähigkeit zu tief gehenden oder dauerhaften Beziehungen, da wir uns immer weiter daran gewöhnen, eine Beziehung zu Bildern, zu einem *Image,* zu haben statt zu tatsächlichen Individuen. In schneller Abfolge hervorgerufene mediale Eindrücke beziehungsweise Empfindungen sind mit Speed oder Kokain vergleichbar: Äußerlich betrachtet bringen sie uns in Stimmung, in uns hinterlassen sie letzten Endes jedoch eine große Leere. Unsere Zufriedenheit im Leben bleibt ebenso auf der Strecke wie unser innerer Abstand zu den Dingen. Aufgrund der so beschaffenen medialen Eindrücke werden wir überempfindlich. Und so bringen sie uns dazu, auf das Auf und Ab der politischen, wirtschaftlichen oder gesellschaftlichen Geschehnisse in der Außenwelt, auf die Turbulenzen, die sich überall auf der Welt bemerkbar machen und die von den Medien vollmundig als aktuelle Tagesnachrichten verkündet werden, aus dem Bauch heraus zu reagieren.

Hightech-Drogen als die neuen Somas: Schöne neue Welt

In unserer Kultur ist eine immer stärkere Drogenorientiertheit zu verzeichnen. Für die Modedrogen gilt das ebenso wie für Arzneimittel. Fast 30 Prozent unserer Kinder nehmen jeden Tag Medikamente, während über 50 Prozent der Teenager mit Modedrogen experimentieren. Und zur Aufrechterhaltung ihres Gesundheitszustandes verwenden über 90 Prozent unserer älteren Menschen täglich mindestens zehn verschiedene Medikamente. Allem Anschein nach findet man kaum noch einen Menschen, dessen Blutstrom und dessen Nervensystem nicht auf die eine oder andere Weise chemisch verändert beziehungsweise kontaminiert ist.

Die moderne Medizin hat einen neuen Soma aus Hightech-Designerdrogen geschaffen, unter anderem spezielle Antidepressiva, Beruhigungsmittel (Sedativa) und schmerzlindernde Mittel, damit wir uns wohler fühlen. Manche dieser Soma-Drogen dienen als Gegenmittel gegen die durch unsere Mediensucht hervorgerufene Dumpfheit beziehungsweise Erschöpftheit unseres Nervensystems. All diese Soma-Drogen kosten mehr oder minder viel Geld und haben beträchtliche Nebenwirkungen, die wir gerade erst zu entdecken beginnen. Aber unsere Ärzteschaft verschreibt heutzutage erst einmal starke Medikamente. Zu natürlichen Heilmethoden rät sie erst, nachdem jene Medikamente nicht die gewünschte Wirkung erbracht oder unser Nervensystem unübersehbar geschädigt haben. Kaum jemals suchen wir die Ursache für eine Erkrankung in einer falschen Ernährung, in mangelnder körperlicher Beanspruchung oder in emotionaler Unausgeglichenheit. Dagegen greifen wir, um die Symptome unseres aus dem Gleichgewicht geratenen Lebens zu kaschieren, schnell zu beruhigend wirkenden Medikamenten. Die Verwendung von antidepressiv wirkenden Substanzen ist derart stark auf dem Vormarsch, dass sie, sobald seelische Probleme zutage treten, eher zur Norm wird, als eine Ausnahme zu bilden.

Gleichzeitig gibt es ein neues Spektrum und eine zuvor nicht dagewesene Verfügbarkeit von Modedrogen – angefangen bei alten Standardmitteln wie Heroin oder Cannabis reicht das Spektrum bis hin zu einer ganzen Palette neuer Designerdrogen, die man in diversen neuen und wirkungsvollen Kombinationen miteinander mixen kann. Mühelos lässt sich eine verwirrende Vielzahl von Drogen finden, zwischen denen wir die Wahl haben – die eigenen Kinder haben übrigens vielfach ebenso diese Wahl. Eine bunte Mischung von Rauschmitteln steht zur Verfügung, unter denen man sich für diese oder jene entscheiden kann. Der Drogenkrieg hat sich mittlerweile zu einem Krieg im engeren Wortsinn ausgewachsen, der bewirkt, dass unsere Grenzen unsicher werden, und er provoziert sogar militärische Konflikte im Ausland.

Von all diesen offensichtlichen Drogen einmal ganz abgesehen enthalten obendrein unsere Lebensmittel und Getränke eine Vielzahl unterschiedlich beschaffener chemischer Zusatzstoffe. Auch unsere Lebensmittelindustrie hat ihre neuen Hightech-Somas geschaffen: Junk-Food, hergestellt unter Verwendung von Maissirup mit hohem Fruktoseanteil,[35] der das Verlangen nach Zucker in die Höhe treibt. Softdrinks, im Leben vieler Menschen das Hauptgetränk, enthalten kaum eine natürliche Zutat.[36] Neue Somas in Form von Coke und Pepsi haben so gut wie keinen Nährwert, leicht können sie jedoch auf das Nervensystem Sucht bildend wirken. Stars aus dem Showgeschäft werben für solche Getränke und bilden so das Bindeglied zwischen dem einen und dem anderen künstlichen Soma. Eine größer werdende Anzahl von Menschen trinkt ferner Alkohol, und zwar nicht bloß sporadisch, sondern die alkoholischen Getränke sind für sie *das* Getränk: Alkohol ist ihr hauptsächlicher Soma im Leben. Sogar in Naturkostgeschäften findet man mittlerweile mit alkoholischen Getränken reich ausgestattete Abteilungen. Anscheinend haben diese dort höhere Zuwachsraten als irgendein anderes Segment des Naturkostbereichs.

Zu den künstlichen Speise- und Getränke-Somas können wir dann noch die Chemikalien in unserer Atemluft, im Trinkwasser und im Erdreich hinzurechnen – die unzähligen, offenbar allgegenwärtigen Schadstoffe. Diese kontaminieren unser Nervensystem und machen uns dadurch anfällig für eine noch weiter gehende Drogen- oder Mediensucht. Die synthetischen Chemikalien, die in unseren Körper gelangt sind, bringen uns dazu, ein noch größeres Verlangen nach von außen kommenden Dingen zu entwickeln. Obendrein wird unser Leben, einhergehend mit unserer zunehmenden Chemieabhängigkeit, zugleich immer mechanischer. Das wiederum geht auf Kosten der Frische von Prana und Gewahrsein.

Und abgesehen von den Hightech-Soma-Drogen bemühen wir uns, ebenfalls im Hightech-Bereich, um eine Neugestaltung des physischen Körpers. Die Genmanipulation, die gerade erst in den Kinderschuhen steckt, ist ein Teil dieses Prozesses. Die kosmetische Chirurgie sitzt hier ebenso mit im Boot wie die Botox-Behandlung und andere Methoden, die das körperliche Erscheinungsbild schönen, es „attraktiver" machen sollen, ohne dass sich unsere innere Energie oder unser Gewahrseinszustand tatsächlich verbessert. Diese Hightech-Neugestaltung des Körpers ist ein gefährlicher Prozess: Am Ende werden wir womöglich innerlich wie äußerlich immer künstlichere Wesen sein. Neben all den synthetischen Chemikalien haben wir in vielen Fällen nun auch Kunststoff im Körper – und zwar als ein Element des eigenen Selbstverständnisses.

Diese Somas aus dem modernen Medien- und Hightech-Bereich erinnern an die Somas aus Aldous Huxleys Roman *Schöne neue Welt.* Gut möglich, dass sie in den kommenden Jahrzehnten die vorherrschende kulturelle Kraft sein werden. Ohne Frage hat unsere Kultur immer größere Kenntnisse und Fertigkeiten entwickelt, was die Herstellung äußerer Somas sowie den Bereich der äußeren Stimulation und Ablenkung anbelangt. Dieser Lauf der Dinge hat uns allerdings kein dauerhaftes Glück gebracht; und erst recht keinen inneren Frieden, oder Frieden in unserer Gesellschaft. Angesichts der offenkundigen Beschränktheit und Gefährlichkeit solcher Hightech-Somas gilt es, eine Alternative zu entwickeln – ein Zurück zur Natur, um die wahre Essenz von Soma, Schönheit und Entzücken zu finden, die nicht von äußerer Stimulation oder artifiziellen technischen Hilfsmitteln abhängt. Wir benötigen den inneren Soma, den uns niemand geben und den man nirgends käuflich erwerben kann, der weder eine technische Ausrüstung noch eine Veränderung unserer natürlichen Chemie voraussetzt.

Diese Hightech-Somas, einschließlich der vielen neuen Drogen, können uns viel Unterhaltung bieten. Und bei akuten Erkrankungen können sie medizinisch von Wert sein. Andererseits können sie eine reduzierte Lebens- und Gewahrseinsqualität zur Folge haben. Tendenziell entfernen sie uns von der unmittelbaren Eigenerfahrung der Wirklichkeit und machen uns, wenn es um unser Wohlbefinden geht, von den Medien und den medizinischen Einrichtungen abhängig.

In einer Welt, in der andere auf den Lauf unseres Lebens entscheidend Einfluss nehmen, in der sie mit den Absichten, die sie insgeheim verfolgen, unseren Geist und unser Herz beschäftigen, bleiben wir bloß Zuschauer und Konsumenten. Solche äußeren Somas, ganz gleich wie viel Hightech in ihnen steckt, können unserem inneren Sein keine Erfüllung bringen. Lediglich unsere Sinne können sie stimulieren und uns emotional so in Anspruch nehmen, dass unsere Aufmerksamkeit nicht mehr stark genug ist, den Blick nach innen zu wenden. Der Weg zu innerer Verjüngung geht in eine andere Richtung: Nicht durch eine Außenstimulierung des Nervensystems gelangen wir auf solch einen Weg, sondern indem dieses durch Yoga und Meditation von innen zur Ruhe kommt und einen Zustand der Stille erlebt. Gewiss, die Welt der Medien und der Computer können wir uns zunutze machen, um unser äußeres Leben zu verbessern. Hingegen sollten wir nicht zulassen, dass sie bei uns zu einem Surrogat für tiefer gehende innere Bestrebungen oder zur vorherrschenden Realität werden.

Die transformierend wirkende Kraft des inneren Somas

In diesem Medienzeitalter haben wir zwar Zugang zu vielen Formen von Freude und Vergnügung, dennoch sind wir zunehmend beunruhigt, gelangweilt, innerlich leer und erschöpft. Bei all unserer äußeren Jagd nach Freude und Vergnügen entgeht uns, dass wahres Glück, oder Soma, von innen kommt. Man kann es nicht kaufen, geschweige denn es äußerlich herstellen. Wahres Glück ist gleichbedeutend mit einer positiven Energie und Zufriedenheit in unserem Herzen, unserem Geist und unserem Nervensystem. Wirklicher Soma kommt von innen, nicht von außen. Er besteht nicht in einer spektakulären, äußerlich hervorgerufenen Empfindung, sondern ist ein subtiler innerer Gnadenstrom. Er steigert unser Gewahrsein und macht uns unabhängiger. Denn er behält zwar stets seine Faszination und seinen speziellen Zauber und wirkt erhebend auf uns, macht jedoch keineswegs süchtig oder abhängig.

Durch die äußeren Faktoren, die uns, wie es scheint, Glück bescheren, kommen lediglich unsere inneren Glücksströme, unser Soma, in Fluss. Allerdings geschieht dies auf eine gestörte Art und Weise, die wir nicht steuern können. Eindrücke aus den Unterhaltungsmedien oder stimmungsaufhellende Drogen üben in der Weise einen Reiz auf unser Nervensystem aus, dass es genau dieselben, Zufriedenheit signalisierenden chemischen Substanzen ausschüttet, die auch das natürliche Resultat unseres inneren Wohlbefindens sind. Dabei erschöpfen sie allerdings die körpereigenen Reserven an solchen Stoffen. Das Problem dabei: Dieses Gefühl des Wohlbefindens, diesen Soma, setzen wir mit jenen äußeren Faktoren gleich, die das Gefühl hervorgerufen haben. Wir verwechseln die äußeren Faktoren, die unseren Soma stimulieren, mit dem Soma selbst und glauben, unser Glück und Wohlbefinden hänge tatsächlich von ihnen ab. Unseren inneren Soma verlieren wir daraufhin. Was solche äußeren Formen von Freude anbelangt, entwickeln wir eine Sucht und Abhängigkeit und büßen dadurch unsere innere Integrität ein.

In dem Maß, in dem äußere Formen von Soma zu einem zentralen Bezugspunkt in unserem Leben werden, schwächen sie ohne Ausnahme unseren inneren Soma oder wühlen ihn auf. Auf diese Weise sind sie Wegbereiter für Trägheit, Verfall und Tod, zumal in geistiger Hinsicht. Manche auf der Einnahme äußerer pharmazeutischer Wirkstoffe basierende Somas können den Körper künstlich ein wenig länger lebendig erhalten, sie können uns jedoch nicht von innen her mit neuer Lebenskraft ausstatten. Stattdessen führen sie zum Verlust unseres wirklichen Somas, unseres Glücks, und bewirken, dass wir zur Geisel einer äußeren Instanz werden, die uns glücklich machen oder sich um uns kümmern soll. Mit uns selbst, unserem Leben, unseren Beziehungen oder Betätigungen sind wir infolgedessen weder glücklich noch zufrieden. Vom Unterhaltungsprogramm führt unser Weg in die Therapie, anschließend sind wir wieder auf Unterhaltung aus, und so geht es immer weiter, ohne dass wir mit dem Fluss der dem natürlichen Lauf des Lebens innewohnenden Gnade in Kontakt stehen.

Unbedingt sollten wir erkennen, dass der innere Soma ungleich wichtiger ist als der äußere, der bestenfalls eine äußerliche Ergänzung sein kann. Dieser innere Soma kommt zwar nicht mit einem solchen Medienwirbel daher, macht keinen derart verlockenden Eindruck und tritt weniger dramatisch in Erscheinung, stattdessen verfügt er aber über eine weitaus größere transformative Kraft. Der innere Soma stärkt und vitalisiert uns auf eine organischere Art und Weise, wohingegen der äußere Soma uns die Energie und die Motivation rauben kann. Wenn wir spirituell zu erwachen und in ein Leben bewussten Gewahrseins einzutreten beginnen, kehren wir uns von den äußeren Somas allmählich ab und begeben uns auf die Suche nach dem in uns vorhandenen Soma oder Nektar der Glückseligkeit. Gewisse innere Somas, uns durchströmende Empfindungen von innerem Frieden, von Glückseligkeit und sanftmütig machendem Entzücken, die durch Yoga und Meditation in unserem Geist und in unserem Nervensystem freigesetzt werden, sind anregender, belebender und erhebender als jede Droge, jeder Sinnesreiz und jede Unterhaltungsshow in den Medien. Dabei rufen sie keine Abhängigkeit hervor, haben keine Nebenwirkungen, und man benötigt für sie weder eine Steckdose, noch eine Hifi-Anlage oder ein Home-Entertainment-System und muss für sie kein Geld ausgeben.

In der wahren spirituellen Alchemie, auf dem Weg des Yoga und der Meditation, lernen wir, durch das im eigenen Herz verborgene Licht des Gewahrseins den inneren Soma unmittelbar zu gewinnen, ohne dass irgendein äußerer Reiz mit ins Spiel zu kommen braucht. Damit einhergehend entdecken wir durch schöpferische und spirituelle Formen der Praxis, durch die persönlich gewonnene Erfahrung und die unmittelbare Wahrnehmung des Lebens, welches selbst ein Ausdruck der Bewegung kosmischer Freude ist, eine tiefe innere Zufriedenheit, eine Distanz zu den Dingen, Frieden und Glückseligkeit.

Soma und kulturelle Erneuerung

Unsere Kultur, insbesondere in ihrer künstlerischen, philosophischen und spirituellen Ausprägung, steht für unseren kollektiven Soma. Wenn wir bestrebt sind, unseren persönlichen Soma zu entwickeln, reicht das allein noch nicht aus. Gleichzeitig sollten wir versuchen, dem Soma unserer Kultur Auftrieb zu geben. Gegenwärtig ist unsere Kultur auf eine Stufe herabgesunken, auf der sie sich, so könnte man es formulieren, aus den untersten Schubladen kommerzieller Somas bedient. Das hat zur Folge, dass wir unsere Sensibilität immer weitergehend einbüßen, ein immer größerer Verlust an Sanftmut und an Feinsinnigkeit zu verzeichnen ist. Derzeit geht es bei unseren Somas in erster Linie um Drogen, um Maschinen oder sonstige technischen Geräte und Hilfsmittel, um Fast-Food und um Massenproduktion. All das kann jedoch der Seele, dem inneren Sein, das in uns zum Vorschein kommen will, nicht als ein geeignetes Vehikel dienen.

Um unsere Kultur zu erneuern und über die heutige Krise von globalen Ausmaßen hinweggelangen zu können, müssen wir einen neuen kulturellen Soma entwickeln. Das ist gleichbedeutend mit einer Kultur, die nicht nur von den schönen Künsten und der Musik, von hochkarätiger Wissenschaft und tiefsinniger Philosophie – alles Aspekte, denen ganz sicher große Bedeutung zukommt – lebt und getragen wird. Darüber hinaus müssen wir vielmehr eine Kultur des Yoga und der Meditation entwickeln, eine aus Selbstbeherrschung geborene Kultur, die es nicht darauf anlegt, unsere Mit- und Umwelt auszubeuten. Um unseren persönlichen Soma zu entwickeln, müssen wir zugleich zum kulturellen Soma der Welt in Kontakt treten und diesen weiterentwickeln. Wir sollten mehr Soma in das eigene Leben und in unser Umfeld hineinbringen, nicht zum persönlichen Vergnügen, sondern um die Welt, in der wir leben, weiter voranbringen zu können, um einen Beitrag zur Weiterentwicklung der Natur und zur Manifestation des göttlichen Lichts zu leisten.

Zu den ersten Anzeichen für das beginnende Erwachen unseres inneren Somas gehört ein stärker ausgeprägtes Empfinden für die Schönheit der Natur, und dieses Empfinden kann uns auch ins Reich der Kunst führen. Die Natur ist reich an Somas, an Rasas und an Nektar. Das zeigt sich nicht nur in den Szenerien eines Sonnenaufgangs, die wie eine dramatische Choreographie anmuten, sondern auch in den subtilen Farbnuancen von Moosen, Flechten und Felsen, in der gesamten Oberflächenbeschaffenheit der Erde selbst.

Wenn wir mehr in der Natur als in den Medien zu leben beginnen, können wir zu einer neuen Ebene von Soma und Freude Zugang gewinnen. Unsere Menschenwelt können wir dann einmal mehr wieder in das größere Universum des Bewusstseins integrieren. Und zugleich können wir mehr Natur und Spiritualität in die Medien mit hineinbringen, die dann eher ein sekundäres Ausdrucksmittel für uns sein werden, nicht mehr unsere Hauptaktivität. Denn diese wird sich in die inneren Welten verlagern.

Die spirituelle Soma-Suche

Wenn in uns Hingabe an das Göttliche erwacht, ist das ein wichtiges spirituelles Signal, welches zeigt, dass unser innerer Soma in den Vordergrund des eigenen Seins tritt. Dies bedeutet zugleich, dass wir das Heilige in jeglichem Leben ehren. Auf der Ebene der Emotionen befähigt uns die Liebe, unseren Soma strömen zu lassen. Je höher die Liebe, umso reiner und beständiger wird der Soma-Strom sein. Diese innere Hingabe ist freilich nicht bloß eine Frage von Emotionalität, vielmehr zeigt sich darin ein feiner werdendes Gespür für den göttlichen Seinsgrund – als grenzenlose Entfaltung von Güte und Gnade.

Indem unser innerer Soma sich entwickelt, werden wir uns unserer selbst als einer unsterblichen Seele bewusst, die über viele Lebensspannen, über ein vielmaliges Geborenwerden und Sterben hinweg Göttlichkeit anstrebt und uns mit dem unvergänglichen Streben nach Innerlichkeit und Unendlichkeit verbindet. Unser Glück suchen wir nun, indem wir unseren Sinn für die göttliche Liebe, für Gewahrsein und höhere Wahrnehmung immer weitere Kreise ziehen lassen – nicht allein durch die fest vorgegebenen Formen einer yogischen oder mystischen Praxis, sondern auch durch eine veränderte Lebenseinstellung und andere Wertmaßstäbe. Wir finden Zugang zu verschiedenen yogischen oder mystischen Erfahrungen, etwa zu dem als *Samadhi* bezeichneten Einheitsbewusstsein, in dem die inneren Ströme von Soma-Glückseligkeit durch die

Kanäle des Nervensystems und des feinstofflichen Körpers fließen und uns zu einem besseren Gesundheitszustand, Wohlbefinden, Glück und Freude verhelfen. Shakti, die elektrische Energie des Somas, sorgt dafür, dass ein Regen des höheren Wissens jeden Winkel unseres Geistes erfasst und mit Weisheit befruchtet.

In einem gewissen Maß verfügt, je nach der im vorigen Leben erreichten Gewahrseinsstufe, jede/r von uns über einen inneren Soma, mit dem wir geboren werden. Darin liegt das Potenzial für Frieden, Freude, Kreativität, Liebe und Spiritualität, über das wir verfügen. Nicht jeder nutzt seinen inneren Soma auf eine kluge Art und Weise. Die meisten verschwenden ihn für kurzlebige und nichtige Anliegen, für körperliche und sinnesbezogene Freuden. Das Streben nach Soma in seinen äußeren Formen, den sinnlichen Vergnügungen, erschöpft indes unseren inneren Soma. Sobald unser innerer Soma erschöpft ist, verfallen wir leicht in Depression, Besorgnis oder Wut. Solche uns angeborenen Eigenschaften wie Glück, Wissbegierde und Lebenswille schwinden. Darum obliegt es uns, den inneren Soma als jenen Schatz der Unsterblichkeit, den er für uns in sich birgt, zu bewahren – und dabei bestrebt zu sein, ihn so zu entfalten, dass unser Bemühen nicht zum Scheitern verurteilt ist.

Der innere Soma bringt uns eine, mit dem Erwachen der Seele Hand in Hand gehende Verjüngung von Körper und Geist. Sofern wir uns jedoch nicht zunächst einmal von den äußeren Somas abkehren, werden wir zu denen, die sich in uns befinden, möglicherweise keinen Zugang erhalten.

Es gilt, einen neuen inneren Körper der Glückseligkeit, einen für Liebe, Mitgefühl und Entzücken empfänglichen „Soma-Körper" zu erschaffen. Aus unserem physischen Körper als dem Instrument zur Verwirklichung unseres Glücks müssen wir uns heraus- und in unseren Glückseligkeitskörper hineinbegeben. Dieser ist letzten Endes eine Gewahrseinskraft, also kein äußerer Körper, kein äußeres Vehikel oder Instrument. Wenn wir uns vollständig in unseren Glückseligkeitskörper hineinbegeben, haben wir wahre Unsterblichkeit erreicht, gleichgültig ob wir uns weiterhin eines physischen Körpers bedienen oder nicht.

Langlebigkeit und Glück

Wir sind glücklich, zu leben und gesund zu sein. Das ist der Hauptgrund für unser Streben nach Langlebigkeit. Alter und Tod hingegen betrachten wir als Leid. Langlebigkeit als solche macht uns jedoch keineswegs glücklich. Wir können durchaus ein langes Leben haben, aber körperlich schwach sein oder Seelenqualen durchleben. Manche Menschen leiden etwa jahrelang an chronischen Erkrankungen. Andere können in einem depressiven Zustand oder mit eingeschränkter geistiger Funktionsfähigkeit ein langes Leben verbringen.

Als Erstes sollten wir uns darüber klar werden, dass es in unserer ureigensten Natur liegt, glücklich zu sein. Glückseligkeit ist der Kern unseres Seins. Unser inneres Glück hängt nicht von einer guten physischen Langlebigkeit ab. In der Tat kann ein Leben, dessen Spanne nicht sehr lang ist, für uns glücklich und erfüllend sein. Viele große Yogis und Weise haben allenfalls ein durchschnittlich langes, wenn nicht gar ein kurzes Leben gehabt: Shankara zum Beispiel, Indiens größter Philosoph, ist nur 32 Jahre alt geworden. Und Jesus hat lediglich 33 Jahre gelebt. Langlebigkeit sollten wir nicht mit Glück verwechseln oder meinen, ein kurzes Leben sei ein gescheitertes Leben.

Nicht von einem langen Leben hängt unser Glück ab, sondern davon, dass wir uns über die Wahrheit unseres inneren Seins klar werden und zu der uns innewohnenden Glückseligkeit Verbindung aufnehmen. Das zu erreichen kann Jahrzehnte in Anspruch nehmen – oder zahlreiche Lebensspannen. Wenn wir wirklich zu dieser Einsicht gelangen, enthebt uns dies jedoch ganz und gar der Zeit. Unserem immerwährenden Sein wird weder durch ein langes Leben etwas hinzugefügt noch durch ein kurzes Leben etwas fortgenommen. In dieser Hinsicht ist die Suche nach unserem inneren Soma wichtiger als das Streben nach größerer Langlebigkeit. Ohne den inneren Soma, wird Langlebigkeit unsere Seele nicht zufrieden stellen können. Solch eine Langlebigkeit kann zu etwas Künstlichem oder Gestörtem werden, zur bloßen Verlängerung unseres selbstbezogenen, auf die Ebene der Sinneswahrnehmung beschränkt bleibenden Auslebens von Trieben und Leidenschaften über die gewöhnliche Lebensspanne hinaus.

Verjüngung und Langlebigkeit durch den inneren Soma

Für eine gesunde, eine harmonisch verlaufende körperliche Verjüngung kommt es darauf an, unsere die Physis und die Lebenskräfte betreffenden Somas zu entwickeln und zu stärken. Für die Verjüngung des Geistes gilt es, unsere mentalen und emotionalen Somas zu entwickeln und zu stärken. Und für die Unsterblichkeit des Geistes gilt es, unsere Verbindung zum höchsten Soma – zu allumfassender Liebe, allumfassender Freude und allumfassendem Mitgefühl – zu entwickeln und zu stärken. Verschiedene Aspekte der in diesem Kontext stattfindenden Prozesse können dabei ineinandergreifen:

- Soma-steigernde Nahrungsmittel (Obst, Nüsse, Milchprodukte, Wurzelgemüse, Vollgetreide) zur Versorgung des Körpers mit höherwertiger Energie und zur qualitativen Verbesserung des Körpergewebes.
- Soma-steigernde Kräuter (mit kräftigenden, das Nervensystem zum Positiven beeinflussenden und es verjüngenden Wirkstoffen) zur Stärkung von Körper und Geist.
- Soma-steigernde Sinneseindrücke (unser Blick sollte auf der Natur oder auf von Spiritualität geprägten visuellen Objekten ruhen können; und Entsprechendes gilt für die Klänge, die wir hören), damit Geist und Sinne sich gedeihlich entwickeln und neue Lebenskraft schöpfen können.
- Eine mit innerer Entschleunigung einhergehende Innenwendung unserer Blickrichtung: Ruhe, Entspannung und erholsamer Tiefschlaf; Stille, Schweigen und innerer Abstand zu den Dingen; die eigene Energie bei sich zu behalten und sie zu bewahren lernen.
- Soma-steigernde Emotionen, Hingabe und aus den innersten spirituellen Regungen hervorgegangene Assoziationen.

- Soma-steigerndes Pranayama und anderweitige Prana-Übungen, ein gelösteres, vertieftes Atmen und ein dementsprechender Umgang mit der Lebenskraft.
- Soma-steigernde Mantras, Visualisierungen, Gedanken und Ausdrucksformen von Bejahung zur Mehrung des Geist-Somas.
- Soma-begünstigende tiefe Meditation und Samadhi zur Entfaltung der tiefgründigsten Somas von Gewahrseinsglückseligkeit.

Soma-steigernde Ernährungsformen und Kräuter sind Bestandteil des ayurvedischen Zugangs zum Soma. Innerhalb des ayurvedischen Systems spricht man hierbei von *Rasayana,* der Verjüngungspraxis. Hier geht es also um einen wichtigen Aspekt jener ayurvedischen Behandlung, die in den altehrwürdigen Klassikern *Charak Samhita* und *Sushrut Samhita* erstmals erwähnt wird. Am Anfang desjenigen Teils der *Charak Samhita,* der sich mit der Krankheitsbehandlung befasst, steht Verjüngung.[37] In der Entwicklung von Soma liegt für den Ayurveda der Schlüssel zu einer guten körperlichen Abwehrkraft, zu einer guten Langlebigkeit, zu einer optimalen Gesundheit und zu einer guten Nachkommenschaft.

Die inneren Faktoren für die Entwicklung von Soma, die als eine Kombination aus Wissen, Hingabe, Gebet und energetischen Übungen begriffen werden, gehören zum Raja-Yoga beziehungsweise zum Yoga in einem weiter gefassten Verständnis. Der klassische Yoga kann als Mittel für eine – insbesondere durch den Samadhi-Zustand vollzogene – Entwicklung des inneren Somas definiert werden, um im wahren Selbst unsere innere Unsterblichkeit zu entdecken. Dieser Soma wird im yogischen Denken mitunter als Nektar oder als der Mond bezeichnet.[38]

Doch Soma ist die Essenz jeglichen Heilens und Wohlbefindens: in allem gegenwärtig, was unser Leid in irgendeiner Weise lindert. Soma steigernde Ansätze haben, mit anderen Worten, für jeden von uns große Bedeutung. Denn wir alle wollen Schmerz und Leid vermeiden und stattdessen einen Zustand erreichen, in dem wir glücklich sind. Das Leben selbst ist Soma. Ansonsten würden wir nicht leben wollen. Der innere Soma führt uns in das allumfassende Leben, unser eigentliches Dasein.

Selbst zum Soma werden

Wollen wir in der Lage sein, die höheren Formen von Soma in uns zu haben und sie mit uns zu führen, bedarf es einer sorgsamen Vorbereitung. Nektar lässt sich nicht in einem verschmutzten oder defekten Gefäß transportieren. Diese Vorbereitung erfordert eine Reinigung und Entgiftung von Körper und Geist – zudem die Bereitschaft, unsere alte Persönlichkeit mitsamt ihren Erinnerungen aufzugeben, um unser kosmisches Sein willkommen zu heißen, selbst wenn dies gleichbedeutend damit sein sollte, alles loszulassen, was wir vermeintlich gewesen sind oder werden wollten. Falls stattdessen das alte Ich sich zu verjüngen suchen sollte, werden wir dadurch nur umso mehr Kummer, Leid und Unglück heraufbeschwören; oder bestenfalls ein weiteres Mal eine, in ein neues Gewand sich kleidende, Zügellosigkeit herbeiführen, die uns lediglich ablenkt und zerstreut.

Das eigentliche spirituelle Abenteuer beginnt für uns, wenn wir uns auf ein anderes Ziel hin ausrichten und nach unserem inneren Soma zu suchen beginnen, was allerdings voraussetzt, dass wir unsere äußeren Somas loslassen. Der innere Soma weckt unsere höhere Wahrnehmung und erhebt uns aus der menschlichen Schattenwelt in das göttliche Reich des Lichts. Dieser innere Soma ist der wahre Heilige Gral, den es zu finden gilt, damit wir über Tod und Leid hinausgelangen.

Wir selbst sollten zu jenem Soma, zum Nektar der Unsterblichkeit, zum Göttertrank werden. Einer Opfergabe gleich sollten wir unser Leben den höheren Mächten darbringen. Um das erreichen zu können, müssen wir unsere Natur verfeinern, bis wir zu ihrer Essenz gelangen – vergleichbar mit der Gewinnung von Gold aus jenem Roherz, das dieses Gold enthält. Aus all den niederen Begierden und Erwartungen sollten wir unserer Seele die tiefgründigste Motivation abgewinnen. Unser Weg durchs Leben sollte gleichsam zu einem alchemistischen Soma-Prozess werden. Er sollte nicht von der Suche nach persönlicher Unsterblichkeit motiviert, vielmehr von Ehrerbietung für die alles umfassende Unsterblichkeit getragen sein, die jeglichem Leben als dessen Ausgangs- wie als Endpunkt zugrunde liegt. Nicht nur für uns selbst sollten wir eine Quelle von Soma, von Heilung oder Wohlbefinden sein, sondern auch für unsere Mitmenschen und für die ganze Welt.

Wenn wir überlegen, wie wir diesen Soma, den Nektar der Unsterblichkeit in uns aufnehmen können, müssen wir uns darum zugleich die Frage stellen: „Wer darf überhaupt den Soma trinken?" Der Soma ist ein Göttertrank, ein göttergleiches Getränk. Ein schlichter Sterblicher kann nicht einfach den Soma trinken und dabei überleben. Das Unsterbliche transzendiert das Sterbliche. Was unsterblich ist, kann für die Sterblichen ein Gift sein.

In den *Vedas* darf einzig Indra, der König der Götter, den Soma trinken – und das muss er allein tun, abgesondert von allen übrigen Göttern.[39] Der Soma dient dazu, ihm Kraft zu verleihen, und er soll zum weiteren Anwachsen seiner Energie beitragen. Solch ein Indra-Bewusstsein müssen wir auch in uns wachrufen, um uns in die Lage zu versetzen, den Saft der Unsterblichkeit zu trinken. Indra-Bewusstsein bedeutet: Selbstgewahrsein, Unabhängigkeit, Furchtlosigkeit und ein intensives Wahrnehmungsvermögen auf der Grundlage geduldiger Beobachtung.

In den späteren Yoga-Lehren ist Shiva die den Nektar der Unsterblichkeit trinkende Hauptgottheit. Dazu muss Shiva allerdings zugleich in der Lage sein, Gift trinken und dieses überleben zu können. Bloß in seiner Kehle hält er das Gift: In dieser Form wird er *Nilakantha* genannt, „der Blaukehlige". Nur durch eine tiefgründige Yoga-Praxis, mit deren Hilfe man sich allem Negativen zu stellen und es zu überwinden vermag, kann man zum Nektar der Unsterblichkeit wirklich Zugang erlangen und ihn trinken. Alles andere ist bloßes Hilfsmittel oder dient lediglich der Vorbereitung.

Was immer unserem inneren Soma förderlich ist, kommt zugleich unserer Langlebigkeit zugute, ohne dass daraus weiteres Anhaften an das Leben entsteht. Diese inneren Somas sind reale Substanzen und Energien. Und wir können lernen, sie wahrzunehmen und mit ihnen zu arbeiten, ganz so wie wir mit den unterschiedlichen Formen von Wasser und Nahrung, die uns umgeben, arbeiten können. Das ist keine Frage unseres Glaubens oder unserer Überzeugung, vielmehr kommt es hier darauf an, die verborgenen Energien des Lebens, jenen endlos sich transformierenden Strom, zu verstehen.

Seien Sie bestrebt, diese Sprache des Somas, desjenigen im eigenen Innern wie auch desjenigen in der Sie umgebenden Welt, zu erlernen. Seien Sie bestrebt, die höchstmögliche Form von Soma, die für Sie erreichbar ist, zu kultivieren: Das ist etwas, das Sie wirklich mit sich nehmen können, auch über diese Welt hinaus. Und es wird Ihnen auf immerdar ein Quell der Freude sein.

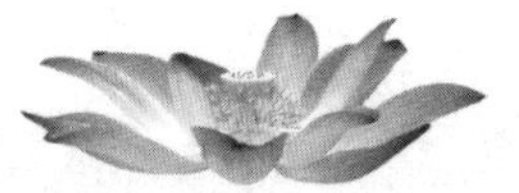

Agni und Soma: Das ewige Feuer und der Nektar der Unsterblichkeit

Aus dem heiligen Feuer (Agni) entwickelt sich
der Soma-Nektar, durch den Soma-Nektar
gewinnt das heilige Feuer an Größe und Stärke.
Dergestalt breitet die Opferung sich in diesem
aus Agni und Soma bestehenden Universum aus.

Brihadjabala-Upanishad II, 4

Das Universum ist eine Manifestation aus dualistischen Kräften und Polaritäten, aus komplementären Energien unterschiedlicher Art, die zugleich die Grundlage für unsere Physiologie und Psychologie bilden. Denn für die Entstehung jener Dynamik, die den Schwingungszustand des gesamten Kosmos aufrechterhält, bedarf es des Wechselspiels zweier Kräfte. Die verschiedenen spirituellen Überlieferungen haben diese beiden Universalkräfte auf unterschiedliche Art und Weise dargestellt. In der vedischen Vorstellungswelt ist im Kontext jener Grundpolarität der Energie im Kosmos vornehmlich von *Agni* und *Soma* die Rede. *Agni* verweist – auf sämtlichen Ebenen – auf die Seele, auf Feuer und auf Licht. *Soma* verweist auf die Natur, auf Wasser und auf Materie.[40]

Mit Agni wird die Kraft der Hitze und der Transformation umschrieben. Mit Soma ist das Anschwellende und Überquellende gemeint. Beide sind Bestandteil einer kosmischen Symbolik, vergleichbar mit derjenigen von Yang und Yin im chinesischen Denken, und sie sind von ebensolcher Komplexität. Nachfolgend finden Sie eine einfache Auflistung ihrer wichtigsten dualistischen Entsprechungen. Oder man könnte auch sagen: der wichtigsten Manifestationsformen, in denen diese beiden polaren Kräfte sich abbilden. Allerdings sollten wir uns vergegenwärtigen, dass sie auf verschiedenen Ebenen miteinander verwoben und ineinander verschränkt sind und dass jeder der beiden Pole letzten Endes im jeweils anderen mit enthalten ist.

Agni und Soma: die Grundsymbolik

Agni	**Soma**
Feuer	Wasser
hart	weich
elektrisch	magnetisch
Sonne	Mond
Tag	Nacht
aufsteigende Kraft	absteigende Kraft
nach oben sich verjüngendes Dreieck	nach unten sich verjüngendes Dreieck
Bestrebung	Gnade
Berg	See/Tal
Sprache – expressiv	Geist – rezeptiv
männlich	weiblich
kämpferisch oder aggressiv	empfänglich oder reaktiv
der Sehende	das Gesehene
Subjekt	Objekt
Genießer	Genuss
Gedanke – Wissen	Emotion – Gefühl
Seele	Natur/Materie
Reinigung	Verjüngung

Agni und Soma sind, als die kosmische Grunddualität, überall in der Natur anzutreffen. Agni ist die Sonne, die von sich aus erstrahlt, und Soma der Mond, dessen Licht lediglich aus dem Widerschein der Sonnenstrahlen hervorgeht. Agni ist die aufstrebende und emporsteigende, Soma hingegen die niedergehende, sich nach unten bewegende Kraft. Agni repräsentiert unser hinauf zu Gott sich richtendes Streben, Soma die Herabkunft der Gnade.

Agni ist die Kraft der Bewegung, Wahrnehmung, Energie und Bemühung. Soma verweist auf die Kräfte der Nahrung, der Freude, Verjüngung und Ekstase. Die dementsprechenden Handlungen oder Aktivitäten findet man auf allen Stufen des Lebens und auf allen Ebenen des Universums. Ganz generell ist Agni als Feuer eine männliche, demgegenüber Soma als Wasser eine weibliche Kraft. Beide, Agni wie Soma, weisen freilich maskuline *und* feminine Seiten auf. Auch das Weibliche hat sein spezifisches Feuer, oder Agni, ebenso das Männliche seine kühle Zurückhaltung, oder Soma. Im Soma findet sich Agni, und in Agni ist Soma vorhanden.

Agni als Feuer steht für Licht (Jyoti) im weitesten Sinn. Das Licht der Wahrnehmung und das Licht des Bewusstseins zählen mit dazu. Keineswegs geht es hier nur um Licht als materielles beziehungsweise physikalisches Phänomen. Soma als Wasser (Apas) dient als Medium, auf dem Licht sich widerspiegeln kann, wobei sich in solch einer Widerspiegelung im Grunde eine Qualität des Lichts selbst zeigt. In dieser Hinsicht ist Soma nicht nur Wasser, sondern zugleich der Geist und letzten Endes das Reflektionsvermögen des Bewusstseins.

Soma als kosmische Kraft ist jedoch keineswegs bloß von wässriger Natur. Vielmehr hat Soma zugleich eine ölige Qualität, die nähren und Feuer in Gang halten kann. Diesbezüglich ist Soma in seiner Beschaffenheit mit Ghee (Ghrita) verglichen worden. Alle Gegenstände, die wir sehen, dienen den Flammen unseres Gewahrseins gleichsam als Nahrung, oder Brennstoff. Zu den Eigenschaften von Soma zählt außerdem Süße, und so hat man Soma auch mit Honig (Madhu) verglichen. Alles, was wir sehen, kommt einer Blume gleich, aus deren Blüte wir den Honig der Glückseligkeit gewinnen können. Diese das Licht aufrechterhaltenden und

Freude spendenden Eigenschaften durchdringen den gesamten Raum.

Soma ist das Entzücken, das sich somit in Wechselwirkung mit dem Licht einstellt. In einem ganz tiefgründigen Verständnis ist Agni das Feuer des Bewusstseins, das sich im Soma, dem Wasser der Glückseligkeit, widerspiegelt. Aus diesem Blickwinkel fallen Agni und Soma letztendlich in eins: als zwei einander ergänzende Aspekte von Brahman.

Verjüngung und Unsterblichkeit hängen jedoch davon ab, Zugang zu einer höheren Kraft des Somas zu erhalten, sei es äußerlich, also mittels der in der Außenwelt wachsenden Pflanzen, oder aber innerlich durch die Pflanze des eigenen Nervensystems, des feinstofflichen Körpers und der Chakras: vor allem des Kronen-Chakras, das in der yogischen Gedankenwelt mit Soma verbunden ist. Doch ohne eine entsprechende Läuterung durch Agni, oder Feuer – insbesondere durch das Entfachen des Feuers von Prana und Gewahrsein –, können wir zu den höheren Somas keinen Zugang erlangen. Mit anderen Worten: *Wann immer wir an Soma denken, müssen wir uns zugleich Agni vergegenwärtigen.* Die tiefer gehenden Kräfte des Feuers und des Lichts sind für unser Vorhaben, die unsterbliche Essenz von Soma zu entdecken und sie zu extrahieren, völlig unverzichtbar. Und das setzt eine Art Koch- oder Reifungsvorgang voraus.

Um einen möglichst dauerhaften Soma zustandezubringen, benötigen wir einen kraftvollen und klaren Agni. Dieses höhere Feuer ist keineswegs ein Feuer der Wut oder der Aggression, vielmehr das Feuer jenes inneren Lichts, das – geboren aus der aufmerksamen Unterscheidung zwischen den äußeren und den inneren, den vergänglichen und den immerwährenden Aspekten unseres Daseins – uns das Sehen ermöglicht.

Biologische Aspekte von Agni und Soma

Als Grundfaktoren aller natürlichen Existenz weisen Agni und Soma in Körper und Geist spezifische biologische Ausprägungen auf, von denen unsere Gesundheit und unser Wohlbefinden abhängen. Agni existiert hier vor allem in Form des gesamtkörperlichen Verdauungsvermögens, für das Magen und Dünndarm von zentraler Bedeutung sind. In diesem Zusammenhang spricht man vom „Verdauungsfeuer", von *Jatharagni,* dem Feuer im Bauch. Dies ist die wichtigste physische Ausprägung von Agni. Weitere biologische Formen von Agni, den Verdauung bewirkenden Energien, finden sich in der Leber. Unter deren Zuständigkeit fällt die Verdauung der fünf Elemente[41] in den sieben Arten von Körpergewebe[42], in den fünf Sinnen, vor allem in den Augen, im Prana und im Geist.[43] Tatsächlich verfügt jede Körperzelle in ihrem Zellkern über einen eigenen Agni, über eine eigene Verdauungs- oder Verstoffwechselungskapazität. Im Körper steuert Agni die Stoffwechselprozesse, im Geist und in den Sinnen dagegen die Wahrnehmung. Agni ist gewissermaßen unser Leucht- oder Leitfeuer: Es erhält das Feuer aufrecht und sorgt dafür, dass die Kräfte der Stoffwechselprozesse ihre Wirkung entfalten.

Als ihrer Natur nach wässrige Komplementärkraft zu Agni existiert Soma auf der physischen Ebene in Form jener Körpergewebe, die durch das Wirken des Verdauungsfeuers, durch Agnis Wirken, aufgebaut werden. Von Natur aus gibt es laut Ayurveda sieben verschiedene Gewebearten: 1) Plasma, 2) Blut, 3) Muskeln, 4) Fett, 5) Knochen, 6) Knochenmark und Nerven, 7) das Gewebe der Geschlechtsorgane.[44] Unter all jenen Gewebearten verfügen unsere tiefer gelegenen Gewebestrukturen, die Nerven und die Geschlechtsorgane über das größte Potenzial und können uns dementsprechend im Leben die größte Freude verschaffen.

Für den physischen Agni als Verdauungsfeuer ist die Nahrung selbst der wichtigste Soma spendende, Freuden spendende, Faktor. Für jeden einzelnen Agni, jedes Feuer, der fünf Sinne gibt es weitere Somas, Freude an der Nahrung bereitende Faktoren. Jeder eintreffende Sinnesreiz ist der Soma für den entsprechenden Agni. So ist Klang beispielsweise der Soma für den Agni des Ohrs. Im Körper wird durch den Soma die Form geregelt, im Geist und in den Sinnen steuert er das Gefühl. Er ist die Grundlage, die uns trägt, und die Freude, die uns anregt und belebt.

Biologische Formen von Agni und Soma

Verdauungsvermögen	**Nährstoffe, die wir zu uns nehmen**
das Verdauungsfeuer – Jatharagni	Nahrungsmittel
das pranische Feuer – Pranagni	Atem
das Feuer der Sinne (Feuer des Hörens, Berührens, Sehens, Schmeckens und Riechens)	Sinneseindrücke (Klang, Berührung, Anblick, Geschmack, Geruch)
das emotionale oder den Willen betreffende Feuer	Emotionen
das Feuer der Intelligenz	Wissen, Wahrheit
das Feuer des Bewusstseins	Glückseligkeit, Liebe

Soma bezieht sich auf die rezeptive Seite unserer Natur, die in unserer Fähigkeit besteht, die Nahrung, den Atem, die Eindrücke und Erfahrungen in uns aufzunehmen. Agni bezieht sich auf unsere Fähigkeit, das so in uns Aufgenommene zu verdauen und es in Energie, in Handlung und in Ausdruck umzusetzen. Alles in allem sind unsere Sinnesorgane, etwa die Augen und die Ohren, eher rezeptiv, auf Soma bezogen, unsere Bewegungsorgane hingegen, Sprache/Rede beispielsweise oder Hände und Füße, eher aktiv und somit auf Agni/Feuer bezogen. Die kontemplativen oder emotionalen Aspekte des Geistes beruhen eher auf Soma, dem lunaren Prinzip, während die beurteilenden, unterscheidenden und sich ausdrückenden Seiten des Geistes eher auf Agni basieren, auf Feuer. Allerdings sind die beiden Kräfte auf allen Ebenen miteinander verflochten und ineinander verschränkt, die eine opfert sich für die jeweils andere Kraft und wird schließlich zur anderen.

Durch den Prozess des Essens und denjenigen des Sprechens stehen Agni wie auch Soma mit dem Mund und mit der Zunge in Verbindung. Soma steuert den Geschmackssinn im Mund und das Trinken von Flüssigkeiten, ferner den gesamten Wasser- und Zuckerstoffwechsel.[45] Agni reguliert unseren Appetit und den Nahrungsverzehr, insbesondere die Verdauung von Feststoffen.[46] Soma steht für den verfeinerten und schöpferischen Aspekt der

Sprachaktivität, beispielsweise in der Dichtung oder im Gesang. Agni repräsentiert den kritischen Aspekt des Sprachlichen, wie in den Wissenschaften, der Mathematik oder der Philosophie.

Soma wird als *Rasa* bezeichnet, als ein Saft. Man nimmt den Soma-Rasa in sich auf, oder man trinkt den Soma-Saft. Doch Rasa ist nicht nur ein äußerlich existierender Saft, sondern verweist auch auf den Geschmack und auf diejenige Essenz, die wir jeder im Leben gemachten Erfahrung abgewinnen. Unser Soma spiegelt unseren Geschmack wider: in einem buchstäblichen, auf die Nahrung und die Getränke, die wir mögen, bezogenen Verständnis und auf einer übertragenen Ebene in Hinblick auf den Geschmack, den wir ganz allgemein entwickelt haben, ob es nun um Essen, Kunst, Ideen oder Beziehungen geht. Unser Geschmack offenbart, wie wir unseren Soma entfaltet haben. Ebenso spiegelt die Fähigkeit, wie wir zu sprechen und uns auszudrücken vermögen – insbesondere die Klarheit, in der wir uns artikulieren –, unseren Agni wider.

Agni: Das Verdauungsfeuer und die läuternde Kraft

Der Schlüssel zum Wohlbefinden liegt in der Aufrechterhaltung unserer Verdauungsfähigkeit, die in der ayurvedischen Vorstellung als ein biologisches Feuer angesehen wird. Das biologische Feuer, *Jatharagni,* ist indes nicht nur für das Verdauen der Nahrung zuständig, sondern es will/soll auch verhindern, dass über den Verdauungstrakt Verunreinigungen in den Körper eindringen. Auf diese Weise sorgt Agni für die Aufrechterhaltung des Immunsystems und beseitigt alle Giftstoffe. *Für die Funktionen des Körpers ist Agni von derart zentraler Bedeutung, dass bisweilen der physische Körper in seiner Gesamtheit als Agni bezeichnet wird.*

Agni richtig „einzustellen“ steht bei der ayurvedischen Behandlung im Vordergrund. Das Verdauungsfeuer muss richtig brennen. Darauf beruht Gesundheit. Die Verdauungsfunktion sollte weder zu stark noch zu schwach, die Flamme weder zu hoch noch zu niedrig, sondern richtig eingestellt sein, ganz ähnlich wie bei einem Herd. Bei zu geringem Agni bilden sich aus dem unzulänglich verdauten Nahrungsbrei Giftstoffe, im Ayurveda *Ama* genannt, wörtlich: etwas Rohes, Unverdautes. Ein Zuwenig an Agni wirkt sich ähnlich aus, als würde man ungekochte Nahrung essen, in der womöglich Giftstoffe enthalten sind. Ama ist der Ausgangspunkt des Krankheitsprozesses, so wie Agni die Grundlage von Gesundheit ist. Gesundheit und Krankheit spiegeln wider, inwieweit Agni und Ama in uns ausgewogen oder unausgewogen sind. Wenn man die falschen Nahrungsmittel zu sich nimmt, wenn man gewöhnlich unregelmäßig isst, und dann noch ein aus dem Gleichgewicht geratener Agni hinzukommt, wird sich daraufhin, anstelle von gesundem Gewebe, Ama entwickeln.

Ama, diese allerlei Giftstoffe enthaltende Masse, nimmt mit zunehmendem Alter im Körper zu, reichert sich im Gewebe an, gerät dort in Gärung und setzt damit einhergehend diverse degenerative Prozesse in Gang. Gelangt Ama zum Beispiel ins Knochengewebe, so verursacht es Arthritis und eine Degeneration der Knochen. Zum Teil resultiert dieses Ama einfach aus der nach und nach entstandenen Trägheit und Entropie[47] – selbst wenn unsere Lebensgewohnheiten gut sind. Unser Agni, die Kraft unserer Stoffwechselprozesse, nimmt im Lauf der Jahre tendenziell ab. Mit fortschreitendem Alter ist bei uns im Allgemeinen eine Gewichtszunahme zu verzeichnen. Gewöhnlich zeigen sich die zusätzlichen Pfunde am Bauch, oft auch an den Hüften und am Hintern. Darin kommt zum Ausdruck, dass die Kraft von Agni abnimmt.

Die Durchführung der Verjüngung auf der physischen Ebene beginnt mit der Regulierung, oder Normalisierung, des Verdauungsfeuers und der Ausleitung von Ama, den toxischen Schlacken und unverdauten Nahrungsbestandteilen, aus dem Verdauungstrakt und dem Gewebe. Diese „vorbereitende Reinigung", das „Entwickeln von Agni zur Stärkung des Somas", steht hinter der Verjüngung. Hier setzt die milde, lindernd wirkende *Shamana*-Therapie im Ayurveda ein. Großenteils beruht sie auf der Anwendung von erhitzenden Mitteln zur Verbesserung des Verdauungsfeuers – von scharfen Kräutern und Fastenanwendungen zum Beispiel.

Dieses Ausbalancieren des Agni führt seinerseits zu einer tiefgreifenden Reinigung, *Shodhana,* im Ayurveda insbesondere in

Form von *Panchakarma.* Durch den therapeutischen Einsatz von Brechmitteln, Abführmitteln und Einläufen werden hier Krankheiten verursachende Giftstoffe und Doshas geradenwegs aus dem Körper entfernt. Mit diesen Anwendungen werden wir uns an anderer Stelle eingehender befassen. Sie spielen, wenngleich sie für sich genommen keine verjüngende Wirkung ausüben, für die körperliche Vorbereitung auf den Umgang mit den höheren Soma-Essenzen eine entscheidende Rolle.

Soma und der Geist

Soma hat jenseits der Körpergewebe, seinen physischen Entsprechungen, auch subtilere Formen und Aspekte. Denn aus der Nahrung gehen letzten Endes nicht nur die sieben Arten von Körpergewebe hervor, sondern in gewissem Sinn auch der Geist.[48] Im vedischen Denken steht Soma in Beziehung zum Geist und zum Mond. Von Letzterem wird gesagt, er sei das kosmische Gegenstück zum Geist. Der Mond, so heißt es in den *Vedas,* wird aus dem Geist des kosmischen Seins, des Purusha, geboren.[49] Wie der Mond hat auch der Geist seiner Natur nach eine reflektierende Qualität, und am besten funktioniert er, wenn er kühl und gelassen bleibt und in einem Zustand des Gleichmuts verweilt. *Wie Agni den Körper durch das Verdauungsfeuer steuert, so steuert Soma den Geist durch seine Reflexivität. Wir können sogar sagen: Soma ist der Geist, Agni hingegen der Körper.*

Mutet es da nicht verwunderlich an, dass Soma im Denken des antiken Griechenlands „Körper" bedeutet? Auf diese Bedeutung geht unser heutiger Begriff „somatisch" zurück. Aber im vedischen Denken kann Soma sich ebenfalls auf den Körper als den Träger unserer physischen Freude, auf den Körperbau oder auf die zu Agni als dem Verdauungsfeuer komplementären Gewebestrukturen beziehen. Mit Soma kann der Körper gemeint sein, insofern er das Mittel darstellt, die durch das Feuer symbolisierte Seele zu erfreuen.

Zugleich hat Soma jedoch eine tiefer gehende Bedeutung und kann auf den Geist als unser inneres Wahrnehmungsinstrument verweisen. Mit seiner Hilfe erleben wir über die Sinne all die Freude, überhaupt machen wir Erfahrungen: Der Geist ist die Essenz all dessen, was wir – nicht nur über den Mund, sondern auch über die Sinne – in uns aufnehmen.

Darüber hinaus bezieht Soma sich nicht nur auf den Geist als ein nicht physisches, sondern auch auf das Gehirn und das Nervensystem als ein physisches Prinzip. *Von einer physischen Ebene aus könnten wir durchaus sagen: Soma ist das Gehirn.* Das Gehirn ist unser Soma-Zentrum, von dem aus wir die Sinneseindrücke samt all der Freude und der Faszination, die von ihnen ausgehen, erfahren.

Unsere Rückenmarksflüssigkeit ist der Soma unseres Nervensystems, und unser Nervensystem das Soma-System unseres Körpers. Durch die Botschaften, die es überträgt, und die Sekrete, die es ausschüttet, entsteht der Strom unseres biologischen Somas. Das Hormonsystem, oder endokrine System, dürfen wir diesem größeren Soma-System mit zurechnen. Denn unsere Drüsensekrete sind die wichtigsten Somas, die unser Nervensystem, und über dieses alle weiteren Körperfunktionen, regulieren und steuern.

In der Entwicklung und Bewahrung des uns innewohnenden Somas liegt der Schlüssel zum Wohlbefinden des Nervensystems, des Geistes und unserer emotionalen Natur. Die Essenz der Nahrung, die wir zu uns nehmen und die durch Agni verdaut wird, dient dem Aufbau des Geist-Somas. Doch nicht nur feste Nahrung, auch unsere Atemluft, die Sinneseindrücke, Gedanken und Emotionen sind Bestandteil dieser größeren, das Essen beziehungsweise unsere Nahrung in einem weiteren Sinn betreffenden Gleichung. Und jeder einzelne dieser Faktoren spielt für unser allgemeines Wohlbefinden seine ganz eigene Rolle.

Wenn unser Organismus normal funktioniert, ist es nur natürlich, dass wir gesund und glücklich sind. Schlichte Lebenstätigkeiten wie das Essen, das Atmen, das Gehen und die Beobachtung der uns umgebenden Natur bereiten uns dann viel Freude. Solch eine natürliche Freude an unseren Alltagsverrichtungen zeugt davon, dass unser innerer Soma intakt und unser physisches und psychisches Wohlbefinden entsprechend stabil ist. Wir brauchen nichts

Bestimmtes, um wirklich glücklich zu sein. Das Leben selbst ist, sofern wir mit dem Kern unseres Seins verbunden sind, sich regendes und bewegendes und sich ausdrückendes Glück.

Aber ganz wie durch *Ama,* durch schlecht verdaute Nahrungsbestandteile, physische Erkrankungen und eine Agni-Unausgewogenheit hervorgerufen werden, so wird Ama im Geist zur Ursache von psychischen Erkrankungen und einer Soma-Unausgewogenheit. Ama im Geist, so könnten wir sagen, besteht in nicht umgewandeltem Soma – in Lebenserfahrungen, die wir uns nicht in der Weise anzuverwandeln vermochten, dass sie uns Frieden und Zufriedenheit gebracht haben. Unverdaute Erfahrungen und Emotionen gären im Geist. Durch das emotionale Gift, das dabei entsteht, erschöpft sich unser Soma.

Wenn wir die falschen Sinneseindrücke und schädliche Lebenserfahrungen in uns aufnehmen, bewirken sie, dass sich solch ein emotionales Ama in uns aufbaut. In der Folge werden wir seelisch erkranken, unausgeglichen und unglücklich sein. Unseren Soma sollten wir rein halten, damit wir glücklich und gesund bleiben. Falls wir unseren Soma mit verunreinigenden Einflüssen, mit Verwirrung stiftenden und Verfinsterung über uns bringenden Erfahrungen mischen, wird aus dem Nektar unseres Geistes ein Gift werden. Wir sollten, mit anderen Worten, mit geschärften und aufmerksamen Sinnen stets dafür Sorge tragen, dass unser Geist rein, klar, entspannt, empfänglich und achtsam bleibt. Wir sollten nicht zulassen, dass sich negative Gedanken und Emotionen in uns ansammeln, sondern sie jeden Tag loslassen.

Agni und Soma im Hatha-Yoga

Der klassische Yoga, wie er in den *Yoga-Sutras* dargelegt wird, lässt sich auf einer praktischen Ebene als ein Streben nach Unsterblichkeit definieren. Hier wird uns vermittelt, wie wir den Körper, das Prana, die Sinne, den Geist und das Herz dazu nutzen können, die immerwährende, niemals sterbende Essenz unseres Seins, den *Purusha,* das „höhere Selbst" in der yogischen Vorstellungswelt, zu erreichen und dort zu ruhen. Yoga ist die vielleicht am höchsten entwickelte spirituelle Wissenschaft für das Erreichen von Unsterblichkeit, die uns zur Verfügung steht. Seine Jahrtausende alte Erfahrung und Weisheit führen uns in ebendiese Richtung.

Nicht nur in der ayurvedischen Medizin sind Agni und Soma Schlüsselbegriffe, sondern auch im Yoga, zumal in den tantrischen und vedischen Formen des Yoga, namentlich im System des Hatha-Yoga. Ursprünglich wurde der Hatha-Yoga als ein „Yoga von Sonne und Mond" definiert, und als solcher ist er zugleich der Yoga von Agni und Soma. „Ha" verweist im yogischen Denken auf die Sonne, auf Agni, und „tha" auf den Mond, auf Soma.[50] Im Hatha-Yoga geht es darum, Agni und Soma auf einer höheren Ebene zu entwickeln und beide in eine Ausgewogenheit zu bringen. Das geschieht auf der Grundlage der physischen Funktionen. Die Asana-Komponente des Hatha-Yoga spiegelt sein eigentliches Anliegen wider – solch ein Streben nach einem Energieausgleich auf einer höheren Ebene. Denn bei den Asanas geht es um die Ausgewogenheit und um die Bewahrung von Sonne und Mond.

Im Hatha-Yoga[51] beziehen Agni und Soma sich auf zwei bedeutsame Körperstellen:

- Agni: auf das Verdauungsfeuer in Höhe des Nabels; der im Westen als Solarplexus bezeichnete Bereich gehört ebenfalls mit dazu.
- Soma: auf das Gaumensegel im Mund; gemäß der yogischen Vorstellung ist dies der Bereich des Mondes, Soma.

Der Gaumen erfreut uns mit dem Wohlgeschmack unserer Nahrung. Aber dort können wir auch ein aus dem Gehirn zu uns herabkommendes höheres Vergnügen erleben: eine Freude, die uns durch die Sinne, den Geist und das Bewusstsein zuteil wird. Der Nabel spiegelt das Verdauungsfeuer auf allen Ebenen wider: Von diesem Punkt ausgehend manifestiert sich nicht nur das Verdauungsfeuer im engeren Sinn, sondern auch das Feuer des Pranas.

Der Gaumen regiert den Geschmackssinn und die Zunge. Darum sagen wir: „Das Essen *bereitet uns Gaumenfreuden*". Das Gaumensegel ist das lunare innere Gegenstück zum – seiner Natur nach feurigen – dritten Auge. Wie beim dritten Auge handelt es sich hier um eine Stelle, an der alle fünf Sinne zusammentreffen und zugleich mit dem Geist gesteuert werden können. Das dritte Auge steuert den Wahrnehmungsaspekt des Geistes und der Sinne, das Gaumensegel hingegen steuert den Aspekt der Nahrung und der Freude beziehungsweise des Genusses.

Das Gaumensegel, so heißt es, ist der Geburtsort von Indra (Indra Yoni), dem höchsten Bewusstsein, dem Purusha, dem Seher im vedischen Denken. Das göttliche Bewusstsein, das am Scheitelpunkt des Kopfes in den Körper eintritt, manifestiert sich von dieser Stelle aus.[52]

Ruht die Aufmerksamkeit einsgerichtet auf dem Gaumensegel, lassen sich alle Geheimnisse von Glückseligkeit und Unsterblichkeit enthüllen. Darum legt ein Yogi in der Meditation die Zunge an den Gaumen. Und bei manchen Meditationsmethoden ist man bestrebt, im Lauf der Zeit die Zunge an das Gaumensegel heranzuführen. Das hilft dem Yogi, den inneren Soma zu trinken.[53]

Um der Langlebigkeit willen sollten wir, dem Hatha-Yoga zufolge, den im Gaumensegel befindlichen Soma, den Nektar des Lebens, vor dem Verbrennen durch die Hitze des Agni-Feuers unten im Bauch bewahren.[54] Falls dieser Soma durch das Feuer aufgezehrt wird, geht das auf Kosten unserer Langlebigkeit und unseres Glücks. Agni gilt es davon abzuhalten, auf eine nachteilige Art und Weise aufzusteigen, und zwischen Agni und Soma sollte man eine Art Schutzwall errichten. Das ist der entscheidende Punkt für den Schutz des Somas. Dazu brauchen wir einen kühlen Kopf und Gelassenheit. Die Sinne sollten nicht überreizt und unser Verdauungsfeuer in einem Gleichgewicht sein. Ferner bedürfen die Gewebe – angefangen mit dem Plasma, unserem primären Nährstoffreservoir – einer angemessenen Versorgung mit Flüssigkeit und Öl (Schmierung). Ein Austrocknen des Nervensystems ist zu vermeiden. Die Zufuhr geeigneter Flüssigkeiten gehört hier ebenso mit dazu wie mancherlei Yoga-Übungen (Jalandhara-Bandha zum Beispiel). Wir kommen später darauf zu sprechen, wie man dabei im Einzelnen vorgeht.

Soma und Tarpak-Kapha: Die Steuerung unserer Gehirnchemie selbst in die Hand nehmen

Als *Tarpak-Kapha* bezeichnen wir die wahrscheinlich wichtigste unter den verschiedenen Formen von Soma im Körper. So nennen wir diejenige Form von Kapha, die uns Zufriedenheit bringt. Hierbei handelt es sich um eine der fünf Unterarten, um eines der fünf Sub-Doshas, von Kapha-Dosha – dem biologischen Wassertypus, oder Wassertemperament –, das dem Gehirn, den Sinnen und dem Nervensystem vor allem Schmierung und Nahrung liefert.

Kommen wir zu den anderen Unterarten des Kapha-Doshas: *Bodhak-Kapha* regiert die Zunge und den Geschmackssinn; *Avalambak-Kapha* unterstützt, schützt und schmiert Herz und Brust; *Kledak-Kapha* schmiert und schützt den Verdauungstrakt; *Sleshak-Kapha* schmiert und schützt die Gelenke im Körper.

Bodhak-Kapha steht in enger Verbindung zu Soma. Indem unser innerer Soma zunimmt, verändert sich zugleich seine Beschaffenheit. Er beginnt, eine Art Nektar abzusondern, in dem in sublimierter Form unser Geschmackssinn zum Ausdruck gelangt. Avalambak-Kapha sorgt außerdem mit dafür, dass das Herz ruhig bleibt. Alle fünf Unterarten des Kapha-Doshas dürfen im Grunde als ein körperlicher Soma angesehen werden, dessen Bewahrung zu Gesundheit und Langlebigkeit beiträgt. Tendenziell werden sie alle durch Krankheit und durch den Alterungsprozess erschöpft.[55]

Von allen Sub-Doshas ist Tarpak-Kapha für das allgemeine Wohlbefinden besonders unverzichtbar. Es darf als der Schlüssel zu Glück und Zufriedenheit wie auch zur Schmerzfreiheit von Körper und Geist angesehen werden. Die Endorphine, die dem Schmerz entgegenwirken und das Wohlbefinden fördern, entstammen dem Tarpak-Kapha. Eine Erschöpfung von Tarpak-Kapha, dem „Soma des Gehirns", bewirkt psychische Erkrankungen emotionale Unzufriedenheit, was mit chronischen Schmerzen, Niedergeschlagenheit, Angst und Besorgnis verbunden sein kann. Eine dementsprechende Beeinflussung von Tarpak-Kapha ist der ayurvedische Schlüssel, um generelles Wohlbefinden herbeizuführen, um Kummer und Leid entgegenzuwirken. Das ist, so könnte man sagen, der wichtigste ayurvedische Ansatz zu einer Soma-Therapie.

Die menschliche Verfassung in Abhängigkeit von Tarpak-Kapha

hinlänglich vorhandenes Tarpak-Kapha	Zufriedenheit, innerer Friede, Glück, Gelassenheit, Gleichmut, Versöhnlichkeit, Mitgefühl, Hingabe, Unabhängigkeit
mangelndes Tarpak-Kapha	Unzufriedenheit, Niedergeschlagenheit, Kummer, Schlaflosigkeit, Wut, Angst, Besorgnis, Anhaftung, Abhängigkeit, Sucht

Die moderne Medizin hat viele wirkungsvolle neue Designerdrogen entwickelt, die unsere Gehirnchemie regulieren und ein Wohlgefühl hervorrufen können. Mit künstlichen Mitteln kann so, um es in der Sprache des Ayurveda auszudrücken, unser Tarpak-Kapha manipuliert werden. Chemische Drogen, ob sie nun aus der Apotheke kommen oder es sich um Modedrogen handelt, wirken in mancherlei Hinsicht auf unser Tarpak-Kapha, unseren Gehirn-Soma. Ihre Wirkung kann beruhigend oder stimulierend sein. Zu derartigen Drogen zählen unter anderem: Antidepressiva, Schmerzmittel und Schlaftabletten auf Seiten der pharmazeutischen Wirkstoffe aus der Apotheke beziehungsweise Betäubungsmittel, Rauschmittel und psychedelisch wirkende Substanzen auf Seiten der Modedrogen. Manche Stoffe stellen allerdings auch einen Übergang, eine Art Bindeglied zwischen den genannten Drogenkategorien und ihren Anwendungsformen dar. Opiate sind ein gutes Beispiel dafür.

Mit der Einnahme eines solchen Medikaments beginnen wir, was die Sekretionen des eigenen Tarpak-Kapha, oder inneren Somas, anbelangt, auf den äußeren Wirkstoff zu stützen. In der Folge stellt unser Gehirn dann allmählich die eigene Tarpak-Kapha-Produktion ein und verlässt sich stattdessen auf die Droge. Ein ähnlicher Prozess tritt bei jeder Art von Sucht in Kraft: Zugunsten einer äußeren Substanz – einer äußeren Essenz, eines äußeren Stimulans oder Zuckers –, die uns stattdessen ersatzweise beruhigt, sediert oder für unsere Unterhaltung sorgt, wird Tarpak-Kapha dann nicht länger eigenständig freigesetzt. Wollen wir selbst die Steuerung des eigenen Lebens und Geschicks übernehmen, müssen wir das körpereigene Tarpak-Kapha entwickeln, damit wir *in uns* Zugang zu Zufriedenheit erlangen können, ohne auf äußere Wirkstoffe angewiesen zu sein. Eben dazu verhelfen uns Yoga und Ayurveda. Ansonsten wird unser Leben suchtgeprägten Mustern folgen, die langfristig Erschöpfung und Verzweiflung hervorrufen, und zwar nicht nur auf einer persönlichen, sondern auch auf einer gesellschaftlichen Ebene.

Der wichtigste Tarpak-Kapha-Reflexpunkt im Körper ist das Gaumensegel im Mund. Es handelt sich wie gesagt um die gleiche Stelle wie beim yogischen Soma. Dieser Reflexpunkt steht äußerlich mit zwei *Marmas,* oder Energiepunkten, in Verbindung – je einem auf jeder Seite der als *Shringataka* bezeichneten Jochbeinbasis.[56] In Hinblick auf die Nerven besteht hier eine enge Verbindung zur Zunge.[57] Die Zunge ist dasjenige Sinnesorgan, das Tarpak-Kapha zum Ausdruck bringt und es mit frischer Energie versorgt. Ferner steht sie in einem Bezug zu *Bodhak-Kapha,* demjenigen Kapha, das den Geschmackssinn und den aus Tarpak-Kapha hervorgehenden Speichelfluss reguliert.[58]

Langlebigkeit ist abhängig von der Bewahrung unseres inneren Somas durch einen angemessenen Umgang mit Tarpak-Kapha, der lunaren, sich durch das Gaumensegel im Mund manifestierenden Gehirnenergie. Wenn wir meditieren oder unser Gewahrsein auf dem Gaumensegel verweilen lassen, können wir dadurch dauerhaft einen Zustand innerer Zufriedenheit bewirken und in uns den Nektar der Unsterblichkeit fließen lassen. Durch unsere gewöhnlichen Aktivitäten, zumal wenn wir dabei innerlich erregt und aufgewühlt sind, verbrennen wir hingegen diesen Nektar oder trocknen ihn aus. Und ist unser Verdauungsfeuer zu stark, kann dieses ihn ebenfalls verbrennen. Ein zu schwaches Verdauungsfeuer kann andererseits verhindern, dass der Nektar sich in angemessener Weise bildet, und kann so dazu führen, dass seine Energie schwer wird und sich staut. Durch Stress, der unsere Adrenalinausschüttung aktiviert, ferner Angst- und Fluchtreaktionen auslöst, kann Tarpak-Kapha ebenfalls leicht erschöpft werden. Diabetes ist ein

Beispiel für ein Gebrechen, das durch eine Beeinträchtigung des Tarpak-Kapha seitens des Verdauungssystems hervorgerufen wird.

Yoga und Ayurveda geben uns verschiedene Methoden an die Hand, mit deren Hilfe wir Tarpak-Kapha in uns entwickeln, stimulieren und transformieren können, indem wir es in einen spirituellen Soma verwandeln. Auf der Bildfläche des inneren Somas kann man das gesamte Universum als Spiel des eigenen Bewusstseins erleben. *Das* ist die höchste Medienerfahrung, in der die Zeit und das Zeitlose, der Raum und dasjenige, was keinerlei Ausdehnung hat, zu einem Ausgleich miteinander gelangen. Yoga und Ayurveda vermitteln uns, wie wir den inneren Soma so entwickeln können, dass wir Zugang zum Nektar der Unsterblichkeit im eigenen Geist erhalten und für das Zustandekommen von Glück in unserem Leben nicht länger auf diese oder jene äußere Erfahrung angewiesen sind.

Durch ayurvedische Kräuter, durch Yoga-Übungen wie Pranayama, Mantra-Praxis und Meditation können wir die eigene Gehirnchemie meistern und sicherstellen, dass wir in unserem Leben einen göttlichen Nektar entwickeln – nicht jedoch ein tödliches oder ein emotionales Gift! Falls wir hingegen keine Kontrolle über das eigene Gehirn erlangen und uns weiterhin von äußeren Reizen oder Drogen steuern lassen, können wir zu dem uns innewohnenden Quell der Unsterblichkeit keinen Zugang erhalten. So finden wir uns letzten Endes unweigerlich in einem Zustand von Langeweile, Niedergeschlagenheit, Kummer und Leid wieder.

Der wahre Quell der Jugend ist der Soma-Strom in dem zur Ruhe und Stille gelangten Gehirn und Geist, der Strom von Soma und Tarpak-Kapha. Nur wer innerlich vollkommen still geworden ist, kann in vollen Zügen davon trinken. Doch nur in einem geeigneten Gefäß kann Soma aufbewahrt werden. *Wir* müssen zu einem wahren Soma-Gefäß werden. Anders ausgedrückt: Wir müssen unseren Geist und unser Herz für den inneren Strom der Gnade im Kern des eigenen Seins empfänglich machen. Die Verjüngung des Körpers geht Hand in Hand mit einer Verjüngung des Nervensystems, des Gehirns und des Geists durch Tarpak-Kapha. Über Methoden zur Entwicklung von Agni und Soma, insbesondere von

Tarpak-Kapha, werden wir in diesem Buch noch an zahlreichen Stellen sprechen.

Langlebigkeit und Verjüngung sind indes nicht bloß eine Frage unseres Informationsstandes oder der Technik, die wir anwenden. Unerlässlich ist das Erwachen einer inneren Kraft, der „Verjüngungs-Shakti", und einer inneren Intelligenz, des Ewigkeitsbewusstseins. Indem wir diese innere Kraft erwecken, werden Verjüngungspraktiken viel wirkungsvoller, und sie erhalten innere Führung. Wirkliche Transformation lässt sich nicht mechanisch herbeiführen. Für das Leben, für Kreativität oder Gewahrsein gibt es keine vorgegebene Formel. Einen Zugang hierzu erhält man nicht durch eine wie auch immer geartete Manipulation oder durch ein besonders energisches und selbstbewusstes Auftreten. Gnade muss uns zuteil werden. Anders geht es letztlich nicht. Und der Zustrom von Gnade beruht auf unserer Fähigkeit, jegliches Leben als etwas Heiliges zu ehren und die Natur in ihrer Ganzheit in uns selbst willkommen zu heißen.

Spirituelle Aspekte von Agni und Soma: Die Kultur des Universums wertschätzen

Agni bezeichnet die Aufwärtsbewegung zum Göttlichen hin, während Soma für die Herabkunft der göttlichen Gnade steht. Agni repräsentiert unser auf die Wahrheit ausgehendes Wollen oder Streben, Soma hingegen dasjenige, was uns inspiriert – und zugleich das angestrebte Ziel. Darum wird Agni, oder Feuer, durch ein nach oben sich verjüngendes, und entsprechend wird Wasser, oder Soma, durch ein nach unten sich verjüngendes Dreieck dargestellt.

In dieser Hinsicht steht Agni für *Jnana-Yoga,* den Yoga des Wissens, der durch die Hitze und Reibung von Innenschau und Selbsterforschung fortschreitet. Das ist die wichtigste Aufwärtsbewegung der Seele. Demgegenüber steht Soma für *Bhakti-Yoga,* den Yoga der Hingabe, dessen Fortschritte darauf beruhen, dass unsere Bereitschaft, uns zu öffnen und Hingabe zu entwickeln, zu fließen beginnt. Vor allem darin besteht die für Gnade kennzeichnende Bewegung des Herabkommens.

Für Harmonie auf der individuellen wie auf der gesellschaftlichen Ebene ist es notwendig, die heilige Präsenz von Agni und Soma in uns und um uns herum zu ehren und zu würdigen. Diese beiden Faktoren bilden die Grundlage der göttlichen Ordnung – eine Opfergabe, die das Selbst dem Selbst, das Göttliche dem Göttlichen darbringt. *In uns* müssen wir das Verdauungsfeuer ehren, ebenso das Feuer des Pranas, das Feuer der Wahrnehmung, das Feuer des Geistes und das Feuer des Bewusstseins; und zwar nicht nur als Faktoren, die zu unserem persönlichen Wohlbefinden beitragen, sondern als uns innewohnende heilige Kräfte. Ebenso gilt es die entsprechenden Somas unserer Nahrungsmittel, unserer Atemluft, unserer Sinneseindrücke, unserer Ideen und Erfahrungen zu ehren; und zwar nicht nur als Mittel, uns persönlich Freude und Vergnügen zu bereiten, vielmehr als Elemente im kosmischen Spiel des Entzückens.

Wir sollten lernen, nicht nur die groben Somas des Essens und der Lust wertzuschätzen, sondern ebenso die subtilen Somas von Kunst, Hingabe, Wahrnehmung und Meditation. In der Außenwelt sollten wir das heilige Feuer zu würdigen wissen: in der Natur ganz allgemein, in den Felsen, den Pflanzen, dem Tag, der Sonne und den Gewitterblitzen. Ebenso sollten wir den heiligen Soma in Gewässern, in den Wolken, der Nacht, dem Mond und den Sternen ehren. Die Schönheit, die dem Universum als Spiel des Bewusstseins innewohnt, überwiegt bei weitem unsere persönlichen Kümmernisse und verschafft unserem inneren Sein viel mehr Befriedigung, als wenn wir äußeren Reichtum oder äußere Anerkennung erlangen, mögen diese auch noch so groß sein.

Den kosmischen Kräften und den inneren Somas solche Ehrerbietung zu erweisen bedeutet, wirklich kultiviert zu sein – im spirituellen Sinn des Wortes. Unsere jetzige Kultur, die den sinnlichen und medialen Somas in der Außenwelt hinterher jagt, ist vulgär geworden, wenn nicht gar verroht. Dadurch entsteht eine gewisse, von manchen Menschen als faszinierend empfundene Derbheit und Rücksichtslosigkeit, beispielsweise in Form von Gewalt- oder Bettszenen im Film. Daraus erwächst indes keine feinsinnigere Empfindsamkeit in unserem Herzen oder in unserem

Nervensystem, und schon gar nicht in unseren Beziehungen. Überall des Somas gewahr zu sein bedeutet, die Kultur des Universums wertzuschätzen – eine Kultur des Gewahrseins, des Lichts, der Subtilität und des Mysteriums.

Diese beiden kosmischen Kräfte bilden zugleich die Basis der Wissenschaft in all ihren Formen. Unbedingt sollten wir lernen, auf einer biologischen Ebene die feinstofflichen Agnis und Somas in uns selbst wie auch in anderen Geschöpfen zu erkennen: Kräfte, welche die Grundlage für die bei uns sich vollziehenden physiologischen Abläufe bilden. Weiterhin sollten wir bestrebt sein, diese beiden Kräfte im Reich der Physik zu unterscheiden, anfangend bei den subtilen Agnis und Somas auf einer subatomaren Ebene bis hin zu jenen, die auf einer supragalaktischen Ebene wirksam werden. Das gesamte Universum ist ein Entfaltungsprozess aus der Urexplosion eines kosmischen Feuerballs – aus einem Punkt des Somas, oder reinen Entzückens, in Gang gesetzt durch die Kraft von Agni. Um volle Unsterblichkeit zu erlangen, müssen wir den Soma des Universums und sein immerwährendes Spiel des Entzückens ehren. Wir sollten lernen, mit dem Feuer des Wissens das gesamte Universum zu verzehren und es zu verdauen, indem wir in allen Dingen den Soma der niemals endenden Glückseligkeit finden.

Soma-Ayurveda und Soma-Yoga

Als *Soma-Ayurveda* kann man diesen – mit dem Yoga im Bund stehenden – Ayurveda der Verjüngung, des Rasayana, bezeichnen. Langlebigkeit für den Körper, Verjüngung für den Geist und das mit der Unsterblichkeit der Seele verbundene Erwachen unseres inneren Bewusstseins, das sind seine Zielsetzungen. Der Schwerpunkt liegt hier bei Soma steigernden Übungen, Therapien, Ernährungsformen und Kräutern.

Als *Soma-Yoga* kann man den entsprechenden Yoga bezeichnen, durch den – insbesondere mittels Pranayama, Mantra-Praxis und Meditation – unser innerer Soma entwickelt, ferner der Soma der Chakras und des spirituellen Herzens entfaltet werden soll.

Bei diesen beiden Ansätzen geht es nicht einfach nur um Verjüngung, sondern um Wohlbefinden und Harmonie in sämtlichen Aspekten unserer Natur und ihren jeweiligen Berührungspunkten mit den entsprechenden kosmischen Kräften.

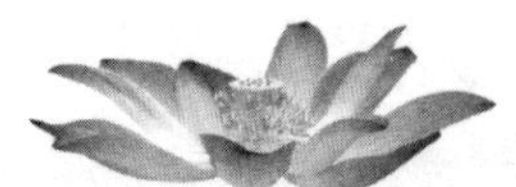

Individuelle Konstitution und Verjüngung: Die Rolle der drei Doshas

Die ayurvedische Medizin ist die traditionelle Naturheilkunde Indiens und der großen Yoga-Überlieferung. Ayurveda stellt uns ein umfassendes, auf die Medizin und eine angemessene Lebensführung von Körper und Geist bezogenes System zur Verfügung, das in yogischen Prinzipien und in der yogischen Philosophie wurzelt und ein Streben nach Langlebigkeit und Unsterblichkeit mit einschließt. Das Wort *Ayur* hat, für sich genommen, die Bedeutung „Langlebigkeit", während *Weda* „Wissenschaft" oder „Wissen" bedeutet. Im Ayurveda geht es also keineswegs bloß um die Behandlung von Erkrankungen, sondern zugleich um eine Verlängerung des Lebens und um eine Erhöhung seiner Qualität. Verjüngung ist insofern das höchste und letzte, wenn nicht gar das primäre Anliegen jeder ayurvedischen Behandlung. Kümmert man sich im Ayurveda um das persönliche Wohlbefinden, die Ich-Befindlichkeit, mündet das letzten Endes in der Fürsorglichkeit für das Selbst, das göttliche Selbst, für unsere innere Essenz.

Im Ayurveda gründet die Auffassung von Gesundheit und Krankheit auf einem Verständnis der drei *Doshas,* der drei „biologischen Temperamente" *Vata* (Luft und Energie), *Pitta* (Feuer und Licht), *Kapha* (Wasser und Form) und deren in uns sich entfaltenden Wechselwirkungen. Die Doshas sind ihrerseits Manifestationen von Prana, der durch die fünf Elemente zum Ausdruck kommenden und wirksam werdenden Lebenskraft. Gemäß der ayurvedischen Medizin sind die drei Doshas für Gesundheit, Krankheit und das Potenzial für ein höheres Bewusstsein zuständig – und der Schlüssel zur in sämtlichen Naturkräften sich widerspiegelnden Bewegung und Evolution des Lebens.

Die drei Doshas bilden die Basis unserer biologischen Funktionsabläufe, und sie spielen eine maßgebliche Rolle für die sieben Arten von Gewebe, für die Organe und die verschiedenen Systeme im Organismus. Vor allem sind sie für unsere individuelle Typologie, für unsere unverwechselbare Konstitution beziehungsweise für unsere unverwechselbare energetische Ausprägung von grundlegender Bedeutung. Eines oder zwei der drei Doshas spielen im Allgemeinen in der charakteristischen Persönlichkeitsnatur (Prakriti) eines jeden von uns eine dominante Rolle.

Die Doshas zu verstehen ist für die Gesundheit und das Wohlergehen jedes Menschen vollkommen unerlässlich. Ganz so, wie wir alle über eine angemessene Ernährung oder richtiges Atmen Bescheid wissen sollten. Zugleich geben uns die drei Doshas die Grundlage für das Verständnis des bei einer bestimmten Person ablaufenden Krankheitsprozesses (Vikriti). Dieser beinhaltet normalerweise, dass eines der drei Doshas im Übermaß vorhanden ist.[59] Erkrankungen sind demnach nichts weiter als Manifestationen der aus dem Gleichgewicht geratenen Doshas.

Die Beschaffenheit des Vata-Doshas

Vata, das biologische Lufttemperament, ist das erste und wichtigste der drei Doshas. Denn es bringt Prana zum Ausdruck, die Lebenskraft. Vata fördert – auf der positiven Seite – Energie, Vitalität, Bewegung, Wachstum und Wandel. Demgegenüber bewirkt ein Vata-Überschuss auf der negativen Seite Unausgeglichenheit, Degeneration, Krankheit und den Alterungsprozess.

In erster Linie manifestiert sich Vata über das Nervensystem, für das es die aktivierende elektrische Kraft ist, zugleich aber liefert es die Motivation und die Energie für sämtliche Systeme und Organe des Körpers und ihre Funktionen. Dem Wind gleich ruft Vata im Körper Trockenheit, Kälte, Leichtheit und Mobilität hervor. Es stimuliert und verschafft uns Energie, kann andererseits aber auch verstörend und destabilisierend wirken.

Psychologisch gesehen verleiht Vata auf der positiven Seite Empfindsamkeit, Kreativität, Anpassungsfähigkeit und eine weitreichende Auffassungsgabe. Überschüssiges Vata begünstigt auf der negativen Seite Unruhe, Angst, Besorgnis und emotionale Schwankungen.

Vata ist die biologische Manifestation von Prana, der kosmischen Lebenskraft. Es leitet und steuert die beiden anderen Doshas, die ohne Vata als lahm oder bewegungsunfähig gelten. Vata ist unser Anteil an der kosmischen Energie. Allerdings hat es die Tendenz, zu seinem Ursprung, also in Luft und Raum, zurückzukehren. Daher lässt es sich nicht leicht innerhalb der körperlichen Grenzen halten.

Vata steckt als Hauptfaktor hinter physischen wie auch psychischen Erkrankungen. Das Alter ist der Lebensabschnitt von Vata, welches im Lauf der Zeit zunimmt. Im Alter verstärken sich Vata-Eigenschaften wie Trockenheit, Leichtheit und Instabilität. Die meisten chronischen und schwächenden Altersumstände werden durch Vata hervorgerufen, und es beschleunigt den Alterungsprozess. Zunächst einmal sollten wir Vata verstehen und es zu steuern lernen. Ansonsten kann eine wie auch immer beschaffene Verjüngungspraxis schwerlich ihre Wirkung entfalten.

Die Beschaffenheit des Pitta-Doshas

Auf der positiven Seite fördert Pitta, das biologische Feuertemperament, im Körper die Verdauung, den Stoffwechsel, Licht, Wärme und Glanz. Auf der negativen Seite bewirkt es Hitze, Entzündung, Giftigkeit, Fieber und Blutung. Pitta manifestiert sich vor allem durch das Verdauungssystem, dessen Aktivkraft es ist. Pitta ruft im Körper Hitze, Feuchtigkeit, Leichtheit hervor und gibt ihm eine rötliche Farbe. Es verschafft Motivation und Entschlossenheit, kann allerdings schroff und zerstörerisch sein.

Psychologisch gesehen verleiht Pitta Mut, Willensstärke, hohe Intelligenz, Wahrnehmungsfähigkeit und Führungsqualitäten. Im Überschuss vorhandenes Pitta bewirkt auf der negativen Seite Wut, Neid, Eifersucht und Aggression, ferner einen überkritischen Geist.

Pitta ist die biologische Manifestation von Agni, und zwar nicht einfach nur im Sinn von Verdauungsfeuer, sondern im Sinn jener kosmischen Licht- und Feuerenergie, die den Körper wie den Geist durchdringt. Dank Pitta können wir Zugang zu den Kräften des Lichts gewinnen, in uns und außerhalb von uns, Feuer und Sonne inbegriffen.

Das Pitta-Dosha steht in engem Zusammenhang mit dem Vorgang des Kochens, mit einem Entwicklungs- oder Reifungsprozess, der Hitze und/oder Licht voraussetzt. Es herrscht über den Lebensabschnitt der Reife beziehungsweise des Erwachsenseins, die Altersstufe ungefähr zwischen dem 20. und dem 60. Lebensjahr. Pitta gibt uns Wärme und Licht. Zu viel Pitta überhitzt und verbrennt uns jedoch. Bei Verjüngungspraktiken verhilft Pitta uns zu einer Läuterung.

Die Beschaffenheit des Kapha-Doshas

Auf der positiven Seite fördert Kapha, das biologische Wassertemperament, die gebührende Entwicklung aller Körpergewebe und -flüssigkeiten, es sorgt für Schmierung, Stabilität, Fruchtbarkeit und Ausdauer. Auf der negativen Seite führt Kapha zu Übergewicht, zur Ansammlung von Wasser, zu Schleim und Fett, zur Einschränkung von Bewegung und Zirkulation sowie zur Blockierung der Wahrnehmung.

Hauptsächlich manifestiert sich Kapha durch die Körpergewebe, insbesondere durch die Flüssigkeiten, durch Plasma, Fett und das Fortpflanzungssystem. Im Körper verursacht Kapha Feuchtigkeit, Kälte, Schwere, Langsamkeit und Kompaktheit. Es wirkt schützend, besänftigend und nährend, andererseits aber verstopfend, blockierend und hemmend.

In psychologischer Hinsicht verleiht Kapha auf der positiven Seite Geduld, Hingabe, Stetigkeit und Gelassenheit. Im Überschuss vorhandenes Kapha hat auf der negativen Seite Verlangen, Gier, Anhaften und ein Festhalten an der Vergangenheit zur Folge.

Kapha ist die Hauptmanifestation von Soma, dem wässrigen Genussfaktor im physischen Körper. Es verschafft uns Zugang zu vielen Formen von Soma und Wasser, auf den höheren wie auf den niedrigeren Ebenen, angefangen beim Essen und Trinken bis hin zu Liebe und Hingabe.

Kapha ist der Hauptfaktor für eine gute Gesundheit und Langlebigkeit und muss in ausreichendem Maß vorhanden sein, damit ein Verjüngungsprozess gewährleistet ist. Die – durch eine hohe Gewebs- und Schleimproduktion gekennzeichnete – Kapha-Phase im Leben ist die Kindheit. Kapha gibt uns Ausdauer, Stärke und Halt. Ein Zuviel an Kapha macht uns jedoch langsam, wirkt erdrückend, verhindert eine Veränderung zum Positiven und eine Weiterentwicklung.

Ihr Dosha-Typus

Für eine tiefer gehende Ayurveda-Untersuchung ist es unerlässlich, Ihren Dosha-Typus zu bestimmen. Nachfolgend finden Sie eine einfache Tabelle, anhand derer Sie ausfindig machen können, welchem Typus Sie zuzurechnen sind. Falls das Ergebnis Sie im Zweifel lässt, können Sie einen Ayurveda-Therapeuten um Rat fragen.

Ayurvedische Konstitutionstabelle[60]

	VATA (Luft)	**PITTA (Feuer)**	**KAPHA (Wasser)**
Größe:	groß oder sehr klein	mittel	meist klein, kann aber auch groß und korpulent sein
Statur:	dünn, knochig	durchschnittlich, gute Muskulatur	breit, gut entwickelt
Gewicht:	gering, hält das Gewicht nur mit Mühe	durchschnittlich	schwer, verliert Gewicht nur mit Mühe

	VATA (Luft)	PITTA (Feuer)	KAPHA (Wasser)
Hautglanz:	dunkel oder matt	rötlich, glänzend	weiß oder bleich
Hauttyp:	trocken, rau, dünn	warm, fettig	kalt, feucht, dick
Augen:	klein, nervös	stechend, leicht entzündlich	groß
Haare:	trocken, dünn	dünn, fettig	dick, fettig, wellig, glänzend
Zähne:	schief, schlecht modelliert	durchschnittlich, Zahnfleischbluten	groß, gut modelliert
Nägel:	rau, spröde	weich, rosig	weich, weiß
Gelenke:	steif, brechen leicht	locker	fest, breit
Blutkreislauf:	schwach, unregelmäßig	gut	durchschnittlich
Appetit:	unregelmäßig, nervös	hoch, übermäßig	mäßig, aber regelmäßig
Durst:	schwach, spärlich	groß	mäßig
Schweißbildung:	spärlich	reichlich, aber nicht langanhaltend	langsam einsetzend, aber reichlich
Stuhlgang:	hart oder trocken	weich, locker	normal
Harnlassen:	spärlich	reichlich, gelb	mäßig, klar
Empfindlichkeit:	Kälte, Trockenheit, Wind	Hitze, Sonnenlicht, Feuer	Kälte, Feuchtigkeit
Immunfunktion:	schwach, unregelmäßig	mäßig, hitzeempfindlich	stark, langsam
Krankheitstendenz:	Schmerzen	Fieber, Entzündungen	Verstopfung, Ödeme

	VATA (Luft)	PITTA (Feuer)	KAPHA (Wasser)
Krankheitstyp:	Nerven	Blut, Leber	Schleim, Lungen
Aktivität:	hoch, rastlos	mäßig	gering, bewegt sich langsam
Ausdauer:	dürftig, leicht erschöpft	mäßig, aber zielgerichtet	hoch, stetig
Schlaf:	dürftig, unruhig	unterschiedlich	übermäßig viel
Träume:	häufig	mäßig, unruhig	nicht besonders häufig, farbenfroh, romantisch
Erinnerung:	schnell, aber geistesabwesend	scharf, klar	langsam, aber stetig
die Art des Sprechens:	schnell, viel	scharf, schneidend	langsam, melodiös
Temperament:	nervös, veränderlich	motiviert	zufrieden, konservativ
positive Emotionen:	Anpassungsfähigkeit	Mut	Liebe
negative Emotionen:	Angst	Wut	Anhaften
Glaube:	unterschiedlich, unstet	stark, bestimmt	stetig, schwer beeinflussbar
Gesamt:	**Vata**	**Pitta**	**Kapha**

Notieren Sie sich bei jedem Dosha, wie viele von den 30 möglichen Punkten Ihrer Einschätzung nach auf Sie zutreffen. Dasjenige Dosha mit der höchsten Gesamtpunktzahl wird wahrscheinlich Ihren Haupttypus kennzeichnen. Sollten bei Ihnen zwei Doshas eine annähernd gleich große Punktzahl aufweisen, sind Sie vermutlich ein Zwei-Dosha-Typus. Nur selten kommt es vor, dass bei einem Menschen alle drei Doshas ziemlich gleich stark vertreten sind. In solch einem Fall sind wir normalerweise bestrebt, dasjenige Dosha zu behandeln, das am weitesten aus dem Gleichgewicht geraten oder zur betreffenden Jahreszeit in uns besonders aktiv ist.[61]

Verjüngung, Langlebigkeit und die Ausgeglichenheit der drei Doshas

Langlebigkeit hängt von einem angemessenen Gleichgewicht aller drei Doshas und von ihrem guten Funktionieren, zugleich jedoch auch von Dosha-spezifischen Wirkungszusammenhängen ab.

- Innerhalb der Dosha-Typologie haben Kapha-betonte Menschen im Allgemeinen die beste Langlebigkeit, da Kapha für einen guten Körperbau, für gut entwickelte Gewebe und für eine stark ausgeprägte Widerstandsfähigkeit gegenüber den Schaden anrichtenden Einflüssen der Zeit und des Krankheitsprozesses sorgt.
- Ein Vata-betonter Typus hat im Normalfall die geringste Langlebigkeit, da Vata Trockenheit und eine Erschöpfung der Körpergewebe bewirkt. Dadurch verringert sich die Widerstandskraft gegenüber krankmachenden Faktoren, und ganz allgemein wird die Immunfunktion geschwächt.
- Pitta-betonte Menschen haben eine mittlere Langlebigkeit mit kräftigem Verdauungsvermögen zur Aufrechterhaltung einer guten Gesundheit. Allerdings leiden sie aufgrund von überschüssiger Hitze und Aggression leicht unter Gewebsschädigungen, Entzündungen und Infektionen.

Bei einem Zwei-Dosha-Typus muss man eigene, für die Kombination der jeweils betroffenen Temperamente spezifische Langlebigkeitserwägungen anstellen. Ein Pitta-Kapha-Typus verfügt gewöhnlich über eine gute Langlebigkeit, da dieser Typus die Ausdauer von Kapha mit der Wärme von Pitta verbindet. Die Herausforderungen, vor denen ein Vata-Kapha-Typus steht, hängen mit der Neigung zusammen, unter Erkrankungen, die ihrer Natur nach kalt sind, und unter mangelnder Motivation zu leiden. Bei einem Vata-Pitta-Typus, obgleich gewöhnlich hoch intelligent, wird die Langlebigkeit möglicherweise durch den Mangel an Kapha eingeschränkt sein, der bei solch einem Menschen leicht dazu führen kann, sich völlig zu verausgaben. Im Allgemeinen hängt die Behandlung eines Zwei-Dosha-Typus aber, wie bereits angedeutet, vor allem davon ab, welches Dosha bei ihm oder ihr zum gegebenen Zeitpunkt beziehungsweise zur betreffenden Jahreszeit am stärksten aus dem Gleichgewicht geraten ist.

Mit anderen Worten: Verjüngungstherapien wirken ihrer Natur nach in erster Linie Vata-Effekten entgegen und fördern die Entwicklung des Kapha-Doshas. In zweiter Linie geht es freilich auch um eine Pitta-Minderung. Nahrhaftes Essen ist ebenso ein Bestandteil solch einer Therapie wie kühl, feucht und nährend wirkende Kräuter, ausreichend vorhandene Ruhe und Entspannung, Stille, eine Verminderung der Aktivitäten, das Abschütteln von Stress und ein reizreduziertes Umfeld.

In einem besonders engen Zusammenhang steht Verjüngung mit dem Kapha-Dosha. Dieses, das biologische Wassertemperament wirkt nährend, wachstumsfördernd, beruhigend, verhilft Körper und Geist zu Zufriedenheit. Kapha spiegelt die kühle, wässrige Energie des Mondes wider – die Kraft des Somas. In gebührendem Maß vorhandenes Kapha ist für jede Verjüngung unerlässlich. Das bedeutet nicht nur, einen Überschuss der anderen beiden Doshas zu verhindern, sondern zugleich eine gesunde Kapha-Ausgewogenheit zu wahren. Dazu muss man Übergewicht ebenso vermeiden wie eine Ansammlung von Schleim im Körper. Es gilt, mit anderen Worten, den Körper durch Bewegung gut in Schuss zu halten und gesunde Aktivitätsmuster zu kultivieren.

Die Wirkung von Verjüngungstherapien beruht darauf, mit Hilfe von sattvischen, natürlichen und leichten Nahrungsmitteln eine subtilere, leichtere, sauberere und sattvischere (reinere) Form von Kapha aufzubauen. Schwerere Formen von Kapha – etwa schwerere Nahrung und ein Lebensstil, bei dem Sie den Großteil der Zeit im Sitzen verbringen, es sich gut gehen lassen und in Luxus schwelgen – sind nicht hilfreich. Darüber hinaus wirken Verjüngungstherapien in der Weise, dass sie Agni, das Verdauungsfeuer, aufrechterhalten und es regulieren, um ganz generell für einen ausgeglichenen Stoffwechsel zu sorgen. Diesbezüglich muss man mit in Betracht ziehen, welche Voraussetzungen bei jedem der drei Doshas für die Anwendung von Verjüngungstherapien vorliegen.

- Menschen, bei denen das Kapha-Dosha dominiert, bereitet die Umsetzung von positiv wirkenden Gesundheitstherapien gewöhnlich besondere Mühe. Denn sie ändern sich nur langsam, haben einen Hang zu Lethargie, und sich von schlechten Gewohnheiten zu lösen fällt ihnen schwer. Sobald sie sich solch eine positiv wirkende Therapie aber zu eigen gemacht haben, gelingt es ihnen andererseits besonders gut, weiter bei der Stange zu bleiben. Denn nachdem sie erst einmal mit etwas angefangen haben, fahren stetig, geduldig und ausdauernd damit fort.
- Der Einstieg in eine positiv wirkende Gesundheitstherapie fällt Menschen mit einer Vata-Konstitution zunächst einmal relativ leicht. Denn sie sind schöpferisch und durchaus aufgeschlossen dafür, neue Wege zu gehen und neue Methoden anzuwenden, da sie die Veränderung lieben und gern experimentieren. Allerdings fehlt es ihnen an der nötigen Konsequenz, wenn es darum geht, Therapien auf lange Sicht weiter fortzuführen, weil sie zu Ungeduld neigen, schnelle Resultate erwarten und leicht auf andere Optionen anspringen, die sich ihnen eröffnen.
- Dem Pitta-Typus zuzurechnende Menschen können eine positiv wirkende Gesundheitstherapie verhältnismäßig leicht in die Tat umsetzen und ihr Vorhaben resolut in Angriff nehmen. Denn haben sie erst beschlossen, etwas zu tun, verfügen sie über eine starke Motivation, gehen zielgerichtet und mit voller Aufmerksamkeit vor. Doch sie können Fanatiker sein oder ihr Vorhaben zu angespannt und mit allzu großem Nachdruck verfolgen. Darin besteht ihr größtes Handicap. Und nicht immer entscheiden sie sich für die richtige Therapie. Der Erfolg hängt bei ihnen davon ab, die richtige Balance zwischen Angestrengtheit und natürlicher Anmut zu finden.

Vata-Menschen haben, was die Kraft ihrer Körpergewebe anbelangt, zwar das geringste Potenzial für physische Langlebigkeit; zugleich verfügen sie aber über die am stärksten ausgeprägte Fähigkeit, sich zu ändern, und können so ihre Lebensführung der jeweiligen Erfordernis anpassen. Dadurch haben sie beste Voraussetzungen, Verjüngungstherapien in die Tat umzusetzen.

Im Unterschied dazu bringen Kapha-Menschen zwar, was die Kraft ihrer Körpergewebe betrifft, das größte Potenzial für physische Langlebigkeit mit. Andererseits sind sie die langsamsten von allen, wenn es darum geht, falsche Gewohnheiten zu korrigieren und sich einen vorteilhafteren Lebensstil anzueignen. Bei ihnen kann es, mit anderen Worten, durchaus vorkommen, dass ihnen der nötige Wille fehlt, ihr Verjüngungspotenzial im Sinn des bestmöglichen Resultats zu nutzen.

Pitta-Menschen wiederum weisen hinsichtlich der Körpergewebe ein mittleres Potenzial für physische Langlebigkeit auf, bei der Umsetzung von positiv wirkenden Gesundheitstherapien handeln sie indes besonders intelligent und entschlossen, sobald sie alles auf die richtige Art und Weise erlernt haben. Dadurch verfügen sie ebenfalls über ein gutes Verjüngungsvermögen. Kurzum: Das Potenzial jedes der drei Doshas sollte man in Bezug auf Körper und Geist beurteilen. Jeder Dosha-Typus hat hinsichtlich der Langlebigkeit seine eigenen Stärken und Schwächen.

- *Kapha-betonte Menschen verfügen über das beste Langlebigkeitspotenzial, aber nur wenn sie ihr Gewicht unter Kontrolle halten.* Alles in allem ist Übergewicht der Langlebigkeit abträglicher als ein zu geringes Körpergewicht – ein Faktum, das Kapha-Menschen keinesfalls aus dem Blick verlieren dürfen. Damit soll andererseits nicht gesagt sein, die Betreffenden sollten sich bemühen, spindeldürr und magersüchtig zu sein. Vielmehr kommt es für sie darauf an, Fettleibigkeit zu vermeiden.

- Vata-betonte Menschen haben ein gutes Langlebigkeitspotenzial, wenn sie den richtigen Speiseplan entwickeln, der ihren Aktivitäten eine Grundlage verschafft. An diesen müssen sie sich allerdings auch regelmäßig und konsequent halten.

- Pitta-betonte Menschen haben ein gutes Langlebigkeitspotenzial, sofern sie sich für die richtige Therapie entscheiden, in kein Extrem verfallen und ihr System nicht überhitzen.

Ein Blick auf die Natur zeigt uns, dass die Borstenkiefer zu den ältesten Pflanzen der Welt zählt. Ihr Lebensraum ist das Hochgebirge im Südwesten der USA, dicht unterhalb der Baumgrenze gelegen, unter Bedingungen von geringer Feuchtigkeit und starkem Wind. Im Wesentlichen ist es ein stark vom Vata-Dosha geprägtes Klima. Auch ihrer Natur nach sind diese unregelmäßig geformten, knorrigen Bäume, in deren Rinde kaum Saft fließt, Vata. Da sie sich aber die Vata-Energie ihrer Umgebung anverwandelt haben, sind sie über lange Zeiträume hinweg überlebensfähig.

Demgegenüber weisen die ebenfalls sehr langlebigen Küstenmammutbäume Kaliforniens eine ganz anders geartete Form der Anpassung auf. Ihrem Erscheinungsbild nach sind sie Kapha, hoch gewachsen, von großem Umfang und mit der Fähigkeit ausgestattet, in ihrem Gewebe viel Wasser zu speichern. Sie gedeihen in einem ausgesprochenen Kapha-Klima entlang der Pazifikküste mit schweren Regenfällen und mit Nebelschwaden, die fast ununterbrochen über den Boden ziehen.

Beide Baumarten zeigen uns, wie durch Anpassung an die Umwelt Langlebigkeit erreicht werden kann. Bei unserer Betrachtung der menschlichen Gesundheit dürfen wir solche Beispiele aus der uns umgebenden Natur nicht aus dem Blick verlieren. Jeder Dosha-Typus hat seine Stärken und Schwächen, und wir können lernen, uns diese zunutze zu machen.

Auf die Doshas zurückzuführende Alterungsfaktoren

Im Überschuss vorhanden, befördert jedes der drei Doshas den Alterungsprozess in der Weise, wie es den ihm innewohnenden

Eigenschaften entspricht. Geben Sie Acht, dass keiner der nachfolgend aufgelisteten Punkte in Ihrer Lebensführung eine größer werdende Rolle spielt.

- Auf Vata zurückzuführende Krankheits- und Altersfaktoren: Kälte, Trockenheit, Nahrungsmangel, exzessive Bewegung, Erschöpfung der Gewebe, zu wenig Schlaf und keine ausreichenden Ruhephasen, dem Wind oder Temperaturschwankungen ausgesetzt sein, sich Kopfzerbrechen machen, Angst, Besorgnis, Schlaflosigkeit, fehlender emotionaler Rückhalt, mangelnde innere Ruhe, durch Unregelmäßigkeit gekennzeichnete Lebensgewohnheiten.
- Auf Kapha zurückzuführende Krankheits- und Altersfaktoren: Kälte, Feuchtigkeit, Übergewicht, Verstopfung der Kanäle, Ansammlung von Schleim, Wassereinlagerungen und Ödeme, Essen im Übermaß, Bewegungsmangel, zu viel Schlaf (insbesondere tagsüber), Gier, Anhaften, Mangel an Motivation, Disziplin und Bemühung, durch Nachlässigkeit gekennzeichnete Lebensgewohnheiten.
- Auf Pitta zurückzuführende Krankheits- und Altersfaktoren: übermäßig viel Hitze, Feuer und Licht ausgesetzt sein, zu großer Appetit, toxisches Blut, Infektionen, Entzündungen, Fieber, Wut, Aggression, ein überkritischer Geist, überhitzte Emotionen, ein zwanghaftes Kontroll- und Dominanzbedürfnis, eine Unfähigkeit, sich zu entspannen beziehungsweise loszulassen, durch ein allzu energisches Auftreten gekennzeichnete Lebensgewohnheiten.

Auf die Doshas zurückzuführende Langlebigkeitsfaktoren

Unter ausgewogenen, ihm gemäßen Bedingungen fördert jedes Dosha Langlebigkeit und einen guten Gesundheitszustand. Geben Sie Acht, dass diese Faktoren in Ihrer Lebensführung einen immer höheren Stellenwert erhalten.

- Auf Vata zurückzuführende Faktoren für Langlebigkeit und Verjüngung: Die Fähigkeit, mit Prana, der schöpferischen Energie, verbunden zu sein, Anpassungsfähigkeit, Flexibilität, Veränderungswilligkeit, Enthusiasmus, Kreativität, die Fähigkeit, zu vergessen und sich von etwas zu lösen.
- Auf Pitta zurückzuführende Faktoren für Langlebigkeit und Verjüngung: Die Fähigkeit, mit dem kosmischen Agni, der Kraft des Lichts, verbunden zu sein, eine starke Verdauung, Wärme, Licht, Wahrnehmung, Freundlichkeit, Klarheit, Unterscheidungsfähigkeit.
- Auf Kapha zurückzuführende Faktoren für Langlebigkeit und Verjüngung: Die Fähigkeit, mit dem kosmischen Soma, den Kohäsionskräften, verbunden zu sein, starke Körpergewebe, Ausdauer, Geduld, Konsequenz, Vertrauen, Hingabe, Zufriedenheit.

Die drei Doshas im Alterungsprozess

Ihr persönlicher Dosha-Typus ist ein wichtiger Punkt. Ihn gilt es für jede Therapie, der Sie sich möglicherweise unterziehen wollen, zu berücksichtigen und die Therapie entsprechend auf diesen Typus abzustimmen. Jede der Verjüngung dienende Maßnahme sollte mit in Betracht ziehen, welchem Dosha-Typus man zuzurechnen ist, und im Rahmen der vorgenommenen Gesamtbehandlung auf eine Ausgeglichenheit dieses Doshas hinwirken.

Dem Vata-Typus kommen ayurvedische Praktiken, die der Verjüngung und Kräftigung – oder Tonisierung – dienen, ganz besonders zugute. Vata-betonte Menschen brauchen eher eine wirkungsvollere, kräftigende Ernährung, weniger eine Entgiftung. Und doch benötigt in einem gewissen Maß jede/r von uns eine Verjüngung, je älter wir werden, umso mehr. Denn mit dem Alterungsprozess einhergehend sammelt sich, da unsere Körpergewebe und -flüssigkeiten erschöpft werden, Vata an. Der negative Aspekt aller Doshas, insbesondere aber der negative Aspekt des für unseren Konstitutionstyp ausschlaggebenden Doshas, kommt mit dem Alter tendenziell stärker zum Tragen, da unser Immunsystem wie auch die Verdauungskraft schwächer werden. Beachten Sie die nachfolgend aufgelisteten Faktoren einer Dosha-bedingten Alterung, und vergegenwärtigen Sie sich, wie diese sich bei Ihnen persönlich auf die Konstitution auswirken könnten.

Dosha-bedingte Aspekte im Alterungsprozess

Vata	Pitta	Kapha
geringes Körpergewicht, ungewöhnliche Gewichtszunahme	durchschnittliches Körpergewicht, mäßige Gewichtszunahme	Übergewicht, Fettleibigkeit
unbeständige oder nervöse Verdauung	übermäßiger Appetit	regelmäßiger Appetit
hohe Stoffwechselaktivität	mittlere Stoffwechselaktivität	langsame Stoffwechselaktivität
trockene oder rissige Haut	rote oder entzündete Haut, Hautausschläge	dicke Haut, Hautwucherungen
schwache Knochen und Gelenke	toxisches Blut	überschüssiges Fett und Wasser
Verstopfung, Blähungen	Übersäuerung	Verstopfung
Schwäche des Nervensystems	Schwäche der Leber und der Gallenblase	Schwäche der Lungen und des Lymphsystems
Gehörverlust	Sehverlust	Verlust an Geschmacksempfinden, übermäßige Speichelbildung
körperliche Bewegung im Übermaß	mittlere körperliche Bewegung	Mangel an körperlicher Bewegung
Instabilität, Zittern	rote Flecken, Entzündungen, Lichtunverträglichkeit	Trägheit, Lethargie

Vata	Pitta	Kapha
Schlafmangel, Schlaflosigkeit	gestörter, unruhiger Schlaf	übermäßig viel Schlaf, Lethargie
Arthritis	Bluthochdruck	Herzerkrankungen
Gedächtnisverlust	Griesgrämigkeit	Dumpfheit, fehlende Aufgeschlossenheit
nervöse Empfindlichkeit	mentale Reaktivität	emotionale Erstarrung
Angst, Besorgnis	Wut, Reizbarkeit	Anhaftung, Gier
sprunghaftes Verhalten	Obsessionen, Zwanghaftigkeit	Motivationsmangel
Schwächezustände	chronische Infektionen und Entzündungen	Verschleimung und Ansammlung von Wasser
Kälte- und Windempfindlichkeit	Hitze-, Feuer- und Lichtempfindlichkeit	Empfindlichkeit gegen Kälte und Feuchtigkeit
auf Wind basierende Erkrankungen	auf Feuer basierende Erkrankungen	auf Schleim basierende Erkrankungen

Körperbereiche, in denen sich Doshas ansammeln, und der Krankheitsprozess

Jedes Dosha sammelt sich im Körper an einer bestimmten Stelle an und wird zum Auslöser von Erkrankungen. Von dort breitet es sich dann über den restlichen Körper aus und schädigt die verschiedenen Gewebe und Organe. Bei der ayurvedischen Therapie versucht man zu verhindern, dass die Doshas sich an den betreffenden Stellen ansammeln, und sie darüber hinaus aus dem Körper abzuleiten, indem man genau an diesen drei Stellen ansetzt.

- Kapha und der Magen. Kapha sammelt sich vor allem im Magen an. Als Schleim überschwemmt es das Plasma, das Lymphsystem, die Lungen, die Brust, das Herz, den Kopf und den gesamten Körper. So ruft es unterschiedliche Kapha-Erkrankungen hervor. Zu diesen zählen: Übelkeit, häufig auftretende oder chronische Erkältung und Schnupfen, Allergien, Ödeme, Asthma, Diabetes und Herzerkrankungen. Indem man verhindert, dass Kapha sich im Magen ansammelt, kann man den Krankheitsprozess aufhalten und die vorzeitige Alterung vermindern.

- Das Pitta-Dosha und der Dünndarm. Pitta sammelt sich hauptsächlich im Dünndarm an. Als toxische Hitze oder als toxisches Blut überschwemmt es von dort aus den Blutkreislauf, die Leber, das Herz, die Schweißdrüsen und den gesamten Körper. So verursacht es verschiedene Pitta-Erkrankungen. Zu diesen zählen: Übersäuerung, Fieber, Blutungsstörungen, Hauterkrankungen, Erkrankungen der Leber und Bluthochdruck. Indem man verhindert, dass Pitta sich im Dünndarm ansammelt, kann man den Krankheitsprozess aufhalten und eine vorzeitige Alterung vermindern.
- Das Vata-Dosha und der Dickdarm. Vata sammelt sich hauptsächlich im Dickdarm an, insbesondere im Kolon (dem Grimmdarm = mittlerer Abschnitt des Dickdarms). Von dort aus überschwemmt es in Form von Trockenheit und toxischen Gasen die Knochen, die Gelenke, das Nervensystem, die Blase und den gesamten Körper. So verursacht es diverse Vata-Erkrankungen. Zu diesen zählen: Blähungen, Verstopfung, Schlaflosigkeit, Arthritis, Zittern und nervliche Schwäche. Indem man verhindert, dass Pitta sich im Dickdarm ansammelt, kann man den Krankheitsprozess aufhalten und die vorzeitige Alterung vermindern.

Der für die Gesundheit und die Langlebigkeit abträglichste unter diesen drei Faktoren des sich ansammelnden Doshas ist die Ansammlung von Vata-Dosha im Dickdarm und die anschließend sich daraus ergebenden Auswirkungen auf die tieferen Gewebe. Insbesondere besteht hier ein Zusammenhang mit den Kräften von Schwerkraft, Entropie und Verfall – einem im Alter, der Vata-Lebensphase, häufig zu verzeichnenden Geschehen.

Ein breiterer Einsatz von ayurvedischen Verjüngungstherapien

Nicht nur für Menschen mittleren Alters und für ältere Menschen sind ayurvedische Verjüngungstherapien sehr wertvoll. Vielmehr kommt ihnen für die Behandlung eines breiten Spektrums von Erkrankungen in allen Altersstufen große Bedeutung zu. Vor allem gilt dies für schwere, chronische, den Körper und den Geist schwächende Erkrankungen. Für die Zeit der Genesung nach einer Erkrankung sind sie ganz generell unverzichtbar. Daher kommen sie in der Schlussphase vieler ayurvedischer Behandlungen zum Einsatz. Wir alle, gleichgültig welcher Altersgruppe wir angehören oder in welcher Verfassung wir uns befinden, können davon profitieren, wenn wir in einem gewissen Maß verjüngt werden und wenn unsere Energien sich regenerieren.

- Für Erkrankungen in der Kindheit können Verjüngungstherapien sehr hilfreich sein, etwa in Form einer verjüngend wirkenden Ernährung oder entsprechender Kräuter für Kinder, die an Mangelernährung oder an einer schlechten Wachstumsentwicklung – insbesondere der Muskulatur, der Zeugungsorgane und des Nervensystems – leiden.
- Zwischen Verjüngungstherapien und Therapien zur Behandlung von Patienten in der Genesungsphase oder zur Behandlung solcher Patienten, die sich von einer schweren Krankheit erholen – etwa von fiebrigen, die Körperflüssigkeit verbrennenden oder die Lunge schädigenden Erkrankungen oder aber von Erkrankungen oder Verletzungen, die einen Blutverlust zur Folge haben –, gibt es fließende Übergänge.
- Verjüngend wirkende Therapien sind für Erkrankungen der Geschlechtsorgane von Bedeutung, die mit einer sexuellen Schwächung, mit Unfruchtbarkeit und Impotenz zu tun haben.
- Eine Verjüngungstherapie kann einen wertvollen Beitrag zur Behandlung von chronischen oder degenerativ wirken-

den Erkrankungen leisten: zum Beispiel bei Herzerkrankungen, Diabetes, Epilepsie, Asthma, Arthritis, Krebs und Aids.

- Verjüngend wirkende Therapien eignen sich ausgezeichnet für eine Behandlung aller Niedrigenergiezustände, seien sie durch kurzfristige Überarbeitung oder durch langfristige Erschöpfung bedingt. Sämtliche Erkrankungen des Immunsystems, Nervenschwäche und chronische Müdigkeit zählen mit dazu. Auf der psychologischen Ebene sind Depression und Aufmerksamkeitsverluste, die unser mentales und emotionales Energieniveau reduzieren, mit hinzuzurechnen.

Solch eine Verjüngungstherapie gewinnt insofern ganz besondere Bedeutung, weil die Bevölkerung bei uns in immer größerem Maß unter Erkrankungen leidet, die durch energetische Erschöpfung bedingt sind – eine Erschöpfung, die auf unseren durch Stress belasteten, durch Hightech bestimmten Lebensstil und durch eine dementsprechende Umwelt zurückzuführen ist. Darüber hinaus fördern verjüngend wirkende Therapien einen guten gesundheitlichen Allgemeinzustand und stärken die Widerstandskraft. Und wer bestrebt ist, ein höheres Energieniveau zu erreichen, verbessert dadurch zugleich seine sportliche Leistungsfähigkeit. Verjüngend wirkende Therapien schaffen eine gute Grundlage für jede tiefer gehende Yoga-Praxis und für die Entwicklung subtiler psychischer Energien. *Kurzum: Die Verjüngungstherapie (Rasayana) ist die Essenz jeglicher Wellness-Therapie sowie jeder Therapie, die unsere Ernährungssituation, unsere Vitalität und unser Gewahrsein zum Vorteil verändern soll.*

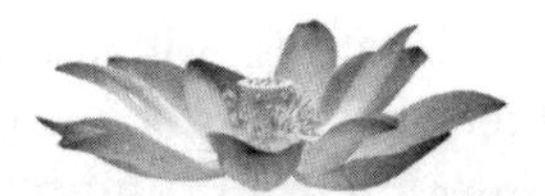

Prana, Tejas und Ojas: Die Meister- oder Soma-Formen der Doshas

Mit Blick auf ihre krankmachenden Auswirkungen werden die drei Doshas – Vata, Pitta und Kapha – im Ayurveda in einem negativen Licht dargestellt. Schlicht und einfach verhält es sich so, dass ein Dosha, sobald es überhand nimmt, einen Krankheitsprozess in Gang setzt. Allerdings haben die drei Doshas auch positive Auswirkungen. Und solange sie ihrer eigentlichen Funktion gerecht werden, tragen sie zur Aufrechterhaltung einer guten Gesundheit und zu unserem Wohlbefinden bei. Die drei Faktoren *Ojas, Tejas* und *Prana,* die feinstofflichen Gegenspieler des Kapha-, des Pitta- und des Vata-Doshas, führen uns diesen heilsamen Aspekt der Doshas besonders deutlich vor Augen.

Ojas, Tejas und Prana kann man als die Meisterformen der Doshas bezeichnen. Alles in allem gewährleisten sie bei uns organische Harmonie, Widerstandskraft und Langlebigkeit. So wie unser Essen, das Trinkwasser und die Atemluft äußerlich den Körper aufrechterhalten, sorgen sie innerlich für den Fortbestand des Körpers.

- Ojas, zu Deutsch „Stärke", ist unser innerstes Fluidum der Lebensessenz, die feinstoffliche Form des Kapha-Doshas, des biologischen Wassertemperaments. Acht Tropfen Ojas im Herzen, heißt es, gewährleisten unseren Fortbestand auf einer inneren Ebene, wenngleich sein Einfluss sich über den gesamten Körper erstreckt. Ojas steht in einer engen Verbindung zu den Gehirnaktivitäten, zu unserem mentalen und emotionalen Gleichgewicht, unserer inneren Ruhe und Kraft.

- Tejas, zu Deutsch „Ausstrahlung", ist unser innerstes Feuer der Lebenskraft, die feinstoffliche Form des Pitta-Doshas, des biologischen Feuertemperaments – insbesondere in Form des Feuers von Prana, den Emotionen, den Sinnen und dem Geist. All unseren Bemühungen und Handlungen verleiht es Licht, Wärme, Charakter, Motivation und Entschlossenheit.
- Prana bringt die primäre Lebenskraft zum Ausdruck und ist unsere innerste Vitalenergie, die feinstoffliche Form des Vata-Doshas, des biologischen Lufttemperaments. Es ist die Meisterform der Lebensenergie beziehungsweise jenes Pranas, das hinter unseren physischen, vitalen, mentalen und emotionalen Funktionen steht. Ihnen gibt es Antrieb, es versetzt sie in Bewegung, verleiht ihnen Anpassungsfähigkeit und Ausgeglichenheit.

In einem spezielleren Sinn steht Ojas in Verbindung zu Soma und dem Kapha-Dosha, da es sich bei diesen drei Kräften um miteinander verbundene feinstoffliche Essenzen handelt. Dessen ungeachtet können wir Prana, Tejas und Ojas zugleich als Aspekte von Soma und als die „Soma-Essenzen der drei Doshas" – Vata, Pitta und Kapha – bezeichnen.[62]

Ojas, Tejas und Prana können auch den sieben Dhatus zugerechnet werden: den sieben Arten von Gewebe (Plasma-, Blut-, Muskel-, Fett-, Knochen-, Nerven- und Geschlechtsorgangewebe), die unser körperliches Dasein ausmachen und es aufrechterhalten.[63] Man kann sie als die drei Faktoren unseres „hinter dem physischen Körper steckenden" feinstofflichen Körpers, oder Energiekörpers ansehen.

1. **Plasma** – nährt alle Gewebe und versorgt sie mit Feuchtigkeit.

2. **Blut** – wärmt alle Gewebe, versorgt sie mit Sauerstoff und führt ihnen Prana zu.
3. **Muskeln** – verschaffen dem Körper Stärke und Stabilität.
4. **Fett** – puffert und schützt den Körper.
5. **Knochen** – gibt dem Körper Struktur und trägt ihn.
6. **Nerven und Mark** – leiten die Intelligenz und die Entkräftung.
7. **das Fortpflanzungsgewebe** – Befähigung zu Zeugung, Freude und Verjüngung.
8. **Ojas** – hält die Immunfunktion aufrecht, sorgt für Ausdauer und Zufriedenheit.
9. **Tejas** – verleiht Vitalität, Wärme und Glanz.
10. **Prana** – verhilft zu Heilung, Anpassungsfähigkeit und Kreativität.

Von Ojas wird gesagt, es gleiche einem achten Gewebselement, sei die Essenz der sieben Körpergewebe, insbesondere die Essenz des siebten, des subtilsten Körpergewebes – des Fortpflanzungsgewebes, mit dem die Ojas-Funktionen in einem engen Zusammenhang stehen. Tejas und Prana werden als der neunte und der zehnte dieser unterstützenden Faktoren angesehen. Im Unterschied zu Ojas, das von flüssiger Beschaffenheit ist, haben sie allerdings keinerlei materielle Form.

Tejas und Ojas spiegeln die kosmische Form des Feuers und des Wassers wider, welches in der uns umgebenden Natur existiert und in den Tiefen unserer Seele zu finden ist. Prana ist ein Resultat ihrer Vereinigung und ihrer Ausgeglichenheit.

- Ojas spiegelt den kosmischen Soma wider, die in den kosmischen Wässern, in allen Gravitationsenergien und magnetischen Energien gegenwärtige universale Kraft von Zusammenhalt, Anziehung, Nahrung.
- Tejas spiegelt den kosmischen Agni wider, die universale Kraft des – mit seinen erhitzenden, Reife bewirkenden, Far-

be spendenden und erhellenden Kräften überallhin scheinenden – Feuers und des Lichts.

- Prana spiegelt den kosmischen Vayu wider, die universale Energie, die subtilen elektrischen Ströme, welche überall im Universum am Werk sind. Diese elektrischen Ströme bewirken, dass die Gestirne und Planeten sich in ihren Umlaufbahnen bewegen, und auf einer biologischen Ebene aktivieren sie das Leben.

Prana, Tejas und Ojas stehen in Verbindung zu den *Sub-Doshas,* den Unterarten des Vata-, Pitta- und Kapha-Doshas, welche die gesund erhaltenden Funktionen der Doshas widerspiegeln, insbesondere soweit es die im Gehirn aktiven Doshas betrifft.

- Prana steht in Verbindung zu dem Sub-Dosha *Prana-Vayu,* derjenigen Form des Vata-Doshas, die den Kopf, das Gehirn, das Nervensystem sowie die Aufnahme von Nährstoffen und Energie durch den Geist, die Sinne, den Atem und den Mund regiert.
- Tejas steht in Verbindung zu dem Sub-Dosha *Sadhak-Pitta,* derjenigen Form von Pitta, die das Gehirn, das Nervensystem, die Wahrnehmung, den Verstand beziehungsweise das logische Denkvermögen, das Unterscheidungs- und das Urteilsvermögen regiert.
- Ojas steht zu den Sub-Doshas von *Tarpak-Kapha* in Verbindung, derjenigen Form von Kapha, die das Gehirn und das Nervensystem mit seinen Sekreten, ihre Schmierung, Stabilität, Harmonie und Zufriedenheit regiert.

Ojas, Tejas und Prana hängen eng mit der sexuellen Lebenskraft zusammen. Ebenso wie Ojas wurzeln auch Prana und Tejas im Fortpflanzungssystem, seinem Gewebe, seinen Sekreten und Funktionen. Aus diesem Grund kann durch eine sexuelle Schwächung oder Erschöpfung unsere Gesundheit insgesamt geschwächt werden. Ojas bringt unser Grundreservoir an fortpflanzungsfähiger Lebensenergie zum Ausdruck. Tejas beinhaltet jene Wärme, jenen

Trieb, jene Leidenschaft und Aggression, die aus Ojas hervorgehen. Und in Prana drückt sich seine schöpferische Energie und seine vitalisierende Wirkung aus.

Ojas, Tejas und Prana wurzeln letztlich im Herzen, unserer primären Energiequelle und unserer Verbindung zur Seele, dem unsterblichen Bewusstsein in uns. Prana gibt dem Herzen Energie und Funktionsfähigkeit. Tejas verleiht ihm Wärme und Ausstrahlung, einschließlich seiner über das Blut ausgeübten Funktion, Wärme zu spenden. In Ojas gelangt das grundlegende Energiereservoir des Herzens zum Ausdruck, seine Belastbarkeit und Ausdauer.

Ojas, Tejas und Prana bilden die Basis unseres Immunsystems. Ojas ist unsere elementare Widerstandskraft, unsere Fähigkeit, Erkrankungen abzuwehren.[64] Tejas bezeichnet unsere Fähigkeit, die Widerstandskraft zu aktivieren, was weitgehend über die Fieberreaktion des Körpers geschieht. Prana ist unsere Befähigung zu tiefgreifender Heilung nach der Genesung von einer akuten Erkrankung.

Tejas und Ojas stehen in einem Gegensatzverhältnis wie Feuer und Wasser, wie männliche und weibliche Energien. Mitunter wird gesagt, Ojas verleihe uns Kraft in den Hüften und Beinen, Tejas dagegen in den Armen und Händen. Ferner hängen sie mit dem lunaren und dem solaren Energiestrom zusammen – mit Pingala und Ida gemäß dem yogischen Denken. Prana ist die im Hintergrund hinter Tejas und Ojas stehende Kraft, beider Resultat und zugleich ihr Ursprung.

Ojas, Tejas und Prana sind die höheren Energien, die wir in der Yoga-Praxis zu entwickeln suchen. Nicht nur verbessern sie unsere Gesundheit und unser Wohlbefinden, sondern sie setzen auch unser höheres Bewusstsein und unsere tiefer gehende Gefühlsnatur in Gang. Sie geben uns die Kraft, die wir für den Umgang mit den Strömen spiritueller Energie brauchen, mit denen die Yoga-Praxis uns verbindet.

Prana	**Tejas**	**Ojas**
die positive Seite des Vata-Doshas	die positive Seite des Pitta-Doshas	die positive Seite des Kapha-Doshas
Prana-Vayu	Sadhak-Pitta	Tarpak-Kapha
Vayu – kosmische Energie	Agni – kosmisches Licht	Soma – kosmische Harmonie
Vitalenergie	vitale Wärme und Ausstrahlung	vitale Ausdauer
die Kraft des Atems	die Kraft der Wahrnehmung	die Kraft der Beständigkeit
Leichtheit und Entspanntheit der Bewegung	Licht und strahlender Glanz	Stärke und Stetigkeit
Offenheit und Weite	Klarheit	Stabilität und Gleichmut
Anpassungsfähigkeit, Kreativität	Furchtlosigkeit, Mut	Geduld, innere Stärke
die Fähigkeit, von chronischen Erkrankungen zu gesunden	die Fähigkeit, gegen akute Erkrankungen anzukämpfen	die Stärke des Immunsystems
Toleranz, die Fähigkeit, eine Reihe von Standpunkten zu verstehen	gute Wahrnehmung und Unterscheidung	Loyalität, Vertrauen und Hingabe
verjüngend wirkendes Prana	Hitze und Licht mit verjüngender Wirkung	verjüngend wirkende Flüssigkeiten

Ojas, Tejas und Prana, Yoga und Verjüngung

Verjüngung beruht darauf, dass wir mehr Ojas, Tejas und Prana als positive Energien entwickeln, hingegen die drei Doshas – Kapha, Pitta und Vata – als Faktoren von Krankheit, Verfall und Alterung vermindern: *Prana, Tejas und Ojas, so könnten wir sagen, sind die verjüngend wirkenden Formen des Vata-, des Pitta- und des Kapha-*

Doshas, und Letztere wiederum die krankmachenden Aspekte von Prana, Tejas und Ojas.

Verjüngung beruht darauf, dass wir mehr Ojas, Tejas und Prana entwickeln, allerdings auf eine integrale und ausgewogene Art und Weise. Dazu ist es zunächst einmal notwendig, das richtige Ojas zu entwickeln. Ojas ist zugleich der Schlüssel zu Tejas und Prana. Soma entwickelt sich in erster Linie aus Ojas, und Ojas entwickelt sich aus Soma. Beide sind Aspekte derselben nährend wirkenden lunaren Energie. Ojas-mehrende Pflanzen und Lebensmittel wie diejenigen, über die wir im nächsten Kapitel sprechen werden, können zugleich unseren inneren Soma mehren.

Prana, Tejas und Ojas stehen in einer engen Wechselbeziehung und sind aufeinander angewiesen. Ojas liefert den Brennstoff für das Feuer von Tejas und sorgt für die Aufrechterhaltung der Prana-Energie. Prana und Tejas gehen aus Ojas hervor und sind auf dieses angewiesen, um sich angemessen entwickeln zu können. Mit anderen Worten: *Der wichtigste von diesen drei Faktoren ist Ojas, da Tejas und Prana nur mit Unterstützung von Ojas ein Niveau halten können, auf dem sie gut funktionieren.*

Der Alterungsprozess erschöpft die sieben Arten von Gewebe. Diese Erschöpfung beginnt mit dem Austrocknen des Plasmas und seiner Nährstoffessenzen. Ojas wird durch den Alterungsprozess ebenfalls geschwächt. Tejas und Prana dagegen können in positiver Weise einen Zuwachs erleben, sofern man ein spirituelles Dasein führt, obgleich es schwerer wird, sie im Körper zu erden. Nur wenn Ojas in ausreichendem Maß vertreten ist, werden Prana und Tejas im Körper bleiben. Für eine Verjüngung und für den Zugang zu tiefer gehenden spirituellen Energien müssen wir lernen, mehr Ojas, Tejas und Prana hervorzubringen.

Prana, Tejas und Ojas entwickeln[65]

- Ojas zu entwickeln verlangt emotionale Gelassenheit und Ausgeglichenheit, gleichsam eine starke psychische Immunität, die nicht auf das Auf und Ab von Freude und Leid, von Erfolg und Misserfolg reagiert, vielmehr stabil und gefasst im Innern verweilt. Unterstützt wird Ojas durch Stabilität des Geistes, Beständigkeit in der Motivation und die Fähigkeit, unser impulsives Verhalten im Leben zu meistern. Das setzt voraus, dass wir unsere Energie nicht in den Sinnen oder den Bewegungsorganen versickern lassen. Ojas entwickelt sich durch Selbstbeherrschung, außerdem durch die Kraft der Hingabe und der stillen Meditation. Eine yogische Lebensführung und dharmische Werte bereiten das Feld, auf dem Ojas gedeihen und sich entwickeln kann.

- Gestärkt wird Ojas durch gute Ernährung (einen yogischen oder ayurvedischen Speiseplan), durch kräftigend und verjüngend wirkende Kräuter (zum Beispiel Ashwagandha, Shatavari und Bala), durch genügend Ruhe und Tiefschlaf. Weiterhin können wir es durch eine Haltung kultivieren, die von Liebe, Vertrauen, Hingabe, Mitgefühl, Versöhnlichkeit, innerem Frieden und Stille getragen wird. Besonders hilfreich ist der Yoga der Hingabe, Bhakti-Yoga. Ojas kann man auch aus der Erde, dem Wasser, dem Gebirge und aus Gestein beziehen.

- Tejas kann durch Yoga-Übungen entwickelt werden, etwa durch die Mantra-Praxis, durch einsgerichtete Sammlung, insbesondere indem man den Blick auf *einem* Gegenstand ruhen lässt, und durch Selbsterkundung, durch Jnana-Yoga, den Yoga des Wissens. Bestimmte feurige beziehungsweise scharfe Gewürze, nervenstärkende Mittel wie Kalmus, Salbei oder Tulsi können es mehren. Tejas kann man aus der Sonne, dem Feuer oder anderen natürlichen Lichtquellen in sich aufnehmen. Bestimmte erhitzende Formen von Pranayama sind hilfreich, zum Beispiel das Atmen durch das rechte Nasenloch. Auch Übung in Tapas (Anwendung von Hitze, vgl. S. 291 f.), Selbstdisziplin und gelegentliches Fasten erweisen sich als vorteilhaft.

Prana kann durch die Pranayama-Praxis in all ihren Spielarten entwickelt werden, insbesondere aber durch solche Pranayama-

Übungen, die langsam, tief, beruhigend, nährend sind und dazu beitragen, das Einheits-Pranayama in uns zu entwickeln. Gemehrt werden kann es, indem wir durch die Pflanzen, das Wasser, die Erde, den Wind, die Sterne und den Himmel Zugang zum kosmischen Prana gewinnen. Prana kann man aus den Gewitterblitzen und der überall in der Natur fließenden elektrischen Energie beziehen, ebenso aus der Meditation über Raum oder Leere. Auch bestimmte Kräuter, die Luft und Äther enthalten, wie Brahmi (Indischer Wassernabel) und Mandukaparni (Kleines Fettblatt), sind hilfreich.

Teil II

Soma-Ayurveda: Physische Verjüngung und Langlebigkeit durch Ayurveda

Die Götter, beginnend mit Brahma, dem Schöpfer, haben als Erstes den Soma-Nektar geschaffen, damit Alter und Tod verschwinden.

Sushrut Samhita Chikitsasthana XXIX, 2

Aus Verjüngung (Rasayana) erwachsen Langlebigkeit, ein gutes Gedächtnis, Weisheit, Gesundheit, Jugend, ein strahlendes Erscheinungsbild, eine ausgezeichnete Stimme, körperliche Stärke und Sinne der höchsten Ordnung, eine Befähigung, gut zu reden, Respekt und Schönheit.

Charak Samhita Chikitsasthana I, 7-8

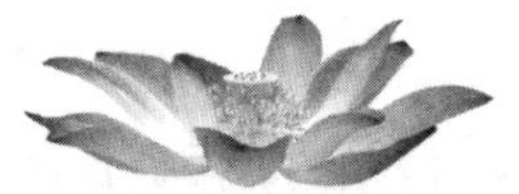

Der Soma des Essens: Ernährungsleitlinien für Yoga und Langlebigkeit

> *Eine angemessene Ernährung besteht in saftigem und süßem vegetarischem Essen, dabei lässt man ein Viertel des Magens frei und betrachtet das Essen als eine Opfergabe an den Herrn in Gestalt von Shiva.*
>
> **Hatha Yoga Pradipika I, 58**

Physisches Wohlbefinden hängt vom richtigen Essen ab. Die Beschaffenheit und die Funktion des Körpers zu verändern ist uns nur möglich, indem wir eine entsprechende Ernährungsumstellung vornehmen. Körperübungen und Kräuter können dabei eine große Hilfe sein. Werden sie jedoch nicht durch eine angemessene Ernährung ergänzt, entbehren sie der Grundlage für eine transformierende Wirkung. Sofern wir uns nicht zuallererst um unsere Ernährung kümmern, werden wir von anderweitigen gesundheitsfördernden Praktiken schwerlich profitieren. Selbst auf den Geist haben unsere Essgewohnheiten sehr starke Auswirkungen. Ohne eine Ernährungsumstellung kann man auch ihn nicht erfolgreich behandeln. Die richtige Ernährung schafft also die Grundlage für eine Verjüngung von Körper und Geist, aber ohne die richtigen

Kräuter, Pranayama und tiefer gehende yogische Übungen bleibt wiederum auch sie unvollständig.

Richtiges Essen erhält uns am Leben, falsches Essen schwächt hingegen unsere Lebenskraft, bahnt Erkrankungen den Weg und kann uns letztlich umbringen. Krankheit ist ebenso das Ergebnis einer falschen Ernährung, wie Gesundheit aus einer uns angemessenen Ernährung resultiert. Unter Umständen werden die Folgeerscheinungen einer falschen Ernährung sich allerdings erst nach einigen Jahren zeigen, wenn nicht gar erst nach Jahrzehnten. Insofern lässt sich oft nur schwer sagen, welche Auswirkungen die Art von Essen, die wir zu uns nehmen, haben wird. Richtige Ernährung dreht sich freilich nicht bloß um die Frage, welches Essen wir im Moment gerade zu uns nehmen. Die richtigen Essgewohnheiten und Einstellungen gehören ebenfalls mit dazu. Ferner gilt es, das rechte Maß zu finden, sodass man weder zu viel noch zu wenig isst, und darüber hinaus dem, was wir trinken, den richtigen Geschmack – den Rasa – abzugewinnen. Nur wenn wir mit der heiligen Essenz der Speisen in Berührung kommen, wodurch das Essen zu einem Ritual, einem Sakrament, einer Kommunikation mit dem Kosmos wird, kann der wirkliche Soma des Essens für uns spürbar werden.

Das Essen steht unter unseren Somas an erster Stelle. Für den physischen Körper ist es die wichtigste Quelle der Freude. Bereits von Kindesbeinen an und bis ins hohe Alter ist es unsere bevorzugte physische Beschäftigung, und diese Einstellung teilen wir mit dem gesamten Tierreich. Jeder von uns hat seine Lieblingsspeisen oder physischen Somas, meist vor allem in Form eines Nachtischs oder gewisser süßer Leckereien, die als krönender Abschluss der Mahlzeit dienen. Vielfach weisen unsere bevorzugten Gaumenfreuden indes keinen guten Nährwert auf. Wir könnten sie als „Somas von geringer Qualität“ bezeichnen, die uns auf lange Sicht schwächen und erschöpfen. Ferner gibt es Gourmet-Spezialitäten, wie man sie etwa in der Spitzengastronomie geboten bekommt. Solche mit Raffinement zubereiteten Gerichte haben zwar, ähnlich wie die Schönheit großer Kunst, einen höheren Ästhetik- oder Soma-Wert. Doch auch sie können sich, falls man beispielsweise erlesenen Weinen und einem großen Käsesortiment im Übermaß zuspricht, als ungesund erweisen! Andererseits steht uns heutzutage sehr viel Naturkost von hoher Qualität zur Verfügung. Solche Lebensmittel mehren die Somas, die Vitalsäfte des Körpers, und tragen dazu bei, dass es mit einer zu Wohlbefinden führenden Verjüngung vorangeht und sie einen nachhaltigen Effekt hat. Derartige „Essenz-Somas" bilden die Grundlage für „Kräuter-Somas", bei denen es sich um hochgradig nährende und kräftigende Kräuter handelt, um Essen oder Nahrung in einer auf tiefgreifendere Weise wirksamen Form.

Jede/r Einzelne wird wahrscheinlich für sich selbst herausfinden, dass – je nach persönlicher Konstitution, Lebensweise oder Gewohnheitsmustern – die eine oder die andere Art von Ernährung die besseren Resultate erbringt. Auch hängt das davon ab, auf welche Art von Soma im Leben sich unsere Bestrebungen richten. In dieser Hinsicht sollten wir Speisen wählen, die uns den höchsten Soma zuteil werden lassen, uns den bestmöglichen Auftrieb für Herz und Geist geben: Speisen, die eine höhere Sinnesschärfe, Gefühlstiefe und Wahrnehmungsfähigkeit fördern.

Leichte, aber nahrhafte Kost

Langlebigkeit hängt davon ab, dass man lediglich eine leichte Präsenz im Körper hat, also nicht durch ein Körperbewusstsein und dessen Trägheit niedergedrückt und herabgezogen wird, sondern der Seele die Möglichkeit lässt, sich in uns frei und ungehindert bewegen zu können. Dazu bedarf es einer nahrhaften, jedoch nicht zu schweren Kost. Ergänzt werden sollte diese, damit wir auch einen Zugang zu tieferen Energieebenen erreichen können, durch gute Kräuter, durch Pranayama und Meditation.

Das Essen zu üppig zu bemessen ist sicherlich diejenige Ernährungsgewohnheit, die dem Alterungsprozess am gründlichsten Vorschub leistet, vor allem wenn dabei schweres, fettiges, sehr süßes oder schwer verdauliches Essen mit im Spiel ist. Leicht zu essen, speziell Lebensmittel aus dem Naturkostbereich, fördert die Langlebigkeit, sofern man keine ungebührlich große Mengen davon zu sich nimmt. Wenn man übermäßig viel isst, führt das zu Übergewicht. Dieses belastet den Körper und behindert ihn, es verlangsamt unsere Bewegungen, den Stoffwechsel und die Wahrnehmung. Alles in allem werden so die Widerstandskraft, die Langlebigkeit und die Lebensfreude geschwächt. Stattdessen fördert Übergewicht zahlreiche degenerative Erkrankungen, nicht nur solche des Herzens, sondern zum Beispiel auch Diabetes, Asthma, Arthritis und Krebs.

Übermäßiges Essen ist häufig damit gekoppelt, dass man Nahrungsmittel von geringer Qualität verzehrt. Wenn zu viel Zucker und Salz Verwendung finden, wenn man zu viel fettiges und gebratenes Essen, mit Auszugsmehl zubereitete und industriell hergestellte Lebensmittel zu sich nimmt, was zur Ansammlung von *Ama,* den inneren Toxinen im Sinn des ayurvedischen Denkens führt, fördert man den Alterungs- und ganz generell den Erkrankungsprozess. Minderwertiges, ungesundes Essen in Form von Fast-Food und Junk-Food wie auch der allgemeine Trend, heutzutage kaum noch selbst zu kochen beziehungsweise, falls man es doch tut, vor allem auf industriell vorgefertigte Nahrung zurückzugreifen, tragen ebenfalls mit dazu bei.

Die in der heutigen Gesellschaft immer mehr überhand nehmende Übergewichtigkeit und Fettleibigkeit zeigt uns, dass die Langlebigkeit im Durchschnitt der Gesamtbevölkerung in Zukunft wahrscheinlich eher rückläufig sein, zumindest aber die Qualität unserer Lebensenergie unweigerlich abnehmen wird. Diese Entwicklung ist ein Spiegelbild unseres vorwiegend in sitzender Position und als Zuschauer verbrachten Lebens: einer Lebensweise, bei der wir unseren Soma außerhalb von uns und getrennt von eigenständiger schöpferischer Betätigung zu finden bestrebt sind. Wollen wir Körpergewebe von höherer Qualität entwickeln – genau darin besteht ja Verjüngung –, dann dürfen wir kein ungesundes beziehungsweise überflüssiges Gewicht ansetzen. In einem übergewichtigen Körper verborgen findet man Ernährungsdefizite, schwache Muskeln, Organe und Gewebe. Er ist der ideale Schauplatz für die Entwicklung von Erkrankungen.

Ein allzu dünner oder gar magersüchtiger Körper trägt andererseits ebenso wenig zu Langlebigkeit bei. Er bewirkt mangelnde

Erdung, Trockenheit und Schwäche, versetzt den Geist und das Nervensystem in Unruhe. Das Ziel besteht für uns nicht darin, zugunsten eines bestimmten äußeren Erscheinungsbilds Gewicht zu verlieren, vielmehr darin, dass wir im Körper eine gute Gewebsqualität haben, im Prana über Energie und im Geist über Aufmerksamkeit verfügen. Das „richtige Gewicht" sollte man in Relation zum persönlichen Körper-Typus haben: Bei Kapha darf man ein bisschen untersetzt sein, bei Pitta sollte man ein durchschnittliches Gewicht haben und ein klein wenig dünn sein bei Vata. Keinesfalls sollte das Ganze jedoch zu sehr in ein Extrem gehen. Wenn wir älter werden, haben wir die natürliche Tendenz, mehr Gewicht zuzulegen, was nicht rundum nur schlecht ist. Allerdings sollte man nicht zulassen, dass solche Zusatzpolster des reiferen Alters sich zu wirklicher Fettleibigkeit auswachsen.

Welche Art von Essen wir mit Freude genießen, spiegelt wider, nach welcher Art von Soma wir im Leben streben. Manche Menschen, bestimmte Künstler, Intellektuelle oder Yogis beispielsweise, haben für Essens-Somas wenig übrig, weil sie auf subtileren Ebenen Somas zu finden versuchen. Andere Menschen wiederum versuchen, durch den Soma des Essens einen Mangel an Liebe (Soma) auf der Ebene der zwischenmenschlichen Beziehung oder mangelnden Erfolg im Leben aufzuwiegen. Aber was auch immer wir uns wünschen – um es möglichst weitgehend erreichen zu können, ist eine angemessene Ernährung auf jeden Fall hilfreich; zumal eine Ernährung, die mit langfristig wirksamen Verjüngungseffekten einhergeht.

Eine yogisch-sattvische und eine ayurvedisch-verjüngende Ernährung

In zahlreichen Yoga-Texten finden sich Beschreibungen einer yogischen Ernährung, zum Beispiel in der *Hatha Yoga Pradipika.*[66] Solch eine Ernährung besteht aus vegetarischer Kost von guter Qualität – beispielsweise aus Milchprodukten, Vollgetreide, Bohnen, Gemüse, Obst und Nüssen. Als „sattvische Ernährung" wird sie bezeichnet, weil sie *Sattva* mehrt, die Qualität der geistigen

Reinheit und Klarheit. Die verjüngend wirkende Ernährung, wie man sie im Ayurveda findet, ähnelt der sattvischen Ernährung aus der yogischen Tradition, gewöhnlich unterstreicht sie allerdings die nährende Seite der vegetarischen Kost und legt besonderen Wert auf die Reduzierung des Vata-Doshas.

Vegetarische Kost enthält die Kraft von Prana, der kosmischen Lebensenergie. Letzterer wohnt Unsterblichkeit inne. Demgegenüber haben Fleischprodukte, entstanden aus der Tötung eines Lebewesens, eine Todesenergie in sich. Diese Botschaft geben sie an die Zellen unseres Körpers weiter und tragen so dazu bei, dass sich in uns degenerative Prozesse vollziehen. Indem wir geschlachtete, tote Nahrung essen, vermitteln wir das Sterben zugleich an unseren Körper weiter. Indem wir vegetarische Kost zu uns nehmen, halten wir die Energie des Lebens aufrecht.

In yogischen wie auch in ayurvedischen Ernährungsformen, zumal in solchen, die auf eine verjüngende Wirkung ausgerichtet sind, spielen Milchprodukte eine wichtige Rolle. Letztere finden auch bei der Zubereitung von verjüngend wirkenden ayurvedischen Kräutern Verwendung. Milch kann vor allem helfen, Ojas zu mehren, die primäre Lebenskraft, auf der die Verjüngung beruht. Nur naturgemäß und organisch erzeugte Milchprodukte verfügen jedoch über diese Qualität, diejenigen Produkte also, bei deren Erzeugung man den Kühen die gebührende Fürsorglichkeit angedeihen lässt. Unter den Bedingungen einer industrialisierten Landwirtschaftsform hergestellte Milchprodukte können sich demgegenüber als schädlich erweisen. Indem sie die negativen Emotionen der schlecht behandelten Tiere in sich tragen, können sie die Energie des Todes begünstigen; gar nicht zu reden von den Chemikalien und Umweltgiften, die sie enthalten.

Eine verjüngend wirkende Ernährung ist zwar vegetarisch, das heißt aber nicht, dass jede vegetarische Ernährung unbedingt bei jedem Menschen einen Verjüngungseffekt hat, wenngleich andere gesundheitsfördernde Wirkungen zu ihren Gunsten sprechen mögen. Von denjenigen vegetarischen Lebensmitteln, die leicht, trocknend oder harntreibend sind und zu einer Gewichtsabnahme führen können, geht im Allgemeinen keine verjüngende Wirkung aus. Das gilt beispielsweise für bestimmte Bohnen, für Pflanzen aus der Familie der Kohlgewächse und für einen Großteil des Blattgemüses. Unter den vegetarischen Lebensmitteln tragen hauptsächlich Früchte, Samenkörner, Nüsse, Vollgetreide und schwereres Wurzelgemüse zur Verjüngung bei.

Aus ayurvedischer Sicht verfügt der frisch aus einer Pflanze gewonnene Saft über das größte Verjüngungspotenzial. Insbesondere gilt das für Fruchtsäfte. Auch Gemüsesäften wohnen zwar ohne Frage starke Heilkräfte inne, und in geringem Maß genossen können sie auch verjüngend wirken, in größeren Mengen wirken sie jedoch normalerweise eher entgiftend. Sie können dazu beitragen, Ama, die krankmachenden Toxine, aus dem Körper herauszubefördern, sodass verjüngende Maßnahmen eine größere Wirkung erzielen können.

Gemüsesäfte, zumal die grünen, üben ihre Heilwirkung vor allem auf das Kapha- und das Pitta-Dosha aus. Für diese beiden Doshas spielt Entgiftung im Allgemeinen eine wichtigere Rolle als die Verjüngung. Bei Menschen vom Vata-Dosha-Typus, die stärker erdende Nahrungsmittel benötigen und unter den drei Dosha-Typen ganz besonders auf Verjüngung angewiesen sind, haben sie gewöhnlich jedoch keine Heilwirkung. Gemüsesäfte und rohes Gemüse, namentlich Blattgemüse, spielen bei der Verjüngung in erster Linie eine ergänzende Rolle. Besser sind sie zur Entgiftung geeignet, und im Übermaß konsumiert können sie das Vata-Dosha erschöpfen oder dort Unruhe stiften.

Rohes Gemüse und Blattgemüse enthalten reichlich Prana. Damit dieses aber tatsächlich eine verjüngende Wirkung entfalten kann, brauchen wir Ojas-stärkende Lebensmittel wie Milchprodukte, Nüsse, Getreide und Wurzelgemüse, damit wir jenes Prana erden und es tatsächlich auch bei uns behalten können.

Die ayurvedische Verjüngungskost besteht, mit anderen Worten, keineswegs bloß aus Rohkost, und beschränkt sich erst recht nicht auf die Verwendung von rohem Saft oder Blattgemüsesaft. Bei rohem Gemüse und grünen Säften geben meist bittere Geschmacksnoten und solche, die zusammenziehend, adstringierend wirken, den Ton an, und sie reduzieren unser Gewicht und die

Körperflüssigkeit. Häufig haben sie eine harntreibende und die Gewebe austrocknende Wirkung. Das kann von Wert sein, soweit es darum geht, die im Körper befindlichen Giftstoffe zu vermindern, ferner das Blut und die Lymphsysteme zu reinigen, hilft uns jedoch nicht, Gewebe und Körperflüssigkeiten, die erschöpft worden sind, wieder aufzubauen.

Wir meinen vielleicht, auf Rohkost sich stützende Ansätze hätten eine verjüngende Wirkung, weil sie, bedingt durch das Ableiten der Giftstoffe, dazu führen, dass wir uns wohler fühlen. Genau aus diesem Grund kann eine auf Rohkost basierende Ernährung bei Krankheiten wie Krebs, bei denen sich übermäßig viel Gewebe von toxischer Beschaffenheit bildet, hilfreich sein. Da die meisten Menschen heutzutage zu Übergewichtigkeit neigen, verhilft ihnen solch eine zu Gewichtsabnahme führende Ernährungsform unter Umständen zu mehr Energie, zu einem verbesserten Wohlbefinden, mag also durchaus notwendig sein. Wer jedoch nur geringes Körpergewicht oder ein stark ausgeprägtes Vata-Dosha hat, in einem kalten Klima lebt, wer mit winterlichen Temperaturen konfrontiert oder wer schon älter und schwach ist, kann durch solch eine Ernährung allerdings noch weiter geschwächt werden.

Im Sinn einer vorausgehenden Reinigungsdiät kann eine Ernährung, in der Rohkost an vorderster Stelle steht, nichtsdestoweniger für kurze Zeit nützlich sein, indem sie den Körper auf Verjüngung vorbereitet. Außerdem bleibt ein gewisser Rohkostanteil, ungefähr in einer Größenordnung von etwa 10 bis 20 Prozent, unerlässlich für unsere Gesunderhaltung und die Versorgung mit den notwendigen Mineralien, vor allem im späten Frühjahr und im Sommer, wenn solche Lebensmittel frisch geerntet werden. Keime stellen ebenfalls eine gute Rohkostergänzung dar. Als Bestandteil eines umfassenderen Speiseplans mit verjüngender Wirkung haben solche Rohkostelemente durchaus ihren Platz, dennoch spielen sie hier lediglich eine untergeordnete Rolle.

Abgesehen von dieser oder jener Form der Rohkostnahrung gibt es vegane Ansätze, die zusätzlich zu Fleisch- auch Milchprodukte meiden, aber gekochte Nahrung, vor allem Soja und ungeschälten Reis, auf dem Speisezettel haben. Für die Gesundheit und

Langlebigkeit können vegane Ernährungsformen von Nutzen sein, besonders für Menschen, die nicht den ethnischen Hintergrund haben, von Milchprodukten profitieren zu können, zumal wenn sie dem Kapha-Typus zuzurechnen sind. Wer dagegen, wie die meisten Vata- und Pitta-betonten Menschen, aus Milchprodukten seinen Nutzen ziehen kann, für den ist, aus der Perspektive des Ayurveda, eine vegane Ernährung keineswegs die beste Möglichkeit.

Ich habe festgestellt, dass man in vielen westlichen Zentren für Yoga und alternative Heilungsansätze auf Rohkost oder auf eine vegane Ernährung großen Wert legt. Das tut man in der Annahme, damit auf lange Sicht zur Aufrechterhaltung der Gesundheit, wenn nicht gar zur Verjüngung beizutragen. Unter Umständen werden dort Milchprodukte in jeglicher Form als ungesund aus dem Speiseplan verbannt. Ferner neigt man dazu, um Salz, Zucker, Gewürze, Weizen und andere Lebensmittel, die gemeinhin bei Lebensmittelallergien eine Rolle spielen, einen Bogen zu schlagen. Vielfach befürwortet man Sojaprodukte oder einen makrobiotischen Ansatz. Zu einer eingehenden Auseinandersetzung mit dem überlieferten yogischen und ayurvedischen Ernährungswissen kommt es nur selten.

Manche Yogis, vor allem in der Himalaya-Region, können allein von Prana leben und benötigen in puncto fester Nahrung kaum etwas. Das ist uns durchaus bekannt. Andere können von Prana nebst einer aus Wildpflanzen, Blättern, Kräutern, Wurzeln und Beeren bestehenden Nahrung leben. Und zwar deshalb, weil durch die yogische Disziplin, der sie sich unterziehen, insbesondere aufgrund von Pranayama, das Verdauungsfeuer bei ihnen sehr kraftvoll geworden ist. Allerdings sind solche Yogis eine außergewöhnliche Besonderheit und geben für uns sicher kein gutes Beispiel ab, dem wir nacheifern sollten – insbesondere diejenigen nicht, die eine schwache Verdauung, geringe Abwehrkräfte oder ein geringes Körpergewicht haben. Namentlich gilt das für Vata-betonte Menschen, vor allem wenn sie körperlich hart arbeiten müssen oder dem in der heutigen Arbeitswelt vorherrschenden Stress ausgesetzt sind.

Üblicherweise leben Yogis in Indien, zumal während des Winters, eher von Vollgetreide, Mungbohnen und anderen Dals (Bohnen), von Milch, Ghee und Milchprodukten. Das ist eine verlässlichere, eine erdende und nahrhafte Kost. Viele traditionelle Yoga-Zentren in Indien halten ihre eigene Kuh, oder mehrere, und haben einen eigenen Obst-, Kräuter- und Gemüsegarten, um eine hohe Lebensmittelqualität zu gewährleisten.

Leitlinien für eine verjüngend wirkende ayurvedische Kost

Nachfolgend finden Sie einige ayurvedische Ernährungsleitlinien zur Verjüngung. Vergegenwärtigen Sie sich aber bitte, dass diese Regeln einer Umsetzung auf der Grundlage der individuellen Voraussetzungen bedürfen. Eigentlich handelt es sich eher um Vorschläge als um fest vorgegebene Vorschriften. Man muss sie auf das Klima, die Jahreszeit und die geographischen Rahmenbedingungen abstimmen. Frisch hergestellte und frisch gekochte Lebensmittel sollten dabei im Vordergrund stehen.

Außerdem gehen diese Ernährungsratschläge von einer vorherigen Reinigung des Körpers aus. Mit ihrer Umsetzung beginnen wir daher am besten, nachdem wir zuvor bereits einen inneren Reinigungsprozess in Gang gesetzt und einen guten Agni, ein kräftiges Verdauungsfeuer, entwickelt haben. Aus diesem Grund gehören zu einer verjüngend wirkenden Ernährung normalerweise milde Gewürze, um Agni zu fördern. Wer übergewichtig und wessen Körper voller Giftstoffe ist, für den käme eine verjüngende Ernährung wahrscheinlich verfrüht: Er oder sie sollte zunächst einmal abnehmen. Rohkost, Fasten und ein höheres Maß an körperlicher Bewegung könnten dabei gute Dienste leisten.

Die „gewöhnliche" auf den individuellen Dosha-Typus abgestimmte ayurvedische Ernährung hat, so lässt sich generell sagen, auf längere Sicht einen – wenn auch milden – Verjüngungseffekt. Und als Nahrungsergänzung und zusätzlicher Energieträger kann der normale Speiseplan durch verjüngend wirkende Lebensmittel ergänzt werden. Die strikte Befolgung einer speziellen Verjüngungsdiät kann für kürzere Zeitspannen in Betracht gezogen werden, im Allgemeinen handelt es sich um einen bis drei Monate. Und bei einer längerfristig angelegten Verjüngungspraxis kommt es darauf an, welche Nahrung wir in der Hauptsache zu uns nehmen. Daher lässt uns der Speiseplan hier mehr Spielraum.

Der Umgang mit den sechs Geschmacksrichtungen

Dem Ayurveda zufolge gibt es im Wesentlichen sechs Geschmacksrichtungen – süß, salzig, sauer, scharf, bitter und zusammenziehend (adstringierend) – mit den jeweils dazugehörigen Eigenschaften und Wirkungen. Für eine ausgewogene Ernährung bedarf es aller sechs Geschmacksrichtungen in unserem Essen. Bezogen auf jedes einzelne Dosha haben allerdings drei Geschmacksrichtungen jeweils einen tendenziell mehrenden/verstärkenden, die drei anderen hingegen einen tendenziell mindernden/abschwächenden Effekt. Von den Geschmacksrichtungen, die eine reduzierende Wirkung auf unseren Dosha-Typus ausüben, sollten wir vergleichsweise mehr zu uns nehmen; und von denjenigen, die eine verstärkende Wirkung haben, weniger.

Geschmack	Elemente	Wirkung	Aktivität bezüglich der Doshas	Auswirkung auf die Verjüngung
süß	Erde und Wasser	kühlend	mindert Pitta und Vata, mehrt Kapha, fördert Verjüngung	in der richtigen Quantität und Qualität fördert es die Verjüngung, im Übermaß begünstigt es Erkrankung und Alterung
salzig	Wasser und Feuer	erhitzend	mindert Vata, mehrt Pitta und Kapha	nur eine zusätzliche Verjüngungsförderung, vor allem durch den Einsatz bestimmter Mineralsalze

Geschmack	Elemente	Wirkung	Aktivität bezüglich der Doshas	Auswirkung auf die Verjüngung
sauer	Erde und Feuer	erhitzend	mindert Vata, mehrt Pitta und Kapha	abgesehen von ein paar Ausnahmen – wie Amalaki – fördert es die Verjüngung nicht, hilft aber der Verdauung
scharf/ pikant	Feuer und Luft	erhitzend	mindert Kapha, mehrt Pitta und Vata	in sekundär unterstützender Weise verjüngungsfördernd, da Verdauungsanregung als solche nicht verjüngend wirkt
bitter	Luft und Äther	kühlend	mehrt Vata, mindert Pitta und Kapha	mit Ausnahme bestimmter Kräuter für den Geist – wie Brahmi – trägt es nicht zur Verjüngung bei
adstringierend	Erde und Luft	kühlend	mehrt Vata, mindert Pitta und Kapha	bis auf ein paar Ausnahmen – wie Haritaki – trägt es nicht zur Verjüngung bei

Süße, salzige und saure Geschmacksrichtungen, die das Kapha-Dosha mehren, haben ebenso wie Substanzen von vornehmlich kühler Beschaffenheit, eher in kräftigenden Verjüngungstherapien ihren Platz.[67] Bittere, adstringierende und scharfe Geschmacksrichtungen andererseits, die Kapha mindern, wirken tendenziell erschöpfend und entgiftend. Eine typische Verjüngungsdiät kombiniert darum Anti-Vata- und Anti-Pitta-Nahrungsmittel und verfolgt zugleich das Ziel, Kapha – in seiner höheren Essenz als Soma – zu mehren. Im Fall von Erschöpfungszuständen, die durch Pitta beziehungsweise durch Hitze hervorgerufen wurden, sollten die Kräuter und Nahrungsmittel ihrer Natur nach kalt sein. Für Vata dürfen auch ein paar wärmende Substanzen verwendet werden, zumal milde Kräuter, welche die verjüngend wirkenden Kräuter und Lebensmittel verdauen helfen.

Mit anderen Worten: *Eine auf Verjüngung ausgerichtete Ernährung ist weder frei von Zucker noch von allem Süßen. Vielmehr stützt sie sich auf natürliche Zuckerbestandteile von hoher Qualität.* Zu solchen natürlichen Formen von Zucker, die zur Verjüngung beitragen, zählen unter anderem Honig, Rohrzucker, Fruchtzucker, Milchzucker und spezielle Fruchtgelees wie Chyavanprash. Spezielle Formen von Zucker sind als zentraler Bestandteil einer Verjüngungsdiät unverzichtbar, weil Letztere das Ziel verfolgt, eine höhere Gewebequalität aufzubauen, und es hier eben nicht allein um Entgiftung geht, für die man weniger Zucker irgendwelcher Art braucht.

Natürliche Formen von Zucker zu verwenden bedeutet freilich nicht, dass man auf Süßes von geringer Qualität, auf Zuckerraffinade beispielsweise oder auf Maissirup mit hohem Fruktoseanteil zurückgreift. Ebenso wenig bedeutet es, dass man einem ohnehin bereits durch Giftstoffe blockierten Körper große Mengen Zucker zuführt. Im Übermaß verwendet hat jeglicher Zucker die Tendenz, die Kanäle zu blockieren, Ama (unverdaute Nahrungsrückstände mit toxischer Wirkung) entstehen zu lassen, Säure zu bilden und das Blut zu schädigen. Eine verjüngend wirkende Ernährung kommt nicht einer Blankovollmacht gleich, mit der wir unterschiedslos und ungezügelt dem süßen Geschmack frönen dürfen.

Zucker ist der elementare Soma, jene Freude spendende Substanz, die wir in Nahrungsmitteln zu finden trachten und nach der wir leicht süchtig werden. Allerdings haben wir, darin liegt das Problem, den Schritt von natürlichen, qualitativ hochwertigen Zuckerträgern zu schwereren Süßigkeiten und Ölen hin gemacht – jenen Zutaten, die heutzutage in rauen Mengen in Junk-Food enthalten sind. Für die Verjüngung *empfiehlt Ayurveda zwar den süßen Geschmack, freilich nur in feineren, sattvischen Lebensmitteln.*

Den Zucker, den wir zu uns nehmen, mit den passenden Gewürzen auszubalancieren ist ein wichtiges Hilfsmittel, um ihm eine verjüngende Wirkung zu verleihen. Am besten sind dafür süße und pikante Gewürze wie Ingwer und Kardamom geeignet. Solche Gewürze helfen, die dem süßen Geschmack eigene Schwere auszugleichen, sie machen ihn leichter und verbessern unser Assimilationsvermögen. Zugleich verleihen sie den süßen Dingen, mit denen man sie kombiniert, zusätzlich Geschmack.

Viele moderne Ansätze für eine gesunde Ernährung lehnen Zucker, oder jedenfalls Rohrzucker, wahrscheinlich deshalb als etwas Schlechtes ab, weil unsere Kultur derart in Zucker von minderer Qualität schwelgt. Unter Umständen akzeptiert man stattdessen Honig oder Ahornsirup. Tatsache ist jedoch, dass Zucker ein fester Bestandteil unseres Nährstoffbedarfs ist. Zucker kann jedoch entweder etwas extrem Schlechtes oder etwas sehr Gutes für uns sein. Hängt ganz davon ab, um welche Art von Zucker es sich handelt, wie er beschaffen ist und in welcher Menge wir ihn zu uns nehmen. Zucker von minderer Qualität lässt im Körper Ama und Toxine entstehen und leistet zahlreichen Erkrankungen Vorschub, zum Beispiel Diabetes, Arthritis Asthma, Herzerkrankungen und Fettleibigkeit. Qualitativ hochwertiger Zucker kann sich hingegen bestens als Energieversorger eignen, und er kann den Körper in die Lage versetzen, Flüssigkeiten und Gewebe von vorzüglicher Qualität zu erzeugen.

Was sauer schmeckt, wirkt normalerweise nicht verjüngend. Allerdings gibt es einige wichtige Ausnahmen. Zu ihnen gehören Amalaki (indische Stachelbeere) und Joghurt (zumal jener Joghurt, der ein wenig süß und nicht zu sauer schmeckt). Im Ayurveda gibt es spezielle Kräuterweine, die sich für die Rekonvaleszenz und, da leicht verdaulich, für die frühen Stadien einer Verjüngungstherapie eignen. Bei strikteren Verjüngungsmaßnahmen finden sie hingegen keine Verwendung. Einige saure Dinge können für die Verjüngung des Bluts hilfreich sein.

Was salzig schmeckt, wirkt im Allgemeinen ebenso wenig verjüngend, da es sich im Körper ansammeln und die Kanäle verstopfen kann. Nichtsdestoweniger ist ein gewisses Quantum Salz unverzichtbar, um eine angemessene Befeuchtung der Gewebe gewährleisten und die Ausscheidung über den Grimmdarm zu regulieren. Was dies anbelangt, kann maßvoll verwendetes Salz zur Verjüngung des Rasa-Dhatu (Plasma) und der Haut beitragen. Außerdem sind Mineralsalze äußerlich hilfreich für die Haut.

Einige das Kapha-Dosha verjüngende Lebensmittel können, wie Pippali (Langpfeffer) oder Knoblauch, einen würzig-pikanten oder scharfen Geschmack haben, obgleich pikant schmeckende Dinge als solche nicht verjüngend wirken. Manche außergewöhnlichen Verjüngungsmittel für den Geist können darüber hinaus einen bitteren oder adstringierenden Geschmack haben – weil zwischen dem Geist und den Elementen Luft und Äther, die in solchen Geschmacksnoten reichlich vorhanden sind, ein Zusammenhang besteht. Eine Verjüngung des Geistes kann durch einen *leicht* bitteren, adstringierenden und scharfen Geschmack unterstützt werden.

Gewürze

Da verjüngend wirkende Speisen schwer und nahrhaft sind, kommen ihnen als Verdauungshilfe geeignete Gewürze sehr zugute. Hochwertige Gewürze üben auf Körper, Geist, Prana und die Sinne eine stark revitalisierende Wirkung aus. Einer Reihe von Gewürzen wohnt, wenn schon nicht eine verjüngend wirkende Kraft, so zumindest das Potenzial inne, einen guten Gesundheitszustand aufrechtzuerhalten und dazu beizutragen, dass wir uns wohlfühlen. Gewürze sind fester Bestandteil einer Verjüngungskost wie auch jener Kräuterrezepturen, die der Verjüngung von Körper und Geist dienen.

Süße und mild pikante Gewürze wie Ingwer, Kurkuma (Gelbwurz) und Kardamom sind für eine verjüngend wirkende Ernährung besonders gut geeignet, da sie die Verdauung und den Kreislauf auf sanfte, aber wirkungsvolle Weise positiv beeinflusssen. Scharfe Gewürze wie Chili und Senf können zu stark sein, das Verdauungsfeuer überhitzen oder die Körperflüssigkeiten und -gewebe austrocknen. Für all diejenigen, die von klein auf an scharfe

Gewürze gewöhnt sind, trifft dies allerdings nicht so sehr zu. Im Rahmen bestimmter strikter Verjüngungsdiäten, zumal solcher zum Wiederaufbau der Körperflüssigkeiten, werden aber mit Rücksicht auf ihren austrocknenden Charakter unter Umständen eine Zeit lang nur wenige oder gar keine Gewürze zum Einsatz kommen. Ganz besonders gilt das für diejenigen Menschen, die unter einem stark überwiegenden Vata-Dosha, unter Schwächung und Ermüdung leiden.

Zu den für Langlebigkeit und Verjüngung besonders gut geeigneten Gewürzen zählen: Ingwer, Kurkuma, Zimt, Kardamom, Bockshornklee, Kreuzkümmel (Cumin), Minze, Safran, Lorbeer und Rosmarin. Aufgrund ihrer Schärfe und ihrer austrocknenden Wirkung nur mit Vorsicht zu verwenden sind unter anderem schwarzer Pfeffer, Senf, Meerrettich, Cayenne, rote und grüne Chilis.

Einige wenige Gewürze verfügen über besondere Verjüngungseigenschaften: Knoblauch ist ein wichtiges Verjüngungsmittel fürs Herz, Langpfeffer (Pippali) verjüngt die Lungen, Basilikum trägt zur Verjüngung des Geistes bei, und Stinkasant (Hing) verhilft zur Verjüngung des Grimmdarms. Knoblauch und Stinkasant werden, wenn es um die Verjüngung des Geistes geht, aufgrund ihres starken Geruchs oft gemieden. Ihr Nutzen für die Verjüngung bleibt daher eher auf den Körper beschränkt. Frischer Ingwer und frischer Gelbwurz lassen sich wunderbar zum Kochen oder als Nahrungsmittel verwenden und tragen zu einer verbesserten Gesamtgesundheit bei.

Die Zubereitung der Nahrung

Die am besten zur Verjüngung geeigneten Lebensmittel stammen aus naturgemäßem regionalem Anbau, sind frisch geerntet, biologisch erzeugt und zu Hause gekocht. Und wenn sie im eigenen Garten geerntet werden, ist es ideal. Essen, das von einem Ihnen nahestehenden Menschen mit Liebe zubereitet wurde, hat darüber hinaus nicht nur eine emotional verjüngende Qualität, sondern auch noch einen größeren physischen Wert. Nicht nur die technischen Aspekte der Nahrungsbeschaffenheit oder -chemie gilt es in Betracht zu ziehen, sondern ebenso das mit ihrem Heranwachsen und mit ihrer Zubereitung verbundene Gewahrsein, Prana und Gefühl.

Übermäßig lange gekochtes oder wieder aufgekochtes Essen sollte man meiden – und ganz generell alle tote Nahrung. Dazu zählen die meisten Konserven, industriell verarbeitete Nahrungsmittel und jede Art von „Junk"-Food. Nahrung, die chemische Zusätze enthält, sich zu lange in einer Konservendose befand oder zu lange eingefroren war, sollte gemieden werden; ebenso Nahrungsmittel, auf deren Packung zu viele unterschiedliche Inhaltsstoffe aufgeführt sind. Für den Anfang greift man am besten zu Vollgetreide, Obst und Gemüse. Gebratenes sollte man meiden, ebenso alles, was sehr fettig oder ölig ist. Nur naturbelassenes Speiseöl von hoher Qualität sollte Verwendung finden (Ghee, Kokosnussfett oder Olivenöl). In der Mikrowelle erhitztes Essen sollte man gleichfalls meiden. Haben Sie eine persönliche Beziehung zu der Nahrung, an ihrem Anbau, dem Zerschneiden oder Kochen teil, dann ist das am besten.

Dem richtigen Essenszeitpunkt kommt für eine angemessene Aufnahme der Nährstoffe sehr große Bedeutung zu. Die Hauptmahlzeit sollte man gegen Mittag zu sich nehmen, wenn das Verdauungsfeuer am stärksten ist. Nach Sonnenuntergang zu essen, zumal wenn es sich um schwere Mahlzeiten handelt, sollte man vermeiden, da solch ein Essen sich schlecht verdauen lässt und für das System leicht zu einer Belastung wird. Ebenso sollte man zum Frühstück schweres, süßes und schleimbildendes Essen vermeiden. Am besten beginnt man den Tag mit einem aus milden Gewürzen wie Ingwer, Zimt oder Basilikum zubereiteten Tee, um vom Schlaf zurückgebliebene Kapha- oder Ama-Rückstände zu entfernen. Ein oder zwei Stunden später kann man dann, wenn man arbeiten muss, schwereres Essen zu sich nehmen.

Eine leichtere und stärker entgiftende Nahrung passt besser in den Herbst und in den Winter. Eine verjüngend wirkende Ernährung eignet sich nach einer vorbereitenden Entgiftungsphase sehr gut für das ausgehende Frühjahr oder den Sommer.

Für eine Verjüngung gut geeignete Lebensmittel

Auf den nächsten Seiten gebe ich Ihnen einen Überblick über Lebensmittel, die mit einer langfristig wirkenden milden Verjüngungstherapie in Einklang stehen. *Beachten Sie, dass diese Empfehlungen Ihnen nur als allgemeine Anhaltspunkte dienen sollen und – in Entsprechung zu Ihrem persönlichen Konstitutionstypus, der Nahrungsmittel, die Sie zu essen gewohnt sind und die in Ihrer Region wachsen – der individuellen Abstimmung bedürfen. In erster Linie kommt es darauf an, wie Sie sich insgesamt ernähren und welche Nahrungsmittel Sie in der Hauptsache regelmäßig essen. Keineswegs brauchen Sie zu einem Ernährungsfanatiker zu werden. Andere zur Verjüngung beitragende Anwendungen und Übungen, zum Beispiel Kräuter, körperliche Bewegung, Pranayama und Meditation, sind gleichfalls von Belang.*

Obst

Das meiste Obst ist eine ausgezeichnete Verjüngungsnahrung, insbesondere frisch gepflückte Früchte und frisch zubereitete Fruchtsäfte. Beachten Sie: Die Empfehlung lautet nicht unbedingt, sämtliche Früchte in Form von Saft zu uns zu nehmen. Eine Art Prana, das bei Früchten mit einem stofflicher beschaffenen Fruchtfleisch, bei Äpfeln und Bananen beispielsweise, eher spürbar wird als bei solchen mit einem hohen Saftgehalt wie beispielsweise Orangen, geht verloren, wenn wir sie entsaften, anstatt sie zu essen. Tropische Früchte wirken vielleicht am stärksten verjüngend. Doch Obst allein ist sicherlich nicht nahrhaft genug und muss, damit es sich um eine komplette Verjüngungskost handelt, mit Vollgetreide, Saatfrüchten und Nüssen kombiniert werden.

Zu denjenigen Früchten, die zu Langlebigkeit und Verjüngung beitragen, zählen Datteln, Mangos, Papayas, Bananen, Trauben (Rosinen), Granatäpfel, Maulbeeren, Guaven, Birnen, Äpfel, Pfirsiche, Kirschen, Pflaumen, Trockenpflaumen und Beeren aller Art. Saures Obst ist von geringerem Wert, kann aber – in zweiter Linie – zur Verdauungsanregung beitragen. Namentlich für Limetten gilt das. Zu den besonders für eine Verjüngung geeigneten Früchten Indiens zählen die Amalaki- und die Bilva-Frucht (Bael-Frucht).

Gemüse

Vor allem süßes Gemüse, frisch geerntet, eignet sich sehr gut zur Verjüngung. In der Hauptsache sollte es schwereres Wurzelgemüse sein, zumal wenn man es zusammen mit Vollgetreide und den passenden Gewürzen und Ölen isst. Solches Gemüse muss in den meisten Fällen gekocht werden. Dennoch ist es aufgrund des spezifischen Nährstoffeffekts wichtig, ein wenig Rohkost und Sprossen, insbesondere Gurken, Sprossen und gemischtes Blattgemüse, mit auf dem Speisezettel stehen zu haben. Rohgemüsesäfte, vor allem der Jahreszeit gemäße, können durchaus mit einbezogen werden. Jedoch sollte es sich nicht um eine ausgeprägte Rohsaftdiät handeln. Denn diese hätte eine eher entgiftende Wirkung.

Zu den gut für eine Verjüngung sich eignenden Gemüsesorten gehören Spargel, Süßkartoffeln, Yamswurzel, Speisekürbis (insbesondere Winterkürbis), grüne Bohnen, grüne Erbsen, Karotten und Sellerie. Auf Gemüsesorten, die zur Familie der Kohlgewächse zählen (Brokkoli, Blumen- und Rosenkohl), sollte man nicht so stark zurückgreifen. Ebenso wenig auf leichtere Wurzelgemüse wie Rettich oder Radieschen, Steckrübe (Kohlrübe) und Pastinake. Pilze können nur bei guter Verdauung hilfreich sein.

Blattgemüse – Spinat, grüner Salat, Mangold, Rauke (Rucola), Grünkohl, Brauner Senf (Sareptasenf/Indischer Senf) – können zwar zur Verjüngung des Bluts beitragen, allerdings die anderen Gewebe erschöpfen, falls man zu viel davon zu sich nimmt. In kleinen Mengen sind sie für eine verjüngend wirkende Ernährung jedoch hilfreich. Kartoffeln, Tomaten, Paprika, Auberginen, ganz generell Pflanzen aus der Familie der Nachtschattengewächse, erfordern aufgrund der in ihnen enthaltenen Alkaloide, die bei manchen Menschen Erkrankungen wie Arthritis hervorrufen können, einen umsichtigen Umgang. Jedenfalls sollten sie gut gekocht und gewürzt werden. Gekochte Kartoffeln bieten unter den Nachtschattengewächsen die größte Sicherheit. Zwiebeln und Lauch können hilfreich sein, haben mitunter aber eine unverträgliche Wirkung auf das Nervensystem.

Vollgetreide

Im Rahmen einer längerfristig angelegten Verjüngungskost spielen unterschiedliche Vollgetreidesorten für die meisten Menschen eine zentrale Rolle. Nur einige wenige Yogis mit großer pranischer Kraft können ohne sie auskommen. Gekochtes Vollgetreide verdient generell Brot gegenüber den Vorzug. Aber Brot ohne Hefe, zum Beispiel indisches Chapatti und Nan (aus gesäuertem Teig hergestelltes Fladenbrot), ist besser als solches mit Hefe. Außerdem sollte man vorzugsweise frisch gebackenes Brot essen.

In der modernen Gesundheitskost besteht eine Tendenz, neben Auszugsmehl auch Weizen und Gluten abzulehnen. Dem Ayurveda zufolge sollte man Auszugsmehl, weil es so schwer und klebrig ist, im Allgemeinen zwar vermeiden. Nichtsdestoweniger ist Weizen ein ausgezeichnetes Getreide. Weizen unterstützt den Muskelaufbau, verleiht Stärke und ist ein für Menschen, die in einem nördlichen Klima leben oder viel körperliche Arbeit verrichten, gut geeignetes Nahrungsmittel – besser als Reis, der weniger Eiweiß enthält. Besonders günstig ist Weizen für einen Vata-betonten Typus.

Am besten zur Verjüngung geeignet sind süße und lindernd wirkende Getreide, vor allem Reis und Weizen. Reis, insbesondere Basmati, eignet sich bei allen langfristigen Gesundheitsproblemen. Naturreis kann man ebenfalls verwenden, allerdings lässt er sich nicht so gut mit Gemüse kombinieren. Hafer hat zugleich eine beruhigende Wirkung. Leichtes, austrocknendes Getreide wie Mais oder Gerste ist weniger hilfreich. Dessen ungeachtet können Mais, Hirse, Gerste, Buchweizen, Roggen und Amaranth für Kapha-betonte Menschen gut sein. Mit Rücksicht auf ihre austrocknenden Eigenschaften sollte man freilich Vorsicht walten lassen.

Bohnen

Im Kontext strikter Verjüngungspraktiken sollten, abgesehen von Mungbohnen, die meisten Bohnen mit Umsicht verwendet werden, da Bohnen die Tendenz haben, eine Störung des Vata-Doshas hervorzurufen. In der allgemeinen Ernährung, auch wenn sie auf milde Weise verjüngend wirken soll, schaffen Bohnen aber, neben dem Getreide, eine gesunde Grundlage. Soja eignet sich generell nicht gut als Verjüngungskost, im Vergleich zur ganzen Bohne als solcher schneidet Tofu allerdings viel besser ab.

Manche Bohnen aus Indien, die Urdbohne etwa oder die Pferdebohne (Kulattha), haben besonders gute nährende und verjüngende Eigenschaften. Andere Bohnen wie Linsen, Kidneybohnen, Limabohnen, Adzukibohnen, Schwarze Bohnen und Straucherbsen (Tur Dal) sollten, damit sie besser verträglich sind, gut gekocht sein und im Rahmen strikter Verjüngungspraktiken nicht zu viel verwendet werden.

Kicharee, das zu gleichen Teilen aus gelben Mung Dal (halben Mungbohnen) und Basmati Reis besteht, bildet die Grundlage der ayurvedischen Ernährung und trägt zur Wiederherstellung einer geschwächten Verdauungsfunktion bei. Man isst es mit Ghee, ein wenig Salz und einfachen milden Gewürzen wie Ingwer oder Kurkuma. Kicharee stellt auch eine gute Grundlage für ein Essen dar, das durch weiteres Gemüse, insbesondere durch die schwereren Wurzelgemüse wie Yamswurzeln, Süßkartoffeln, Kartoffeln und Topinambur ergänzt wird. Zahlreiche ayurvedische Kicharee-Rezepte können Bestandteil einer verjüngend wirkenden oder zur Genesung führenden Kost sein.

Nüsse und Saatfrüchte

Nüssen und Saatfrüchten wohnen eine starke Verjüngungsenergie und die Kraft, neues Leben entstehen zu lassen, inne. Für eine Verjüngung eignen sie sich ausgezeichnet, sollten allerdings nur in moderaten Mengen verwendet werden, da sie schwer sind beziehungsweise schwer verdaulich sein können. Weder sollten sie alt, ranzig, zu stark geröstet oder übermäßig gesalzen sein.

Sesamsaat, Mandeln, Kokos-, Cashew-, Pekan-, Walnüsse, Pinienkerne, Para-, Macademia-, Haselnüsse und Pistazien sind besonders vorteilhaft. Mandeln lässt man am besten, bereits gehäutet, über Nacht in Wasser einweichen. Dann sind sie sehr hilfreich. Cashewkerne kann man im Rohzustand oder beim Kochen verwenden. Sonnenblumenkerne sind leicht und haben stärker reduzierende Eigenschaften. Erdnüsse (bei denen es sich nicht wirklich um Nüsse, sondern um Hülsenfrüchte handelt) können für manche Menschen schlecht verträglich sein.

Speiseöle

Für die tieferen Gewebe, vor allem für die Nerven, sind Öle wichtige nährende und verjüngende Wirkstoffe. Tatsächlich ist eine Verjüngungstherapie im Wesentlichen eine „Ölsättigungs-“ oder *Snehana*-Therapie und erfordert innerlich wie äußerlich in erhöhtem Maß die Anwendung von Ölen. Sämtliche Öle sollten möglichst frisch und von guter naturbelassener Qualität sein.

Ghee, geklärte Butter, ist wahrscheinlich das beste aller verjüngend wirkenden Öle, vor allem für das Nervensystem wie auch für das Vata- und das Pitta-Dosha. Kokosöl kann ebenfalls sehr hilfreich sein, vor allem für die Haut und das Plasma. Olivenöl ist wohl das beste Pflanzenöl. Distel- und Sonnenblumenöl sind schwächer, können aber für Pitta gut sein. Trocknend und reduzierend wirkende Öle wie Senf-, Mais-, Raps- und Sojaöl sind von begrenztem Wert und für eine strikte Verjüngungstherapie ungeeignet. Besser eignen sie sich zur Entgiftung und für solche Ansätze, bei denen es um Gewichtsabnahme geht. Margarine sollte man ebenso vermeiden wie alle tierischen Fette, denn durch beides können die Kanäle leicht verstopfen.

Milchprodukte

Milchprodukte eignen sich ausgezeichnet zur Verjüngung und bilden die Grundlage für zahlreiche traditionelle Yoga- und Ayurveda-Diäten mit verjüngender Wirkung. Alle Milchprodukte sollten allerdings am besten roh (weder pasteurisiert noch homogenisiert) sein, aus organischer Herstellung und von Tieren stammen, mit denen man gut umgegangen ist, was in diesen Zeiten einer industrialisierten Landwirtschaft einer Extraanstrengung bedarf.

Im Rahmen einer strikt durchgeführten traditionellen ayurvedischen Rasayana-Therapie findet frische, von einer gut behandelten Kuh gewonnene Milch gewöhnlich als Erstes Verwendung. Die Milch, besser noch die Sahne, ist der Soma der Kuh. Kuhmilch ist besonders leicht verdaulich und beeinträchtigt nicht die Wirkung der verjüngenden Kräuter. Das Milchtrinken gleicht einer Infusion von reinem Plasma oder Nährflüssigkeit. Milch sollte allerdings mit milden Gewürzen wie Ingwer, Zimt und Kardamom warm, nicht kalt getrunken werden. Verjüngend wirkende ayurvedische Kräuter lassen sich auch mit Milch zusammen anwenden, indem man die zu Pulver vermahlenen Kräuter mitsamt der Milch erhitzt, natürlichen Zucker mit hinzufügt und das Getränk warm genießt. Milchzucker kann ebenfalls sehr nährend sein und bildet die Grundlage vieler traditioneller indischer und europäischer Süßigkeiten. Ziegenmilch, für die Verjüngung von geringerer Qualität, ist hauptsächlich für Kapha-betonte Menschen geeignet.

Ghee eignet sich ebenfalls sehr gut und kann zusammen mit Butter verwendet werden. Auch Butter leistet gute Dienste. Molke ist eine vorzügliche Eiweißquelle unter den Milchprodukten und zur Verjüngung gut geeignet, ganz besonders zur Kräftigung des Verdauungssystems. Frischer Joghurt von guter Qualität ist ebenfalls nützlich, sollte allerdings besser ein bisschen süß, nicht zu sauer sein. *Takra,* indische Buttermilch, hilft sehr bei schwachem Magen und schlechter Verdauung.

Für eine strikte Verjüngungsdiät sind zahlreiche Käsesorten möglicherweise zu schwer und zu salzig. Leichter Käse wie Panir, Frischkäse oder Hüttenkäse kann sich hingegen gut eignen. Crème Fraîche ist möglicherweise zu sauer.

Drei Monate in einer angenehmen Umgebung zu verbringen, während man sich hauptsächlich von frischer Kuhmilch ernährt, ist eine einfache Verjüngungsmethode. Am besten hat man zu diesem Zweck eine eigene Kuh, um die man sich in angemessener Weise kümmert. Man sollte Pranayama, Meditation und Mantra-Rezitation praktizieren, sich außerdem in der Beherrschung der Sinne und der Sexualenergie üben.

Süssungsmittel/Zubereitungen

Zu den empfehlenswerten natürlichen Zuckersorten zählen Rohrzucker, Zuckerrohr-Saft, Melasse, Ahornsirup, Fruchtzucker und Fruchtgelees. Naturbelassener reiner Honig ist ein kraftvolles Rasayana, insbesondere wenn er von Wildbienen stammt. Ayurvedischer Gur (Palmzucker), hergestellt aus naturbelassenem Zuckerrohr, zählt zu den besten natürlichen Zuckersorten und wird in Zusammenhang mit zahlreichen Kräutern und bei vielen Getränken verwendet.

Bei vielen ayurvedischen „Rasayana-Zubereitungen" ergeben Früchte, natürliche Zuckersorten, Milchzucker, Saatfrüchte, Nüsse, Gewürze, Vollgetreide und Öle wie zum Beispiel Ghee eine harmonische Kombination. So auch beim „Prasad", jenen Süßigkeiten, die nach Abschluss der Segnungsrituale in Hindu-Tempeln verteilt werden. Bei ihnen handelt es sich, könnte man sagen, um eine „Soma-Süßigkeit" höherer Qualität. Dieser Kategorie könnte man auch einige der höherwertigen Vollkorn-Eiweiß-Riegel zurechnen, die von westlichen Naturkostherstellern angeboten werden.

Salz

Zu viel Salz, vor allem in Verbindung mit Gebratenem, verstopft die Arterien und ebnet dem Alterungsprozess des Herzens, des Kreislaufs und des Nervensystems den Weg. Andererseits hilft naturbelassenes Salz von hoher Qualität, in Maßen verwendet, das Plasma zu erhalten und die Verdauung zu stärken. Indisches Steinsalz schneidet am besten ab. Eine kleine Menge Schwarzsalz (Kala Namak) ist gut. Meersalz in Maßen, ein klein wenig Algen oder Seetang können hilfreich sein. Übermäßig viel Salz im Essen ist schädlich und verringert die Langlebigkeit. Etwas Salz bleibt jedoch unverzichtbar, um dafür zu sorgen, dass sich kein Vata-Dosha ansammelt. Denn mit Hilfe von Salz kann man Vata sehr gut vermindern.[68]

Vitamine und Mineralien

Auch Vitamine und Mineralien kann man als Somas beziehungsweise als eine Art feinstoffliche Essenz ansehen. Vitamine können als kraftvolle Verjüngungswirkstoffe fungieren, insbesondere die Vitamine des B- und des E-Komplexes. Am besten sollte man sie allerdings aus der Nahrung beziehen. Wer einfach eine Menge Vitaminpillen schluckt, darf nicht erwarten, die gleichen Resultate zu erzielen. Aber um eine möglicherweise aus der persönlichen Ernährung sich ergebende Unterversorgung mit Vitaminen zu kompensieren, darf man durchaus auf ein gutes Vitaminpräparat zurückgreifen.

Mineralien bezieht man ebenfalls am besten aus der Nahrung. Vor allem Blattgemüse, das im Rohzustand oder nur leicht gekocht verzehrt, bietet sich da an: grüner Salat beispielsweise, Brauner Senf, Bockshornklee-Blätter, Rauke, Spinat und Grünkohl. [69] Oder man greift zu Algen und Seetang. Die zusätzliche Einnahme eines Mineralienpräparat kann einen gewissen Wert haben, falls ein spezieller Mangel vorliegt oder frische Lebensmittel von guter Qualität schwer erhältlich sind.

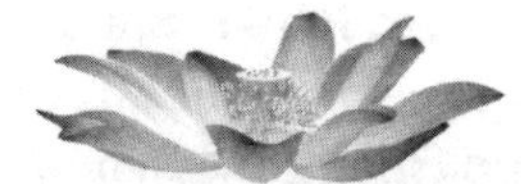

Unsere Soma-Getränke: Wasser und Getränke mit verjüngender Wirkung

Im Wasser, so hat Soma mir mitgeteilt, sind sämtliche Heilmittel wie auch der unser aller Wohlbefinden bewirkende Agni enthalten. Für jeden von uns ist Wasser ein Heilmittel.

Rigveda I, 23, 20

Agni steht in Verbindung zur Verdauung fester Nahrung und zum Erdelement. In gleicher Weise bezieht sich Soma auf das Wasserelement und die Getränke, die wir zu uns nehmen. Getränke nähren generell Prana und Geist, die beide ihrer Natur nach leicht sind, so wie feste Nahrung den Körper, welcher schwer ist, nährt. Soma als Nektar der Unsterblichkeit war stets eine trinkbare Flüssigkeit, ein Trank. Aber Soma ist nicht bloß Wasser, sondern zugleich alles, was eine Flüssigkeit spendende, befeuchtende, weich machende und nährende Wirkung hat. Soma ist in den *Vedas* eine Essenz, ein Extrakt, ein Ferment, ein Saft, ein Nektar – eine aus Pflanzenfasern ausgepresste Flüssigkeit. Soma ist ein Elixier, das Körper und Geist zuinnerst vitalisiert. Wahrer Soma ist eine zutiefst erfrischende Flüssigkeit, die den Geist und das Herz kühlt und erquickt und uns hilft, jegliches Fieber, jegliche Misshelligkeit, alle Anspannung und Aufregung abzulegen.

Unsere bevorzugten Getränke sind, so könnte man sagen, unsere persönlichen Somas, ob es sich nun um Kräutertee, Kaffee, schwarzen Tee, Fruchtsaft oder Wein handelt. Die Getränke, die wir zu uns nehmen, nähren unseren Soma, unseren Geschmackssinn, wohin gehend wir auch immer diesen Soma ausgerichtet haben mögen. Das Wasser beziehungsweise die Flüssigkeit, die wir zu uns nehmen, dient dazu, den Körper und seine Gewebe, insbesondere das Gehirn, zu befeuchten, und es verhilft uns zu allgemeinem Wohlbefinden. Unsere Getränke beeinflussen das Gehirn und den Geist, wirken erfrischend, nährend, anregend oder beruhigend. Betrachten Sie die eigenen Gewohnheiten, und schauen Sie, welches Ihre Lieblingsgetränke sind, Ihre Somas, und was diese über Sie und Ihre Interessen im Leben aussagen.

Getränke, die allzu anregend, zu süß oder zu sehr gewohnheitsbildend sind, können unseren inneren Soma erschöpfen. Vor allem Softdrinks sind eine Art falscher Flüssig-Soma, beispielsweise in Form des Coca-Cola-Kults, der unseren Stoffwechsel an starke, ihrer Natur nach Sucht bildende Süßungsmittel fesselt. Solche Stimulanz-Somas stehen unserer inneren Süße im Weg, schwächen die natürliche Widerstandskraft des Nervensystems und bringen uns mit einer unruhigen, schnell fluktuierenden Energie, durch die unsere eigentliche Lebenskraft sich erschöpft, in Schwung. Für unsere Gesundheit und unser Wohlbefinden zählen Softdrinks mit zu den schlimmsten Dingen. Erst recht, wenn wir sie während des Essens und mit Eis trinken, das unser inneres Verdauungsfeuer unterdrückt.

Die anregenden Getränke unseres Alltags wie Kaffee sind ebenso eine Art Soma-Trank für uns, allerdings können auch sie uns erschöpfen. Kaffee hat anregende und Sucht bildende Eigenschaften und sollte mit einer gewissen Umsicht verwendet werden, insbesondere die handelsüblichen Instantkaffeesorten. Frisch aufgebrühter Kaffee ist zu bevorzugen. Während man sich einem strikt auf Verjüngung ausgerichteten Ansatz widmet, sollte man Kaffee jedoch meiden. Tee ist im Allgemeinen besser als Kaffee. Trinkt man ihn aber zu stark oder im Übermaß, enthält er sehr viele Tannine, die den Körper gleichfalls erschöpfen können. Grüner Tee ist milder als schwarzer Tee. Wenn man schwarzen Tee mit Milch oder mit Gewürzen wie Zimt oder Ingwer trinkt, kann das in Ordnung sein. Trotzdem gilt auch hier: Für einen strikten Verjüngungsansatz eignet er sich nicht. Bei Trinkschokolade verhält es sich ähnlich wie beim Kaffee, allerdings hat sie mildere Eigenschaften, und mit Milch zubereitet, bekommt sie uns besser. Sie kann eine Art Soma fürs Herz sein. In Verbindung mit größeren Mengen Zucker wirkt sie jedoch eher Sucht bildend. Wir sollten nicht zulassen, dass derartige Getränke zu einem Ersatz für unseren inneren Soma werden. Vergegenwärtigen wir uns, dass die Art von Getränken, die wir zu uns nehmen, die Art von Soma nähren, die wir im Leben entwickeln. Getränke von guter Qualität sind unerlässlich für unser physisches und psychisches Wohlbefinden.

Soma und Alkohol

In den vedischen Texten wird gewöhnlich die Unterscheidung zwischen dem – unser inneres Wahrnehmungsvermögen erhöhenden – Soma und *Sura,* dem die Sinne abstumpfenden Alkohol, vorgenommen. Somas sind Heilkräuter, die ein erhöhtes Gewahrsein, größere Klarheit und ein zutreffendes Urteil fördern. Suras sind Abhängigkeit verursachende Rauschmittel. Das betrifft keineswegs nur alkoholische Getränke, sondern auch Drogen, unter deren Einfluss unser Gewahrsein und unser Urteilsvermögen im Allgemeinen beeinträchtigt oder blockiert wird.

Alkohol, insbesondere Wein, ist Bestandteil zahlreicher poetischer Metaphern in aller Welt. Die Dichter der Mystik, zum Beispiel chinesische Dichter, Sufis und Sanskrit-Dichter, haben spirituelle Ekstase vielfach mit einem Zustand der Trunkenheit verglichen. Häufig wird diese Trunkenheit bei Nacht im Mondschein erlebt. Eigentlich geht es bei solch einer Metapher um den inneren Soma, wobei der Alkohol lediglich als Symbol fungiert. Andererseits kommt Alkohol auch im Kontext negativ besetzter Metaphern vor, in jener von der Betrunkenheit aufgrund von Unwissenheit und mangelnder Bewusstheit beispielsweise. Von Maya, den Trugbildern der Erscheinungswelt, heißt es, sie mache uns betrunken.

Alkoholische Getränke, namentlich Wein in geringen Mengen, können einen kleinen gesundheitlichen Vorzug mit sich bringen, etwa die Verdauung und den Kreislauf verbessern oder die Menstruation erleichtern. Doch das ist eine andere Geschichte. Die ayurvedische Heilkunde verfügt über ein ganzes Spektrum medizinisch wirksamer Kräuterweine. Dazu zählt zum Beispiel *Ashwagandharishta,* der Ashwagandha-Kräuterwein mit seiner aufbauenden Wirkung, insbesondere bei Patienten mit schwacher Verdauung. Hierbei handelt es sich allerdings eher um Medizin als um ein Getränk.

Im tantrischen Yoga fungieren Alkohol und Rauschmittel als Elemente des linkshändigen Weges (Vamachara), der auch heilige Sexualpraktiken beinhaltet. Rauschmittel wie Alkohol oder Cannabis finden in begrenzter Menge als Bestandteil eines sakralen Rituals Verwendung, um höhere mystische Zustände hervorzurufen. Hingegen verzichtet man auf dem rechtshändigen Weg (Dakshinachara) weitgehend auf solche Methoden, und mit dem traditionellen Raja-Yoga, seinen Yamas und Niyamas, den strengen Regeln eines ethischen Verhaltens, sind derartige Dinge unvereinbar.

Einige Getränke

Zum Abschluss des Kapitels führe ich einige Getränke auf, die im traditionellen Ayurveda eine wichtige Rolle spielen.

Wasser

Für eine Verjüngung ist es an erster Stelle wichtig, dass man über Wasser von guter Qualität verfügt – über ein Wasser, das nicht nur unseren äußeren, sondern auch unseren inneren Durst zu stillen vermag. Manch ein natürliches, oder heiliges, Wasser ist dafür ausgezeichnet geeignet: etwa Wasser aus Gebirgsflüssen, -quellen und -seen. Jedes gute natürliche Wasser eignet sich letztlich für diesen Zweck.

Im Interesse unseres langfristigen Wohlbefindens sollten wir außerdem sicherstellen, Wasser zu trinken, das von Prana erfüllt ist.

Zu diesem Zweck können wir das Wasser mit Sauerstoff anreichern (es dem Sonnenlicht aussetzen und es in der Luft ein wenig hin und her gießen). Am besten bewahrt man das Wasser über Nacht mit etwas Minze oder Basilikum (Tulsi) in einem Kupfergefäß auf und singt oder rezitiert einige heilsam wirkende Mantras. Die Kräuter übermitteln dem Wasser zusätzliches Prana, und durch die Mantra-Rezitation erfährt es einen Zustrom höheren Bewusstseins. Sprudelwasser und andere kohlensäurehaltige Getränke mögen wir nicht zuletzt wegen der darin enthaltenen Luft- beziehungsweise Gasbläschen. Dabei handelt es sich allerdings nicht um wirkliches Prana.

Wasser aus dem Ganges

Das in Indien für solche Zwecke am meisten verwendete Gebirgswasser ist dasjenige aus jenem Teil des Ganges, der sich oberhalb von Rishikesh durch den Himalaya zieht. Doch viele andere im Himalaya entspringende Flüsse können ebenfalls verwendet werden. Das Wasser des Ganges trägt die verjüngenden Energien der Himalaya-Gebirgszüge mit ihren Gletschern, dem aus geschmolzenem Schnee und den im Hochgebirge niedergegangenen Niederschlägen in sich. Zugleich ist das Wasser des Ganges heilig. Es trägt die meditative Energie und die Mantras der unzähligen Yogis und Weisen in sich, die über die Jahrtausende an seinem Lauf gelebt haben. Der Ganges wird nicht einfach nur als ein Fluss, sondern als eine Göttin und als eine Form von Shakti angesehen. Sein Wasser trägt die Gnade, die Segnungen und die Kraft der göttlichen Mutter in sich.

Zum Zweck der Reinigung kann man sein Meditationskissen mit ein wenig Ganges-Wasser besprühen, oder man kann im Meditations- oder Seminarraum etwas von diesem Wasser versprenkeln. Man kann Ganges-Wasser einfach in seinem natürlichen Zustand als Rasayana trinken oder bestimmte Kräuter wie etwa Tulsi (Heiliges Basilikum) hineinlegen. Oder man kann dem Kräutertee, den man zubereitet, beziehungsweise einem Fruchtsaft ein paar Tropfen Ganges-Wasser hinzugeben. In Indien wie auch im Westen ist Ganges-Wasser mittlerweile im Handel erhältlich.

Amalaki-Saft

Der frische Saft von Amla, der Amalaki-Frucht, ist ein ausgezeichnetes Verjüngungsmittel. In Indien ist eine trinkfertige Saftzubereitung erhältlich und wird inzwischen auch in den Westen exportiert. Was wir zusammen mit dem Amla-Saft trinken, wird selbst mehr oder weniger zu einem Rasayana. Am besten mischt man ein paar Teelöffel Amla-Saft mit etwas Granatapfelsaft oder, falls dieser nicht erhältlich ist, mit Apfelsaft. Ansonsten kann man ihn auch mit Wasser mischen.

Kokosnuss-Saft

Kokosnuss-Saft hat derart vitalisierende Eigenschaften, dass er im Zweiten Weltkrieg in Zusammenhang mit Bluttransfusionen verwendet wurde, als den Blutbanken für die verwundeten Soldaten das Blut ausging. Kokosnuss-Saft versorgt sämtliche Gewebe mit Wasser. Dabei erstreckt sich sein Einfluss bis hin zum Nervengewebe und dem Gehirn, wo er nicht nur die Zufuhr von natürlichem Zucker, sondern auch von Öl bewirkt. Man kann Kokosnuss-Saft trinkfertig kaufen, unter anderem in verschiedenen Mischungen mit anderen Säften. Generell ist die Kokosnuss eine wichtige Soma-Pflanze, sie verweist auf den Geist und das Kronen-Chakra.

Zuckerrohr-Saft

Frischer Zuckerrohr-Saft ist im Ayurveda ein Rasayana, eine verjüngend wirkende Medizin. Er baut das Plasma und die Körperflüssigkeiten auf, dient außerdem als Gegenmittel gegen Fieber, Durst, Trockenheit und Ermüdung. In Nordamerika und Europa nicht leicht erhältlich, ist er in den Tropen weit verbreitet und lässt sich gut mit Fruchtsäften oder anderen Getränken mischen.

Aloe-Saft

Aloe-Saft kann, insbesondere für Frauen oder für einen Pitta-Typus, ein nützliches Verjüngungsgetränk sein. und er lässt sich ohne weiteres mit anderen Fruchtsäften mischen. Am besten nimmt man ihn in kleinen Mengen vor den Mahlzeiten zu sich oder trinkt ihn in verdünnter Form mit anderen Fruchtsäften. Da er eine abführende Wirkung haben kann, sollte man ein wenig vorsichtig sein.

Fruchtsäfte

Süße Fruchtsäfte sind ganz allgemein natürliche Soma-Getränke. Im Unterschied dazu erweisen sich saure Säfte als weniger vorteilhaft. Besondere Beachtung verdienen die Säfte aus: Granatapfel, Maulbeere, Guave, Mango, Blaubeere, Traube und der Acai-Frucht. Granatapfelsaft ist besonders gut für Frauen. Trinkt man über den Tag verteilt naturbelassene Fruchtsäfte, so hilft dies, unseren Soma in Fluss zu halten. Allerdings sollte man es vermeiden, Fruchtsäfte zum Essen zu trinken, da sie den Verdauungsprozess beeinträchtigen können, oder man sollte sie zumindest mit Wasser verdünnen.

Kräutertee

In vielen Fällen ergeben Kräutertees ein natürliches Soma-Getränk. Besonders gilt das für nervenstärkende Tees, die ein Soma-Trank für das Gehirn und den Geist sind. Darauf werden wir in dem Abschnitt, der sich mit den Kräutern für den Geist befasst, noch eingehender zu sprechen kommen. Typisch dafür sind Heiliges Basilikum (Tulsi), Brahmi, Süßholz, Hibiskus, Rose, Zitronengras, ferner zahlreiche Minz- und Salbeigewächse. Milde, süß-pikante Gewürze wie Ingwer, Zimt, Kardamom, Fenchel, Muskatnuss und Gewürznelke können ebenfalls hilfreich sein. Grüner Tee ist gut und in zahlreichen Sorten erhältlich. Schwarzer Tee kann verwendet werden, wenn man lediglich einen leichten Aufguss zubereitet und ihn mit Gewürzen mischt wie im Fall des indischen Chai oder des Masala-Tees.

Milch als Getränk

Über Milch als Nahrungsmittel haben wir bereits gesprochen. Doch sie ist zugleich ein wichtiger Verjüngungstrank, sei es, dass man sie für sich genommen trinkt oder bestimmte Kräuter und Gewürze in ihr aufkocht. Milch dient als wichtiger Träger für andere Nahrungsmittel und Kräuter, deren Eigenschaften sie verstärken kann. Sie kann als Vehikel für verjüngend wirkende Kräuter und Gewürze dienen, zumal in Verbindung mit ein wenig natürlichem Zucker, Honig oder Ghee. Als Getränk sollte man Milch jedoch vorzugsweise warm trinken und sie nicht während der Mahlzeiten zu sich nehmen, da sie sich mit einer Reihe von Lebensmitteln nicht gut verträgt.

Safranmilch, in der man ein klein wenig Safran aufgekocht hat, ist sehr gut für die Verjüngung des Blutes und für das weibliche Fortpflanzungssystem. Milch mit Kurkuma-Pulver ist eine gute Kombination für die Leber. Milch mit Ingwer-Pulver ist gut für die Lungen und den Magen. Milch mit Muskatnuss hilft, den Geist zu beruhigen und fördert einen tiefen Schlaf.

Verjüngend wirkende Kräuter und Soma-Pflanzen

Voller Kraft, voller Soma, voller Ojas-mehrender Energie habe ich sie vorgefunden: all die Kräuter für unser Wohlergehen.

Rigveda X, 97, 7

Kräuter sind unsere natürliche Medizin, ein Geschenk von Mutter Erde. Mit ihrer wunderbaren Lebensenergie, dem Prana, das den Boden unter unseren Füßen ebenso wie die uns umgebenden Elemente Luft und Wasser durchdringt, bringen die Kräuter uns dieses Geschenk der Heilung.

Wir können Heilkräuter zur Unterstützung all unsere biologischen Prozesse finden: Diaphoretika, die uns zum Schwitzen bringen; Diuretika, die uns das Harnlassen erleichtern; Kräuter, die unsere Verdauung und den Blutkreislauf anregen; sogenannte Alteranzien, die unser Blut reinigen; ferner Nerven kräftigende Sedativa. Darüber hinaus Kräuter zur Verbesserung unserer Widerstandskraft, unserer Langlebigkeit, unseres Wohlbefindens wie auch zur Förderung einer höheren Bewusstheit. Obendrein gibt es noch eine besondere Gruppe von verjüngend wirkenden Substanzen.

Die verjüngend wirkenden Kräuter werden im Sanskrit *Rasayanas* genannt. „Rasayana" bedeutet: Was in den Rasa, in das Plasma beziehungsweise die Essenz unserer Gewebe, hineinzugelangen (ayana) und uns von innen her zu revitalisieren vermag.

Eine ganze Reihe von verjüngend wirkenden Kräutern bilden eine besondere Kategorie von „nährend wirkenden Stärkungsmitteln" (auf Sanskrit *brimhana,* „das Gewicht erhöhend"). Solch ein Tonikum vermag auf einer tieferen Ebene zu nähren, als Lebensmittel dies können. Denn es bewirkt nicht nur einen Aufbau der Gewebe, sondern stärkt zugleich Ojas, unsere fundamentale Lebenskraft. Andere Verjüngungskräuter enthalten kraftvolle funktionssteigernde Wirkstoffe, die unsere natürliche Aktivität auf unterschiedlichen Ebenen verbessern – vor allem indem sie das Gewahrsein, die Wahrnehmung, die Abwehrkräfte und die Geschmeidigkeit erhöhen und darüber hinaus Tejas und Pranas weiter entfalten. Auf die verschiedenen Körpergewebe können sie ebenso Auswirkungen haben wie auf den Geist.

Für eine physische Langlebigkeit sind solche Verjüngungskräuter der entscheidende Faktor, und sie tragen dazu bei, den Geist jung zu erhalten. Sie sind die wohl wichtigste Kräutermedizin überhaupt. Wir alle sollten sie kennen und sollten lernen, sie uns zunutze zu machen.

Soma ist eine vedische Bezeichnung für verjüngend wirkende Pflanzen und ganz allgemein für Pflanzenzubereitungen – ein Punkt, auf den wir an verschiedenen Stellen des Buches noch eingehender zu sprechen kommen werden. Darum können wir von vielen unterschiedlich gearteten „Pflanzen-Somas" und „pflanzlichen Soma-Zubereitungen" sprechen. *Soma-Effekte, oder Verjüngungseffekte, stellen einen wichtigen Typus pflanzlicher Eigenschaften dar.*

Mit anderen Worten: Soma-Pflanzen stehen uns stets zur Verfügung, wenngleich einige Pflanzen mehr Soma aufweisen als andere. Mit Soma-Qualitäten im Überfluss gesegnete Pflanzen sind zwar selten, die eine oder andere lässt sich dennoch in jeder geographischen Region finden. Mit einigen wichtigen ayurvedischen Verjüngungs- oder Soma-Pflanzen werde ich Sie nun in diesem Kapitel bekannt machen.

Verjüngende Eigenschaften und die Pflanzenteile

In bestimmten Pflanzenteilen sind verjüngend wirkende Eigenschaften stärker präsent als in anderen. Blüten, Früchte, Samen (Saatfrüchte), Nüsse und Wurzeln – jeder dieser Teile kann verjüngend wirkende Eigenschaften aufweisen. Nur in wenigen Fällen verfügen allerdings Blätter über Verjüngungseigenschaften, vor allem aufgrund der ätherischen Öle, die sie gegebenenfalls enthalten. Von Bedeutung ist in dieser Hinsicht Tulsi, Heiliges Basilikum, sowie weitere Angehörige der Minz- und Petersilienfamilie.

Wurzeln wirken eher auf den physischen Körper und verbinden uns mit der Erdenergie, stärken das Wurzel-Chakra, welches das Erdelement und die Muskeln insgesamt regiert. Zu den verjüngend wirkenden Wurzeln zählen Ashwagandha, Shatavari, Bala und Ginseng. Auch diverse Zwiebeln und Wurzelstöcke (Rhizome) mit Feuchtigkeit spendenden und nährenden Eigenschaften sind mit hinzuzurechnen, darunter Mitglieder der Lilien- und Orchideenfamilie.

Saatfrüchte und Nüsse wirken eher auf das Nerven- und auf das Fortpflanzungssystem, und sie liefern uns nährende Öle von hoher Qualität. Besonders verbreitet sind in diesem Zusammenhang Sesamkörner und Mandeln. Sie tragen dazu bei, das hinter dem Alterungsprozess stehende Vata-Dosha zu dämpfen. Früchte wirken eher auf das Gehirn und den Geist, allerdings auf eine sanfte Art und Weise, vor allem über das Plasma und die Körperflüssigkeiten. Amalaki ist das beste Beispiel für solche verjüngend wirkende Früchte (zu denen man übrigens auch verschiedene Soma-Getränke zählen sollte).

Blüten wirken eher auf den Geist und auf die Emotionen, wenngleich auf eine subtilere Art und Weise, als es die Früchte tun. Manche Blüten beziehungsweise Blütenteile ergeben gute Kräutertees und -elixiere: etwa bei Safran, Rose, Hibiskus und Himalaya-Rhododendron. In vielen Fällen lassen sich aus den Blüten wohlriechende, zur Verwendung in der Aromatherapie oder für Räucherwerk geeignete Öle gewinnen: zum Beispiel aus Rose, Jasmin, Safran, Iris, Lilie, Gardenie, Geißblatt und Champaka. Die

Blüten sind sichtbarer Ausdruck einer astralen Essenz, sie bringen das schöpferische Astrallicht in unsere Welt hinein, wirken sich auf die Beschaffenheit unserer Gefühle und auf unsere feinsinnigere Empfindsamkeit aus.

Baumharze können zur Verjüngung beitragen oder in einem damit zusammenhängenden Reinigungsprozess von Nutzen sein, da sie eine Heilung der Knochen, Muskeln und des Bluts begünstigen. Guggul (indische Myrrhe), Myrrhe, Weihrauch, Benzoeharz und Shallaki (indischer Weihrauch) sind gute Beispiele dafür. Einigen milchigen Baumsäften wie denjenigen der tropischen Feigenbäume wohnen ebenfalls Soma-Kräfte inne.

Pflanzen, die starke Säfte enthalten, sind vielfach gut zur Verjüngung geeignet. Solche Säfte findet man vor allem in Früchten. Andere Pflanzenteile können allerdings in bestimmten Pflanzen wie dem Zuckerrohr oder in Feuchtwurzeln wie Shatavari (indischer Spargel) ebenfalls beträchtliche Mengen Saft enthalten. Frischer Pflanzensaft ist eine gute Möglichkeit, die verjüngenden Eigenschaften der betreffenden Pflanzen in uns aufzunehmen. Das gilt auch für Kräuter wie Brahmi (eine mit dem Gotu Kola, dem asiatischen Wassernabelkraut, verwandte Pflanze), die keine besonders großen Mengen Saft enthalten. Verjüngend wirkende Kräuterwurzeln kann man, um ihre stärkenden Eigenschaften noch zu erhöhen, in Form von Milchabkochungen oder aber zusammen mit bestimmten Getreidesorten gekocht zu sich nehmen.

Mit Blick auf die verjüngenden Eigenschaften kann es darüber hinaus erforderlich sein, die Pflanze zu einer geeigneten Tages- oder Jahreszeit zu pflücken. Soma steht in Beziehung zum Mond. Die richtige Verbindung zwischen der Pflanze einerseits, den Mondbewegungen und -phasen andererseits spielt daher eine Rolle. Weiter gehende auf den Zeitpunkt und den Standort bezogene Erwägungen – etwa solche, die astrologische und *Vastu*- (direktionale) Einflüsse betreffen – können ebenfalls von Belang sein.

Neben den Standortüberlegungen gilt es außerdem, die Natur des Erdreichs und des Wassers, in dem die Pflanze heranwächst, mit in Betracht zu ziehen. Generell haben Wildpflanzen stärker ausgeprägte Soma-Qualitäten als solche, die gezüchtet worden sind. Allerdings verfügen wir durchaus über Möglichkeiten, zu gewährleisten, dass wir den Soma auch in den gezüchteten Pflanzen bewahren. Denn den bestehenden Bedarf an Kräutern können wir nicht allein aus Wildsammlung decken, andernfalls sind diese Kräuter schnell vom Aussterben bedroht – ein Geschick, das in vedischen Zeiten offenbar eine ganze Reihe von Pflanzen ereilt hat.

Die Zubereitung von Somas und verjüngend wirkenden Pflanzen

Vom vedischen Soma heißt es gewöhnlich, er sei etwas Extrahiertes.[70] Den Beschreibungen zufolge wird dieser Extrakt mit Hilfe eines Filters oder eines Siebs gereinigt,[71] was den Gedanken an eine Art Destillationsprozess nahelegt. Häufig hat man bei der Extraktion von Hitze, von Agni, Gebrauch gemacht. Soma wurde außerdem, um seine Eigenschaften zur Geltung zu bringen und sie noch zu steigern, in weiteren natürlichen Zutaten zubereitet, vor allem in Milch, Ghee und in Getreide, so zum Beispiel in Gerste. Die Beschaffenheit des Somas wurde mit derjenigen von Ghee oder Honig verglichen.[72] Ziehen wir diese Faktoren mit in Betracht, dann legt das folgenden Schluss nahe: *Soma ist nicht einfach nur ein Pflanzen-Typus, sondern eine Methode, Pflanzenessenzen zu extrahieren – eine komplette Pflanzenalchemie.*

Der vedische Soma zeigt, dass solche Soma-Pflanzenzubereitungen existieren und dass es eine ganze pharmazeutische Wissenschaft vom Soma gibt. Einer Pflanze ihre Essenz, ihre aktiv wirksamen Bestandteile abzugewinnen ist aber das gemeinsame Anliegen, das alle Kräuterheilkundigen miteinander verbindet.

Man kann verschiedene Arten von Pflanzenessenzen oder -extrakten definieren. Einer Pflanze lässt sich der Saft zunächst einmal durch einen simplen Vermahlungsvorgang abgewinnen. Dickflüssiges Öl – wie etwa das Sesamöl in der Sesamsaat – kann auf eine ähnliche Art und Weise extrahiert werden. Weil aber alles so klebrig ist, fällt die Gewinnung solcher Öle schwerer, und ihre Reinigung erfordert einen größeren Aufwand. Für die Extraktion von ätherischen Ölen, jener aus der Minze oder aus diversen duftenden Blüten beispielsweise, bedarf es aufgrund der subtilen Natur solcher Öle eines weitergehend verfeinerten Destillationsprozesses. Der in einer Pflanze enthaltene Zucker und die Stärke dagegen können ihr in vielen Fällen durch Kochen entzogen werden. Gewissen Kräutern lässt sich ein bestimmter Wirkstoffkomplex möglicherweise unmittelbar durch Auszug auf der Grundlage einer Zucker- oder Saftlösung abgewinnen. Andere Kräuteressenzen wiederum kann man besser in Alkohol oder in Essig extrahieren.

Von diesen unterschiedlichen Extraktionsverfahren einmal abgesehen, stellt sich als Nächstes die Frage nach der Konservierung der Pflanzenessenzen. Beide Aspekte hängen indes miteinander zusammen, da zahlreiche Extraktionsmedien zugleich der Haltbarmachung dienen können. In der Verwendung von Zucker hat man eine einfache Möglichkeit, Kräuter haltbar zu machen. Insbesondere für nährende Kräuter aller Art kann Zucker ausgezeichnet als natürliches Konservierungsmittel dienen. In dem Zusammenhang treffen wir auf verschiedene ayurvedische Zucker, Gelees und Zubereitungen, das bekannte Chyavanprash beispielsweise. Kräuterhonig und in Honig haltbar gemachte Kräuter haben als wichtige Soma-Zubereitungen hier ebenfalls ihren Platz. Viele Zubereitungen dieser Art sind herstellbar.

Öl ist ein weiteres natürliches Medium, Kräuter haltbar zu machen. Entsprechende ayurvedische Zubereitungen gibt es in großer Zahl. Beispielsweise verwendet man in Ölen wie Ghee, Sesamöl oder Kokosnussöl gekochte Kräuter. Viele dieser Öle sind für den äußeren Gebrauch bestimmt. Ein Teil von ihnen, insbesondere die medizinisch wirksamen Zubereitungen mit Ghee, können aber auch innerlich angewendet werden.

Alkohol ist ein weiteres gutes Konservierungsmittel, etwa im Fall der Kräutertinkturen, wenngleich man im Ayurveda eher Kräuterweine (Asavas und Arishtas) verwendet, weil sich die Kräuteressenzen darin auf eine organischere Art und Weise entfalten.

Wieder eine andere Methode, Kräuter haltbar zu machen, ist das Aufkochen in speziellen Pflanzenharzen. So dient Guggul, ein Verwandter von Weihrauch und Myrrhe, im Ayurveda als Trägersubstanz für diverse Kräuter.

Zwar ließen sich hier noch einige weitere Methoden anführen. Doch im Wesentlichen geht es dabei um Folgendes: *Nicht nur müssen wir lernen, Soma-Pflanzen als solche zu erkennen, sondern ebenso, wie wir ihre Soma-Qualitäten extrahieren und konservieren können.* Solange Pflanzen-Somas nicht auf die richtige Art und Weise hergestellt und zubereitet werden, bleiben sie für uns womöglich ohne Wert.

An dieser Stelle können wir die vedische Vorstellung von Soma mit der alchemistischen Zubereitung von Kräutern und Mineralien sowie der Zubereitung verschiedener Kräuter-„Elixiere" in Zusammenhang bringen. Denn auch im Ayurveda hat man solche Methoden zur Kräuterextraktion entwickelt.

Wir können, mit anderen Worten, eine Reihe von vedischen Soma-Zubereitungsformen ausfindig machen, die im Ayurveda unserer Tage nach wie vor eine Rolle spielen: zum Beispiel die Verwendung von frischem oder gekochtem Kräutersaft, die Zubereitung verschiedener spezieller Sorten von Kräuter-Ghee, Kräuteröl oder Kräuterharz, von Kräuterhonig und -bonbons, die Zubereitung von Kräutern in Milch, Sahne oder Joghurt, ihre Zubereitung in Vollgetreide, die Verwendung von Kräuterwein und die Zubereitung von Kräutern plus Mineralien. Durch das Medium, in dem die Extraktion oder die Zubereitung vorgenommen wird, können die Eigenschaften der verwendeten Kräuter noch weiter verstärkt werden, sie können einen größeren Nährwert erhalten, oder man kann sie gezielter in die verschiedenen Körpergewebe oder -organe bringen.

Die Soma-Essenz aus einer Pflanze zu gewinnen ist allerdings, das sollten wir uns unbedingt vor Augen führen, nicht einfach nur eine Frage von äußerlich angewendeten Methoden. Es erfordert zugleich, dass wir mit einer im Sakralen wurzelnden Einstellung an die Pflanze herangehen: mit Gebet, Ritualen, Mantra-Rezitation, Pranayama und Meditation – um mittels yogischer Methoden das kosmische Prana und den kosmischen Soma in die Pflanze zu lenken und um mit den Pflanzengeistern, den Devas, die uns zu den Kräften der Pflanze Zugang verschaffen, zu kommunizieren.

Verschiedene Arten von verjüngend wirkenden Pflanzen

Die Hauptgruppe der Verjüngungskräuter ist diejenige der verjüngend wirkenden Stärkungsmittel. Ein solches Tonikum wirkt in der Weise, dass es die Qualität wie auch die Quantität unserer Körpergewebe erhöht und uns auf einer tieferen Ebene nährt: auf der Ebene von Kapha, Ojas und Soma – unseren feinstofflichen Vitalflüssigkeiten, Sekreten und Hormonen beziehungsweise tiefer gehenden lunaren und wässrigen Kräften. Diese kraftvollen tonischen Kräuter sind unsere hauptsächlichen Kräuter-Somas, und für unsere tieferen Gewebe können sie wie Nektar sein. Meist schmecken sie süß, und ihre energetische Wirkung ist kühl.

Viele Verjüngungskräuter sind zugleich ein aphrodisisches Tonikum (*Vajikarana* im Sanskrit, „verleiht einem die Kraft eines Pferdes"). Denn was das Fortpflanzungssystem stärkt, kann auch zur Verjüngung des gesamten Körpers beitragen. Nicht alle Rasayanas haben freilich eine aphrodisische Wirkung. Manche von ihnen setzen bei anderen, nicht die Fortpflanzung betreffenden Geweben, Systemen oder Funktionen an. Ebenso wenig sind andererseits sämtliche Aphrodisiaka ein Rasayana. Denn manche unterstützen vielleicht nicht die für eine Verjüngung erforderliche Bewahrung und Verinnerlichung der Energie. Von verjüngend wirkenden Kräutern wird gemeinhin auch gesagt, sie seien *jivaniya,* „das Leben bewahrend", und *vayasthapana,* „die Vitalität aufrechterhaltend". Außerdem sind einige dieser Kräuter *hridya,* „gut fürs Herz", die Quelle unserer Vitalität, oder *medhya,* „verjüngend für den Geist" und das Nervensystem.

Abgesehen von der Hauptgruppe der „tonischen Rasayanas", die ihrer Natur nach nährend sind und Ojas mehren, gibt es „funktionelle Rasayanas", deren Wirkstoffe auf diverse körperliche Funktionen und Handlungen einen verjüngenden Einfluss ausüben. Zu diesen funktionellen Rasayanas zählen Substanzen, die eine Neubelebung des Bewusstseins anregen oder die Kreislauf- und die Verdauungsfunktion verbessern, ferner Kräuter, die für die Reinhaltung des Bluts und für ein starkes Immunsystem sorgen, uns vor Fieber und Infektionen schützen.

Verjüngend wirkende Kräuter, insbesondere die nährenden unter ihnen, können in geringer Dosierung eine gewöhnliche ayurvedische Ernährung durch einen "zusätzlichen Energiespender" ergänzen und so für jedermann von Nutzen sein. In höheren Dosierungen fungieren sie hingegen als Element von Verjüngungstherapien. Außerdem sind verjüngend wirkende Kräuter und Mineralien unterschiedlich stark wirksam. Bei einigen Rasayana-Substanzen wie Shilajit oder Ashwagandha sind die verjüngend wirkenden Eigenschaften stark ausgeprägt, bei anderen wiederum, bei Lotos-Samen oder Süßholz beispielsweise, machen sie sich eher dezent bemerkbar. Optimale Resultate erbringen Rasayana-Kräuter aber nur, wenn sie in Zusammenhang mit einer verjüngend wirkenden Ernährung und einer ebensolchen Lebensführung eingenommen werden. Daher sollte man sie besser als Bestandteil einer umfassenderen Verjüngungstherapie betrachten.

Verschiedene Arten von Rasayanas in Hinblick auf die Wirkung der darin enthaltenen Kräuter

- Kühlende, süße und nährende Rasayanas, die das Kapha-Dosha, die Körpergewebe und Ojas mehren/verstärken, zeigen in hohem Maß eine lunare Energie. Das gilt zum Beispiel für Shatavari, Bala, Safed Musli (White Musli), Pueraria (Vidari-kanda), Lotossamen, die Samen der weißen Seerose (Makhanna), Ashtavarga (eine Gruppe von acht Wurzelarten in der ayurvedischen Medizin). Amalaki zählt, obgleich von saurem Geschmack, ebenfalls zu dieser Kategorie. Diese Rasayanas haben eine beruhigende Wirkung auf den Geist und nähren das Nervensystem.
- Stimulanzien zur Neubelebung der Energie und zur Verbesserung des Gewahrseins (viele von ihnen sind streng genommen Rasayanas für den Geist): zum Beispiel Kampfer, Kalmus, Sanjivani, Ephedra (Meerträubel) und Basilikum.

- Pikante, bittere Kräuter und Harze zur Blutreinigung, als Gegenmittel gegen Fieber und zur Bewahrung der Widerstandskraft: beispielsweise Safran, Myrrhe, Guggul, Guduchi (Tinospora cordifolia), Shallaki, Saussurea, Aloe und Sandelholz.

Rasayanas aus der Perspektive der Doshas

Die Rasayanas können auch in Entsprechung zu den drei Dosha-Typen, den biologischen Temperamenten des Ayurveda, klassifiziert werden.

Vata	Auf das hauptsächlich hinter dem Alterungsprozess stehende Vata-Dosha wirken die meisten Rasayanas gut, zumal in Verbindung mit nährenden, wärmenden und beruhigenden Kräutern.	Ashwagandha, Bala, Shatavari, Vidari-kanda, Shilajit, Kalmus, Shankhapushpi, Haritaki, Amalaki, Guggul, Knoblauch, Sesamkörner, Ashtavarga-Kräuter
Pitta	Mit kühlen, süßen und befeuchtenden wie auch mit blutreinigenden Rasayanas ergibt Pitta die besten Resultate.	Shatavari, Bala, White Musli, Vidari-kanda, Süßholz, Lotossamen, Amalaki, Brahmi, Saussurea, Sandelholz, Ashtavarga-Kräuter
Kapha	Mit scharfen, wärmenden und anregenden Rasayanas führt Kapha zu den besten Resultaten.	Shilajit, Pippali (Langpfeffer), Bibhitaki, Haritaki, Kalmus, Knoblauch, Guggul, Ashwagandha

Die wichtigsten ayurvedischen Verjüngungskräuter

Auf den folgenden Seiten finden Sie eine Reihe wichtiger ayurvedischer Verjüngungskräuter, die allgemein verfügbar sind. Zahlreiche weitere Kräuter dieses Typus sind im Anhang aufgelistet. Hier werden solche Kräuter lediglich vorgestellt. Eine umfassende Darstellung ihrer Bestandteile, ihrer energetischen Aspekte und ihres Gebrauchs werden Sie an dieser Stelle nicht erhalten.[73]

Shilajit

Shilajit ist ein spezielles Mineral, ein Pflanzenrückstand, ein teerartiges Harz. Im Himalaya und in einigen wenigen weiteren Gebirgen auf der Welt (etwa im Altai-Gebirge oder im Kaukasus) tritt es aus bestimmten Gesteinen aus. Solche Rückstände sind Millionen Jahre alt und tragen die Heilkräfte einer halben Ewigkeit in sich.

Wie das heilige Wasser des Himalaya durch das Flussbett des Ganges strömt, so birgt Shilajit die heilige Essenz der Felsen und Pflanzen in sich. In Shilajit ist die konzentrierte Essenz (Rasa) des Himalaya-Erdelements ebenso enthalten, wie der Ganges dessen Wasserelement mit sich führt. Shilajit gibt einem die Stärke und Kraft des Bergs, verhilft einem zur Unterstützung durch die Erde. Manch eine/r hält es für das beste aller Rasayanas und für den eigentlichen „Soma der Erde". Es hat eine kraftvolle Shiva-Energie, revitalisiert und verjüngt uns von innen her. Im Shilajit gelangen die Somas aus dem Mineralreich und die Kräfte verschiedenartiger Mineralien zum Ausdruck – aber das ist ein Thema für sich und müsste als solches Gegenstand einer weiteren wichtigen Studie sein.[74] Es gibt unterschiedliche Arten von Shilajit, je nachdem in welchem Gebirge es gewonnen wurde. Das beste Shilajit stammt in erster Linie aus Nepal.

Shilajit ist eine vorzügliche mineralische Nahrungsergänzung und verbessert nicht nur die Verdauung, sondern auch die Ausscheidung. Es ist adstringierend, von bitterem Geschmack, scharf in seinem Nachverdauungseffekt, der Energie nach warm, in seinen Wirkungen aber letztlich nicht zu heiß. Shilajit kann für alle drei Doshas – Vata, Pitta und Kapha – gut sein. Ungeachtet seiner Schärfe im Nachverdauungseffekt, fördert es den Aufbau neuer Körpergewebe jedoch nicht.

Shilajit ist vielleicht das am einfachsten einzunehmende und kraftvollste Rasayana und zugleich in seinen Eigenschaften eines der ausgeglichensten. Man kann Shilajit-Pillen oder -Kapseln verwenden oder aber sich das frische Harz beschaffen und es, mit Honig vermischt, in warmem Wasser zu sich nehmen. Shilajit lässt sich mit Ashwagandha oder anderen Rasayanas kombinieren. Bei

Einnahme von Shilajit sollte man mehr Milch trinken. Denn sie hilft dem Organismus, die Mineralien besser aufzunehmen.

Bei einer Reihe von Erkrankungen wirkt sich Shilajit vorteilhaft aus: unter anderem bei Asthma, Arthritis, Nierenerkrankungen, Schwächung der Sexualkraft und allgemeiner Schwäche. Außerdem hilft es (bei Kapha-betonten Menschen), durchaus ungewöhnlich für einen verjüngenden Wirkstoff, das Gewicht zu verringern, und es trägt zur Beseitigung von Gallen- und Nierensteinen bei. Trotzdem fördert es die Entwicklung und den Verbrauch von Energie in Körper und Geist. Daher eignet es sich nicht für diejenigen, die mit reduzierter Aktivität funktionieren müssen.

Amla/Amalaki – Emblica officinalis

Drei Heilkräuter, bei denen es sich um miteinander verwandte tropische Früchte handelt, stehen bei der ayurvedischen Verjüngungstherapie traditionell im Vordergrund: Amalaki (Emblica officinalis), Haritaki (Terminalia chebula) und Bibhitaki (Terminalia baelerica). In allen drei Fällen haben wir es mit Früchten tropischer Bäume zu tun, die man als Myrobalanen (Kirschpflaumen) bezeichnet. Mit normalen Pflaumen sind sie indes in keiner Weise verwandt. Lediglich eine ganz vage äußere Ähnlichkeit besteht.

Amalaki (Emblica officinalis) wird von den dreien am häufigsten verwendet und ist, in der Einzelanwendung wie auch als Element einer umfassenderen Rezeptur, die wichtigste in der ayurvedischen Medizin zum Einsatz kommende Verjüngungspflanze. Fünf Geschmacksrichtungen sind in dieser außergewöhnlichen Frucht vertreten, in erster Linie schmeckt sie freilich sauer. Ihrer Natur nach ist sie kühl und nährend, und sie baut sämtliche Gewebe auf, insbesondere das Plasma und das Blut, bis hin zum Fortpflanzungssystem. Amalaki ist gut für alle drei Doshas. In einem spezifischeren Sinn hat die Pflanze aber eine Vata- und eine Pitta-reduzierende, außerdem eine Magensäure bindende, abführende und blutreinigende Wirkung. Würde man lediglich auf ein einziges Rasayana-Heilkraut zurückgreifen können, dann wäre wahrscheinlich Amalaki am besten, vor allem der frische Saft.

Aus der Amalaki-Frucht lässt sich ein Gelee herstellen, der dann wiederum als Grundlage für zahlreiche Rasayana-Zubereitungen dient, namentlich für die verschiedenen Arten von Chyavanprash, dessen Hauptbestandteil sie ist. Ihr Saft kann als Trägersubstanz für andere Heilkräuter verwendet werden. Amalaki wird außerdem in Form von Pulver oder Pillen angeboten. Die getrocknete Amalaki-Frucht ist, leicht gezuckert und gesalzen, als eine Art Süßigkeit erhältlich. Amalaki von guter Qualität findet man in ganz Indien. Die beste Qualität kommt aus dem Himalaya und sollte zur passenden Jahreszeit geerntet werden. Verjüngend wirkende Heilmittel von bester Qualität werden mit der frischen Amalaki-Frucht zubereitet.

Haritaki – Terminalia chebula

Haritaki ist diejenige Pflanze, die der Medizin-Buddha als Heilungssymbol in der Hand hält. Unter allen ayurvedischen Kräutern ist sie eines der wichtigsten. Die Haritaki-Frucht weist ebenfalls die fünf Geschmacksrichtungen auf – adstringierend, süß, sauer, scharf, bitter. Nur eine Geschmacksrichtung ist nicht vertreten: salzig. Haritaki hat eine wärmende Energie und eine Glück verheißende Wirkung. Nach und nach beseitigt sie jeglichen Dosha-Überschuss, und in ihren Eigenschaften ist sie leicht. Sie fördert nicht nur die Verdauung der Nahrung, sondern auch die Verbrennung von Toxinen. Sie begünstigt die Langlebigkeit, die Ernährung und das Wohlbefinden. Vielfach heißt es, sie sei die beste Substanz, um der Alterung vorzubeugen. Sie trägt dazu bei, alle Erkrankungen zu lindern, verleiht Intelligenz und stärkt die Sinne.

Für schnelle Abhilfe sorgen kann Haritaki bei Hauterkrankungen, Tumoren, Blähungen, Abmagerung, Blutarmut, bei Kater nach reichlichem Alkoholgenuss, bei Hämorrhoiden, schlechter Verdauung, bei chronischem oder in Schüben auftretendem Fieber, bei Herzerkrankungen, Erkrankungen im Bereich von Kopf, Nase und Hals, bei Durchfall, zu geringem Appetit, Husten, Diabetes, Verstopfung, bei einer Vergrößerung der Milz, bei Kehlkopfentzündung, ungesunder Gesichtsfarbe, Gelbsucht, bei parasitär bedingten Erkrankungen, bei Ödemen, Asthma, Erbrechen, Impotenz,

Schwächung, blockierten Kanälen, bei einer Neigung zu Herzinsuffizienz, bei schlechtem Gedächtnis und mangelnder Urteilskraft.

Wer chronisch unter einer schwachen Verdauung leidet, wer zu viel Trockennahrung gegessen hat, wer sich sexuell verausgabt und erschöpft, wer Alkohol getrunken oder Drogen genommen hat oder wer unter Hunger, Durst oder Hitze leidet, sollte Haritaki nicht verwenden, da die Wirkung austrocknend sein kann.

Haritaki lässt sich in Form von Pillen, als Pulver oder in Rezepturen mit anderen Heilkräutern, insbesondere den beiden anderen Triphala-Kräutern verwenden. Durch Amalaki werden die jeweiligen Wirkungen gemildert.

Bibhitaki – Terminalia baelerica

Bibhitaki ist die dritte jener Myrobalanen-Früchte, die in Triphala eine harmonische Kombination miteinander eingehen. Hilfreich ist sie zwar für alle drei Doshas, ganz besonders jedoch für Kapha und die Lunge, bei chronischem Husten und Asthma sowie für den Hals und die Nebenhöhlen. Insgesamt hat sie einen großen, auf zahlreiche Gesundheitsbeschwerden sich erstreckenden Anwendungsbereich bis hin zum Kreislauf-, dem Harn- und dem Verdauungssystem. Sie kann in Form von Pillen, als Pulver oder mit Honig vermischt eingenommen werden.

Ashwagandha – Withania somnifera

Ashwagandha ist der vielleicht wichtigste verjüngende Wirkstoff im Ayurveda. Seine Eigenschaften ähneln denen des Ginseng, obgleich zu diesem botanisch keine Verwandtschaft besteht und Ashwagandha auf die Nerven eine eher beruhigende Wirkung hat. Für das Fortpflanzungssystem, das Nervensystem, die Knochen und die Muskeln ist es ein ausgezeichnetes Tonikum. Wo eine Gewichtszunahme geboten ist, sorgt es für Gewicht von höherer Qualität, für mehr Körperfülle und -energie. Es beruhigt den Geist, erleichtert die Konzentration, die Meditation und den Tiefschlaf, ist gut für die Lungen, für Herz und Nieren. Anders als die meisten verjüngend wirkenden Stärkungsmittel ist Ashwagandha wärmend und kann daher auch von jenen Kapha-betonten Menschen verwendet werden, die ein kühlendes Rasayana wenig hilfreich fänden. Eigentlich schmeckt es bitter, und so fügt man gewöhnlich etwas natürlichen Zucker hinzu, damit es angenehmer einzunehmen ist.

Auf Ayurveda-Produkte spezialisierte Geschäfte beziehungsweise Online-Händler führen bei uns im Westen Ashwagandha-Pulver und -Pillen. Das Pulver lässt sich gut in Milch kochen oder mit Honig mischen (niedrig dosiert nimmt man morgens und abends je einen halben Teelöffel voll).

Bala und verwandte Pflanzen

Bala bedeutet im Sanskrit „Stärke", und dieses Heilkraut gibt sie uns. Im Ayurveda werden verschiedene Varietäten von Bala, einer Art Wildmalve, als Tonikum und verjüngend wirkendes Heilmittel eingesetzt. Solche Kräuter sind ihrer Natur nach kühl und nährend, verleihen aber Energie und helfen, das Fortpflanzungssystem zu kräftigen. Für den gleichen Verwendungszweck kann man auch die Wirkung weiterer Malvenwurzeln ausprobieren, beispielsweise bei Wildmalven und bei der Eibischwurzel. Bala ähnelt Vidarikanda und Shatavari, und ebenso wie deren Wurzelpulver wird das Pulver der Bala-Wurzel in Milch eingenommen. Weitere mit Bala verwandte Pflanzen sind Atibala und Nagbala. Atibala nimmt man gewöhnlich mit Wasser zu sich, Nagbala dagegen mit Honig.

Vidari-kanda – Pueraria tuberosa

Vidari-kanda (Vidari-Wurzel) ist ein ausgezeichnetes nährendes Tonikum, das auf das Plasma, das Blut und das Fortpflanzungssystem eine verjüngende Wirkung hat. Es kühlt und kräftigt den gesamten Körper, ist dabei für Jung und Alt geeignet, da es auch bei Kindern Kräfte zu wecken hilft. Man kann es mit Ghee, Zucker und Milch, oder auch mit Weizen, zu sich nehmen. Vidari-kanda und Bala werden, speziell in Pulverform, zum Zweck der Stärkung vielfach zusammen mit Ashwagandha verwendet und dann in Milch und mit Zucker gekocht.

Shatavari – Asparagus racemosus

Shatavari ist eine Art Wildspargel. Seine Wurzel verfügt über kräftigende, verjüngende und aphrodisische Eigenschaften, insbesondere bezogen auf das Plasma und das weibliche Fortpflanzungssystem, für das es wohl das beste kräftigende Heilkraut ist. Shatavari leistet wunderbare Dienste, wenn es um eine schönere Haut und eine bessere Gesichtsfarbe geht, aber auch für eine Genesung von Fiebererkrankungen und von solchen Erkrankungen, die auf Trockenheit und auf Wasserentzug zurückzuführen sind. Shatavari sorgt für eine Wiederherstellung der Körperflüssigkeiten und wirkt auf den ganzen Körper beruhigend.

Shatavari ist in Form von Pillen und als Pulver leicht erhältlich. Es kann, was viele Leute hier bevorzugen, in Milch eingenommen werden. Ein halber Teelöffel des Pulvers oder ein Gramm der Pillen, jeweils am Morgen und am Abend, entsprechen einer milden Dosierung. Das ebenfalls erhältliche Shatavari-Ghee übt auf das Herz und die Nerven eine stark beruhigende Wirkung aus. Mit Rohrohrzucker gemischt ist Shatavari ein gutes Aufbaumittel für das Plasma, und es sorgt für eine bessere Haut.

Black Musli (Kali Musli) – Curculigo orchioides

Eine der kraftvolleren Verjüngungssubstanzen aus der Orchideenfamilie. Black Musli eignet sich gut zur Wiedergenesung, wird bei Entkräftung eingesetzt, es dient der Langlebigkeit und wirkt kräftigend auf das Fortpflanzungssystem. Wird häufig mit Shatavari kombiniert.

White Musli (Safed Musli) – Asparagus adscendens

Eine weitere Pflanze aus der Spargelfamilie mit ähnlichen Eigenschaften wie Shatavari, mit dem es in vielen Fällen auch kombiniert wird. Sehr gut für das Fortpflanzungssystem, bei Entkräftung und für die Genesung von Fieber. Es stärkt die Körpersäfte.

Lotos – Nelumbo nucifera

Der Lotosblüte, dem -samen, der -wurzel und dem Stiel wohnen bedeutsame pflanzliche Kräfte inne, die bis hin zu verjüngenden Wirkungen auf das Fortpflanzungs- und das Nervensystem reichen. Die Blüte ist vor allem für ihren Duft bekannt. Der Samen und die Wurzel haben eine eher nährende Kraft. Der Lotos ist Lakshmi, der Göttin der spirituellen Hingabe, geweiht und symbolisiert die innere Entfaltung.

Lotossamen können als Heil- oder als Nahrungsmittel verwendet, mit Zucker, Milch, Reis oder Ghee gemischt und für Verjüngungszwecke eingesetzt werden. Den Samen kann man frisch, getrocknet oder gemahlen nutzen. Gleiches gilt für die Wurzel.

Wasserlilie (Makhanna) – Eurayle ferox

Die Wirkungen der Wasserlilie (Kumuda im Sanskrit) gleichen denen des Lotos. Die ähnlich wie Puffreis oder Popcorn weiterverarbeiteten Wasserliliensamen, *Makhanna* auf Hindi, werden häufig zusammen mit anderen Speisen beim Prasad gereicht, jenen Opfergaben, die bei Hindu-Ritualen gesegnet wurden. Die Wasserliliensamen können wie Lotossamen – oder mit diesen zusammen – verwendet werden. Sie stärken das Fortpflanzungs- und das Nervensystem, sorgen für mehr Feuchtigkeit und beseitigen Hitze, Fieber und Entzündung.

Bilva (Bael) – Aegle marmelos

Bilva ist Gott Shiva geweiht, da die dreigeteilten Blätter des Baumes an Shivas Dreizack erinnern. Die Bilva-Frucht leistet gute Dienste für die Langlebigkeit und die Verjüngung. Im unreifen Zustand hat die Frucht adstringierende Eigenschaften und trägt zur Stärkung der Verdauung im Kolon und dem übrigen Darm bei. Als besonders vorteilhaft erweist sie sich bei einem schwachen oder gar kollabierten Kolon und bei Hämorrhoiden, einschließlich chronischem Durchfall und Ruhr. Im reifen Zustand hat sie gute nährende Eigenschaften. Und so wird aus der reifen Bilva-Frucht auch eine

Art Süßigkeit hergestellt, die man in Ayurveda-Läden kaufen kann. Andere Teile der Pflanze lassen sich ebenfalls verwenden. Pulver von der Bilva-Wurzel, vermischt mit Honig und Ghee, jeden Morgen eingenommen, ist eine alte ayurvedische Verjüngungsrezeptur.

Süssholz – Glycyrrhiza glabra

Eins der meistverbreiteten Verjüngungskräuter. Es trägt zur Verjüngung von Körper und Geist bei. Süßholz, eigentlich ein Sekundär- oder Zusatz-Rasayana, ist kühl und süß, wirkt schmerzlindernd, schafft Abhilfe bei Husten, befeuchtet die Schleimhäute, beruhigt die Nerven und harmonisiert den Magen. Hier eine einfache ayurvedische Verjüngungsrezeptur: Süßholzpulver, Lotos- und Wasserliliensamen werden zu gleichen Teilen in einer Milchabkochung eingenommen. Die Menge kann von einem Gramm im niedrig dosierten Bereich bis hin zu einer oberen Grenze von fünf Gramm reichen, morgens und abends.

Knoblauch – Allium sativa

Auf den ersten Blick scheint Knoblauch gleichsam die Antithese zu den süßen Soma-Wurzeln zu sein. Nichtsdestoweniger zählt er zu den wichtigsten Verjüngungswirkstoffen unter den allgemein verbreiteten Nahrungsmitteln und Kräutern. Er ist ein wichtiges Verjüngungsmittel für das Herz und für das Kapha-Dosha, bei einer koronaren Herzerkrankung hervorragend einsetzbar. Ebenso hilft er bei Lungenerkrankungen, Arthritis und nervösen Magenverstimmungen. Außerdem hilft er, mit Verstopfung, Lethargie, Ödemen und mit Lymphstau zurechtzukommen.

Am besten nimmt man die Knoblauchzehen mit Honig zu sich, drei Zehen am Morgen und drei am Abend. Alternativ dazu kann man die Knoblauchzehen auch auspressen und den Saft mit Honig vermischt einnehmen. Ganz nebenbei trägt diese Mischung dazu bei, das Gewicht zu verringern und überschüssigen Schleim aus dem Körper zu entfernen.

Aloe vera – Kumari

Aloe vera ist ein milder, aber allgemein verfügbarer Verjüngungswirkstoff. Man kann das frische Aloe-Vera-Gel verwenden, einfacher aber lässt es sich, eingerührt in einen Saft, in verdünnter Form trinken. Das Trockenpulver wirkt stärker abführend und hat nicht den gleichen Wert wie die frische Frucht.

Aloe hilft ausgezeichnet, das Plasma, das Blut, die Leber, die Gallenblase und das weibliche Fortpflanzungssystem zu verjüngen. Besonders gut ist sie für Pitta- und Kapha-betonte Menschen. Verjüngende und entgiftende Eigenschaften halten sich bei Aloe Vera die Balance, sie kann das Blut und das Lymphsystem reinigen und nötigenfalls zur Gewichtsverringerung beitragen. Ihr Sanskrit-Name lautet *Kumari,* was „junges Mädchen" bedeutet und auf das ihr innewohnende Potenzial verweist, einer Frau zu Jugendlichkeit zu verhelfen.

Die Wirksamkeit der Aloe können wir erhöhen, indem wir verschiedene Gewürze hinzufügen. Aloe-Vera-Saft mit einem Hauch Safran ist gut für das weibliche Fortpflanzungssystem. Aloe vera mit Kurkuma ist sehr gut für das Blut, die Leber und die Gallenblase. Aloe-Saft mit Ingwer fördert die Verdauung.

Guduchi – Tinosporia cordifolia

Fieber, Infektionen und das Nachlassen der Immunkräfte führen zu einer Schwächung unserer Langlebigkeit. Obendrein wird unser Blut durch unterschiedliche Strahlenbelastungen, denen wir ausgesetzt sind, geschwächt. Guduchi ist ein wichtiges Heilkraut, um den Folgeerscheinungen solcher Umstände entgegenzuwirken. Durch Guduchi lässt sich die Anzahl der weißen Blutkörperchen steigern.

Guduchi-Extrakt (sattva), ein aus der Pflanze gewonnenes Stärkemehl, ist ein sehr wichtiges Verjüngungsmittel für Pitta, für das Blut und bei chronischen Fiebererkrankungen. Es stärkt das Herz, die Leber und die Nieren. Man kann es mit Milch oder mit anderen verjüngend wirkenden Stärkungsmitteln zu sich nehmen. Von besonderer Bedeutung ist es für ein angeschlagenes Immunsystem, beispielsweise wenn man an Krebs erkrankt ist oder an Aids. Die Sanskrit-Bezeichnung für Guduchi lautet *Amrit,* auch dies ein Fingerzeig auf seine Eigenschaften.

Bakuchi – Psoralea corylifolia

Verfärbungen der Haut und ihre daraus sich ergebende Unfähigkeit, Sonnenlicht zu absorbieren, ist ein im Rahmen des Alterungsprozesses weit verbreitetes Problem. Im Allgemeinen zeugt dies von einer gestörten Nährstoffaufnahme durch die Darmschleimhäute sowie von anderweitig unausgeglichenen Stoffwechselprozessen. Bakuchi (Psoralea) ist ein nützliches Rasayana für die Haut und dient als Gegenmittel gegen Leucoderma, die Weißfleckenkrankheit und andere Hautkrankheiten. Ebenso trägt es dazu bei, der Haut mehr Glanz zu verleihen, und es verschafft eine bessere Gesichtsfarbe. Ferner ist es, zusammen mit Amalaki, ein gutes Verjüngungsmittel für den Geist. Bakuchi-Samen werden zu einem feinen Pulver vermahlen, das man mit Palmzucker vermischt. Auch in chinesischen Kräuterläden kann man Bakuchi finden.

Bhringaraj – Eclipta alba

Bhringaraj ist ein erstklassiges ayurvedisches Heilkraut, gut zur Kräftigung des Haars und für die Augen, insbesondere auch in Kombination mit Amalaki. Man findet es in zahlreichen ayurvedischen Haarölen, und überhaupt ist es für den Kopf und die Kopfhaut sehr vorteilhaft. Der frische Saft der Blätter leistet einen ausgezeichneten Beitrag zur Förderung der Langlebigkeit. Oder man kann das Pulver zusammen mit Ghee, Honig und Zucker einnehmen.

Pippali (Langpfeffer) – Piper longum

Der indische Langpfeffer, Pippali, ähnelt dem gewöhnlichen schwarzen Pfeffer, mit dem er eng verwandt ist. Allerdings hat er eine stärker verjüngende Wirkung. Er findet unter anderem als Bestandteil der ayurvedischen Verdauungshilfe *Trikatu* Verwendung.

Bestehend aus schwarzem Pfeffer, Langpfeffer und getrocknetem Ingwer ist Trikatu für eine Neubelebung von Agni, dem Verdauungsfeuer, bestens geeignet.

Für sich genommen ist Pippali ein wichtiger Verjüngungswirkstoff für Kapha und die Lungen, hat zugleich das Gehirn anregende und die Nerven stärkende Eigenschaften. In Milch gekocht, fünf Schoten pro Tasse Milch, unterstützt der Langpfeffer einen Neuaufbau des Lungengewebes und stellt die Lungenfunktion wieder her. Besonders gut eignet Pippali sich als Gegenmittel gegen die Auswirkungen von chronischem Asthma.

Guggul – Commiphora mukul

Guggul ist ein der Myrrhe und dem Weihrauch ähnelndes Baumharz. Es dient als Grundlage für die Zubereitung zahlreicher, als *Gugguls* bezeichneter ayurvedischer Kräuterrezepturen. Guggul ist dafür bekannt, dass man mit ihm hohe Cholesterinwerte, Herzerkrankungen, Diabetes, Asthma, Arthritis und weitere degenerative Erkrankungen, die möglicherweise im Rahmen des Alterungsprozesses auftreten, behandeln kann. Guggul hat stärkende Eigenschaften, die zur Verjüngung wie auch zu einer Gewichtssenkung beitragen und die Geistesfunktion verbessern.

Bestimmte Guggul-Rezepturen sind sehr gut zur Kräftigung geeignet. Einige von ihnen, zum Beispiel *Triphala guggul, Yogaraj guggul* und *Mahayogaraj guggul* üben auf die Gewebe eine starke Heilwirkung aus.

Der Verjüngung dienende Zubereitungen und Rezepturen

Im Ayurveda verwendet man eine Vielzahl unterschiedlicher Rasayana-Kräuterzubereitungen. Manche von ihnen sind ziemlich komplex und schwer herzustellen, andere lassen sich leicht zubereiten, und ein paar bestehen lediglich aus einem einzigen Heilkraut. Manche dieser Kräuter, zum Beispiel Ashwagandha, Amalaki oder Shatavari, werden auch im Westen immer bekannter. Ayurvedische Rasayana-Zubereitungen sind zwar, abgesehen vielleicht von dem ayurvedischen Gelee Chyavanprash, im Westen meist im Laden nicht erhältlich; viele von ihnen kann man aber übers Internet und auf dem Postweg beziehen.[75]

Mit dem frischen Saft der Kräuter, zumal wenn diese in Gebirgsregionen wachsen beziehungsweise es sich – wie beim Brahmi-Saft – um eine Wildkräuterzubereitung handelt, erzielt man oft die besten Verjüngungseffekte. Manche Rasayanas werden gegessen, und in der Mehrzahl werden sie einfach zusammen mit Nahrungsmitteln zubereitet. Viele Rasayanas nimmt man mit Zucker ein, insbesondere mit Zuckerrohr-Saft, da dieser gleichfalls ein Rasayana ist. Frischer Honig (weniger als sechs Monate alt) ist ein weiteres Rasayana, auf das man zurückgreifen kann, und eine andere uralte Form von Soma. Es gibt zahlreiche Rasayana-Honigsorten, abhängig von den Pflanzen, auf denen die Bienen den Pollen gesammelt haben. Blütennektar oder Blütentau sind weitere spezielle Arten von Soma.[76]

Milchabkochungen von Rasayana-Kräutern haben eine sehr gute Wirkung, da Milch selbst ein Rasayana ist. Doch wenn es darum geht, wirklich eine verjüngende Wirkung zu erzielen, sollte man Rohmilch von einer Kuh verwenden, die stets mit Liebe und Fürsorglichkeit gehalten worden ist. Mit Ghee, Rohrzucker oder Honig gemischte Milchabkochungen sind ebenfalls gut.

Ghee (geklärte Butter) ist eine weitere Substanz, durch die man die verjüngende Wirkung vieler Kräuter verstärken kann, vor allem die Wirkungen auf das Nervensystem. Gleiches gilt für Sesamöl, ein natürliches Verjüngungsmittel für die Haut, für das Haar, die Knochen, Zähne und Nägel. Zahlreiche Rasayanas bestehen aus Kräutergelees, in denen die Kräuter mit Ghee, Honig, Zucker und weiteren Substanzen kombiniert sind.

Tinkturen und Kräuterweine werden im Allgemeinen nicht als Rasayanas betrachtet. Denn Alkohol wirkt dem Verjüngungsprozess entgegen. Einige in Alkohol oder als Kräuterwein zubereitete Kräuter können in geringen Mengen dennoch Verwendung finden – sei es (beispielsweise Ashwagandharishta, der Ashwagandha-Kräuterwein) bei schwacher Verdauung oder als Kräuter für den Geist.

Diverse Lebensmittel stärken die verjüngenden Eigenschaften der Kräuter: zum Beispiel Milch, Ghee, Sesamkörner, Mandeln,

Cashewnüsse, Pistazien, Rohrzucker, frischer Honig, Kokosnuss-Saft oder Getreide wie Reis und Weizen. Auch verschiedene Früchte wie Amalaki, Granatapfel, Datteln oder Rosinen können verwendet werden. Manche verjüngend wirkende Gelees, Ghees, Getränke, Schleimabkochungen oder anderweitige Zubereitungen werden mit solchen Zutaten hergestellt.

Bei den meisten verjüngend wirkenden Ayurveda-Rezepturen stehen insbesondere Rasayana-Kräuter wie Ashwagandha, Shatavari und Bala im Vordergrund. In manchen Fällen werden diese Kräuter unter Umständen zusammen mit nährenden Wirkstoffen wie Lotossamen, den Samen der Wasserlilie, Sesam, Zucker, Honig, Milch und Ghee angewendet. Für Ausgewogenheit sorgen gewöhnlich Gewürze wie Ingwer, Kardamom, Zimt, Gewürznelke. Ein guter Kräuterheilkundiger kennt solche Rezepturen und kann sich um die entsprechende Zubereitung kümmern.

Verschiedene Hersteller ayurvedischer Produkte haben das eine oder andere firmenspezifische Heilmittel, das aber oft auf traditionellen Rezepturen basiert. Darunter finden sich zahlreiche moderne Rasayana-Produkte. Mitunter werden die Rezepturen nach ihrem Hauptbestandteil benannt. In anderen Fällen gibt man ihnen einen modernen Namen, und dann sollte man sich unbedingt die Bestandteile genau anschauen, damit man weiß, welche Wirkungen sie wahrscheinlich hervorrufen werden. Solche verjüngend wirkende Heilmittel können von großem Wert sein, aber man sollte genau zu verstehen versuchen, wie sie angewendet werden und welches Wirkungspotenzial ihnen innewohnt. Im Folgenden habe ich ein paar gebräuchliche Rasayana-Zubereitungen für Sie aufgeführt.

Chyavanprash

Amalaki wird vielfach als das beste Rasayana bezeichnet, da es zur Verjüngung aller sieben Gewebe beiträgt. Chyavanprash, eine Art Gelee, der mit Amalaki und zahlreichen weiteren Kräutern hergestellt wird, ist die beste Zubereitung auf Grundlage von Amalaki. Chyavanprash ist nach Chyavan-Rishi benannt worden, der seine speziellen Kenntnisse über Soma und Unsterblichkeit von den

Ashvins, den Reitergottheiten, erhalten hat. Als Zwillinge symbolisieren die Ashvins die transformierend wirkende Kraft eines ausgeglichenen Pranas und Apanas. Chyavanprash ist eine uralte vedische Rezeptur.

Als Grundlage für Chyavanprash dient, wie schon erwähnt, Amla. Hinzu kommen Rohrzucker, Honig und Ghee, damit es mehr Substanz erhält, und bestimmte Gewürze, um es leichter verdaulich zu machen; weiterhin spezielle verjüngend wirkende Kräuter wie Ashwagandha, Shatavari oder die Ashtavarga-Wurzeln („Gruppe der acht"-Rezeptur), ferner diverse andere kraftvolle Kräuter für Körper und Geist. Mitunter werden auch Gold und Silber hinzugefügt. Die Amla-Frucht liefert die Grundlage, um das Wirkungspotenzial der so hinzugekommenen Verjüngungskräuter zu transportieren und es zu verstärken.

Die im Handel erhältlichen Formen von Chyavanprash unterscheiden sich hinsichtlich der sekundären Kräuterinhaltsstoffe wie auch in der anteiligen Menge von Amalaki, Zucker, Honig, Sesamöl und anderen Primärbestandteilen. Zahlreiche moderne beziehungsweise firmenspezifische Heilmittel sind im Grunde eine Art Chyavanprash oder eine Abwandlung davon, selbst wenn sie anders bezeichnet werden.

Triphala

Zusammen ergeben die drei Kräuter Amalaki, Haritaki und Bibhitaki das bekannte ayurvedische Präparat Triphala. Triphala ist ein wichtiges Rasayana für das Kolon, und es unterstützt die angemessene Absorption von Prana im Dickdarm. Für die Schleimhäute ist es ein Adstringens mit guter Heilwirkung. Den Knochen und dem Nervensystem bringt es ebenfalls Nutzen. Häufig dient es als Beigabe zu umfassenderen Verjüngungsrezepturen. Als Ghee zubereitet ist Triphala sehr gut für die Augen.

Brahma-Rasayana

Ursprünglich wurde diese wichtige Rasayana-Zubereitung in erster Linie mit Haritaki und Amalaki hergestellt. Zahlreiche nervenstärkende Zutaten wie Brahmi (Gotu Kola), Kalmus und Shankhapushpi finden hier ebenfalls Verwendung. Brahma-Rasayana verbindet viele den Körper verjüngende Eigenschaften von Chyavanprash mit zusätzlichen verjüngenden Wirkungen für den Geist und das Nervensystem.

Chandraprabha

Chandraprabha bedeutet „Mondlicht" und kann den Soma in uns stärken, wohingegen es alles überschüssige Kapha mindert. Es enthält zahlreiche Kräuter, namentlich Kampfer, Shilajit, Guggul und viele Kapha reduzierende Wirkstoffe. Es ist ein stärkendes und verjüngendes Mittel für das Harnwegs- und Fortpflanzungssystem, ein Gegenmittel gegen Arthritis, es verringert Fettleibigkeit und erhöht die allgemeine Stärke und Widerstandskraft. Chandraprabha ist ein gutes Beispiel für eine komplexere ayurvedische Stärkungsrezeptur. Davon gibt es eine ganze Menge, im klassischen wie im modernen Ayurveda.

Die Ashtavarga-Kräuter

Ashtavarga ist eine traditionell bekannte Gruppe von ayurvedischen Verjüngungskräutern, die oft in Kombination mit Chyavanprash verwendet beziehungsweise diesem hinzugefügt werden. Die Ashtavarga-Kräuter bewirken eine Mehrung von Kapha, Ojas, Körperflüssigkeiten und Körpergeweben, darüber hinaus reduzieren sie Fieber und Hitze. Welche acht Pflanzen hier ursprünglich Verwendung fanden ist nicht ganz klar, und heutzutage greift man ersatzweise auf diese oder jene Pflanze zurück – ein Punkt, auf den ich im Anhang des Buches näher eingehe.

Verjüngend wirkende Kräuter in anderen Traditionen

Wichtige verjüngende und nervenstärkende Kräuter findet man in Kräutertraditionen aus aller Welt. Insbesondere die chinesische Medizin hat eine ganze Reihe von kräftigend und verjüngend wirkenden Kräutern, allen voran die unterschiedlichen Arten von Ginseng und Ginseng-Ersatzpflanzen sowie die verschiedenen ziemlich wirkungsvollen Chi-, Blut-, Yin- und Yang-Stärkungsmittel. Die Yang-Stärkungsmittel wie Eisenhut stehen alles in allem zu Agni und Tejas in Beziehung, die Yin-Stärkungsmittel wie Rehmannia oder Spargel zu Ojas, die Chi-Stärkungsmittel wie Ginseng, Tragant und Codonopis zu Prana, außerdem vielleicht auch zu Ojas. Und die Blut-Stärkungsmittel wie Dang Gui (Chinesische Engelwurz) schließlich können zugleich eine revitalisierende Wirkung haben. Aus den Beeren des Gemeinen Bocksdorn (Wolfsbeeren/Goji-Beeren), einem kraftvollen Yin-Stärkungsmittel, erhält man einen besonders gut verjüngend wirkenden Saft, den man heutzutage, oft gemischt mit anderen Fruchtsäften, in zahlreichen Naturkostläden erhält.

Stark verjüngend wirkende Eigenschaften findet man sehr häufig unter den Pflanzen des tropischen Regenwalds, etwa im Amazonas-Gebiet, wo vielfach Orchideen, Lilien und Wasserpflanzen vorherrschen, aber auch spezielle Tropenfrüchte wie Acai, Papaya oder Jabuticaba (Baumstammkirsche) und Nüsse wie die Para- und die Cashewnuss wachsen. Die Regenwälder von Kerala in Südindien und Assam im Nordosten sind vergleichbare Ökosysteme mit ähnlichen Pflanzenarten. Viel Forschung gilt es in diesem Bereich noch zu leisten.

Wichtige verjüngend und aufbauend wirkende ayurvedische Soma-Pflanzen

allgemeine Bezeichnung	lateinischer Name	Eigenschaften und Wirkungen
Aloe/Kumari	Aloe vera	verjüngend für die Leber und das weibliche Fortpflanzungsgewebe, für Pitta und Kapha; als Zimmerpflanze trägt sie Shakti-Energie in sich
Amalaki	Emblica officinalis	verjüngend für alle Gewebe, insbesondere für das Plasma und das Blut, für Pitta und Vata

allgemeine Bezeichnung	lateinischer Name	Eigenschaften und Wirkungen
Arjuna	Terminalia arjuna	aufbauend fürs Herz, fördert die Heilung von weichem Gewebe
Ashtavarga	(Gruppe der acht Pflanzen)	Soma- und Ojas-fördernde Eigenschaften, kühl und befeuchtend; traditionell ein Bestandteil von Chyavanprash
Ashwagandha	Withania somnifera	verjüngend für Vata und für die Muskeln, Knochen, Nerven und das Fortpflanzungssystem, gut für Kapha
Ashwattha, Pappel-Feige	Ficus religosa	adstringierend und stärkend für das Fortpflanzungssystem, trägt als Zimmerpflanze spirituelle Shiva-Energie in sich, ist Agni geweiht
Asiatischer Kapokbaum/ Shalmali	Bombax malabaricum	verjüngend für das Blut und das Fortpflanzungssystem, vermindert Vata; Agni geweiht
Bakuchi	Psoralea corylifolia	verjüngend für die Haut, normalisiert die Hautfarbe; möglicherweise im Altertum ein Soma
Bala	Sida cordifolia	verjüngend für Vata und Pitta, fördert Ojas, verleiht Stärke
Bhallatak	Semecarpus anacardium	verjüngend für die Lungen, die Haut, das Nervensystem, für das Vata- und das Kapha-Dosha; steigert die Widerstandskraft
Bhringaraj	Eclipta alba	stärkend fürs Haar, für die Haut und das Blut
Bibhitaki	Terminalia baelerica	verjüngend für Kapha und die Lungen
Bilva (Bael)	Aegle marmelos	verjüngend für das Kolon, adstringierend
Black Musli (Kali Musli)	Curculigo orchioides	verjüngend für die Leber, die Lungen, die Nieren und für das Fortpflanzungssystem, in erster Linie für Vata und Kapha geeignet

allgemeine Bezeichnung	lateinischer Name	Eigenschaften und Wirkungen
Chyavanprash	auf Amalaki basierende Verjüngungsrezeptur	verjüngend für alle Gewebe, die wichtigste klassische Soma-Rezeptur
Gokshura	Tribulis terrestris	verjüngend für die Nieren und gut fürs Herz, die Lungen und das Fortpflanzungssystem
Großer Dornenbambus/Vamsarochana	Bambusa arundinacea	verjüngend für die Lungen, kühlend und beruhigend; hauptsächlich für Pitta und Vata
Guduchi	Tinospora cordifolia	verjüngend für die Leber und das Blut, beseitigt chronisches Fieber und chronische Infektionen, speziell für Pitta
Guggul	Commiphora mukul	verjüngend fürs Herz, die Knochen, Kapha und Vata
Haritaki	Terminalia chebula	verjüngend für das Kolon, die Kehle, das Sprechen und das Vata-Dosha
Himalaya-Zeder	Cedrus deodaru	schützt die Lungen und das Immunsystem; trägt Shiva-Energie in sich
Hundszahngras Durva, Darbha, Kusha	Cynodon dactylon	stärkt das Fortpflanzungs- und das Nervensystem, sorgt für eine bessere Haut, schwächt das Pitta- und das Vata-Dosha ab; heiliges Soma-Gras
Kapikacchu	Mucuna pruriens	ayurvedisches Stärkungs- und Verjüngungsmittel für das Fortpflanzungssystem und die Nerven, gut für das Vata-Dosha
Knoblauch	Allium sativa	verjüngend fürs Herz, die Lungen, das Fortpflanzungssystem, Kapha und Vata

allgemeine Bezeichnung	**lateinischer Name**	**Eigenschaften und Wirkungen**
Kurkuma/ Gelbwurz	Curcuma longa	ausgleichend für die Verdauung, fördert die Heilung von Verletzungen an weichem Körpergewebe, schützt vor Krebs
Lotos	Nymphaea nucifera	verjüngend für das Fortpflanzungs- und das Nervensystem; eine uralte Soma-Pflanze
Pippali/ Langpfeffer	Piper longum	verjüngend für die Lungen, das Gehirn und das Kapha-System
Punarnava	Boerhavia diffusa	verjüngend für die Nieren und das Blut
Safran	Crocus sativa	anregend und verjüngend für das Blut und das weibliche Fortpflanzungssystem
Shankha-pushpi	Convolvulus microphyllus	verjüngend für den Geist und das Gehirn, verhilft den Wahrnehmungs- und Sinneskräften wie auch der Erinnerung zu neuem Leben; für Pitta und Vata geeignet
Shatavari	Asparagus racemosus	verjüngend für das Plasma, die Haut und das Fortpflanzungssystem, insbesondere für Frauen; in erster Linie für Pitta und Vata
Shilajit	Shilajita	verjüngend für die Lungen, die Nieren und die Nerven, gut für Vata- und Kapha-betonte Menschen, eine gute mineralische Nahrungsergänzung
Süßholz	Glycyrrhiza glabra	verjüngend fürs das Nervensystem und die Lungen, schmerzlindernd, beruhigend, krampflösend

allgemeine Bezeichnung	lateinischer Name	Eigenschaften und Wirkungen
Trikatu	(drei Gewürze – getrocknete Ingwer, schwarzer Pfeffer und Langpfeffer)	zur Wiederbelebung des Verdauungsfeuers geeigneter Zusatz; Trikatu soll es dem Körper erleichtern, schwere Kräuter zu absorbieren; hauptsächlich für Kapha und Vata
Triphala	(Kombination aus Haritaki, Bibhitaki und Amalaki)	verjüngend für das Kolon, die Nerven und die Knochen; häufig für alle drei Dosha-Typen verwendet, vor allem aber für Vata
Traubenfeige/ Udumbar	Ficus racemosa	verjüngend, vor allem für Pitta, insbesondere bei Einnahme mit Milch; ein heiliger Baum wie Ashwattha
Vidari-kanda (Vidari-Wurzel)/Indian Kudzu	Pueraria tuberosa	auf das Plasma, das Blut und das Fortpflanzungssystem verjüngend wirkendes Stärkungsmittel, kühlend; gut für Pitta und Vata
Wasserlilie (Makhanna)	Euryale ferox	verjüngend für das Fortpflanzungssystem, kühlend; verringert Vata und Pitta
White Musli (Safed Musli)	Asparagus adscendans	verjüngend für das Fortpflanzungssystem, das Plasma und die Lungen; hauptsächlich für Pitta und Vata

Kräuter zur Verjüngung des Geistes

In diesem Kapitel untersuchen wir, welche Rolle bestimmte Kräuter bei yogischen Methoden wie der Meditation spielen. Auf das Thema werden wir in Teil III des Buches noch ausführlich zu sprechen kommen. Kräuter spielen bei yogischen Übungen zwar lediglich eine Nebenrolle, doch sie tun es auf eine wirkungsvolle Weise.

Wir leben in einem Zeitalter des weit verbreiteten Gebrauchs von Arzneimitteln – nicht nur für den Körper, sondern auch für das Nervensystem, das Gehirn und den Geist. Gegen Depression und bei Aufmerksamkeitsstörungen werden Medikamente in enormen Stückzahlen verabreicht, fast wie ein neues Allheilmittel. Durch den bloßen Einsatz von arzneilichen Wirkstoffen, so bringt man uns bei, können wir unsere Gehirnchemie modifizieren und unsere Emotionen ausgleichen. In vielen Fällen greifen wir zu solchen Mitteln, ohne dass wir zunächst einmal natürliche Alternativen auch nur in Betracht ziehen oder uns um eine Veränderung der persönlichen Lebensweise bemühen. Im Verlauf dieses Prozesses verlieren wir die Kontrolle über die persönliche Gehirnchemie. Um im Leben ein Wohlgefühl erleben und uns seelisch ausgeglichen fühlen zu können, werden wir so in zunehmendem Maß von pharmazeutischen Drogen abhängig, wenn nicht gar süchtig nach ihnen. Je älter wir werden, umso mehr wird dann unser Wohlbefinden und unsere Schmerzfreiheit wahrscheinlich davon abhängen, dass wir – nicht nur eines, sondern zahlreiche – derartige Medikamente einnehmen; nicht zuletzt auch in dem Bemühen, ihre Nebenwirkungen in Schach zu halten.

Allerdings hat die Natur uns, was Heilmittel anbelangt, in Bezug auf den Geist ebenso wenig wie in Bezug auf den Körper unversorgt gelassen. Die Wirkung bestimmter Kräuter führt zu einer Funktionsverbesserung des Geistes, der Sinne, des Gehirns und der Nerven. Eine wichtige Klasse solcher nervenstärkender Kräuter besteht aus besonderen Substanzen, die eine verjüngende Wirkung haben.

Verjüngungskräuter für den Geist – Medhya Rasayanas

Im Ayurveda werden die verjüngend wirkenden Kräuter für den Geist als *Medhya-Rasayanas* bezeichnet, als „Verjüngungsmittel für die Weisheit". Niedrig dosiert sind solche Mittel von hohem Wert für eine Verbesserung der Gehirnfunktion, und in höheren Dosierungen für eine Verjüngung des Geistes. In den heutigen Zeiten, in denen wir stundenlang vor einem Computer- oder einem Fernsehbildschirm sitzen, durch dessen Strahlung das Nervensystem erschöpft und der Geist in Unruhe versetzt werden kann, haben sie eine neue Bedeutung erlangt.

Verjüngend wirkende Kräuter für den Geist stehen in einem Zusammenhang mit unseren Soma-Getränken, denn was wir trinken, führt dem Gehirn und dem Nervensystem Wasser zu. In vielen Fällen nimmt man die Kräuter mit Honig und Ghee zu sich.

Jedes der drei Doshas kann Unruhe in den Geist bringen. Im Übermaß vorhandenes Kapha blockiert die Kanäle, verursacht Stauungen, Schwere und mangelnde Wahrnehmung. Sehr stark vorhandenes Pitta ruft übermäßig viel Hitze und Erregung im Geist hervor, die sich unter anderem in Form von aufgewühlten und widerstreitenden Emotionen, Fieber und Entzündungen manifestieren kann. In zu hohem Maß vorhandenes Vata bewirkt, dass der

Geist sich zu schnell bewegt, angespannt und unzulänglich geerdet ist. Und das führt zu geistiger und emotionaler Instabilität bis hin zu nervlicher Erschöpfung. Zahlreiche Verjüngungskräuter für den Geist können, abhängig von der jeweiligen Kombination, auf alle drei Doshas wirken. Manche Kräuter für den Geist wirken allerdings mehr auf das eine oder auf das andere Dosha. Daher sollten die Dosha-spezifschen individuellen Unterschiede nach wie vor in Betracht gezogen werden.

Brahmi (Indischer Wassernabel) – Centella asiatica

Brahmi ist wahrscheinlich das wichtigste und gebräuchlichste aller Medhya-Rasayanas. Brahmi kühlt und beruhigt den Geist, schafft den Raum und die Klarheit, die für tiefer gehende geistige und spirituelle Aktivitäten notwendig sind. Zugleich ist es gut fürs Herz. Es trägt dazu bei, dass das Blut, die Leber und das Harnsystem gereinigt und darüber hinaus Schwermetalle, Gifte, Medikamente und andere Drogen aus dem Körper abgeleitet werden. Besonders gut eignet es sich für den Pitta-Typus, lässt sich, die richtigen Kombinationen vorausgesetzt, aber ebenfalls bei Kapha und Vata anwenden.

Im Allgemeinen wird Brahmi in Form eines Ghees eingesetzt oder in Kokosnussöl (Brahmi-Öl) als Massageöl für das Gesicht und das Haar verwendet. Es trägt dazu bei, die Haarfarbe und Dunkelhaarigkeit zu erhalten, und hilft, sämtliche Öffnungen der Sinnesorgane im Kopf zu schützen. Sehr gut ist es für die Augenlider und für die Ohren.

Brahmi ergibt einen guten Tee, wenn man es, um seinen bitteren Geschmack auszugleichen, zusammen mit Tulsi und ein wenig Honig zu sich nimmt. Von seinem frischen Saft wird gesagt, er sei ein kraftvolles Verjüngungsmittel fürs Gehirn. Unterschiedliche Brahmi- beziehungsweise Pennywort-Drinks aus Südasien, vor allem aus Thailand, wo dies ein weit verbreitetes Getränk ist, kann man kaufen. Diese Drinks enthalten manchmal jedoch allerlei chemische Zusatz- und Konservierungsstoffe.

Pflanzen aus der Pflanzenfamilie von Brahmi und von Gotu Kola, das eng mit Brahmi verwandt ist, sind gemeinhin in tropischen Regionen zu finden, wo sie unter Gräsern beziehungsweise in sumpfigen Gebieten wachsen. In Indien, Hawaii und Brasilien habe ich sie häufig gesehen. Allerdings unterscheiden sie sich in den chemischen Inhaltsstoffen, und als verjüngender Wirkstoff sind sie nicht alle gleich effektiv. Daher sollte bei ihrem Gebrauch durchaus eine gewisse Umsicht oder Vorsicht walten.

Mandukaparni (Kleines Fettblatt) – Bacopa monnieri

Mandukaparni ist eine andere weit verbreitete tropische Pflanze, deren Erscheinungsbild und Verwendung an Brahmi erinnert, obgleich hier botanisch keine Verwandtschaft besteht. Vielfach gedeiht sie in Feuchtgebieten, in denen fließendes Wasser vorhanden ist. Mit ähnlichen Eigenschaften wie Brahmi wird Mandukaparni aufgrund einer stärker lindernden und nährenden Wirkung bisweilen als die günstigere Pflanze angesehen. Oft dient sie auch, falls Brahmi nicht zur Verfügung steht, als Ersatz für dieses. Oder man verwendet beide Pflanzen. Der frische Pflanzensaft, sofern man ihn bekommen kann, ist sehr gut. Oder man bereitet aus Mandukaparni einen Tee.

Shankhapushpi – Convolvulus microphyllus

Shankhapushpi (eine Windenart) ist ein weiteres wichtiges Medhya-Rasayana und nervenberuhigendes Stärkungsmittel im Ayurveda, ähnlich wie Brahmi und Mandukaparni, mit denen es häufig kombiniert wird. Manchmal wird es Brahmi gegenüber sogar als die bessere Lösung erachtet. Im Allgemeinen bereitet man aus Shankhapushpi einen Sirup zur Verbesserung des Erinnerungs- und des Konzentrationsvermögens. Oder man mischt das zu Pulver vermahlene Heilkraut einfach mit Honig. Es beruhigt die Nerven und den Geist, ist ein Mittel gegen Hitze, Bluthochdruck, Sonnenstich und Kopfschmerzen – und eine Pflanze von stark lunar betonter Natur.

Kalmus – Acorus calamus

Kalmus ist ein wichtiges Anregungsmittel für das Gehirn, die Nerven und die Sinne. Er hilft, die Sprech- und die Wahrnehmungsfähigkeit nach einem Schlaganfall wiederherzustellen. Er ist scharf und von erhitzender Natur, er mehrt Tejas und Sadhak-Pitta. Kalmus entfernt Kapha und Ama aus den feinstofflichen Kanälen von Geist, Gehirn und Nervensystem, ermöglicht so eine klarere Übermittlung von Impulsen, hilft bei solchen Kapha-Problemen des Nervensystems wie der Epilepsie. Für Vata ist Kalmus ebenfalls gut.

Zu den besten Kalmus-Anwendungsmöglichkeiten zählt die Nasya-Therapie, und zwar in Form einer Zubereitung auf der Basis von Sesamöl: Man gibt einfach ein paar Tropfen Kalmus-Nasya-Öl in die Nase. Es hilft, den Geist und das Prana zu verjüngen. Außerdem kann man Kalmuspulver auch schnupfen, vor allem um im Kopfbereich verstopfte Atemwege frei zu bekommen.

Kalmus und Brahmi zu gleichen Teilen ergeben einen ausgezeichneten, über sehr ausgewogene Eigenschaften verfügenden Verjüngungswirkstoff für den Geist. Aus beiden kann man auch einen hervorragenden Kräutertee bereiten, der das Sprech- und das Erinnerungsvermögen verbessert und für die Arbeit mit Mantras förderlich ist.

Jyotishmati (Schwarzölpflanze) – Celastrus paniculata

Jyotishmati – ins Deutsche übersetzt „das von Licht Erfüllte" – bringt Licht und Energie in den Geist. Die Verwendung der Pflanze gleicht weitgehend derjenigen des Kalmus, sie verbessert die Wahrnehmung und fördert die Einsicht, die Intelligenz und Sadhak-Pitta. Aus Jyotishmati lässt sich ein gutes Öl mit stark anregender Wirkung gewinnen.

Tulsi (Heiliges Basilikum) – Ocimum sanctum

Tulsi, Heiliges Basilikum, ist ein weiteres wichtiges Heilkraut, das mit seinen speziellen Eigenschaften zum richtigen Funktionieren und zu einer Verjüngung des Geistes und der Sinne beitragen kann. Es verbessert die Wahrnehmung, verschafft dem Geist Klarheit und ein gutes Urteilsvermögen – Vishnus göttliche Gunst. In mancher Hinsicht erinnert die Wirkung von Tulsi an Kalmus, allerdings ist sie milder. Tulsi mehrt außerdem Tejas und Sadhak-Pitta, und am besten eignet es sich für Kapha und Vata. Es hilft bei der Meditation und fördert die Hingabe. Darüber hinaus hat es bei Erkältungen, Fieber, Schnupfen und Lungenleiden eine gute Wirkung. Tulsi ergibt einen hervorragenden Tee, und wenn man es mit Kräutern wie Brahmi kombiniert, verbessert es deren Geschmack und harmonisiert ihre Funktion.

Jatamamsi (Indische Narde) – Nardostachys jatamamsi

Jatamamsi ist eine besondere, auf den Geist beruhigend und auf die Nerven krampflösend wirkende Substanz, ähnelt dem Baldrian, einem nahen Verwandten, hat jedoch eine kühlere, sanftere und eher aufbauende Wirkung. Jatamamsi ist der wichtigste auf milde Weise sedierende und schmerzlindernde Wirkstoff, den man in der ayurvedischen Medizin anwendet – ein wichtiger Bestandteil der meisten Rezepturen zur Stärkung von Gehirn und Geist und zur Beruhigung der Nerven. Jatamamsi kann, meist als Tablette oder Pulver eingenommen, für alle drei Doshas gut sein.

Weitere hilfreiche Kräuter für den Geist

Viele nervenstärkende Pflanzen können auf die eine oder andere Weise der Verjüngung des Geistes zugute kommen, indem sie zu seiner Neubelebung, zur Beruhigung oder zur Harmonisierung seiner Funktionen beitragen. Ephedra, Kampfer, Muskatnuss und Stinkasant zählen mit dazu. Zahlreiche Minz- und Salbeiarten verfügen über ähnliche Eigenschaften und können uns zu einem klaren Geist verhelfen. Das gilt unter anderem für Salbei, Helmkraut, Pfefferminze, Grüne Minze, Polei-Minze und Herzspannkraut (Löwenschwanz). Dabei kommt es sehr auf die Kombination und auf den Anteil der einzelnen Kräuter in der Rezeptur an. Zahlreiche Weihrauch enthaltende beziehungsweise als Räucherwerk geeignete Pflanzen und Harze sind gleichfalls gut für den Geist: zum Beispiel Sandelholz, Lotos, Rose und Jasmin, ebenso Harze wie Guggul, Weihrauch und Myrrhe. Allgemein vermögen Duftpflanzen oft einen starken Einfluss auf den Geist auszuüben. Darauf werden wir im nächsten Kapitel eingehender zu sprechen kommen. Manche Kräuter mit einer verjüngenden Wirkung auf den Körper können zugleich für das Nervensystem, das Gehirn und den Geist von Nutzen sein. Das trifft unter anderem für Ashwagandha, Shatavari, Bala, Süßholz und Lotos zu.[77]

Schauen Sie sich die beiden folgenden Tabellen an. In der ersten finden Sie ayurvedische Heilkräuter, die zuvorderst eine verjüngende, aufbauende und anregende Wirkung auf den Geist haben. In der zweiten sind verschiedene ayurvedische Verjüngungskräuter für den Körper zusammengefasst, die zugleich eine starke Wirkung auf den Geist ausüben.

Verjüngend und aufbauend wirkende ayurvedische Kräuter für den Geist

Brahma Kamal	Saussurea obvallata	verjüngende Wirkung auf den Geist und das Nervensystem, wirkt Lähmungen entgegen, schenkt den Sinnen neue Lebendigkeit; eine uralte, in großen Höhen gedeihende Soma-Pflanze
Brahmi (Indischer Wassernabel)	Centella asiatica	verjüngend für das Gehirn, das Nervensystem, die Leber, fördert das Gewahrsein und die Meditation
Ephedra (Meerträubel)/ Somalata	Ephedra vulgaris	ein Stimulans für den Geist, das Gehirn, die Nerven und das Herz, hauptsächlich für Kapha; eine persische Soma-Pflanze

Jatamamsi (Indische Narde)	Nardostachys jatamamsi	verjüngend und beruhigend für den Geist und das Nervensystem, mildert Vata und Pitta
Jyotishmati (Schwarzölpflanze)	Celastrus paniculata	Nervenverjüngung und Stimulanz, hauptsächlich zur Reduzierung von Kapha und Vata
Kalmus	Acorus calamus	verjüngend für das Gehirn, die Augen und das Sprechen, öffnet die Nebenhöhlen; fördert Tejas, haupsächlich für Vata und Kapha
Kampfer	Cinnamom camphora	ein Nervenstimulans, verhilft dem Geist und den Sinnen zu neuer Lebendigkeit, klärt den Kopf und die Nebenhöhlen, fördert die Wahrnehmung, regt den Geist und die Sinne an, darf allerdings nur in angemessen niedriger Dosierung angewendet werden
Mandukaparni (Kleines Fettblatt)	Bacopa monnieri	verjüngend, beruhigend und klärend für das Gehirn und das Nervensystem; wie Brahmi
Sandelholz	Santalum album	ein beruhigender und fiebersenkender Wirkstoff, verringert Pitta und Vata in Körper und Geist
Saussurea/ Kushta	Saussurea lappa	klärt den Geist und die Emotionen, verbessert den Gehirnkreislauf, fördert die Intelligenz, die Wahrnehmung und die Widerstandskraft; auch gut für Hauterkrankungen
Shankhapushpi	Convolvulus microphyllus	nervenstärkend, nährend, beruhigend und aufbauend; besonders gut für Pitta und Vata

Tulsi (Heiliger Basilikum)	Ocimum sanctum/ tenuiflorum	anregend für den Geist, die Sinne, das Nervensystem und die Lungen, fördert die Hingabe und die Meditation; wird als eine Form der Gottheit betrachtet

Kräftigende ayurvedische Verjüngungsmittel mit einer zusätzlichen Wirkung auf den Geist

Amalaki	mildes nervenstärkendes Mittel, nährt die Gehirn-Rückenmarksflüssigkeit
Ashwagandha	nervenstärkend, sedierend, verbessert Gedächtnis und Konzentration, für Vata und Kapha
Bakuchi	nervenstärkend, verbessert die Gesichtsfarbe und das Sehvermögen
Bala	nervenstärkend, beruhigend, stärkt die physische und psychische Immunität, für Pitta und Kapha
Bhringaraj	nervenstärkend, blutreinigend, fördert das Haarwachstum und die natürliche Haarfarbe
Guduchi	kühlt den Geist und erleichtert die innere Sammlung, verbessert die Blutzirkulation, vermindert Wut und Fieber, gut zur Verringerung von Pitta
Guggul	reinigt die Kanäle, reguliert das endokrine System, harmonisiert den Stoffwechsel
Haritaki	harmonisiert die Geistesfunktionen, verbessert das Sprechen und die Stimme, verringert Vata
Knoblauch	übt auf das Nervensystem eine sedierende Wirkung aus, verringert bei Hysterie Vata, verringert Kapha, ist jedoch nicht sattvisch
Lotossamen	nervenstärkend, nährend, beruhigend, kräftigt das Herz; verringert Pitta
Pippali	regt die Wahrnehmung an, reinigt die Kanäle, wirkt Kapha entgegen
Safran	ein mildes Nervenstimulans, verbessert den Gehirnkreislauf, kräftigt das Herz

Shatavari	nervenstärkend, nährend, beruhigend, für Pitta und Vata
Shilajit	nervenstärkend, mineralische Nahrungsergänzung fürs Gehirn
Süßholz	nervenstärkender, schmerzlindernder, harmonisierender Wirkstoff
Wasserlilien-Samen	nervenstärkend, nährend, adstringierend, insbesondere für Pitta

Somas, Alchemie und Verjüngung

Verschiedene Pflanzen-Somas wurden zu Zeiten des vedischen Altertums ob ihrer verjüngenden und die geistige Offenheit fördernden Wirkungen gepriesen. Der Verjüngung dienende Pflanzen im modernen Ayurveda sind aus dieser Tradition hervorgegangen, wenngleich sich das Wissen um die Identität bestimmter Soma-Pflanzen im Lauf der Zeit verloren hat. Allerdings gibt es Hinweise darauf, dass bei der Zubereitung von Soma in vedischen Zeiten unter anderem Mineralien, insbesondere Gold, wahrscheinlich auch Lapislazuli, verwendet wurden. Soma hat man gemeinhin als „golden" (hari) bezeichnet und mit Gold in Verbindung gebracht.

In den nachvedischen Zeiten fanden in Indien, seit den frühen Jahrhunderten vor unserer Zeitrechnung, verschiedene alchemistische Rezepturen Verbreitung, vor allem zum Zweck der Verjüngung. Von besonderer Bedeutung waren spezielle Rasas, Aschen von Oxiden, darunter gereinigte Formen zahlreicher Metalle, Mineralien und Edelsteine. In Anbetracht ihrer Aufbereitung als feines Pulver wurden sie generell als *Bhasmas* bezeichnet, als Oxide. Solch eine alchemistisch anmutende Verwendung von Mineralien hat sich aus dem heiligen vedischen Feuerritual entwickelt. Bei dem Ritual wurden aus Pflanzen, Hölzern, Harzen, Ghee und Ölen unterschiedliche Aschen zubereitet, die zur Heilung wie auch in einem spirituellen Kontext eingesetzt wurden. Diese Aschen, diese Bhasmas, hat man auch als Rasas bezeichnet – ein Hinweis darauf, dass sie ihrer Natur nach die verfeinerte beziehungsweise gereinigte Essenz materieller Substanzen sind.

Das Metall Quecksilber wird als eine Substanz mit Soma-ähnlichen Eigenschaften und von Shiva-gleicher Natur angesehen. Vom Schwefel andererseits heißt es, er sei Shakti. Mineralien wie Gold, Silber und Glimmer sind ebenfalls auf diese Art und Weise verwendet worden und werden in Indien bis heute ayurvedischen Verjüngungsrezepturen wie Chyavanprash zugesetzt. Die Zubereitung solcher Mineralien erfolgt mittels spezieller, über lange Zeitspannen sich erstreckender Feuerungsprozesse, um sie zu „humanisieren" und so zu gewährleisten, dass eine innere Verabreichung sicher ist. Auch im modernen Ayurveda macht man weiterhin von speziellen alchemistischen Zubereitungen Gebrauch, insbesondere damit die Substanzen auf das Gehirn zu wirken und eine Verjüngung zu fördern vermögen. Nicht zuletzt die Asche verschiedener Edelsteine wie Rubin und Diamant verdient in diesem Kontext Erwähnung.

Zu Zeiten des Mittelalters hat es, von China bis nach Europa reichend, allenthalben eine ähnliche alchemistische Tradition gegeben. In Indien ist die Entwicklung wahrscheinlich aber am weitesten gediehen, und dort hat man wohl über die am besten ausgeklügelten Verfahren verfügt, Metalle so zuzubereiten, dass sie sich für die innerliche Anwendung eignen. Wer den Wunsch hat, in unseren Tagen alchemistische Ayurveda-Heilmittel zu verwenden, sollte sehr genau darauf achten, sorgsam zubereitete Produkte aus verlässlichen Quellen zu beziehen. Denn schlecht hergestellte Produkte dieser Art können toxisch wirkende Schwermetalle enthalten. Ganz so wie in der europäischen Alchemie dienen Metalle und Mineralien in tantrischen Texten zugleich als Symbole für innere spirituelle Übungen und für subtile Energien.[78]

Die vielleicht besten und sichersten Mineralzubereitungen im Ayurveda sind Zubereitungen aus Perlenasche (Moti Bhasma, Mukta Bhasma oder Mukta Pishti). Den Perlen mit ihrer astrologischen Entsprechung zum Mond wohnt ein spezielles, auf die lunare, auf die reflektierende Essenz des Geistes bezogenes Heilungsvermögen inne, unter anderem das Potenzial, den Geist abzukühlen und ihn zu beruhigen und außerdem die emotionale Anspannung und Aufgeregtheit zu verringern. Perlenasche kann für sich genommen angewendet werden. Darüber hinaus wird sie gewöhnlich in andere ayurvedische Rezepturen mit einbezogen und dient dann vor allem als Bestandteil von Wirkstoffen zur Verjüngung des Geistes oder des weiblichen Fortpflanzungssystems.

Vasant Kusumakar ist eine ausgezeichnete, aus verschiedenen alchemistisch zubereiteten Mineralien bestehende ayurvedische Verjüngungsrezeptur: Verjüngend wirkt sie auf den Geist, das Herz, das Nerven- und das Fortpflanzungssystem; besonders hilfreich ist sie bei Diabetes, ferner bei sexueller und bei allgemeiner Schwächung.

Soma, psychedelisch wirkende Substanzen und Rauschmittel

Wir alle streben im Leben nach Glückseligkeit, nach Ekstase beziehungsweise nach einer euphorischen Verfassung, erleben gern ein rauschhaftes Hochgefühl – einen Zustand, in dem unser Geist in höherem Maß eine Erfahrung von Einheit, von Ruhe und Gelassenheit, von Zufriedenheit oder Glück erlebt. Das können wir auf eine grobe Art und Weise durch Alkohol oder Drogen erreichen, auf eine verfeinerte Art und Weise können wir es durch die bildende Kunst, durch Musik und Tanz erreichen, oder auf spirituellem Weg durch Mantra-Praxis und Rezitation, durch Pranayama und Meditation. Allerdings sollten wir uns dabei vergegenwärtigen, dass alle Formen von Rausch oder Ekstase, die uns durch äußere Umstände, Methoden und Substanzen zuteil werden, begrenzt sind und unweigerlich zu Ende gehen. Leicht kann sich daraus auch eine Sucht ergeben, solche Erfahrungen können in eine Abhängigkeit oder Depression münden. Die *Yoga-Sutras* weisen darauf hin, dass Kräuter und Drogen *eine* von zahlreichen Möglichkeiten sind, Siddhis – höhere Kräfte und mystische Einsichten – zu erlangen. Nichtsdestoweniger werden sie dort den asurischen, den unheiligen Praxisformen zugerechnet, die ohne weiteres zum Bestandteil von keineswegs spirituell ausgerichteten Motiven und Praktiken werden können.[79]

Marihuana wird im *Atharvaveda* als eine der Soma-Pflanzen angesehen.[80] In ayurvedischen Rezepturen ist die Verwendung von Cannabis als einem abschwellend (als Dekongestivum) wirkenden, schmerzlindernden oder aphrodisischen Mittel durchaus an der Tagesordnung. Allerdings wird es generell nur in kleinen Mengen und als *eine* Komponente zusammen mit anderen Kräutern eingesetzt. Etliche Yogis und Sadhus in Indien, viele Naga Babas beispielsweise, machen häufig von Marihuana Gebrauch, und zwar nicht bloß wegen seiner bewusstseinsverändernden Wirkungen, sondern weil es ihnen hilft, mit der Kälte und den physischen Entbehrungen zurechtzukommen, die ein Leben in der Wildnis und im Gebirge, gewöhnlich ihre bevorzugten Aufenthaltsorte, mit sich bringt. Große Yogis empfehlen im Allgemeinen jedoch nicht, Marihuana zu nehmen, vor allem nicht über längere Zeitspannen.

Auch aus Sicht der ayurvedischen Medizin ist Cannabis gefährlicher als Tabak, kann die Lungen und die Leber schädigen, außerdem zu einer Abhängigkeit führen, falls man es über längere Zeit in beträchtlichen Mengen nimmt. Sein Gebrauch ist jedoch nicht untersagt, und sein gesundheitlicher Nutzen bei korrekter Anwendung findet Anerkennung. Vielfach wird die Auffassung vertreten, Marihuana, ebenso solche rauscherzeugenden Pflanzen wie der Stechapfel, sei Shiva geweiht. Darin kommt aber zugleich zum Ausdruck, dass allein Shiva tatsächlich mit ihnen umzugehen versteht!

Psychedelische Kräuter, etwa die in Peyote und verschiedenen Pilzen zu findenden Wirkstoffe, sind eine weitere mögliche Art von Kräuter-Soma, obgleich sich in Indien historisch kaum Belege für ihren Gebrauch finden. Nach Ansicht einiger westlicher Gelehrter soll es sich bei Soma um einen rauscherzeugenden Pilz handeln, den Fliegenpilz (Amanita muscaria). Das ist jedoch nicht der vedische Soma. Denn dieser wird im Sinn von Pflanzen aus der Gattung der Schilfgewächse, der Orchideen oder Lilien beschrieben und weist keinerlei an Pilze erinnernde Merkmale auf.[81] Doch der Soma-Wert der psychedelisch wirkenden Substanzen, wenngleich größer als der von Alkohol und möglicherweise von einem gewissen initiatorischen Wert, ist begrenzt, und solche Pflanzen können unser Nervensystem in Aufruhr versetzen oder schädigen, indem sie insbesondere das Vata-Dosha durcheinander wirbeln, mitunter in gravierender Weise.

In verschiedenen schamanischen Überlieferungen aus aller Welt gibt es besondere heilige Pflanzen, die mit Fug und Recht als eine

Art Soma bezeichnet werden können, sei es dass sie für sich allein oder in speziellen Kombinationen und Zubereitungen genommen werden. Dazu zählen solche Pflanzen wie Tabak, Cannabis, Fliegenpilz und Ayahuasca. Hier gilt es allerdings, nicht nur die Art der Pflanze in Betracht zu ziehen, sondern ebenso in welcher Weise Gebrauch von ihr gemacht wird. Solch ein sakraler Gebrauch der Pflanzen wie in den traditionellen Kulturen ist ganz etwas anderes als die heutige Verwendung als Freizeitdroge. Im letztgenannten Fall werden solche Pflanzen unseren Soma wahrscheinlich eher erschöpfen. In überlieferten Ritualen kommt das Bestreben zum Ausdruck, zur Pflanzenseele in Verbindung zu treten. Man betrachtet die Pflanze nicht einfach nur als eine Droge, und man sucht nach einer Vision, einer Botschaft oder einem höheren Gewahrsein, um das eigene Leben zum Vorteil zu verändern.

Die moderne Medizin mit ihren schmerzlindernd und antidepressiv wirkenden Drogen kreiert ihre neuen Formen von Soma. Dazu zählen verschiedene stimmungsaufhellende Arzneimittel wie die Antidepressiva. Bei diesen handelt es sich um kraftvolle chemische Somas, die aber nicht von höherer Natur sind. Solche chemischen Drogen dienen keineswegs dazu, unseren inneren Soma zu entwickeln oder ihn zu mehren. Stattdessen erschöpfen sie ihn, darin besteht ihre Wirkung. Außerdem reichern sie sich in den Geweben an und können mancherlei Gesundheitsprobleme verursachen.

Die Gefahren der auf Drogen basierenden Somas sollten wir dadurch beantworten, dass wir eine Reihe neuer Soma-Kräuterzubereitungen entwickeln, um dem Geist zu wahrem Wohlbefinden zu verhelfen, und außerdem die spirituellen und yogischen Formen des Somas entfalten und so dazu beitragen, dass diese Soma-Kräuterzubereitungen tatsächlich wirken. Wir sollten den höchsten Soma zu finden versuchen, die großartigste verfeinerte Essenz. Das setzt eine innere spirituelle Praxis voraus, nicht bloß das Einnehmen eines Rauschmittels. Unsere Probleme lassen sich nicht herunterspülen. Durch Trinken werden wir sie nicht los. Es sei denn, beim Trinken nehmen wir die Glückseligkeit des Göttlichen, Ananda, in uns auf. Darin besteht der wahre vedische Soma.[82]

Soma-Kräuter und die Aromatherapie

Wenn wir von Soma gesprochen haben, war eher von einem Kräuterextrakt als einfach nur von einer bestimmten Pflanze die Rede. Die Gewinnung ätherischer Öle ist zweifellos die wirkungsvollste Form der Pflanzenextraktion. Bei der Anwendung ätherischer Öle haben wir es mit einer wichtigen Art von Pflanzen-Soma zu tun, die es verdient, für sich genommen untersucht zu werden. Solche ätherischen Somas, oder „Soma-Aromen", leisten einen Beitrag zur Verjüngung des Körpers. Noch bedeutsamer aber sind sie für das Prana, die Sinne, den Geist und das Herz.

- Die Aromatherapie ist eine weitere wichtige Verjüngungstherapie. Über den Geruchssinn regt sie sämtliche Sinne an und bringt Prana in den Körper wie in den Geist. Die Aromatherapie ist wahrscheinlich die wirkungsvollste Direkttherapie zur Neubelebung unserer Energie. Das ätherische Aroma ist, dank seiner Verbindung zum Erdelement, das beste Mittel, den Geist und die Sinne in uns zu nähren. Die Aromatherapie stärkt gewissermaßen unsere innere Erde, indem sie uns mit all den Heilkräften der Natur verbindet. Die passenden Düfte oder Aromen regen den Geist und die Sinne an, sie tragen zu beider Verjüngung bei und haben ihren Anteil daran, einer Verfassung der Lustlosigkeit und Niedergeschlagenheit entgegenzuwirken. Andere Aromen wiederum beruhigen und nähren die Emotionen und die Nerven, sind ein Gegenmittel gegen Besorgnis, Wut und sonstige negative Emotionen.

- Aromen und Düfte sind für uns Träger tiefer Emotionen. Zur zwischenmenschlichen Liebe stehen sie ebenso in Verbindung wie zu religiöser Hingabe. Erinnerung ist für uns, insbesondere auf einer tiefen, unbewussten Ebene, mit verschiedenen Düften verknüpft. Bestimmte Aromen können dazu dienen, den Geist und das Herz von negativen Emotionen, von traumatischen und leidvollen Erfahrungen zu reinigen.

Wohlriechende Kräuter

Wohlriechende Kräuter können ebenso wie andere Kräuter zu Pulver vermahlen und als Tee aufgebrüht, sie können als Gewürze dem Essen beigegeben oder ihr ätherisches Öl kann extrahiert und für sich genommen verwendet werden, sie können zum Massageöl hinzugesetzt werden, und da gibt es noch weitere Verwendungsmöglichkeiten. Ätherische Öle mehren unseren Soma, unseren Sinn für Schönheit und Freude sowie den Frieden und die Zufriedenheit – in uns selbst wie auch in der Interaktion mit der uns umgebenden Natur. Und wie die verjüngend wirkenden Kräuter können Aromen auch als Aphrodisiaka, als Vajikaranas, zur Kräftigung des Fortpflanzungssystems dienen.

Die Verwendung von Räucherstäbchen ist ein weiteres wichtiges Element der Verjüngungs- und Revitalisierungstherapien wie auch der Aromatherapie. Der Rauch von Räucherstäbchen oder anderem Räucherwerk verbreitet sich leicht und durchdringt die Luft. Wird er eingeatmet, kann er unser Umfeld und die uns umgebende Atmosphäre spiritualisieren, aber auch den Geist und die Sinne stimulieren.

Die drei Typen von Soma-Pflanzen, die bereits an anderer Stelle erwähnt wurden, finden auch bei den Aromen ihre Entsprechung.

- Kühlende, süße und nährende Rasayanas, die das Kapha-Dosha, die Körpergewebe und Ojas mehren. Das Gegenstück zu diesem Haupttypus von Soma-mehrenden und verjüngend wirkenden Stärkungsmitteln sind in der Aromtherapie vor allem süße Blumenessenzen wie Lotos und Rose, außerdem manche Baumrinden wie Sandelholz.

- Anregungsmittel zur Wiederbelebung der Energie und zur Förderung des Gewahrseins. Hierbei handelt es sich in erster Linie um würzige ätherische Kräuter wie Kampfer, Kalmus und Tulsi, die sich leicht für die Gewinnung ätherischer Öle nutzen lassen.
- Würzige, bittere Kräuter und Harze zur Reinigung des Blutes, zur Förderung der Heilung, als Mittel gegen Fieber und zur Erhaltung der Immunkräfte. Dazu zählen unter anderem solche Pflanzenharze, die auch eine aromatische Qualität haben, wie Weihrauch, Myrrhe und Guggul.

Aromen wie diejenigen von verjüngend wirkenden Kräutern stehen in einer engen Verbindung zu den Aphrodisiaka. Süße Blumendüfte eignen sich besonders gut zur Verjüngung des weiblichen Fortpflanzungssystems. Zugleich helfen sie, Pitta zu mildern, Fieber und Aufregung zu vermindern.

Als Nächstes folgt eine etwas ausführlichere kleine Tabelle mit verschiedenen wichtigen Aromen. Das eine oder andere ätherische Öl lässt sich allerdings nur bedingt kategorisieren und verfügt über Eigenschaften, die sich nicht nur einem dieser drei Bereiche zuordnen lassen.

Typen von verjüngend und aufbauend wirkenden Aromen

nährende süße und im Allgemeinen kühle Düfte	Lotos, Rose, Gardenie, Jasmin, Roter Jasminbaum, Lilie, Iris, Champaka, Lavendel, Sandelholz, Vetiver (Khus)
anregende, würzige/scharfe Düfte	Kampfer, Tulsi, Kalmus, Gewürznelke, Kardamom, Ingwer, Zimt, Eukalyptus, Basilikum, Salbei, Thymian, Minze, Wüstenbeifuß, Zeder, Wintergrün, Ajwan, Henna, Adlerholzbaum (Agaru/Oudh)
Harze und Blutreiniger	Myrrhe, Weihrauch, Guggul, Loban (Benzoin), Shallaki, Saussurea, Safran, Kurkuma

Dieselben verjüngend wirkenden Pflanzen, über die wir unter dem Heilkräuteraspekt gesprochen haben, können also auch unter dem Gesichtspunkt der Aromatherapie betrachtet werden. Dabei sollten wir uns allerdings vor Augen halten, dass viele kräftigende Kräuter um ihres Nährwerts willen verwendet werden. Die Verwendung ihrer ätherischen Öle, sofern solche sich aus ihnen gewinnen lassen, kann hier nicht als Ersatz dienen. Für manche Verjüngungskräuter mit kräftigender Wirkung, Ashwagandha zum Beispiel, existiert kein entsprechendes ätherisches Öl. Die Aromatherapie kann zur Kräutertherapie ergänzend hinzukommen, zu ersetzen vermag sie diese nicht. Aber noch wichtiger: Die Aromatherapie ist für die Verjüngung des Geistes von Bedeutung.

Soma als Aromapflanze

Nun stellt sich die Frage, wie sich Soma als Aromapflanze bestimmen lässt. Zweifellos gibt es bei den aromatischen Pflanzen-Somas eine ebensolche Vielfalt wie bei anderen Arten von Somas. Der hervorstechendste unter ihnen allen, so viele nichtaromatische Somas es auch gibt, ist der Lotos.

In der vedischen Vorstellungswelt wird das oberste Chakra, das Kronen-Chakra, der „Bereich des tausendblättrigen Lotos“ genannt. Ferner bezeichnet man es als den Ort des Somas beziehungsweise des Mondes. Der Lotos symbolisiert diese aromatischen Somas, diese Blumen-Somas, in der Natur wie in der eigenen Psyche. Als Pflanze beinhaltet der Lotos nährende, aber auch aromatische Somas.

Aromas und Bhasmas

Im vedischen Denken sind Agni und Soma stets aufeinander bezogen. Brennendes Feuer bringt Düfte hervor, und zahlreiche Pflanzen, insbesondere harzhaltige Hölzer, ergeben gute Düfte und gutes Räucherwerk, wenn man sie verbrennt. Aromatische Pflanzen sind ein weiterer Typus von Pflanzen-Soma, und dieser Soma wird in Agnis heiligem Feuer geopfert.

Die Aschen, das *Bhasma,* aus dem heiligen vedischen Feuer ergeben eine weitere Art von Rasa, Essenz oder Soma, auch wenn sie ihrer Natur nach trocken sind. Solche im Sanskrit auch *Vibhuti* genannten Aschen sind generell von weißer Farbe und haben ein Aroma von Kampfer, einem der vorrangig für ihre Zubereitung verwendeten Harze. Diese aromatischen Pflanzenaschen sind nicht nur eine andere Form von Soma, sondern auch eine andere Form von Aromatherapie. Zahlreiche Gurus verteilen diese speziellen, in ihrem Ashram gefertigten Bhasmas. Sie dienen dann als Hilfsmittel für die Meditation oder zur Einstimmung auf den Guru, und sie werden, um eine Verbindung zu ihm herzustellen, auf die Stirn oder in Höhe des Herzens aufgetragen. Das Verbrennen von Räucherwerk ist eine weitere wichtige Art von Soma-Aromatherapie, vor allem für die Verjüngung des Geistes. Das gesamte Universum, so heißt es, ist das Bhasma, die aus dem göttlichen Feuer hervorgegangene heilige Asche.

Spezielle Soma-Aromen

Im Folgenden finden Sie einige besondere Aromen aufgeführt, die mit Soma und dem Mond in Verbindung stehen und häufig als Räucherwerk verbrannt werden.

- Nachtjasmin

Der betörende Duft des Jasmin ist wohlbekannt. Er regt nicht nur unsere äußeren Emotionen, sondern auch unsere innere Hingabe an, da er die emotionale Essenz des Mondes in sich trägt. Andere bei Nacht blühende Blumen haben solch eine Soma-Essenz ebenfalls in ihrem Duft. Nachts sind tatsächlich zahlreiche Blütenessenzen stärker.

- Kampfer, das Aroma des Mondlichts

Kampfer wird häufig mit den Strahlen des Mondlichts verglichen. Er hat einen vorteilhaften Einfluss auf den Geist, regt das Gewahrsein an, steigert das Wahrnehmungsvermögen, löst Stauungen auf und öffnet die feinstofflichen Kanäle des Nervensystems. Doch ungeachtet seiner anregenden und belebenden Wirkung bleibt die lunare Essenz unbeeinträchtigt, da er seiner Natur nach nicht heiß ist. Und ungeachtet seiner lunaren Natur vermindert er Kapha.

- Sandelholz, die sanfte Stille des Mondes

Sandelholz ist das beste beruhigend wirkende Aroma. Als Kraft des Friedens und der Zufriedenheit, der Ruhe und des Gleichmuts hat es eine besondere Affinität zu Soma. Sollte nur ein einziges Aroma zur Förderung unseres inneren Somas zur Verfügung stehen, wäre Sandelholz sicherlich das beste. Besonders gut ist es, um Pitta, Fieber und Hitze im Geist zu verringern. Aber Vata, Besorgnis und Angst verringert es ebenfalls.

- Benzoin/Loban – Styrax benzoin

Benzoin, das in Indien *Loban* heißt, ist eine süß duftende Harz-Räuchersubstanz mit wunderbar beruhigenden und aufbauenden Eigenschaften für den Geist und das Nervensystem wie auch für die Knochen, die Lungen und das Herz. Es ist das süßeste Harz und ergibt gutes Räucherwerk. Besonders gut ist es für das Vata-Dosha.

Verjüngung und die Haut: Ayurvedische Spa-Therapien

Weltweit war in den vergangenen Jahrzehnten ein erstaunlicher Zuwachs an Spa-Therapien zu verzeichnen. Manchmal könnte man fast meinen, Spa sei die neue Religion. Große Hotels, vor allem in den großstädtischen Bereichen, stellen heutzutage Spa-Therapien als eine ihrer Attraktionen heraus, gar nicht zu reden von speziellen Hotel-Ressorts, in die man sich zurückziehen kann, von Verjüngungs- und Ferienzentren außerhalb der großen städtischen Ballungsgebiete. Die Menschen verreisen nicht bloß um der Landschaft willen, sondern suchen spezielle Spas, Mineralbäder, heiße Quellen, Bergseen oder tropische Gewässer in aller Welt auf. Dieses Segment macht mittlerweile einen wichtigen Teil des Ökotourismus wie auch des Heiltourismus aus.

Yoga – mit Asanas, mit Pranayama und Meditation – ist inzwischen weltweit ebenfalls zu einem Bestandteil der Szene geworden. In Yoga-Zentren oder -Retreats werden vielfach Spa-Behandlungen oder Massagen angeboten, oder man wirbt sogar mit ihnen. Die ayurvedische Medizin hat gleichfalls einen wichtigen Platz in der neuen Spa-Therapie eingenommen. In Indien, wo man heute von Kerala bis zum Himalaya alle möglichen ayurvedischen Spa- und Massagezentren findet, die für Kunden aus Europa und Amerika sorgen, ist sie zum Bestandteil des Gesundheitstourismus geworden.

Tatsächlich fühlen wir alle uns natürlicherweise mit fortschreitendem Alter zunehmend zu Spa-Behandlungen aller Art hingezogen und wissen sie zu schätzen. Massage, Öltherapien, Aromatherapien, Saunabesuche, gutes Essen, gute Kräuter und gute Körperübungen sind Bestandteil eines gesunden Lebensstils und einer Verjüngung. Viele der in diesem Buch dargelegten Therapien lassen sich sehr gut in einem Spa-Umfeld durchführen, zumal wenn das Ganze inmitten schöner Natur stattfindet. Zu jeder Yoga- und Ayurveda-Verjüngungstherapie ist eine ayurvedische Spa-Behandlung eine wichtige Ergänzung.

Verjüngung und die Haut

Verjüngung, oder Rasayana, beginnt mit der Haut. Denn diese ist die äußere Erscheinungsform des Plasmas, „Rasa" Dhatu im Sanskrit, dem ersten unter den Körpergeweben. Die Haut als unsere äußere Membran steht in Verbindung zu den Schleimhäuten des Körpers – unserer inneren Auskleidung oder unserem Innenbelag, wenn man es so ausdrücken möchte. Das bringt die Haut mit dem Plasma in Verbindung, dem ersten der sieben Gewebe im Ayurveda, welches den gesamten Verdauungsprozess und den Zustand des Kapha-Doshas in uns widerspiegelt. Aufgrund ihrer Verbindung zum Plasma ist die Haut zugleich mit dem Lymphsystem verknüpft, das für die Aufrechterhaltung der Gewebe sorgt.

Als unser erster Kontaktpunkt mit der Luft, der Atmosphäre und dem Wind steht die Haut zum Vata-Dosha (dem biologischen Lufttemperament) in Beziehung. Wie das Vata-Dosha unterliegt sie daher dem Alterungsprozess, der bewirkt, dass sie trocken und erschöpft wird. Besonders gilt das für all diejenigen, die draußen im Freien beziehungsweise in der Sonne arbeiten. Die Haut zeigt, welchen Einfluss die äußeren Witterungs- und Klimafaktoren auf uns haben. Unsere Falten sind gewissermaßen die Chronik unserer Jahre.

Die Haut ist das größte Organ und, nach dem Verdauungstrakt, derjenige Teil des Körpers mit der zweitgrößten Längenerstreckung. Ihr Zustand spiegelt denjenigen unserer Verdauung in ihrer Gesamtheit wider. Zugleich hat ihr Zustand allerdings Auswirkungen auf die Gefühle, den Geist und das Nervensystem. Die Haut ist ein für die Absorptionsprozesse bedeutsames Organ. Nach den Lungen ist die Haut das wichtigste Organ für die Aufnahme von Prana und Sonnenlicht. Anderweitige Nährstoffe können ebenfalls von der Haut absorbiert werden, insbesondere all die Nährstoffe, die von den verschiedenen Ölen getragen werden. Die Haut weist einen bestimmten Glanz, ein bestimmtes Tejas auf, worin sich der Glanz unserer Vitalenergie widerspiegelt. Der Hautzustand verrät uns so manches über einen Menschen.

Darüber hinaus bildet die Haut unsere erste Kontaktlinie zur Außenwelt und bildet einen wichtigen Bestandteil unseres Immunsystems, für das sie eine Funktion übernimmt, die man mit einem äußersten Schutzwall vergleichen könnte. Wie gesund, wie vital und wie gut die Haut durchblutet ist, spiegelt wider, wie stark oder schwach unser Immunsystem ist. Mit den Kräften der Umwelt kommen wir über die Haut und ihre Empfindlichkeit für Veränderungen der Witterung in Kontakt. Die Haut kann uns für die Kräfte der Hitze, der Kälte, der Feuchtigkeit, der Trockenheit und des Windes empfänglich machen. Sie kann zulassen, dass diese Kräfte in unseren Körper und in unser Energiefeld hineingelangen und den Krankheitsprozess in Gang setzen.

Unsere Haut gesund zu erhalten ist ein wesentlicher Teil jedes wirklichen Wellness-Programms, wie auch jeder Verjüngungstherapie. Kräuter, Aromen und Öl auf die Haut aufzubringen kann für jeden Menschen nützlich sein, auch für diejenigen auf dem spirituellen Weg. Denn es trägt dazu bei, den Geist zur Ruhe kommen zu lassen und die Emotionen zu klären. Verjüngende Arzneiwirkstoffe können wir über die Haut direkt in den Körper einbringen, insbesondere mittels der Ölmassage, aber auch durch Verwendung von ätherischen Ölen. Man kann Pflanzenpulver und -pasten auf die Haut auftragen, ebenso Heilerde und -schlamm. Spezielle Mineralbäder sind gleichfalls von Bedeutung. Auch bei einem Saunabesuch oder einer Dampftherapie stellt sich die Wirkung in erster Linie über die Haut ein und kann zu ihrer besseren Durchblutung, zu ihrer Versorgung mit Feuchtigkeit oder Entgiftung beitragen. Jede Verjüngungstherapie für die Haut sollte allerdings mit anderen Therapien für Körper und Geist, insbesondere mit der Verabreichung von Soma-mehrenden Getränken für eine angemessene Feuchtigkeitsversorgung der Haut und von Kräutern wie Amalaki und Shatavari, welche die Haut nähren, einhergehen.

Künstliche Eingriffe zur Pflege der Haut

Richtige Hautpflege, nicht nur der Schönheit zuliebe, sondern damit der ganze Körper gesund bleibt, ist nicht bloß eine Frage von Kosmetik. Lediglich durch Verwendung teurer Kosmetika lässt sich das nicht erreichen. Viele Kosmetikartikel enthalten Chemikalien, die zu einer Erschöpfung oder Beeinträchtigung der Haut führen. Naturbelassene Öle sind viel besser, vor allem Sesamöl, das für die Haut überaus nährend ist, mag es auch aus kosmetischer Sicht als fettig und nicht sonderlich gut anwendbar gelten. Und abgesehen von allem, was wir auf die Haut auftragen, damit sie besser aussieht oder sich angenehmer anfühlt, sollten wir unbedingt dafür sorgen, dass unsere Verdauung besser wird, wir bessere Getränke zu uns nehmen und sich darüber hinaus auch die Durchblutung verbessert, indem wir geeignete Körperübungen durchführen und Pranayama praktizieren.

Heutzutage verändern viele Menschen ihr Aussehen mit Hilfe von Chemikalien und plastischer Chirurgie. Botox, eine Art Gift, ist die in diesem Bereich am häufigsten Verwendung findende Chemikalie. Sie strafft die Haut, indem sie die Muskeln unter der Haut lähmt, und lässt so die Falten verschwinden. Doch Botox ist teuer, es muss regelmäßig angewendet werden, und die Haut selbst verbessert es tatsächlich nicht. Ja, es schwächt die Gesichtsmuskeln und schadet der Haut im Lauf der Zeit.

Die plastische Chirurgie ist ebenfalls bestrebt, die Gesichtshaut zu straffen. Aber auch zur Vergrößerung, Straffung oder Verkleinerung anderer Körperteile werden chirurgische Eingriffe vorgenommen. In diesem Fall ändern wir allerdings ebenso wenig die Energie oder die Ernährung des Körpers, sondern verschaffen ihm nur äußerlich ein gutes Aussehen. Solche Prozeduren können uns künstlicher machen und unsere tiefer gehende Kreativität und Spiritualität schwächen. Wir machen diese Dinge mit Blick auf andere

Menschen und zur gesellschaftlichen Imagepflege, nicht weil wir uns dadurch selbst wohler fühlen.

Auch natürliche Methoden können dazu dienen, dass wir weniger alt aussehen und sich die Qualität unserer Haut und der Muskeln verbessert. Doch sollten wir nicht nur bestrebt sein, dem Alterungsprozess zu entgehen, sondern lernen, mit Anmut zu altern.

Die Ölmassage und ayurvedische Öle

Das Auftragen von Öl auf den Körper, *Snehana* im Sanskrit, ist eine wichtige Verjüngungsmethode wie auch Bestandteil der gewöhnlichen Maßnahmen zur Gesunderhaltung. Zugleich fungiert Snehana als eine der vorbereitenden Praktiken für Panchakarma, die grundlegende Entgiftungsmaßnahme im Ayurveda. Snehana besteht in der äußerlichen wie der innerlichen Anwendung von Öl: äußerlich in der Ölmassage, innerlich in der Einnahme von heilend wirkenden Ölen, vor allem von Ghee – im Essen, zusammen mit Kräutern oder für sich allein.

Massage ist eine der einfachsten und wirkungsvollsten Maßnahmen zur Gesundheitsförderung und Verjüngung. Besonders gilt das für sanftere Methoden, bei denen zur Massage eine ordentliche Menge Öl verwendet wird. Das beste Massageöl für die Verjüngung ist Sesamöl. Man kann es als warm, schwer, fettend und nährend charakterisieren. Speziell entfaltet es eine Gegenwirkung zum Vata-Dosha, dem Hauptfaktor hinter der Alterung, und es stärkt Ojas.

Weitere gut zur Verjüngung geeignete Massageöle sind unter anderem Mandelöl, Kokosöl und Ghee. Wie Sesamöl wirkt auch Mandelöl stark mindernd auf das Vata-Dosha, ist jedoch nicht ganz so schwer, daher kurzfristig leichter anwendbar. Kokosöl ist kühlend und nährend und ganz besonders wichtig zur Minderung des Pitta-Doshas. Es eignet sich hervorragend bei entzündeter Haut und aufgrund seiner kühlenden Natur auch gut für den Kopf, da wir ja einen kühlen Kopf behalten wollen. Ghee wirkt ebenfalls gut bei Pitta und bei entzündeter Haut. In einem Kupfergefäß aufbewahrt, gewinnt es noch bessere Eigenschaften für die Heilung der Haut, insbesondere bei chronischen Prozessen und entzündeter Haut. Spezielle ayurvedische Sesamöl-Zubereitungen haben zugleich eine verjüngende Wirkung. Dazu gehören – unter einer Vielzahl kommerziell hergestellter Zubereitungen – Narayana Tail, Mahbhringaraj Tail, Bhringamalaki Tail, Dhanvantari Tail und Kshirabala Tail.

Regelmäßige Ölmassagen sind wichtig zur Kräftigung der Haut und des Plasmas (des Rasa-Dhatu), insbesondere unter trockenen Klimabedingungen, in einer trockenen Jahreszeit (im Herbst und in nicht regnerischen Jahreszeiten) und für diejenigen, die unter Trockenheit im Körper leiden (wie Vata-betonte Menschen). Trockenheit der Haut kann den Alterungsprozess fördern und zugleich das Austrocknen der übrigen Gewebe begünstigen. Die Ölmassage ist eine wichtige Methode zur Minderung von Vata-Dosha. Sie trägt dazu bei, das Vata-Dosha aus den Knochen und Gelenken, wo es sich ansammelt, zu entfernen, und sie ermöglicht es dem heilenden Prana, in uns zu fließen. Selbst als generelle Langlebigkeitspraxis ist die Ölmassage von Bedeutung und sollte Bestandteil unserer regelmäßigen Gesundheitsvorsorgemaßnahmen sein.

Eine Ganzkörperölmassage ist wichtig. Im Ayurveda werden, nach einer kurzen Massage unter Verwendung von wenig Öl, bei der verstärkt mit Druck gearbeitet wird, große Mengen warmen Sesamöls auf den Körper gegossen und leicht einmassiert. Traditionell tragen zwei Masseure oder Masseusen das Öl in einer simultanen Massagebewegung auf. Solch eine ausgiebige Ölmassage nährt die Haut und ebenso das Nervensystem. Oft werden zusammen mit dem Massageöl auch spezielle ätherische Öle verwendet. Durch sie kann die Massage eine zusätzliche Heilungsdimension erhalten.

Shirodhara: die Ölanwendung am Kopf

Shirodhara – warmes Sesamöl wird langsam auf die Stirn gegossen, während die Patientin oder der Patient auf einem Massagetisch liegt – ist eine weitere wichtige Massage- und Öltherapie, besonders gut zur Verbesserung von Tarpak-Kapha und auch von Sadhak-Pitta. Für Pitta-betonte Menschen, die vielleicht eine etwas kühlendere Ölanwendung benötigen, kann es sich allerdings als ein wenig heiß erweisen. Shirodhara ist hilfreich für die Verjüngung des Geistes, da es das Gehirn und das Nervensystem nährt und beruhigt. Es mildert die Anspannung und Besorgnis, trägt zur Förderung der Entspannung und des Tiefschlafs bei. Es mehrt die Empfindung von Ruhe und Zufriedenheit im Nervensystem.

Saunas, Dampf- und Schwitztherapien

Schwitztherapien, die im Sanskrit *Svedana* heißen, sind ein weiteres wirkungsvolles Mittel, die Gesundheit der Haut und des Kreislaufsystems zu verbessern. Das Schwitzen reinigt nicht nur die Haut, vielmehr werden zugleich Giftstoffe abgeleitet und der Blut- und Energiefluss angeregt. Allerdings sollte man bei einem Aufenthalt im Dampfbad oder in der Sauna unbedingt für eine angemessene Flüssigkeitszufuhr sorgen. Andernfalls könnte man sich anschließend erschöpft fühlen. Aus diesem Grund folgen sie im Ayurveda normalerweise im Anschluss an die Öltherapie.

Durch die Verwendung von würzigen, schweißtreibenden Kräutertees wie Ingwer und Zimt wird das Schwitzen von innen kommend noch weiter unterstützt, ebenso durch den Einsatz von scharfen Kräutern wie Eukalyptus im Dampfbad. Mit yogischem Pranayama kann man auch ohne Kräuter und Hitze ein natürliches Schwitzen in Gang bringen und auf diese Weise das Prana und den feinstofflichen Körper reinigen.

Das Schwitzen als solches ist eine zu Gewichtsabnahme führende, ihrer Natur nach feurige Therapie und darum normalerweise kein Bestandteil einer Verjüngungstherapie. Die Kombination aus Ölmassage und Schwitztherapie (Snehana und Svedana) hat im Ayurveda einen besonders hohen Stellenwert. Diese Therapiekombination hilft, die Giftstoffe aus den tieferen Geweben so abzuleiten, dass sie über das Blut und das Plasma in den Verdauungstrakt gelangen, um schließlich in der Panchakarma-Therapie aus dem Körper entfernt werden zu können.

Salz und Mineralbäder, die ihrer Natur nach größtenteils erhitzend sind, können ebenfalls Bestandteil einer Schwitztherapie sein und ihren eigenen speziellen Verjüngungseffekt haben, insbesondere für die Haut und die Lungen. Die befeuchtende Wirkung des mineralhaltigen Wassers ähnelt fast schon einer Fettsättigung und verhilft der Haut zu Feuchtigkeit. Salze eignen sich besonders gut zur Minderung des Vata-Doshas. Doch auch hier heißt es, gut Acht zu geben, da jede heiße Therapie tendenziell das Gewicht weiter reduziert und mit Sorgfalt angewendet werden muss, falls der/die Patient/in unter einer merklichen Schwächung leidet.

Sexualität und Verjüngung: Shiva und Shakti in ein ausgeglichenes Verhältnis bringen

Nur ein mit Shakti vereinter Shiva ist handlungsfähig; ansonsten vermag er nicht einmal zu erbeben.

Shankaracharya, Saundarya Lahari 1

Sex ist wahrscheinlich die kraftvollste Form von Soma, Freude oder Rausch, die wir normalerweise im Leben erfahren. Die sexuelle Aktivität nimmt alle Sinne, den Geist und die Emotionen in Anspruch. Sex hat etwas Verlockendes, Fesselndes, Betörendes, uns vollkommen in Anspruch Nehmendes. In welcher Weise wir von unserer Sexualität Gebrauch machen, liefert einen wichtigen Hinweis darauf, wie wir unseren Soma entwickeln. Freilich spiegelt die menschliche Sexualität lediglich die Polarität jener Energien wider, durch die das gesamte Universum der Dualität funktioniert und auf der seine Dynamik beruht. Sexualität ist die wichtigste biologische Kraft, über die wir verfügen – und zugleich die Grundlage unserer geistigen Energie. Bei der Verjüngung und der Entwicklung eines höheren Bewusstseins spielt sie unweigerlich eine wesentliche Rolle.

Das Fortpflanzungssystem vermag nicht nur neues Leben hervorzubringen, es kann außerdem helfen, das bereits vorhandene Leben zu verjüngen. Ebenso wie für die Geburt, das Wachstum und die Fortpflanzung ist unsere Sexualenergie auch für die Verjüngung die entscheidende Kraft. Solange wir nicht in der Lage sind, auf harmonische Weise Zugang zu ihrem Potenzial zu finden, werden andere Verjüngungsmethoden sich unter Umständen als begrenzt erweisen. Die Sexualenergie richtig zu gebrauchen ist indes nicht nur eine Frage der äußeren Formen einer Praxis, vielmehr setzt solch ein Gebrauch innerlich eine energetische Ausgeglichenheit und eine gewisse seelische und emotionale Reife voraus.

Zur normalen Funktion der Fortpflanzungssäfte gehört es, den Körper, den Geist und das Nervensystem zu nähren und von innen her ihren Fortbestand aufrechtzuerhalten. Im ayurvedischen und yogischen Sprachgebrauch bedeutet das: zur Entwicklung von Ojas beizutragen, unserem innersten Vitalflüssigkeitsreservoir, der Essenz der Fortpflanzungsflüssigkeit und des endokrinen Systems ganz allgemein. Eine Erschöpfung unserer Sexualkraft kann nervliche Erschöpfung und eine geschwächte Widerstandskraft zur Folge haben, dem Alterungsprozess Vorschub leisten, alles in allem die Langlebigkeit verringern und verhindern, dass wir uns wohler fühlen. Ganz besonders gilt das für Vata-betonte Menschen, bei denen eine luftige und nervöse Energie vorherrscht. Denn tendenziell sind im Fall einer Vata-Betonung insgesamt weniger Gewebe vorhanden, die Fortpflanzungsgewebe und Ojas inbegriffen, und so können diese leichter erschöpft werden.

Andererseits kann eine Unterdrückung unserer sexuellen Vitalität ihre Kraft ebenfalls schwächen und dazu führen, dass wir zutiefst unglücklich und frustriert sind. Eine mögliche Folge ist dann Gewalt, insbesondere bei Männern. Bei Frauen hingegen wird man hier häufiger Niedergeschlagenheit und Besorgnis antreffen. Oder vielleicht führt solch eine Verdrängung auch einfach dazu, dass unsere Energie schwach ist und sich nicht selbst zu erneuern vermag.

Werden wir älter, hat der Sexualtrieb natürlicherweise die Tendenz, auf einer äußeren Ebene nachzulassen, wogegen man sich nicht zu sträuben braucht. Auf einer inneren Ebene hingegen bestehen dieselben Energien weiter fort, und man kann mit ihnen, als seelischen und spirituellen Kräften, nun wahrscheinlich auf eine wirkungsvollere Art und Weise arbeiten. Damit man den Sexualtrieb als heilende Kraft nutzen kann, muss bis zu seiner schöpferischen Essenz, bis zum Sexualtrieb als Bewusstseinskraft vordringen.

Im Ayurveda war die Verjüngungstherapie (Rasayana) schon immer mit – vielfach als Aphrodisiaka bezeichneten – Therapien zur Steigerung der sexuellen Lebenskraft (Vajikaranas) verknüpft. Häufig werden beide Therapie-Zweige gemeinsam gelehrt. Das soll uns nicht nur helfen, bis ins hohe Alter sexuell aktiv bleiben zu können, sondern uns vermitteln, wie wir unsere sexuelle Lebenskraft für die Regeneration von Körper und Geist nutzen können.

Im klassischen Yoga geht es demgegenüber gewöhnlich in erster Linie um *Brahmacharya:* um die Bewahrung der eigenen Sexualkraft als Mittel für die Entwicklung einer höheren Gewahrseinsenergie. Brahmacharya besteht nicht einfach nur im Zölibat, sondern es erfordert, dass man die sexuelle Lebenskraft ins Nervensystem und in den Geist lenkt, um eine höhere Energie aufrechtzuerhalten.

Shiva und Shakti als Einheit

Unser Glück und unser Wohlbefinden hängen davon ab, dass wir die in uns vorhandenen männlichen und weiblichen, die maskulinen und die femininen Energien in ein Gleichgewicht bringen. Dabei geht es keineswegs darum, gleichsam sexuell neutral zu werden, weder männlich noch weiblich, oder androgyn zu sein. Gemeint ist vielmehr: Wir lassen zu, dass unsere männlichen wie weiblichen Energien vollständig und in ihrer ganzen Wechselbezüglichkeit zum Ausdruck gelangen.

Hierbei fühlt man sich an die Hindu-Vorstellung von *Ardhanareshvara* erinnert – einen halb männlichen und halb weiblichen Gott, dargestellt als Shiva und Shakti in einem und demselben Körper: Die rechte Körperhälfte ist eindeutig männlich, Shiva, und die linke Hälfte eindeutig weiblich, Shakti. Das ist etwas völlig anderes als Bilder, auf denen eine Gottheit so dargestellt wird, dass man nicht weiß, ob sie männlich oder weiblich ist! *Ardhanareshvara* zeigt die vollständige Entwicklung der männlichen wie auch der weiblichen Energien, ohne sie durcheinander zu bringen, und zwar auf eine komplementäre und nicht konkurrenzbezogene, nicht in einem inneren Widerstreit befindliche Art und Weise.

Jeder von uns trägt männliche wie auch weibliche Energien in sich. Dabei herrschen die männlichen, die Shiva-Energien, in der rechten, die weiblichen, die Shakti-Energien, hingegen in der linken Körperhälfte vor. Im Lauf des Tages wechselt unsere Energie von der einen in die andere Körperhälfte, so wie der Atem vom rechten zum linken Nasenloch wechselt. Das entspricht, mit umgekehrten Vorzeichen, der Korrespondenz des rechten Nasenlochs und der rechten Körperhälfte mit der linken Gehirnhälfte, deren Funktion eher maskulin ist, und der Korrespondenz des linken Nasenlochs und der linken Körperhälfte mit der rechten, ihrer Natur nach eher femininen Gehirnhälfte.

Jeder von uns (bis auf einige wenige Ausnahmen) ist der äußeren Physiologie und der psychischen Konstitution nach als Mann oder als Frau geboren worden. Diese spezifische sexuelle Energie zeigt sich in unserer äußeren Gestalt und in unseren äußeren Ausdrucksformen, und wir sollten danach streben, ihre höheren Qualitäten und spirituellen Attribute zu entwickeln. Die Energie des anderen Geschlechts wohnt uns, auf einer tieferen Ebene, zugleich aber ebenfalls inne, und sie bildet die Grundlage für unsere äußeren Beziehungen. Nach dieser Komplementärenergie sind wir nicht nur äußerlich, sondern auch innerlich auf der Suche.

Wir stehen vor der Herausforderung, oder der Notwendigkeit, unsere sexuelle Energie zu harmonisieren, indem wir die männlichen wie die weiblichen Kräfte als etwas Heiliges ansehen, sodass wir zum Zustand der Einheit Zugang gewinnen, der das Beste aus den männlichen wie den weiblichen Aspekten der Natur beinhaltet und sie voll zum Ausdruck kommen lässt. Wir sollten unbedingt die positiven Aspekte beider kosmischen Kräfte ehren, der männlichen wie der weiblichen, und keine der beiden Kräfte als geringerwertig zurückweisen. Das Göttliche als männlich wie weiblich, als Vater und Mutter, als Bruder und Schwester zu ehren ist eine sehr gute Möglichkeit, das in die Tat umzusetzen.

Diese Dualität der Kräfte umfasst freilich mehr als bloß eine geschlechtliche, emotionale oder menschliche Ausgestaltung. Sie erfordert die Anerkennung der kosmischen Dualität von Shiva und Shakti, die nicht nur hinter der sexuellen Dualität in unserer Biologie steht, sondern hinter all den dualistischen Kräften der Natur wie Sonne und Mond, Feuer und Wasser. Unsterblichkeit erfordert, dass wir zu diesen beiden großen Kräften und ihren in sämtlichen Daseinsbereichen wirksamen Einflüssen in Verbindung treten.

Die Shiva- und Shakti-, die männlichen und weiblichen, die Agni- und Soma-Kräfte in uns miteinander zu vereinen ist der Schlüssel zur Verjüngung unseres ganzen Seins. Beider Kind ist das unvergängliche Prana, das uns über alle Beschränkungen von Körper und Geist hinausführt. Dazu in der Lage zu sein setzt voraus, dass wir die beiden großen Kräfte in all ihren Manifestationen ehren. Wenn wir mit Feuer und Wasser wie auch mit anderen Naturkräften arbeiten, hilft uns das, tatsächlich solch einen Prozess zu durchlaufen, anstatt lediglich das eigene Liebesleben zu analysieren!

Uns mit den kosmischen Kräften Shiva und Shakti verbinden

Auf einer äußeren Ebene repräsentiert Shiva die männliche, feurige und aktive, Shakti hingegen die weibliche, wässrige und empfängliche Energie. Auf einer inneren Funktionsebene jedoch, der Grundlage yogischer Alchemie, erwacht die feminine Shakti-Energie. Dort wird sie feurig und aktiv, während die maskuline Shiva-Energie verinnerlicht, ruhig und inaktiv, ihrer Natur nach lunar wird. Shakti entfaltet sich zu Kundalini, der aufsteigenden Bewusstseinskraft. Shiva entwickelt sich zu Soma, der herabkommenden Kraft der Gnade. *Dieser spirituelle Rollentausch zwischen den männlichen und den weiblichen Energien ist für jedes höhere Bewusstsein völlig unverzichtbar.*

Die Shiva-Kraft verleiht uns Stärke, Stetigkeit, eine klare Ausrichtung und ein expansives Element. Die Shakti-Kraft verhilft uns zu Empfänglichkeit, Flexibilität, Anpassungsfähigkeit und Kreativität.

- Die innere Shiva-Energie erwecken

Die höhere männliche Energie entwickelt man, indem man zur Shiva-Energie, der kosmischen männlichen Kraft, in Verbindung tritt. Das erfordert, mit kühlem Geist und gewaltlos die Entwicklung von Selbstbeherrschung, Ruhe, Stetigkeit, starker Willenskraft, Furchtlosigkeit, Wagemut, Freundlichkeit, Klarheit und Mitgefühl zu vollziehen. Diese Shiva-Energie können Sie mit Hilfe des schlichten Bija-Mantras *Om* erwecken, oder aber mit dem Mantra *Om Namaḥ Śivāya!*[83]

- Die innere Shakti-Energie erwecken

Die höhere weibliche Energie entwickelt man, indem man zur Shakti-Energie, der kosmischen weiblichen Kraft, in Verbindung tritt. Das erfordert, dass wir die Fähigkeit entwickeln, zu nähren, zu unterstützen, zu erhalten, zu lieben und uns um etwas zu kümmern – nebst Empfänglichkeit, Vertrauen, Kreativität, Anmut, Hingabe, Sanftmut und Güte. Diese Energie können Sie mit Hilfe des schlichten Bija-Mantras *Aim* wecken, oder mit dem Mantra *Aim Paraśaktyai Namaḥ!*[84]

Für die Neubelebung und Verjüngung spielt die Shakti-Kraft, die auf einer – auf eine grundlegendere Ebene sich beziehende – Empfänglichkeit und Ernährung beruhen, von diesen beiden Kräften die entscheidendere Rolle. Shakti steht mit den Heilkräften des Universums in Verbindung, vor allem mit den Kräften von Erde, Wasser und Raum, den weiblichen Elementen. Diese „Shakti der Verjüngung" oder *Rasayana-Shakti* ist für ein tatsächliches Wirksamwerden jeder anderen Verjüngungspraxis unerlässlich. Daher sollten wir sorgsam danach streben, sie zu erwecken. Die beiden Energien kann man mit Hilfe bestimmter Pranayama- und Mantra-Übungen entwickeln und in ein Gleichgewicht bringen. Darauf werden wir an anderer Stelle in diesem Buch zu sprechen kommen. Insbesondere eignet sich das abwechselnde Atmen durch die beiden Nasenlöcher dazu, zwischen dem solaren und den lunaren Aspekt dieser Dualität ein Gleichgewicht herzustellen.

Allerdings verweisen die Ausdrücke Shiva und Shakti, das sollten wir stets im Blick behalten, auf universale, Namen und Begrenzungen in jeglicher Form übersteigende Kräfte. In der gesamten Welt des Altertums und in allen überlieferungsgetreuen Kulturen finden wir eine vergleichbare Verehrung der männlichen und weiblichen kosmischen Kräfte durch Feuer und Wasser, den aufrecht stehenden Stein und den ringförmigen Stein, die Pyramide und den Altar, Berg und Tal, und durch viele weitere natürliche Symbolbezüge. Die kosmischen Kräfte auf solch eine Weise zu verstehen, das gilt es zu lernen, anstatt ihnen lediglich die Namen oder Formen der einen oder der anderen Kultur anzuheften.

Sexualität und Liebe

Bei der Sexualität haben wir es nicht bloß mit einer biologischen Kraft zu tun, mit der man auf einer äußeren, einer physischen Ebene umgeht. Sexualität steht zum Geist, zum Herzen und zu jener tiefer gehenden Liebesenergie, die unsterblich ist, in Verbindung. In ihr wurzeln all unsere Emotionen, und sie bringt die elementare Kraft von Liebe und Anziehung zum Ausdruck: diejenige Glückseligkeit – oder den Soma –, aus der das gesamte Universum hervorgeht.

Die Fortpflanzungsflüssigkeit ist der aus dem physischen Körper und seinen Geweben gebildete Primär-Soma, die feinste Essenz unter all unseren Körperflüssigkeiten. Allerdings ist das Fortpflanzungssystem mit noch weitergehend verfeinerten Formen von Soma verbunden, letztendlich mit der uns innewohnenden Energie der universalen Liebe.

In dem Bestreben, länger zu leben oder gesünder zu sein, dürfen wir unsere Sexualenergie nicht mechanisch kontrollieren, geschweige denn sie unterdrücken. Vielmehr gilt es die hinter ihr wirkende Liebesenergie zu entfalten und sie, indem wir Hingabe und Mitgefühl entwickeln, in eine spirituelle Richtung zu wenden.

Im tantrischen Yoga kennt man spezielle Praxisformen einer heiligen Sexualität. Diese sollte man nicht verwechseln mit dem populären Tantra unserer Tage und seiner Zügellosigkeit, seiner Ausrichtung auf freien Sex mit zahlreichen Partnern, einschließlich flüchtigem Sex mit Partnern, die man nicht einmal kennt! Im traditionellen Tantra wird Sex zu einem heiligen Ritual. Denn darin besteht seine eigentliche Rolle im Leben: in der Vereinigung der beiden Grundkräfte des Universums zwecks Freisetzung der dahinter stehenden spirituellen Energie. Das beinhaltet unter anderem, den Partner oder die Partnerin mit Respekt, Verbindlichkeit und Konsequenz als eine Manifestation der Gottheit zu ehren.

Bhakti-Yoga, Liebe zur Gottheit zu entwickeln, ist eine weitere Möglichkeit. Solch eine Praxis kann dazu dienen, die Sexualenergie zu sublimieren und jedes Bedürfnis nach einem physischen Partner aufzuheben. Welchem Aspekt, welcher Manifestation, Form oder Gestalt der Gottheit oder welcher Beziehung zu ihr die größte Inspirationskraft auf der Ebene des Herzens zu eigen ist, auf diese/n kann die persönliche Wahl fallen.

Das Fortpflanzungssystem und seine schöpferische Energie zu stärken und diese Energie durch Ausrichtung auf das Herz nach innen zu wenden bildet den Schlüssel zur Verjüngung. Es bedeutet, dass man zu einer höheren Kraft der Liebe und Kreativität in Verbindung tritt.

Nahrung und Kräuter für die Stärkung des Fortpflanzungssystems

Im Ayurveda gibt es eine ganze Kategorie spezieller Lebensmittel und Kräuter für die Stärkung des Fortpflanzungssystems und die Förderung der Langlebigkeit (Vajikaranas). Darunter finden sich viele wieder, die für die Verjüngung von Körper und Geist bereits an anderer Stelle dieses Buches aufgeführt worden sind. Eine Reihe von tierischen Produkten, zum Beispiel Eier, Fisch und Meeresfrüchte, aber auch mancherlei Fleisch können die Fortpflanzungssäfte nähren, aufgrund ihrer schweren Energie möglicherweise jedoch nicht die Verjüngung fördern. Knoblauch und Zwiebeln werden ebenfalls oft in diesem Licht betrachtet, denn sie haben Reiz erzeugende Eigenschaften und können uns, obgleich sie die Fortpflanzungssäfte aufbauen, auch dazu bringen, diese unnötigerweise austreten zu lassen.

Bestimmte sattvische (nicht Reiz erzeugende vegetarische), kühlende, befeuchtende und nährende Nahrungsmittel sind für eine Verjüngung am besten geeignet, insbesondere Milchprodukte, Saatfrüchte und Nüsse, Wurzelgemüse, natürliche Arten von Zucker und Früchte.

Sattvische, verjüngend wirkende Lebensmittel für das Fortpflanzungssystem
Milch, Ghee, Butter, Joghurt, Frischkäse, Mandeln, Cashewkerne, Pistazien, Sesamkörner, Süßkartoffeln, Spargel, Mungbohnen, Urad Dal, Pferdebohnen (Kulattha), Datteln, Rosinen, Feigen, Bananen

Die aphrodisisch wirkenden oder Vajikarana- (die Vitalität fördernden) Kräuter im Ayurveda stehen in einer engen Beziehung zu den verjüngend wirkenden Rasayana-Kräutern; und zahlreiche Kräuter weisen beide Eigenschaften auf. Diejenigen Vajikarana-Kräuter, die sattvisch und nicht Reiz bildend sind, eignen sich allerdings am besten für eine Verjüngung.

Sattvische, verjüngend wirkende Kräuter für das Fortpflanzungssystem
Ashwagandha, Bala, Shilajit, Amalaki, Shatavari, Vidari-kanda, White Musli, Black Musli, Kapikacchu, Gokshura, Safran, Muskatnuss, Langpfeffer, Gewürznelken, Rose, Aloe vera, Süßholz, Lotossamen, Samen der Wasserlilie[85]

Von diesen Kräutern sind Shatavari, Amalaki, Safran, Aloe vera und Rose besonders gut für Frauen, Ashwagandha, Bala, Vidari-kanda, White Musli und Kapikacchu hingegen besonders gut für Männer.

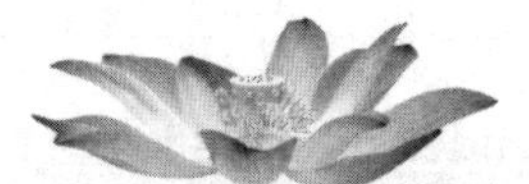

Ihre innere Ökologie: Verjüngung, Umwelt und Lebensführung

Verjüngung beruht auf einer bestimmten Lebensführung. Hier haben wir es nicht mit einer kurzfristigen Therapie zu tun oder mit etwas, das sich durch die Einnahme von ein paar Arzneimitteln bewerkstelligen lässt. Eigentlich aber sollte unsere Lebensführung stets verjüngend sein, selbst wenn wir gewöhnliches Glück und Wohlbefinden erreichen wollen.

Eins der großen Probleme in der heutigen Welt ist der Umstand, dass die meisten von uns jedoch einen hochgradig stressbelasteten, wenn nicht gar vergiftend und verstörend wirkenden Lebensstil haben. Das gilt nicht nur für unsere Ernährungsgewohnheiten, sondern auch für unsere Arbeit, unsere Freizeitgestaltung und den zwischenmenschlichen Umgang, den wir pflegen. Für uns selbst und das persönliche Wohlbefinden haben wir wenig Zeit. Menschen, die mich aufsuchen, sagen mir mitunter, sie verfügten nicht über die nötige Zeit, um die Yoga- und Ayurveda-Praxis durchzuführen, die ich ihnen für ihre Gesundung empfehle. Meine Antwort darauf lautet gewöhnlich: „Heißt das, Sie haben Zeit, krank zu sein?"

Unsere Gesundheit und unser Wohlbefinden sind eindeutig die wichtigsten Faktoren in unserem Leben. Ohne sie können wir gar nichts weiter anfangen. Die medizinischen Kosten zählen zu unseren größten finanziellen Aufwendungen, zumal wenn wir älter werden. Will man einen gesunden Baum haben, muss man in erster

Linie die Wurzeln nähren. Die Wurzel unseres Lebens ist unsere Lebensführung. Sofern wir nicht für uns selbst einen Lebensstil schaffen, der langfristig das eigene Wohlbefinden gewährleistet, kann nichts, was wir sonst tun, wirklich ein Erfolg sein.

Wir sollten uns an diejenige Ernährung halten, an die Kräuter, an das Bewegungsprogramm, an den Lebensstil und an die spirituellen Übungen, die unserem allgemeinen Wohlbefinden zuträglich sind. Darüber hinaus sollten wir uns in regelmäßigen Abständen Erneuerungs- und Verjüngungspraktiken unterziehen, die ein dafür geeignetes Umfeld und eine günstige Jahreszeit voraussetzen. Wir müssen die Matrix – das Feld – schaffen, die es den verjüngend wirkenden Energien ermöglicht, zu fließen und sich zu entfalten, sodass wir sie dann im weiteren Verlauf des Jahres aufrechterhalten können.

Klimatische und jahreszeitliche Voraussetzungen für eine Verjüngung

Bestimmte Zeiten und Orte, Jahreszeiten und klimatische Bedingungen sind für Verjüngungspraktiken zu bevorzugen. Allerdings können wir auch das Umfeld in den Gebäuden, in denen wir leben und arbeiten, entsprechend verändern. Kälte, Wind und Trockenheit sind die größten äußeren Widersacher einer Verjüngung. Übermäßige Hitze oder Feuchtigkeit tut allerdings ebenso wenig gut. Wärme, eine moderate Feuchtigkeit und Windstille sind hilfreich.

Der Wahl des Zeitpunkts für Verjüngungspraktiken kommt dann eine ganz besondere Bedeutung zu, wenn man nicht in einem für Verjüngung günstigen Klima lebt. Mit Blick auf die jahreszeitlich herrschenden Temperaturbedingungen hat man vom späten Frühjahr bis zum Mittsommer, also in der Zeit von April bis Juli, wenn die Natur eine expansive Wachstumsphase durchläuft, die besten Voraussetzungen für Verjüngungstherapien. An den meisten Orten bietet sich im Allgemeinen der Mai als der beste Monat an. Demgegenüber ist der Herbst eine Zeit für Kräftigung, für den Aufbau einer gewissen Körperfülle und Stärke als Vorbereitung auf die Herausforderungen der Winterzeit. All das kann zur Verjüngung durchaus einen Beitrag leisten, ist jedoch nicht durch jenes neu belebende Prana gekennzeichnet, das im Frühjahr vorherrscht. Der Frühling aber ist zugleich eine Zeit der Reinigung, und wir müssen den Körper von den jahreszeitlich bedingten Giftstoffen und dem Winterstress befreien, bevor wir ihn auf einer höheren Ebene mit frischer Energie versorgen können.

Geographisch gesehen vielleicht die am besten geeigneten Regionen für eine Verjüngung sind solche Bereiche in den Tropen, wo es warm und feucht genug, andererseits nicht zu warm, zu feucht und zu windig ist. Das setzt gewöhnlich eine leichte Höhenlage auf einer Hügelkette oder in den Bergen voraus. Die drückende Hitze des Dschungels, tropische Lagen in den Niederungen oder Standorte am Meer sind für diesen Zweck ungeeignet. Vorzugsweise handelt es sich in der Regel um eine Höhenlage von circa 500 bis 1300 Metern, abhängig von der Gegend.

In solchen Klimazonen kann man fast das ganze Jahr hindurch Verjüngungspraktiken betreiben. Dennoch ist der Frühling, soweit solch eine Jahreszeit in den Tropen existiert, zu bevorzugen. Die Regenzeit sollte man meiden, vor allem dann, wenn es häufig oder heftig regnet oder starker Wind herrscht. Und mit der Verjüngungspraxis sollte man beginnen, nachdem der meiste Regen gefallen ist.

Tropischen Flüssen, Seen und Teichen wohnen – ebenso wie den tropischen Pflanzen, Blumen und Früchten – starke Verjüngungskräfte inne. Mit einem Aufenthalt am Strand sollte man allerdings vorsichtig sein, da der Wind und die Wellen des Ozeans einem die Energie entziehen, sie gleichsam schlucken können. Das Meer hat eine magnetisch wirkende Energie, die unsere Energie in sich hineinziehen kann.

Tropische Inseln wie Hawaii mit solch gemäßigten Höhenlagen und am Meer gelegenen Bergen und Hügeln, die das Prana herunterholen und es „erden" können, sind besonders heilsam. Man kann viele solche Plätze finden: in Mittel- und Südamerika, in Afrika, Südostasien, Australien, den Pazifischen Inseln und in anderen Teilen der Welt, wo man Berge oder Hügel gleich am Meer oder im Binnenland vorfindet.

Die Ausläufer des Himalaya oder manche Hügel- und Bergregionen Südindiens sind in dieser Hinsicht besonders vorteilhaft. Solche Hügel- oder niedrige Gebirgslagen in gemäßigten Zonen können gut sein für die Verjüngung, allerdings zur passenden Jahreszeit: im späten Frühjahr und im Sommer.

Für die Verjüngung des Geistes sind Gebirgshöhenlagen besonders günstig. In größeren Höhen ist die Sonne stärker und der Himmel blauer. Daraus beziehen der Geist und das Herz ein starkes Heil-Prana zugunsten eines sich weitenden Bewusstseins. In den Bergen haben die Elemente Luft und Raum eine besondere Verjüngungskraft für unser Bewusstsein. Deshalb ziehen Yogis und Mystiker sich häufig ins Gebirge zurück. Im Herbst und im Winter ist solch ein Gebirgsklima im Allgemeinen jedoch nicht günstig für eine Verjüngung – und auch nicht hilfreich für Vata-betonte Menschen, die unter einer sehr ausgeprägten Agilität und Trockenheit leiden und einer starken physischen Verjüngung bedürfen. Außerdem sollte man in Bergregionen unbedingt darauf achten, dass man zu viel Sonne und Wind meidet, da die Sonne uns in solchen Regionen schnell die Energie entziehen kann. Generell sind Gebirgsregionen in Höhen von circa 1000 bis 2700 Metern für eine Verjüngung des Geistes am günstigsten, da in höheren Lagen leicht ein zu raues Klima herrscht.

Was die Jahreszeiten anbelangt, so kann, abgesehen vom Frühjahr, die Mitte des Winters, ungefähr zur Zeit der Wintersonnenwende, eine hilfreiche Zeit für eine Verjüngung des Geistes sein. Denn die in dieser Zeit vorherrschenden Energien einer Wendung nach innen und geringer Aktivität können ihr zugute kommen, jedenfalls wenn man es vermeidet, der Kälte und dem Wind ausgesetzt zu sein. Unser inneres Prana ist im Winter wach, und wir können diesen „Winterschlaf" unserer äußeren Fähigkeiten in der Weise nutzen, dass sie sich selbst regenerieren.

Zu viel Sonnenschein und zu ausgiebige Sonnenbäder sind generell nicht gut für Verjüngungspraktiken, wenngleich beides in einem gewissen Maß, etwa eine halbe bis eine Stunde am Tag, in manchen Fällen hilfreich sein kann. Setzen wir uns der Sonne zu stark aus, kann sie uns jedoch unser Prana entziehen. Andererseits kann sie uns mit Prana versorgen, sofern wir sie uns im richtigen Maß zuführen. Klimaanlagen dagegen können eine Kraft raubende und erschöpfende Wirkung haben; ebenso ein zu geringer Abstand zur Heizung oder zu einer Feuerquelle.

Ein verjüngend wirkendes Klima aber kann man an unterschiedlichen Orten schaffen – überall wo die Natur stark, wo in einem gewissen Maß Feuchtigkeit vorhanden ist und wo die Verjüngungsräume und die Unterkünfte in angemessener Weise gebaut sind. Man kann speziell ein kleines Verjüngungshaus oder einen entsprechenden Raum entwerfen, um negative äußere Klimafaktoren abzuschwächen. Ein Verjüngungsraum sollte nicht der Kälte, dem Wind, der Sonne, der Hitze oder sonstigen starken Umwelteinflüssen ausgesetzt sein. Auf diese Weise kann man besondere Verjüngungsgärten, -unterkünfte, Yoga- und Spa-Zentren schaffen – mit dem Ziel, negative Umwelteinflüsse, die sich schwerlich komplett ausschalten lassen, zu kompensieren. Auch Ashrams, Yoga-Retreat- und -Sadhana-Zentren können solche Unterkünfte bereitstellen.

Zu Hause ein verjüngendes Umfeld haben

Das eigene Zuhause kann man ebenfalls auf eine den Verjüngungspraktiken förderliche Art und Weise herrichten. Immerhin halten wir uns die meiste Zeit zu Hause auf. Nachdem man eine gewisse Zeit in einem speziellen Retreat-Zentrum verbracht hat, sollte die Verjüngung daheim fortgesetzt werden, um dafür zu sorgen, dass ihre besten Resultate weiter Bestand haben können. Zu diesem Zweck aber müssen zu Hause Ruhe und Frieden herrschen. Ein auf natürliche Weise angenehmes häusliches Milieu gehört einfach mit dazu. Ein Zuhause, das ein Ort des Konflikts oder des Aufruhrs ist, kann der Heilung von Körper oder Geist nicht förderlich sein.

Im Haus oder im Behandlungsbereich sollte man, das ist ein wichtiger Punkt, bestimmte Pflanzen haben, die zur Verjüngung und zur Langlebigkeit beitragen. Unter anderem eignen sich zu diesem Zweck: Aloe, Heiliges Basilikum (Tulsi), Hibiskus und tropische Feigenbäume (Ashvattha, Udambara, Bengalische Feige). Blumen im Haus sind für ein heilendes Umfeld von großer Bedeutung: zum Beispiel Ringelblume, Lilie, Rose, Gardenie, Jasmin und weitere Blumen mit einem süßen und anregenden Duft. Manche Blumen können, falls die Möglichkeit besteht, im Haus angepflanzt werden, ansonsten im Garten, oder sie können als Schnittblumen gekauft werden. Wir sollten lernen, die Schönheit der Natur ins Haus hineinzubringen und es auf diese Weise zu schmücken.

Zu Hause oder im Behandlungsraum Räucherwerk abzubrennen ist sehr hilfreich, zumal sanfte Aromen wie Sandelholz, Jasmin, Rose, Champaka oder Loban. Ghee-Lampen brennen zu lassen ist ebenfalls sehr wichtig; oder Lampen mit Sesam- oder Senföl; oder qualitativ hochwertige Duftkerzen. Wasser sollte zu Hause in Gestalt eines Springbrunnens, in Wasserschalen oder in anderer Form präsent sein.

Zu Hause regelmäßig Pujas durchzuführen, unter Verwendung von Blumen anderweitige Andachten abzuhalten oder zu beten hilft enorm. Gleiches gilt für die Einrichtung eines Meditationsraums, der nicht für andere Zwecke genutzt wird.

Am besten macht man das ganze Zuhause zu einem Tempel. Zumindest aber sollte man einen speziellen Sakralraum und einen Altar beziehungsweise einen Schrein eingerichtet haben. Das Schlafzimmer sollte ein Ort des Friedens, ferner dem Sonnenlicht zugänglich sein. Überhaupt sollte die gesamte Wohnung beziehungsweise das ganze Haus gut belüftet sein und eine gute Frischluftzufuhr ermöglichen.

Verjüngung, Ruhe, Entspannung und Schlaf

Verjüngung erfordert eine Verringerung der physischen wie der geistigen Bewegung. Zur ayurvedischen Verjüngungstherapie gehört, dass der Patient in einem speziellen Verjüngungshäuschen untergebracht und für die Dauer des Behandlungsprozesses alle Aktivitäten vermieden werden. Wer die Bereitschaft dazu nicht mitbringt, bei dem kann man sich mit weniger einschneidenden Maßnahmen begnügen. Eine Verringerung der physischen Aktivität und der geistigen Stimulation ist indes für sämtliche Formen von Verjüngung unverzichtbar.

Tag für Tag durchleben wir einen kleinen Tod und eine kleine Wiedergeburt. Damit wird der Vorgang des Schlafens angesprochen. Der Tiefschlafzustand verschafft uns unsere natürliche tägliche Verjüngung, ohne die wir nicht lebensfähig sind. Im Tiefschlaf kehren wir zum ursprünglichen Prana der Seele zurück und erfahren unsere Verbindung zur göttlichen Mutter. Haben wir einen guten Tiefschlaf, dann erwachen wir frisch, mit regenerierten Kräften und neuer Vitalität, bereit für einen neuen Tag. Bleibt uns ein guter Tiefschlaf verwehrt, erwachen wir hingegen schlaftrunken, müde, reizbar oder gar verstört und desorientiert.

Verjüngung erfordert ausreichende Ruhe, genügend Entspannung und Schlaf. Viele von uns haben heutzutage zu wenig Schlaf. Wir reisen zu viel, rufen eine Überreizung des Geistes mit Sinneseindrücken hervor und bleiben, entgegen unseren Biorhythmen, übermäßig lange auf. Und selbst wenn wir eine ausreichend große Stundenzahl im Schlaf verbringen, wird dieser durch aufwühlende Träume beeinträchtigt und ist keineswegs rundum geruhsam. Den Tiefschlaf zu kultivieren zählt zu den wichtigen Aspekten der Verjüngungstherapie.

Noch besser als ein gewöhnlicher Tiefschlaf ist allerdings jener wache Tiefschlaf, der sich mit Hilfe der Meditation einstellt. Entwickelt werden kann er durch spezielle Meditationsübungen, oder indem man die Kunst des *Yoga Nidra,* des yogischen Schlafs, erlernt. Eine Verjüngung des Geistes erfordert die Aufrechterhaltung dieser in die Tiefe reichenden geruhsamen Wachheit. Und für den Körper ist sie gleichermaßen hilfreich.

Zu viel Schlaf jedoch, zumal Schlaf bei Tag, mindert unsere Langlebigkeit und kann der Ansammlung von Giftstoffen im Körper Vorschub leisten. Er mehrt das Kapha-Dosha und bewirkt eine Schwere in Körper und Geist.

Es ist wichtig, den Hauptteil des Schlafes in den ersten Stunden des Tages, von Mitternacht bis fünf Uhr morgens, zu haben. Am Nachmittag kurz zu ruhen kann während der Verjüngungstherapie freilich hilfreich sein: speziell für all diejenigen mit einer besonders niedrigen Energie, wie es zum Beispiel auf viele Vata-betonte Menschen zutrifft.

Verjüngung verlangt auch nach Entspannung. Echte Entspannung beinhaltet indes nicht nur eine Entspannung der Körpermuskulatur. Hier bedarf es einer tiefen Entspannung des Nervensystems. Und das bedeutet: Es gilt, unser Gewahrsein, unser Augenmerk, unsere Aufmerksamkeit nach innen zu wenden. Dies setzt voraus, dass wir in der Lage sind, uns der göttlichen Präsenz in uns und um uns herum, welche Bezeichnung wir ihr auch geben mögen, zu überlassen und uns der heiligen Natur allen Lebens zu öffnen. Es bedeutet, unser Ich und damit das Bedürfnis, die Dinge zu kontrollieren, loszulassen – die Dinge und die Menschen sein zu lassen, was sie sind.

Yoga-Asanas können uns zu Entspannung verhelfen. Und für diesen Zweck sind sie in erster Linie auch entwickelt worden, insbesondere für Sitzpositionen. Ihre Wirkung entfalten können sie freilich nur in Verbindung mit Geistesruhe und einer Wendung der Energie nach innen. Ansonsten kann die Asana-Praxis, wie andere Übungsformen auch, unsere Nerven und unsere Sinne erregen und, falls wir die Übungen mit zu angestrengtem Bemühen oder mit zu viel Bewegung angehen, zu einem zusätzlichen Störfaktor werden.

Letzten Endes hängt die Verjüngung des Körpers davon ab, dass wir unser Körperbewusstsein aufgeben – vergessen, dass wir der Körper sind – und unser Gewahrsein zu reinem Licht, seiner wahren Natur, zurückkehren lassen. Indem wir das Körperbewusstsein loslassen, entspannen wir den Zugriff des Ichs auf das Leben in seiner Gesamtheit. So ent-spannen wir gewissermaßen den Körper. Unsere toxisch wirkenden, die natürliche Harmonie des Körpers störenden Gedanken, Emotionen und Triebe können auf diese Weise verschwinden.

Unser Körper ist ein vorzügliches Instrument, das unsere Hochachtung verdient. Seine ureigene natürliche Intelligenz kann uns heilen und verjüngen. Dazu aber müssen wir unser Gewahrsein nach innen bewegen, und so der Natur gestatten, ihre Magie am und im Körper zu entfalten und ihn zu einem göttlichen Instrument werden zu lassen.

Die eigene Natur bewahren

Die natürlichen Ressourcen der uns umgebenden Welt müssen bewahrt werden – das ist heutzutage eine Notwendigkeit, welche die meisten von uns anerkennen. Gleichermaßen sollten wir allerdings bestrebt sein, die natürlichen Ressourcen *in uns* zu bewahren, mit anderen Worten: unsere Lebenskraft, unser Gewahrsein und die hinter unserer Seele vorhandenen kosmischen Kräfte. Das Ganze ist keine abstrakte Angelegenheit. Vielmehr erfordert es, dass wir alle unnötigerweise auf unseren Geist und unsere Sinne einwirkenden Stimulationen und Irritationen reduzieren, überflüssige emotionale Reaktionen vermeiden und unnötige Aktivität und Bewegung verringern. Wir müssen lernen, unsere Vitalenergie zu bewahren und sie tief im Innern zu halten – und zwar keineswegs im Sinn eines selbstbezogenen Anhäufens und Hortens, sondern als eine Opferung an das unsterbliche Bewusstsein im Kern unseres Seins.

Die in uns gegenwärtigen Elemente gilt es zu heiligen: die Erde, das Wasser, das Feuer, die Luft und den Raum von Körper und Geist. Unser Körper sollte zu einem Tempel für Yoga und Meditation werden.

Verringern Sie als Erstes unnötige Aktivität in Ihrem Leben, darunter unproduktive und verstörend wirkende Formen von Unterhaltung. Ebenso können Sie unnötige Besitztümer reduzieren, von denen Sie umgeben sind. Entfernen Sie allen möglichen Krimskrams aus Ihrem Zuhause und aus Ihrem Geist. Denn nicht durch zusätzliches Gepäck, das uns bloß belasten und zu schaffen machen kann, sondern nur durch Einfachheit wird Erneuerung möglich.

Erlernen Sie die einfache Lebenskunst, welche in der Kunst besteht, ein einfaches Leben zu führen – ein Leben in Einklang mit dem kosmischen Leben und dem kosmischen Licht, anstatt sich den gesellschaftlichen Ablenkungen zu überlassen. Noch wichtiger: Lernen Sie, Ihre geistige Energie zu bewahren, indem Sie überflüssige Gedanken, Sorgen, Befürchtungen oder Anwandlungen von Wut vermeiden. Lernen Sie, die göttliche Präsenz im eigenen Herzen zu ehren, die Ihr wahres Selbst und Ihr wahres Sein ausmacht.

Aber es kommt nicht nur darauf an, unsere Energie zu bewahren, unsere Integrität gilt es ebenso zu wahren. Das verlangt, dass wir uns selbst treu bleiben und uns nicht an die äußere Welt und ihre Verlockungen verlieren. Seien Sie – „stehen" Sie – in Ihrem wahren Selbst, und Sie sind erhabener als die ganze Welt, erhabener als alle Zeit und als alle Umstände. Lernen Sie, das eigene Selbst zu bewahren, mit anderen Worten, in Einklang mit Ihrem inneren Sein zu leben, anstatt sich von der Welt und ihrer Aufgeregtheit beherrschen zu lassen. Dann werden Sie nie erleben, dass Sie erschöpft oder überfordert sind.

Sich für den Soma bereit machen: Die vorbereitende Reinigung und Panchakarma

Wir alle streben nach Verjüngung. Als Erstes stellt sich aber unweigerlich die Frage, ob wir bereit dazu sind. Spezielle Verjüngungspraktiken erfordern Vorbereitungen in unserer Ernährung und in unserer Lebensführung, die sich über Wochen, wenn nicht über Monate erstrecken können, bevor man sich an eine starke Verjüngungspraxis heranwagen kann. Und auch für mildere Verjüngungsmaßnahmen müssen gewisse Voraussetzungen erfüllt sein. Damit eine wirkliche Verjüngung erfolgen kann, sollten zunächst einmal die Giftstoffe wie auch die Doshas, soweit sie im Körper Krankheit und Verfall verursachen, entfernt worden sein. Solche Reinigungspraktiken sind unerlässlich, um die Langlebigkeit zu fördern, dem Alterungsprozess entgegenzuwirken und zugleich eine Grundlage zu schaffen, von der aus die Verjüngungspraktiken ihre Wirkung entfalten können.

Uns von krank machenden Giftstoffen zu reinigen erfordert, dass wir Agni, unser Verdauungsfeuer stärken, um sie verbrennen zu können. Um diesen Vorgang zu unterstützen, können wir fasten oder bestimmte Kräuter und Gewürze verwenden, damit Agni an Kraft gewinnt. Diese Maßnahme wird in der ayurvedischen Medizin *Shamana* genannt, Linderung. In einem zweiten Schritt erfordert dies, dass wir die Giftstoffe aus den Körpergeweben ableiten und sie schließlich aus dem Körper entfernen. Dieser Vorgang wird als *Shodhana* bezeichnet, als Reinigung.

Das Verdauungsfeuer und die Verjüngung

Um mit anderweitigen Entgiftungs- oder Verjüngungspraktiken weitermachen zu können, muss man seinen Agni ausbalancieren und ihn verjüngen, vor allem wenn man verjüngend wirkende Nahrungsmittel und Kräuter zu sich nimmt. Ansonsten werden diese nicht richtig verdaut und vom Körper aufgenommen. Krankheit und Alterung werden nicht nur durch die Art der Nahrung, die wir zu uns nehmen, verursacht, sondern auch durch den Zustand, in dem sich unser Verdauungsfeuer befindet, wenn wir essen. Beim Verdauungsfeuer lassen sich vier Zustände unterscheiden:

1. hoch: übermäßiger Appetit und schnelle Verdauung, zeigt sich besonders deutlich bei feurigen, also Pitta-betonten Menschen;
2. niedrig: geringer Stoffwechsel und langsame Verdauung, zeigt sich besonders deutlich bei wässrigen, also Kapha-betonten Menschen;
3. unregelmäßig: Appetit und Verdauung sind wechselhaft, zeigt sich besonders deutlich bei luftigen, bei Vata-betonten Menschen;
4. ausgeglichenes Verdauungsfeuer, ein Zeichen von Gesundheit und Wohlbefinden.

Eine Schwäche des Verdauungsfeuers lässt sich stets daran ablesen, dass man einen ausgeprägten Zungenbelag und einen schlechten Atem hat – ein Zustand, den man leicht selbst diagnostizieren kann. Schauen Sie sich den Zustand Ihrer Zunge an, und Sie werden erkennen, in welchem Zustand sich Ihr Verdauungssystem befindet.

Bestimmten Gewürzen wohnt die Kraft inne, den Verdauungsprozess unserer Nahrung zu unterstützen, selbst wenn unser Agni schwach beziehungsweise niedrig ist. Dabei handelt es sich um die schärferen Gewürze wie Cayenne oder Chili. Während einer Verjüngungstherapie kommen diese gewöhnlich zwar nicht zum Einsatz, weil sie übermäßige Hitze im Körper verursachen können. Sehr wichtig sind sie jedoch für die vorbereitende Entgiftung, die der Verjüngung vorausgeht, weil sie zur Verbrennung von Giftstoffen beitragen. Besonders gern wird in diesem Zusammenhang die ayurvedische Rezeptur Trikatu angewendet, die aus getrocknetem Ingwer, schwarzem Pfeffer und Langpfeffer (Pippali) besteht. Trikatu eignet sich bestens für niedrigen Agni, wie man ihn bei Kapha-betonten Menschen häufig antrifft. Weitere ähnlich hilfreiche Gewürze sind zum Beispiel Senf, Meerrettich, Cayenne, Knoblauch und Stinkasant.

Zahlreiche aromatische Gewürze können dazu beitragen, unser Verdauungsfeuer, wenn es schwach ist, zu entfachen oder es wiederzubeleben. Auch in der Verjüngungstherapie kommen sie – im Unterschied zu scharfen Gewürzen, die zugleich den Soma verbrennen können – eher zum Einsatz. Zu diesen Gewürzen zählen Zimt, Kardamom, frischer Ingwer, Gewürznelken, Kumin, Koriander, Fenchel, Basilikum und Gelbwurz. Solche Gewürze kann man mit der Nahrung, vor den Mahlzeiten oder als Kräutertee im Verlauf des Tages zu sich nehmen, um dafür zu sorgen, dass das Verdauungsfeuer sich normalisiert beziehungsweise auf einem angemessenen Stand bleibt. Warmes Wasser und Kräutertees sind für uns die besten Getränke, um unser Verdauungsfeuer aufrechtzuerhalten; nicht kaltes oder gar eisgekühltes Wasser oder Softdrinks.

Stinkasant (Hing), vor allem in Form des Präparats *Hingashtak,* wirkt besonders gut bei einem nervösen oder unregelmäßigen Verdauungsfeuer, das von übermäßig starkem Vata herrührt. Für einen durch Pitta verursachten schwachen Agni sind milde Gewürze und Bitterkräuter wie Koriander, Gelbwurz, Enzian und Amalaki angezeigt.

Darüber hinaus kann die Praxis des Fastens eine gute Vorbereitung auf eine Verjüngungstherapie sein: Vata-betonte Menschen begnügen sich am besten damit, lediglich drei bis fünf Tage zu fasten, während Pitta-betonte Menschen bis zu einer Woche und Kapha-betonte Menschen länger als eine Woche fasten können. Sehr wichtig ist allerdings, dass man eine gewisse Fastenerfahrung entwickelt und nicht sofort eine lange Fastenzeit einlegt. Einem längeren Fasten sollten bei all denen, die an ein längeres Fasten nicht gewöhnt sind, kürzere Phasen des Fastens vorausgegangen sein. Und nach dem Fasten sollte man leichte, aus rein vegetarischen Speisen bestehende Nahrung, Kicharee beispielsweise, zu sich nehmen und sich erst allmählich zu schwereren Speisen wie etwa Wurzelgemüse, Nüssen und Milchprodukten vorarbeiten. Derartige Praktiken zum Abtragen von Ama und zum Ausgleich von Agni werden unter Umständen mehrere Monate in Anspruch nehmen, bevor die eigentlichen Verjüngungspraktiken einsetzen können.

Eine Grundreinigung und Panchakarma

Im Ayurveda wird aber nicht nur die Kraft des Agni, unseres Verdauungsfeuers, wiederhergestellt, darüber hinaus gibt es auch stärkere Entgiftungspraktiken, namentlich die als Panchakarma bezeichneten fünf Praktiken. Dieser bedarf es zu jeder tiefgreifenden Entfernung der im Übermaß vorhandenen Doshas aus dem Körper. Wer an Verjüngungspraktiken denkt, sollte zunächst einmal die Durchführung von Panchakarma in Betracht ziehen, das traditionell als die Grundlage eines Rasayana, einer Verjüngungstherapie, angesehen wird.

Viele Ayurveda-Zentren bieten Panchakarma an, und man kann sie in dieser Frage zu Rate ziehen. Die ersten drei dieser fünf Praktiken sind für den Körper besonders wichtig. Nasya, die fünfte Praxis, ist zugleich wichtig für den Geist.

1. Therapeutisches Erbrechen (Vamana), um überschüssiges Kapha und Schleim aus dem Magen und über den Mund nach oben hin aus dem Körper hinauszubefördern.

2. Therapeutische Darmreinigung (Virechana), um überschüssiges Pitta und toxisch wirkende Hitze aus dem Dünndarm und dem Rektum nach unten hin aus dem Körper hinauszubefördern.

3. Darmeinläufe zur therapeutischen Reinigung (Basti), um überschüssiges Vata und toxisch wirkende Gase aus dem Dickdarm und dem Rektum nach unten hin aus dem Körper hinauszubefördern.

4. Therapeutische Blutwäsche (Rakta Moksha), um das Blut zu reinigen, wozu herkömmlicherweise ein Aderlass gehört. Dieser Teil von Panchakarma kommt in erster Linie bei einem Pitta-Überschuss in Frage.
5. Nasya, die Nase betreffende Therapien, um Schleim und Giftstoffe aus dem Kopf und den Nebenhöhlen hinauszubefördern.

Erleichtert werden diese Vorgänge durch eine vorbereitende Phase (von gewöhnlich mindestens einwöchiger Dauer) der täglichen Ölmassage (Snehana) und Dampftherapien (Svedana). Beide dienen dazu, im Übermaß vorhandene Doshas aus den Geweben und Organen, in denen sie stecken, ins Blut und ins Plasma und auf diesem Weg zurück an diejenigen Stellen, an denen sie sich ansammeln, zu transportieren, um sie so letztlich aus dem Körper hinausbefördern zu können.[86]

Ein im Körper vorhandenes Dosha-Übergewicht stellt für die Verjüngung ein Hindernis dar. Weitgehend die gleichen Resultate wie durch Panchakarma lassen sich allerdings durch eine langfristige Umstellung der Ernährung, durch Kräuteranwendungen und durch entsprechende im Rahmen der allgemeinen Lebensführung vorgenommene Maßnahmen zur Beseitigung der im Übermaß vorhandenen Doshas erzielen.

Auch die folgenden Anwendungen können den Nutzen von Panchakarma erhöhen:

- Pikante Kräuter wie Trikatu, getrockneter Ingwer, schwarzer Pfeffer, Pippali, Senf, Cayenne, Knoblauch, Zimt und Kardamom, eine kraftvolle Pranayama-Praxis und intensive Körperübungen zur Verringerung von Kapha.
- Bittere und blutreinigende Kräuter wie Aloe, Enzian, Berberitze, Koriander und Gelbwurz zur Verringerung von Pitta.
- Milde Abführmittel wie Triphala und blähungstreibende Mittel wie Kumin, Stinkasant oder Basilikum zur Verminderung von Vata.

Reinigungsmaßnahmen des Hatha-Yoga

Im Hatha-Yoga gibt es die *Shatkarmas,* die „sechs Reinigungsmaßnahmen".[87] Im Yoga dienen sie häufig dazu, eine entsprechende vorbereitende Reinigung vorzunehmen, bevor man tiefer gehende spirituelle *Übung*en durchführt. Zu diesen Methoden gehören solch schwierige Prozeduren wie das Verschlingen von Stoffbändern zur Reinigung des Magens oder das Hindurchführen von Kunststoffröhren durch die Nase. Mitunter greift man ohne eine spezielle Diagnose durch einen Arzt oder einen Lehrer zu solchen Maßnahmen.

Im Ayurveda wird zu den meisten dieser Shatkarma-Praktiken nicht so schnell geraten, einmal abgesehen von *Jalneti,* der Reinigung der Nasenlöcher mit Salzwasser, von *Trataka,* dem Hineinschauen in eine Flamme zur Reinigung der Augen, oder von kraftvollen Pranayama-Übungen wie *Kapalabhati.* Stattdessen empfiehlt der Ayurveda seinen eigenen Panchakarma-Reinigungsprozess. Panchakarma, das ist das Schöne daran, basiert auf der diagnostischen Erfassung des betreffenden Menschen wie auch der Erkrankung/en, die dieser möglicherweise hat. Außerdem ist es auf das Alter, ferner auf die örtlichen und die jahreszeitlichen Gegebenheiten abgestimmt.

Shatkarma-Praktiken, so heißt es in der *Hatha Yoga Pradipika,* sind hauptsächlich bei Kapha-betonten Menschen angezeigt, die übergewichtig und erst einmal nicht im Stande sind, Pranayama zu praktizieren.[88] Bei Menschen eines anderen Dosha-Typus wird für diese Praktiken unter Umständen kein Bedarf bestehen. Mehr noch, bei Vata-betonten Menschen könnten sie Unruhe stiften. Aufgrund der damit verbundenen Härten sollte jede Reinigungsmaßnahme nur mit großer Umsicht und unter qualifizierter Anleitung durchgeführt werden.

Panchakarma und Verjüngung

Auf traditionelle Panchakarma-Therapien folgt eine Phase der Verjüngung, des Rasayana. Jede intensive Entgiftungstherapie erfordert im nächsten Schritt Kräftigungs- und Verjüngungsmaßnahmen. Denn erstens haben solche Therapien tendenziell eine schwächende oder erschöpfende Wirkung auf den Körper, der anschließend einer Revitalisierung bedarf. Zweitens bietet ein innerlich gereinigter Körper ideale Voraussetzungen für eine optimale Wirksamkeit solcher Verjüngungstherapien. Der moderne Ayurveda hat möglicherweise zu sehr die Entgiftungsseite von Panchakarma in den Vordergrund gestellt und der verjüngenden Seite zu geringe Aufmerksamkeit geschenkt.

Hier sollte folgende Grundregel gelten: Abhängig davon, wie lange Panchakarma oder eine andere intensive Entgiftungstherapie durchgeführt worden ist, sollte man danach eine doppelt so lange Zeitspanne der Stärkung und Verjüngung widmen.

Jede Entgiftungstherapie sollte als eine vorbereitende Praxis betrachtet werden – mit einer wichtigen Ausnahme: Sitzen die Giftstoffe sehr tief oder konnten sie durch die vorgenommene Entgiftungstherapie nicht vollständig beseitigt werden, so könnten zusätzliche Entgiftungspraktiken notwendig sein, bevor eine Kräftigung oder Verjüngung tatsächlich Erfolg bringen kann.

Das Kolon und die Verjüngung

Das Kolon ist ein wenig verstandenes und ebenso wenig wertgeschätztes Organ, das vor allem als Ausscheidungsorgan angesehen wird. Dem Ayurveda zufolge ist das Kolon aber zugleich für den Verdauungs- und Assimilationsprozess von Bedeutung. Der Dickdarm absorbiert das Prana, die Lebenskraft, aus der Nahrung, die wir gegessen haben. Dieses Prana wird zusammen mit den im Essen vorhandenen Elementen Luft und Äther aufgenommen. Es dient dazu, die Lebenskraft, die Sinne und den Geist zu nähren, ferner das Immunsystem aufrechtzuerhalten und die Fortpflanzung zu unterstützen. Neben den Lungen und der Haut gehört das Kolon zu denjenigen Teilen des Körpers, mit denen wir vorrangig Prana aufnehmen. Und alle drei Systeme sind eng miteinander verbunden.

Im Ayurveda geht man davon aus, dass die Dickdarmhaut für den Absorptionsprozess eine besondere Rolle spielt.[89] Sie holt die Lebenskraft aus der Nahrung und gibt sie an das Knochengewebe weiter, wo sie dazu dient, die tieferen Gewebe, namentlich das

Nerven- und das Fortpflanzungsgewebe, zu nähren. Funktioniert unsere Verdauung normal, dann nehmen wir die Lebenskraft aus der Nahrung in uns auf. Funktioniert sie hingegen nicht normal, werden wir die schädlichen Abgase in uns aufnehmen, die dann vom Knochengewebe resorbiert werden und viele Probleme bereiten. Daher sind Arthritis und die meisten Knochenerkrankungen auf eine schlechte Absorption im Kolon zurückzuführen. Erkrankungen des Nerven- und des Fortpflanzungssystems gehen im Allgemeinen ebenfalls von hier aus.

Mit dem Alter lässt die Funktion des Kolons nach. Gleiches geschieht aufgrund von übermäßiger sexueller Aktivität oder von Erkrankungen des Fortpflanzungssystems. Zugleich wird mit dem Alter die abwärts sich bewegende Energie (Apana-Vayu) im Körper stärker. Das ist nichts Esoterisches, sondern einfach nur die Langzeitwirkung der Schwerkraft und der entropischen Tendenz unseres Systems, sich wieder in seine Bestandteile aufzulösen.

Diese Energie der Abwärtsbewegung ist zwar unentbehrlich, um solche Funktionen wie die Ausscheidung, das Urinieren und die Fortpflanzung zu ermöglichen. Im Übermaß vorhanden, leitet sie jedoch die positive und sich aufwärts bewegende Energie aus dem Körper ab.

Die Gesunderhaltung des Kolons ist ein wichtiger Rückhalt für jede Verjüngungspraxis. Als Erstes gilt es daher, durch Ernährungsumstellungen auf das Kolon einzuwirken. Dazu müssen genügend Ballaststoffe in der Nahrung vorhanden sein. Heutzutage gibt es zahlreiche neuartige Ballaststoffe. Manche sind künstlich hergestellt, andere eine Kombination aus Kräutern und künstlichen Bestandteilen. Im Allgemeinen sind Psyllium-Schalen, oder das aus ihnen gewonnene Pulver, die besten Ballaststoffe. Andere wertvolle Ballaststoffe erhält unsere Nahrung durch Blattgemüse, Vollgetreide, frisches Obst und Wurzelgemüse.

Viele Menschen nehmen Abführmittel, um die altersbedingt nachlassende Funktion des Kolons anzuregen. Die meisten Abführmittel können allerdings weder eine Verbesserung des Assimilationsprozesses im Kolon herbeiführen, noch seinen Spannungszustand, seinen Tonus, stärken. Abführmittel können zwar künstlich eine Entleerung des Kolons bewirken, aber eben nicht eine richtige Absorption im Kolon gewährleisten. Wir neigen dazu, ein schlechtes Funktionieren des Kolons mit Verstopfung gleichzusetzen, und meinen, dies sei mit Abführmitteln behandelbar. Die meisten Abführmittel, vor allem die stark wirkenden Purgativa, mögen sie kurzfristig auch noch so gut wirken, leisten auf längere Sicht einer Verstopfung Vorschub. Denn bei ihnen handelt es sich in erster Linie um Reizstoffe. Aus diesem Grund kommt es bei vielen, insbesondere bei älteren Menschen zu einer Abhängigkeit von Abführmitteln, und das Kolon wird zunehmend geschwächt.

Einläufe sind eine populäre Entgiftungsmaßnahme, und mitunter werden ihnen auch Verjüngungskräfte zugeschrieben. Laut Ayurveda sind sie jedoch hauptsächlich für eine kurzfristige Entgiftung von Nutzen. Einläufe können gleichfalls das Kolon schwächen und die Langlebigkeit beeinträchtigen, zumal bei denjenigen Menschen, die leicht frieren, unter Trockenheit, Schwächung oder mangelndem Körpergewicht leiden. Von Einläufen sollte mit Vorsicht und nur kurzzeitig Gebrauch gemacht werden, speziell bei Menschen mit einem Vata-betonten Körper wie auch bei all denen, die nur ein geringes Körpergewicht haben.

Alle stark wirkenden bitteren Abführmittel gilt es im Verlauf jedes Verjüngungsprozesses zu vermeiden. Dazu zählen etwa Rhabarberwurzel, Aloe und Sennesblätter (Senna), ebenso Rezepturen, die auf einer dieser Substanzen basieren. Tatsächlich fördern sie möglicherweise den Alterungsprozess, da sie Vata verstärken und langfristig den Tonus des Kolons schwächen können. Auch sie sollten in erster Linie zur Entgiftung verwendet werden.

Für die meisten öligen Abführmittel, Rizinusöl zum Beispiel, gibt es zwar während einer Verjüngungstherapie keine spezielle Kontraindikation, an und für sich wirken sie jedoch nicht verjüngend. Mit ihrer ein wenig schweren Energie können sie auf den Körper letztlich eine verstopfende Wirkung ausüben. Durch Aufquellung wirksam werdende Abführmittel wie Psyllium oder Leinsamen verfügen zwar ebenso wenig über eine spezifisch verjüngende Wirkung, dennoch können sie auch während des Verjüngungsprozesse von Nutzen sein, und für Verjüngungstherapien sind sie die am besten geeigneten Abführmittel.

Spezielle Kräuter können zur Verjüngung des Kolons beitragen, da ihre Wirkung darauf hinausläuft, seinen Tonus und seine Funktion in angemessener Weise wiederherzustellen. Über die bedeutsamste ayurvedische Rezeptur für diesen Zweck, Triphala, konnten Sie bereits ein paar Erläuterungen lesen. Der wichtigste abführend wirkende Bestandteil in Triphala ist Haritaki, das bei separater Einnahme als Abführmittel dienen kann. Haritaki hilft, den Tonus des Kolons zu festigen und zu stärken. Amalaki trägt dazu bei, das Kolon zu schmieren und seine Schleimhäute zu schützen. Bibhitaki regt die Schleimproduktion auf den Schleimhäuten des Dickdarms an. Amalaki kann als eigenständiger Wirkstoff bei milden Fällen von chronischer Verstopfung eingesetzt werden.

Der Alterungsprozess bringt es mit sich, dass wir zunehmend die Fähigkeit einbüßen, im Verdauungstrakt Speisen, Wasser und Nährstoffe zu absorbieren. Dem kann man mit bestimmten, die Absorption verbessernden Kräutern entgegenwirken. Diese Situation ist normalerweise eine Art Gegenpol zu den Umständen, unter denen man Abführmittel anwenden muss. Durch übermäßigen Einsatz von Abführmitteln oder Einläufen kann der Tonus des Kolons geschwächt oder eine übermäßige Ausscheidung gefördert werden.

Unter solchen Voraussetzungen braucht man bestimmte adstringierend schmeckende und die Absorption fördernde Kräuter. Besonders hilfreich im Ayurveda ist Bilva (Bael). Dieser dem Gott Shiva geweihte Baum ist ein ausgezeichnetes adstringierendes Mittel mit darmverjüngender Wirkung. Weitere hilfreiche Kräuter dieser Art sind unter anderem Fenchel, Muskatnuss, Kardamom und Ingwer.

Die Gefahr, unnötig viel zu entgiften

Die Arbeitsweise in unserer naturheilkundlichen Branche könnte man in weiten Teilen als hochgradig entgiftungsorientiert bezeichnen. Vieles davon ist verständlich, da die Gesamtbevölkerung unter Übergewicht leidet und ein hohes Maß an Fett, Schleim und Giftstoffen im Körper aufweist, die reduziert werden sollten. Allerdings kann Entgiftung für uns sehr schnell auch zu einer Art Marotte oder einer Vermarktungsstrategie werden. Wir mögen Schnellschusslösungen und fühlen uns von einschneidenden Intensivprogrammen, die eine rasche Lösung unserer Gesundheitsprobleme oder eine Schnellreinigung dieser oder jener Art versprechen, angesprochen.

Unterschiedlichste Programme zur Gewichtsreduzierung greifen überall um sich. Und es gibt eine Vielzahl von Entgiftungsprogrammen – mit Hilfe von Einläufen, Saftfasten, Fasten unter Verzicht auf jegliche Nahrung, intensiven Körperübungen und Fitnessplänen, Leberreinigung, Nierenreinigung, Schwitzhütten, Saunas und heißen Bädern. Man könnte den Eindruck gewinnen, jeden Monat werde ein neuer Reinigungs- oder Entgiftungsplan, ein neues Heilkraut oder Nahrungsmittel aufs Podest gehoben. Derartige Reinigungsprozeduren scheinen sich regelrecht zu einer Besessenheit auszuwachsen. Nicht immer aber sind wir uns darüber im Klaren, dass solche starken Entgiftungsmaßnahmen die richtige Vorbereitung und den richtigen Konstitutionstypus voraussetzen, der dann auch mit ihnen klar kommt.

Wir neigen sogar dazu, in einer Verjüngungstherapie eine Art Crashkurs zu sehen, den wir in gerade mal ein oder zwei Wochen schnell durchziehen können, um dann mit neuem Eifer und neuer Energie wieder an unseren bisherigen Lebensstil anzuknüpfen. Verjüngung nimmt aber Zeit in Anspruch. Selbst ein radikales oder intensiveres Verjüngungsprogramm erfordert mindestens zwei Wochen, gemeinhin aber mehr als einen Monat, bevor sich eine einschneidende Wirkung zeigt. Noch entscheidender ist aber unsere Lebensführung in einer längerfristigen Perspektive. Besondere Bedeutung erhält dabei ein nachhaltiger, Regeneration und Verjüngung ermöglichender Lebensstil im Kontext unserer grundlegenden Lebensgewohnheiten wie Ernährung, Kräuteranwendungen, Körperübungen, Arbeit und Erholung. Wenn wir all die sich uns bietenden Heilungsoptionen durchgehen, sollten wir nicht aus dem Blick verlieren, welch entscheidende Bedeutung diesem Aspekt zukommt. Unsere Lebensführung – das gilt es auch dann sicherzustellen, wenn wir in dieser oder jener Form auf eine

Verjüngungspraxis zurückgreifen – sollte sich dadurch auszeichnen, dass wir unsere Energie bewahren, sie verinnerlichen und sie spiritualisieren.

Teil III

Soma-Yoga: Verjüngung von Geist und Herz durch Yoga und Meditation

Glückseligkeit, das wusste er, ist Brahman. Glückseligkeit bewirkt die Entstehung aller Wesen. Auf Glückseligkeit beruht das Leben aller Wesen. Und zur Glückseligkeit kehren sämtliche Wesen zurück. So lautet das Weisheitswissen des Weisen Bhrigu, Sohn des Varuna, der im höchsten Äther seinen Platz gefunden hat.

Taittiriya-Upanishad III, 6

Nachdem sie die Pflanze zermalen haben, meinen sie, den Soma getrunken zu haben. Von jenem Soma jedoch, von dem die Sehenden wissen, hat kein Sterblicher je getrunken.

Rigveda X, 85, 3

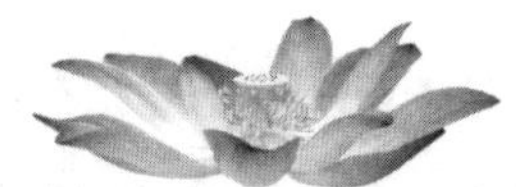

Yoga und innere Verjüngung

Yoga bedeutet, dass alle Beunruhigung des Geistes sich legt. Dann gibt es ein Verweilen in der Selbst-Natur des Sehenden.

Yoga-Sutras I, 2-3

Der größere Teil der Verjüngung betrifft nicht den Körper, sondern den Geist und das Herz. Einen alten Geist in einem jungen Körper zu haben ist von ebenso geringem Wert, wie den Körper zu erneuern, während der Geist an die Vergangenheit und ihre Zwänge gefesselt bleibt. Die meisten von uns haben indes größeres Interesse an einer Verjüngung des Körpers als an einer Verjüngung des Geistes. In vielen Fällen wollen wir tatsächlich den Körper verjüngen und unser Leben verlängern, um weiterhin denselben alten geistigen und emotionalen Mustern zu folgen – Mustern, die uns aufzehren und zugleich Leid über andere bringen! Wir wollen bewirken, dass das Ich mit seinen auf Macht, Erfolg und Lustgewinn ausgerichteten Trieben länger fortbesteht. Jenen Fragen aber, mit denen die Vergänglichkeit des Lebens uns konfrontiert, wollen wir aus dem Weg gehen.

Andererseits kann man jedoch den Geist und das Herz auch dann erneuern, wenn der Körper altert und stirbt, wobei der Tod selbst zu der Pforte wird, die uns Zugang zu einer inneren Unsterblichkeit verschafft. Den Geist kann man verjüngen, selbst wenn der Körper unweigerlich dem Niedergang und dem Verfall unterliegt.

Damit ein Verjüngungsprozess erfolgreich verlaufen kann, müssen wir zuallererst einmal die richtige Einstellung entwickeln: Wir müssen uns, mit anderen Worten, darüber im Klaren sein, wonach wir streben. Das Ziel jeder echten Verjüngungstherapie besteht nicht einfach nur in einem längeren Leben oder in einer verbesserten physischen Gesundheit. Vielmehr geht es darum, zu einem besseren, bewussteren und hilfreicheren Menschen zu werden. Das erfordert, dass wir uns mit den kosmischen Kräften der Lebenskraft, der Schöpfungskraft und der Glückseligkeit in Einklang bringen. Diese befinden sich außerhalb jeglicher Kontrolle durch einen Einzelnen oder durch eine Gruppe von Menschen. Weder auf eine mechanische Art und Weise noch mit aller Macht kann man sie entwickeln. Unser Bestreben sollte, anders ausgedrückt, darin bestehen, dem zu Liebe, was in der Welt der Ewigkeit von Belang ist, über uns selbst und unsere zeitgebundenen Triebe hinauszugelangen.

Verjüngung beruht darauf, sich innerlich den Kräften der Unsterblichkeit hinzugeben. Solch ein Vorgang vollzieht sich auf der Ebene des Herzens. Er gehört nicht zu jenen Dingen, die wir für einen entsprechenden Geldbetrag käuflich erwerben können. Ebenso wenig können wir an diesen Punkt gelangen, indem wir auf die richtigen Kräuter, Heilmittel oder Drogen beziehungsweise auf die richtigen Methoden oder Praxisformen zurückgreifen – mögen diese als unterstützende Faktoren auch noch so hilfreich sein.

An allererster Stelle brauchen wir eine innere Offenheit für die Lebensquelle im Herzen. Wir müssen, mit anderen Worten, die Bereitschaft aufbringen, die Gegenstände unseres Anhaftens in der äußeren Welt loszulassen, und uns das erhabenere Universum des Bewusstseins, der Schönheit und des Entzückens zu eigen machen.

Bei der physischen Verjüngung handelt es sich lediglich um einen vorbereitenden Schritt: um eine Vorbereitung auf die geistige Verjüngung, die eine Neubelebung unserer Emotionen und unserer Sinne mit einschließt. Geistige Verjüngung gilt es allerdings ebenfalls auf die richtige Art und Weise zu verstehen. Denn bei einer Verjüngung des Geistes geht es keineswegs um eine bloße Wiederherstellung unserer normalen geistigen Denk-, Erinnerungs- oder

Wahrnehmungsfähigkeit. Nur wenn wir unseren Geist mit den Kräften der Unsterblichkeit verbinden, die dem Bewusstsein selbst innewohnen, wird seine Verjüngung möglich sein. Den sterblichen Geist mit seinen persönlichen und gesellschaftlichen Zwängen, seinen Kenntnissen, Meinungen und Überzeugungen fortdauern zu lassen, darum geht es hier nicht.

Eine Verjüngung des Geistes erfordert eine spirituelle Praxis, *Sadhana* im Sanskrit. Anders ausgedrückt: Will man den Geist verjüngen, kommt man gar nicht umhin, im Alltag einen spirituellen Weg einzuschlagen, in dessen Verlauf der Geist allmählich in ein höheres Gewahrsein übergeht. Den Geist über den Tod hinauszuführen bedeutet, dem sterblichen Geist den Rücken zu kehren und zu unserem höheren oder wahren Selbst jenseits der gewohnten Denkmuster und der körperlichen Identität zu erwachen. Der gewöhnliche Geist mit all seinen Erinnerungen macht ja gerade unsere Sterblichkeit aus, kann uns daher nicht über den Tod hinausbringen. Dazu bedarf es eines Erwachens: Und zwar müssen wir zu einer höheren, auf unser unsterbliches Bewusstsein ausgerichteten Intelligenz, *Buddhi* im Sanskrit, des eigenen Geistes erwachen.

Seelische Alterungsfaktoren

Wenn wir uns verjüngen und gleichsam jeden Tag so erleben wollen, als sei er der erste Tag der Schöpfung, müssen wir zunächst den Geist verjüngen. Dazu gehört unter anderem, unsere Sinne von ihren gewohnheitsmäßigen Reaktionsmustern frei zu machen und ein höheres Prana zu erwecken: eine höhere, mit der erhabeneren Energie des Universums verbundene – und nicht bloß auf die wechselnden Tendenzen und Trends unserer menschlichen Gesellschaft eingestellte – Lebensenergie.

Diesbezüglich können wir leicht zwischen einem alten, uns dem Tod und dem Verfall näher bringenden, und einem jungen, den Erneuerungskräften der Natur verbundenen Geist unterscheiden. Ein alter Geist ist ein in der Belastung durch Erinnerungen, durch ein Festhalten an vielen Dingen und durch traumatische

Erfahrungen gefangener Geist, der nicht willens oder nicht fähig ist, diese loszulassen.

Ebenso wie der Körper durchläuft der Geist einen Alterungsprozess, einen Prozess der Entropie, der auch Niedergangs- und Verfallstendenzen beinhaltet. Je länger wir leben, umso größer ist im Allgemeinen die Anzahl der Erinnerungen, die wir aufrechterhalten und mit uns herumschleppen. Seelische Alterung ergibt sich aus solch einem In-sich-Aufnehmen und Aufrechterhalten von negativen emotionalen Mustern, von angstbesetzten und begierdegeleiteten Vorstellungen. Diese können auf Verletzungen, auf Beleidigungen, auf große Leistungen oder Errungenschaften, auf freudige Ereignisse oder einfach auf Trägheit zurückgehen. Im Fall einer Altersdemenz beispielsweise ist man so in der Vergangenheit gefangen, dass die oder der Betreffende der Gegenwart nicht wirklich gewahr zu sein vermag. Solch ein Geist hat seine Erneuerungsfähigkeit eingebüßt, die nur im gegenwärtigen Augenblick, nicht in der Vergangenheit vorhanden und wirksam sein kann.

Was lässt den Geist altern? Das Ich – unser Empfinden für das, was „mich" und „meins" ausmacht. Es macht den Geist starr, eigensinnig, unfähig zu Veränderung und Anpassung. Wie stark unser Ich ist, daran ermisst sich unsere geistige Alterung. Ungeachtet seines Stolzes, seiner Überheblichkeit oder Eitelkeit verbergen sich hinter einem starken Ich geistiger Niedergang und Verfall: die Unfähigkeit, offen zu sein für das Leben, für ein Leben, das sich nicht um dieses Ich dreht und sich keineswegs darum schert, womit dieses Ich sich identifiziert.

Wer unschuldig ist im Herzen und im Geist, erneuert sich demgegenüber auf ganz natürliche Weise in der Schönheit und der Kraft des gegenwärtigen Augenblicks. Da sie sich selbst nicht sonderlich wichtig nimmt und auch nicht auf sich selbst fixiert ist, kann die betreffende Person das Neue, das Heilsame und das Unerwartete, mit dem das Dasein jeden Morgen aufwartet, zulassen und es widerstandslos zum Bestandteil des „eigenen" Lebens werden lassen.

Die Last unserer Erinnerung spiegelt ein Unvermögen wider, unsere Lebenserfahrungen wirklich zu begreifen und sie in uns aufzunehmen. Das kann man als eine Art geistige Verdauungsschwäche bezeichnen. Beeinträchtigt wird unsere geistige Verdauung durch die Meinungen, die wir im Geist mit uns herumschleppen, und so bauen wir im Geist Giftstoffe – *Ama* – auf:[90] die Rückstände von unverdauten Erfahrungen, welche die Kanäle des Geistes, des Herzens und des Nervensystems verstopfen. Aufgrund solch unverdauter Erfahrungen prägen sich karmische Muster aus, im Sanskrit *Samskaras* genannt, die unsere Handlungen einschränken und uns dazu bringen, negatives Verhalten in einem einengenden Netz aus Zeit, Geburt und Tod, das die vergangenen ebenso wie dieses gegenwärtige und die zukünftigen Leben umfasst, zu wiederholen. Wie der Körper beginnt der Geist auf diese Weise zu altern, er wird starr, verliert seine Anpassungsfähigkeit und seine Beweglichkeit.

Geistige Alterung kommt zustande, weil unsere Wahrnehmungskanäle durch alte Vorstellungen, Emotionen, Meinungen und Überzeugungen blockiert sind. Das hält uns davon ab, die Dinge so frisch und unmittelbar wahrzunehmen, wie ein Kind die Welt erblickt. Einem Gefangenen gleich schleppt der alte Geist die Last des Vertrauten mit sich herum. Solch ein Sammelsurium von vorgefassten Vorstellungen lässt den Geist in der Tat altern. Werden wir zu vertraut mit dem Leben, dann bleibt seine Schönheit auf der Strecke, in der es stets ein über diejenigen Dinge, die unsere Geistesgewohnheiten wahrzunehmen bereit sind, hinausreichendes Element gibt.

Unsere Sucht nach Massenmedien – der Umstand, dass wir Eindrücke in uns aufnehmen, die von künstlichen Medien herrühren – stellt heutzutage einen der Hauptgründe für die geistige Alterung dar. Diese (ebenso wie Junk-Food) auf Technologie basierenden künstlichen Eindrücke lassen sich nicht vollständig verdauen und bringen es daher tendenziell mit sich, dass der Geist aufgerieben und zermürbt wird. Denn in solchen Eindrücken kann das Prana der Natur nicht enthalten sein. Stattdessen sind sie eine Projektion von allerlei Tendenzen menschlicher Aufgeregtheit.

Solche Eindrücke wirken wie eine Droge, stören und unterbrechen das organische Funktionieren des Geistes, machen den Geist reaktiver, störanfälliger und empfänglicher für eine Steuerung durch kommerzielle oder politische Interessen. Im Bereich der Medien weiß man nicht nur, wo wir zu packen und wie wir zu beeinflussen sind, sondern man sorgt darüber hinaus auch noch dafür, zusätzliche Ansatzpunkte für die Einflussnahme zu kreieren. Infolgedessen bleibt unser Geist in der Außenorientierung gefangen, er verharrt an der Oberfläche unseres Seins, weitab vom inneren Quell des Glücks und der Ewigkeit. Geistige Verjüngung erfordert, dass wir die Medien abschalten und mit den – aus der Verbindung unseres Geistes mit dem uns innewohnenden tiefer gehenden Bewusstsein hervorgegangenen – inneren Quellen der Lebenskraft in Verbindung treten.

Unser seelisches Alter zeigt sich auch darin, wie wir atmen, ob der Atem tief oder oberflächlich ist und ob wir seiner gewahr sind oder nicht: Je tiefer und bewusster die Atmung, umso mehr Prana haben wir im Geist. Ebenfalls von Belang ist in dieser Hinsicht die Beschaffenheit der dem Atem innewohnenden Emotionen. In den meisten Fällen begrenzen wir unser Prana in der Weise, dass wir in den Lungen und im Herzen eine bestimmte emotionale Anspannung hervorrufen. Wir halten negative emotionale Muster von Angst, Wut und Anhaftung aufrecht, die unsere Lebenskraft schwächen und das auf den eigentlichen Atemprozess bezogene Gewahrsein einschränken. Dadurch geraten bei uns Kräfte in Umlauf, die Verfall und Fragmentierung bewirken. Solange wir nicht lernen, uns mit dem kosmischen Atem und der erhabeneren Lebenskraft der Natur in Einklang zu bringen, wird auch unsere Fähigkeit, uns selbst zu heilen und zu verjüngen, begrenzt bleiben.

Ein weiterer Faktor der seelischen Alterung ist die Alterung unserer fünf Sinne. Diese hat zwei Aspekte: einen äußeren und einen inneren. Die äußere Alterung der Sinne lässt sich anhand unserer schwächer werdenden Sinneskräfte, insbesondere der Augen und Ohren, leicht feststellen. Denn die Sehschärfe und das Hörvermögen verringern sich mit fortschreitendem Alter. Ähnliches gilt für die fünf Bewegungsorgane: Die manuelle Fingerfertigkeit, die physische Beweglichkeit und die Zungenfertigkeit sind im Rückgang begriffen. Demgegenüber kommt die innere Alterung der Sinne in den starren Mustern, wie wir Gebrauch von ihnen machen, zum Ausdruck. Sie zeigt sich darin, wie wir unsere Sinne ausrichten, nicht nur in ihrer Funktionalität. Wir betrachten die Dinge auf eine altbekannte Art und Weise, mit den gewohnten alten Augen und Ohren, indem wir lediglich dem Beachtung schenken, was uns bereits bekannt und vertraut ist und unsere vorgefassten Vorstellungen von der Welt, anderen Menschen und uns selbst bestätigt und bekräftigt, anstatt das Neue und Magische der jeweiligen Situation zu erfassen.

Ein maßgeblicher Teil der Verjüngung hängt von der eigenen Fähigkeit ab, unsere Sinne, die ihrerseits dafür sorgen, dass uns frisches Prana zuteil wird, neu zu beleben. Damit ist gewiss nicht gemeint, wir sollten uns einfach eine bessere Video- oder Audio-Anlage zulegen. Vielmehr erfordert dies, dass wir nicht nur eine größere Sensibilität für die Muster der Natur außerhalb von uns entwickeln, sondern zugleich auch die Fähigkeit, die Sinne nach innen zu wenden, um zur Innenwelt des Bewusstseins in Verbindung zu treten. Es bedeutet, zum Meister der eigenen Sinneswahrnehmungsinstrumente zu werden, denen wundervolle Potenziale innewohnen, anstatt uns von ihnen zu oberflächlicher Unterhaltung oder Ablenkung treiben zu lassen. Sind die inneren Sinne, zum Beispiel das dritte Auge, erst einmal geöffnet, wird ihre innere Schönheit und Vitalität immer weiter zunehmen, selbst wenn unsere äußeren Sinne an Schärfe verlieren.

Yoga als Verjüngungstherapie für Geist und Herz

Als wichtigste Verjüngungstherapie neben einer geeigneten Ernährung und den entsprechenden Heilkräutern greift die ayurvedische Medizin auf den klassischen Yoga zurück. Mit Yoga ist hier nicht bloß die Praxis der Asanas gemeint, vielmehr alle acht Glieder des Yoga, insbesondere Pranayama und Meditation als Übungen, die in Hingabe und Selbsterkenntnis wurzeln. Um Körper und Geist zu verjüngen und zu unserer inneren Unsterblichkeit in Verbindung zu treten, können wir gar nichts Besseres unternehmen, als einen umfassenden und integralen Yoga zu praktizieren. Dazu bedarf es allerdings einer kompletten Meditationspraxis, angefangen bei einer yogischen Lebensführung, bis hin zu tiefer Meditation. Lediglich ein paar Yoga-Stellungen durchzuexerzieren wird nicht ausreichen, wenngleich es ein guter Ausgangspunkt sein kann.

Tatsächlich geht es im Yoga eher um eine innere Verjüngung von Geist und Herz als um eine äußere Verjüngung des physischen Körpers. Denn solche physischen Faktoren wie die Ernährung, Heilkräuter und Massage gehören zur Verjüngung des Körpers mit hinzu; diejenigen Dinge also, die der Ayurveda uns lehrt. Demgegenüber beruht innere Verjüngung auf Pranayama, Mantra-Praxis und Meditation; eben auf jenen Übungen, auf die sich im klassischen Yoga schwerpunktmäßig die Aufmerksamkeit richtet.

Yoga als innere Praxis bedeutet jedoch nicht einfach nur eine weitere Aufgabe, die es zu erledigen gilt. Wirklicher Yoga setzt voraus, dass wir zu einer veränderten Selbstwahrnehmung wie auch zu einer veränderten Wahrnehmung der Welt gelangen, indem wir vom Handeln und Tätigwerden mehr zum Sein und Gewahrsein übergehen. Überaktivität und Überreizung im Leben bringen Verschleiß mit sich. Und Verjüngung besteht nicht in einer weiteren – all denjenigen, die uns bereits erschöpfen – noch hinzuzufügenden Form von Praxis, von Beschäftigung oder Unterhaltung. Nicht indem wir mehr tun, kommt sie zustande, sondern indem wir weniger tun und mehr *sind,* während wir in jenen Kräften ruhen, die dauerhaft Bestand haben.

Stille, Schweigen und Raum verfügen über das größte Verjüngungspotenzial. Jene natürliche Stille zu erreichen, zu der man nicht durch Ich-Anstrengung oder durch äußere Handlungen gelangen kann, darin besteht hier die Herausforderung. Dazu braucht es eine besondere Einkehr, eine Innenwendung von Geist und Herz: Unser nach außen gerichteter Drang muss wieder mit dem inneren Kern von Liebe und Weisheit verschmelzen, unserer wahren Natur und unserem eigentlichen Zuhause.

Yoga entfaltet seine Wirkung, indem wir auf sämtlichen Ebenen den Gleichgewichtspunkt relativer Ruhe, oder Stille, ausfindig zu machen versuchen, sei es durch den Körper, die Sinne, den Geist oder das Herz. Bei allem, was wir auf der Suche nach Verjüngung und Unsterblichkeit unternehmen, sollten wir nicht vergessen, dass diese Notwendigkeit besteht: Wir benötigen Raum, Stille und Hingabe. Denn selbst vermögen wir uns nicht zu verjüngen. Gerade das aktive und motivierte Ich ist ja das eigentliche Trägheitsmoment, das der Sterblichkeit zuarbeitet.

Allerdings können wir, indem wir uns mit den Kräften der Natur und eines höheren Bewusstseins, die uns von allen Seiten her durchdringen, in Einklang zu bringen lernen, das Zustandekommen von Verjüngung *zulassen.* Sofern wir für die erhabenere kosmische Energie und für das entsprechende Gewahrsein empfänglich werden, bietet jeder Augenblick, und jeder Ort, eine derartige Gelegenheit.

Verjüngung erfordert eine gewisse innere Stille, die Stille des Geistes. Plappert der Geist vor sich hin und dreht er sich in den eingefahrenen Gewohnheitsmustern um sich selbst, dann entsteht daraus eine Reibung, die seinen Verfall nach sich zieht. Zugleich aber erfordert die Verjüngung des Geistes Raum. Den Geist kann man mit der Weite des Raums vergleichen, mit Offenheit. Wird er mit Gedanken, Emotionen oder Empfindungen angefüllt beziehungsweise vollgestopft, so macht ihm das zu schaffen, und es erschöpft ihn.

- Innerer Frieden und innere Ruhe, die man am besten durch Meditation entwickeln kann, bewirken eine Regeneration des Geistes. Dieser Zustand beinhaltet eine Beruhigung, eine Entschleunigung, eine innere Sammlung und Stabilisierung des Geistes, sodass wir in der uns eigenen Natur zu Zufriedenheit, Glück und heiterer Gelassenheit finden können.
- Das Herz wird durch Liebe regeneriert. Und die lässt sich am besten durch Hingabe entfalten. Dazu gehört, dass sich das Herz für unsere Beziehung zum Göttlichen, zum Heiligen und Kosmischen öffnet, indem es über diejenigen Belange, auf die wir in unserem menschlichen Dasein fixiert sind, hinausgeht und sich zu einer ehrfürchtigen Haltung allem Leben gegenüber erhebt.
- Das Prana wird mit Hilfe des Einheits-Pranas regeneriert, das wir durch Pranayama – durch tiefe, langsame Atmung,

in der sich unser Gewahrsein nach innen richtet – entwickeln.

- Die Sinne werden durch eine Reduzierung der äußeren Sinnesreize regeneriert. Dadurch erhöht sich ihre Sensibilität für die Feinheiten der Natur, und sie öffnen sich für neue, über die konditionierten Reflexe unserer Meinungen und Überzeugungen hinausgehende Betrachtungsweisen.

Die nun folgenden Kapitel werden sich mit diesen Faktoren der Verjüngung des Geistes, des Herzens, des Pranas und der Sinne befassen.

Der yogische Soma und seine Vorbereitung

In dem tausendblättrigen Kopf-Lotos findet sich, von köstlichem Wasser glitzernd, von einer den höchsten Rasa (Saft) mehrenden Feuchtigkeit erstrahlend, der reine Vollmond, auf dem sich keine Kontur eines Hasen abzeichnet.

Beschreibung der sechs Chakras 41[91]

Den klassischen Yoga kann man dahin gehend verstehen, dass der Soma hier als ein innerer Nektar der Glückseligkeit kultiviert wird, als ein Nektar von Ananda und Unsterblichkeit. Solch ein Yoga besteht nicht einfach nur in einer äußeren Praxis oder Übung, vielmehr beruht er auf einer tiefer gehenden Inspiration und auf einem Streben nach dem Höchsten. Durch Yoga, durch Vereinigung in jeder Form, wird ein Strom von Glück, von Freude oder Entzücken, hervorgerufen: Ein Strom von Soma fließt, sobald diese Vereinigung vollzogen ist.

Die Vereinigung der individuellen Seele mit dem höchsten Sein – gleichbedeutend mit dem höchsten Yoga, der höchsten Vereinigung – lässt den größten Soma-Strom fließen, der alle Verknotungen des Herzens öffnet und die *Nadis,* die feinstofflichen Kanäle, mit Glückseligkeit überflutet. Solange aus unserer Yoga-

Praxis kein Soma hervorgeht, ist sie noch nicht wirklich auf der Ebene von Yoga, von Vereinigung, angelangt, auf der sich jene inneren Zusammenhänge zeigen, die uns mit sämtlichen Dingen im Universum verbinden. Letztlich werden uns solche Formen von Praxis allerdings austrocknen, innerlich wie äußerlich, sofern wir nicht damit einhergehend einen Soma-Strom kultivieren.

Durch Patanjalis in den *Yoga-Sutras* aufgezeichnete Unterweisungen, in denen noch ältere Überlieferungen zum Ausdruck gelangen,[92] wird der klassische Yoga in erster Linie als *Samadhi* definiert: als ein Zustand von Glückseligkeit, der den inneren Nektar fließen lässt.[93] In der Mehrzahl der *Sutras,* oder Axiome, dieses Textes gilt das Hauptaugenmerk dem Thema „Samadhi" beziehungsweise dem damit verknüpften Ausdruck *Samyama* (eine Zusammensetzung aus Samadhi, Dhyana und Dharana). In dem von Vyasa verfassten klassischen Kommentar zu den *Sutras,* dem älteste uns zur Verfügung stehenden, wird Yoga als Samadhi definiert.[94] Daher dürfen wir die acht Glieder als die acht Aspekte von Samadhi betrachten. Samadhi kann einstweilen als ein Ausströmen von Ananda, dem inneren Soma, durch den Geist und das Herz und als sein Einströmen in sämtliche Aspekte unseres Lebens und unseres Seins definiert werden.

Das Ziel des Yoga, erklärt Patanjali, besteht letztlich im *Dharma Megha Samadhi,* und der bildet die Grundlage für *Kaivalya,* für die Befreiung der Seele. Das heißt zugleich, dass durch den Regen des Dharma, der höheren Wahrheit, alle negativen Tendenzen aufgelöst werden. Pure Weisheit und schiere Freude treten an ihre Stelle.[95] Diese Regenwolke des Dharma bezeichnet dasselbe wie das vedische Herabkommen des Somas, des göttlichen Regens, der beseligenden Kraft der unermesslich großen Wahrheit, *Ritam Brihat,* in den vedischen Mantras.[96] Die Regenwolke wird zum Ausdruck von *Ritambhara Prajna,* jener Weisheit, die den *Yoga-Sutras* zufolge Ritam, die höhere Wahrheit, in sich trägt.[97]

Ungeachtet der ziemlich stark voneinander abweichenden Ansätze geht es in allen Hauptzweigen des Yoga – aus unterschiedlichen Blickrichtungen – um die Entfaltung unseres inneren Somas: der Kraft von Glückseligkeit, Liebe, Frieden und Wahrheit.

- Der *Raja-Yoga,* wie er in den *Yoga-Sutras* gelehrt wird, beruht darauf, dass der Soma des Samadhi den Geist zur Ruhe kommen lässt und uns mit dem Purusha verbindet, dem von Glückseligkeit erfüllten inneren Sein.
- Der *Hatha-Yoga* beruht darauf, dass der Soma des Pranas unsere inneren Energien erweckt und sie durch Freude nährt.
- Der *Bhakti-Yoga,* der „Yoga der Hingabe", beruht darauf, dass der Soma-Nektar der Hingabe (Bhakti-Soma) uns mit dem uns innewohnenden Göttlichen vereint.
- Der *Jnana-Yoga,* der „Yoga des Wissens", beruht auf dem Soma-Nektar des Wissens (Jnana-Soma), jener unmittelbaren Wahrnehmung, die aus allem, was wir sehen, gleich die Essenz des Wissens herausdestilliert.
- Der *Karma-Yoga,* der „Yoga des Dienens", beruht auf dem Soma-Nektar des selbstlosen Handelns, bei dem man sein Glück im Glück der anderen findet.
- Im *tantrischen Yoga* und im *Kundalini-Yoga* ist der entscheidende Punkt, dass der Soma vom „Kronen-Chakra" am Scheitelpunkt des Kopfes herabkommt, damit die Kundalini von unten emporsteigt und sich mit dem Soma vereint.
- Im *vedischen Yoga* kommt es darauf an, durch die vedischen Mantras und deren rhythmische Metren (Chandas) den Mantra-Soma in uns zum Fließen zu bringen.
- Der *Laya-Yoga* lässt sich als ein Verschmelzen mit dem Soma des Klangstroms, mit Nada, definieren.

Soma ist zwar in allen Dingen enthalten, muss aber, als deren innere Essenz oder Vitalenergie, erst extrahiert werden. Das erfordert ein tiefer gehendes Wahrnehmungs- und Unterscheidungsvermögen, ferner eine ebensolche innere Sammlung und Ausrichtung. Die Yoga-Praxis dient der Präparation und Extraktion des *in* uns verfügbaren wie auch des in unserer Interaktion mit dem äußeren Universum zustande kommenden Somas. Yoga ist gleichbedeutend mit der „Alchemie des Somas", und die Frucht dieses alchemistischen Prozesses dauert in unserer unsterblichen Essenz fort.

Ohne einen inneren Soma-Strom gibt es keinen wirklichen Yoga, könnte man sagen. Um Yoga zu kultivieren, in welcher Form auch immer, muss man daher begreifen, welche Bedeutung dem Soma zukommt, und lernen, wie man diesen Soma extrahiert. Auch jede Asana-Übung, jede Yoga-Stellung, hat ihren eigenen Soma: Wer die jeweilige Asana-Übung richtig durchführt, dem wird eine Empfindung von Freude, Frieden oder Wohlbefinden zuteil.

Soma und Kundalini: Die innere Alchemie der Unsterblichkeit

Yoga ist eine Wissenschaft und eine Kunst mit dem Ziel, unsere Lebensenergie in der Weise auszubalancieren und zu transformieren, dass wir zu unserer Essenz von Einheit in reinem Bewusstsein zurückkehren können. Freilich müssen wir, um mit diesen feinstofflichen Kräften angemessen umgehen zu können, ihre Beschaffenheit verstehen. Andernfalls wird unsere Yoga-Praxis vermutlich keinen Soma, keinen Nektar der Glückseligkeit hervorbringen, sondern spirituell weitgehend folgen- und wirkungslos bleiben, uns vielleicht sogar nur noch umso mehr in Unruhe versetzen und verstören.

Der Yoga-Philosophie zufolge, speziell in tantrischen Texten, gibt es, tief in unserer Seele verborgen, eine geheime Kraft, die für eine Höherentwicklung unseres Bewusstseins sorgen kann: die im Wurzel-Chakra unten am Ausgangspunkt unserer Wirbelsäule schlummernde *Kundalini-Shakti,* oder Schlangenkraft. Diese Kundalini-Shakti wird als eine höhere Kraft von Prana und Agni beschrieben, als eine Art subtile Elektrizität, die geweckt werden kann, um uns auf einer weitaus kraftvolleren Gewahrseins- und Wahrnehmungsebene mit frischer Energie zu versorgen. In vielen überlieferten Yoga-Linien, speziell in den tantrisch geprägten, ist man bestrebt, die Kundalini-Shakti aus dem Wurzel-Chakra hervorkommen zu lassen, um sie durch den Zentralkanal der Wirbelsäule, *Sushumna* im Sanskrit, emporsteigen und sich, damit man zur Selbst-Verwirklichung gelangt, im Kronen-Chakra mit dem Soma-Prinzip der Shiva-Energie vereinigen zu lassen.

Aus dem Aufstieg der Kundalini-Shakti durch die Chakras – und, komplementär dazu, aus der Herabkunft des Soma-Rasas, des Soma-Nektars – resultiert die Verwirklichung der Unsterblichkeit reinen Bewusstseins, des *Atman* beziehungsweise des *Purusha* der vedischen Philosophie. So in etwa wird der überlieferte Kundalini-Yoga in den tantrischen Texten der Hindu-Lehren dargestellt.[98] Wie in vielen Yoga-Texten ist auch in der *Hatha Yoga Pradipika* vom Kundalini-Yoga als der wichtigsten Praxis des Hatha-Yoga die Rede.[99] Diesen Prozess sollten wir jedoch nicht in einem buchstäblichen Sinn als eine Bewegung im physischen Körper auffassen. Vielmehr handelt es sich hier um eine energetische Alchemie, die in den Einzelheiten ihrer Entfaltung von Mensch zu Mensch recht deutliche Unterschiede aufweisen kann, in den Grundzügen aber dennoch gewisse Entsprechungen aufweist.

Das Kronen-Chakra, im yogischen Sprachgebrauch der „tausendblättrige Lotos“, enthält die Hauptenergie des Somas im feinstofflichen Körper. Im tantrischen Yoga wird das Kronen-Chakra mit Soma beziehungsweise mit *Chandra,* dem Mond, und mit dem Geist assoziiert – lauter miteinander in Zusammenhang stehende Elemente. Das Wurzel-Chakra ist gleichsam der Erdaltar, der die Energie von Agni, von Feuer, in sich trägt.[100] Der innere Prozess des Yoga beinhaltet den Aufstieg des Kundalini-Feuers aus dem Wurzel-Chakra und das in Entsprechung dazu stehende Herabströmen des Soma-Nektars aus dem Kronen-Chakra, und im Verlauf dieses Prozesses öffnen sich die verschiedenen Chakras entlang des Weges. Dabei kommt es darauf an, dass man nicht nur die Kundalini-Shakti-Kraft, sondern ebenso die Kraft des Somas entfalten kann.[101]

Kundalini und Soma

Mangelt es an einer angemessenen Vorbereitung des Somas, oder Nektars, im Kronen-Chakra, dann kann sich das Kundalini-Feuer überhitzen und daraufhin das Nervensystem aufzehren, indem es unseren Soma erschöpft und zugleich unsere Langlebigkeit verringert. *Für jeden, der die Kundalini-Kraft zu entfalten sucht, ist es daher völlig unabdingbar, den entsprechenden Soma zu entwickeln.* Mehr noch: Entwickelt man im oberen Chakra-Bereich den Soma, dann wird die Kundalini auf ganz natürliche Weise emporsteigen, um dieses Somas teilhaftig zu werden. Wahrscheinlich wird überhaupt keine weitere Anstrengung, Handlung oder Übung erforderlich sein.

Ist man hingegen bestrebt, die Kundalini zu entfalten, ohne aber über inneren Soma zu verfügen, führt dies, statt zu einer Erweckung der Kundalini, lediglich zu ihrer Irritation. *Wach wird die Kundalini,* das sollten wir uns vor Augen halten, *auf der Suche nach dem Soma.* Wer sie hingegen weckt, ohne über Soma zu verfügen, der weckt eine Schlange auf, die er anschließend nicht zu füttern vermag. Außerdem müssen wir, um die Kundalini auf eine positive Weise zu wecken, damit aufhören, nach den äußeren Somas zu streben. Denn ebendiese äußeren Somas der Sinnesfreude und Ich-Imagination halten die Kundalini in einem Schlummerzustand.

Weckt man die Kundalini allerdings auf eine angemessene Art und Weise, dann verhilft sie einem zu enormer Energie und Inspiration, zu einer immensen Weitung des Bewusstseins. Außerdem kann dies einen Beitrag zu einer tief gehenden Heilung und Verjüngung wie auch zur Langlebigkeit leisten.

Als starke elektrische Kraft ist die Kundalini möglicherweise jedoch vom Nervensystem nur schwer zu bewältigen – insbesondere für diejenigen Praktizierenden, die nicht angemessen auf einen Umgang mit ihren Kraftströmen vorbereitet worden sind. Unbedingt sollten wir schon imstande sein, die Erweckung ihrer Kraft durchzustehen und sie aufrechtzuerhalten. Das erfordert den nötigen Soma, Ruhe und Frieden.

In zeitgenössischen Büchern über Yoga und die Chakras tendiert man zu einer Überbetonung der Kundalini. Den unerlässlichen Vorbereitungen für die Weckung dieser starken Kraft oder auch denjenigen Faktoren, auf die man angewiesen ist, um die Kundalini-Kraft, nachdem man sie geweckt hat, in einer Balance zu halten, wird in den betreffenden Büchern hingegen nur selten die nötige Aufmerksamkeit geschenkt. Stattdessen neigt man dort vielfach zu der naiven Vorstellung, man könne die Kundalini durch persönliche Anstrengung gleichsam mechanisch manipulieren. Und dazu brauche man lediglich, auf eine weitgehend physische oder mechanische Art und Weise, bestimmte Asanas, Pranayamas, Bandhas, Mantras oder Yoga-Kriyas zu praktizieren – als gehe es, wenn man die Kundalini-Kraft in Bewegung setzen möchte, im Grunde kaum um mehr als bloß um eine Frage der Technik.

Für das Erwachen zu einem höheren Bewusstsein spielt der Soma wahrscheinlich eine bedeutsamere Rolle als die Kundalini, auch wenn es sich bei diesem Aspekt um ein Geheimnis handelt, auf das man gar nicht so leicht stößt. Falls man es unterlässt, in einem ersten Schritt seinen Soma zu schützen und ihn für den weiteren Prozess bereit zu machen, kann das Aufsteigen der Kundalini unwillkommene Nebenwirkungen mit sich bringen oder rundweg ausbleiben. Zeichnet sich hingegen unser Soma, der innere Geist, durch große Reinheit aus, wird die Kundalini auf ganz natürliche Weise emporsteigen, um an ihm teilzuhaben. Und das wird sie mit viel Anmut und ganz sachte tun.

Die Kundalini, das sollten wir uns stets in Erinnerung rufen, ist eine Kraft des Nicht-Ich. Unternimmt nun aber das Ich den Versuch, sie manipulativ zu beeinflussen, wird solch ein Unterfangen lediglich dazu beitragen, dass dieses Ich sich aufplustert. Und wie leicht wird dann ein Punkt erreicht, an dem der ganze Prozess umschlägt und das Nervensystem durcheinander wirbelt. Bei der Kundalini haben wir es mit einer Naturgewalt zu tun, die sich, ähnlich den Gewitterblitzen, unserer persönlichen Kontrolle vollständig entzieht und über deren Äußerungsformen wir keine Voraussagen zu treffen vermögen.

Wer die Kundalini auf eine sichere Art wecken möchte, benötigt die passende Lebensführung, emotionale Ausgeglichenheit und Konzentrationsfähigkeit. Mit der richtigen Vorbereitung wird die Kundalini, zumal wenn man über den inneren Soma verfügt, der eine anziehende Wirkung auf sie ausübt, sachte und harmonisch aufsteigen. Die Kundalini ist eine heilige spirituelle Kraft, eine göttliche Kraft, der wir uns mit Ehrerbietung, Respekt, Hingabe und Bescheidenheit nähern sollten.

Damit die Kundalini in bestmöglicher Weise aufsteigen kann, müssen wir unseren Soma für sie bereit machen. Es gilt, mit anderen Worten, den für das Kronen-Chakra charakteristischen Geisteszustand zu entwickeln – den kühlen, zufriedenen, meditativen Zustand des Lotos auf dem Scheitelpunkt des Kopfes. Dazu müssen *wir* zum Soma werden, insbesondere soweit es unsere psychische Natur anbelangt, und zulassen, dass wir durch die höheren Kräfte gereinigt und von ihnen voll und ganz in Anspruch genommen werden. Als eine Kraft von der Art des Feuers erfordert Kundalini, dass wir eine innere Läuterung durchlaufen, Tapas. Wir müssen bereit sein, unser Ich von dem Kundalini-Feuer aus den unteren Chakras, in denen nicht nur das Ich, sondern auch die Kundalini angesiedelt ist, verzehren zu lassen.

Kundalini als Shakti strebt natürlicherweise zu dieser von ihr getrennten Shiva-Energie, zum Soma, ihrem Herrn. Falls man sie weckt, dies aber keineswegs auf der Grundlage einer wirklich abgeklärten Motivation geschieht, wird sie gewiss nicht erfreut darauf reagieren. Die Yamas und Niyamas des Yoga tragen dazu bei, den Soma zu läutern. Gleiches gilt für die übrigen Glieder des Yoga, namentlich für das Pranayama, die Mantra-Praxis und die Meditation, sofern man denn den richtigen Gebrauch von ihnen macht.

Wir sollten lernen, im Soma zu atmen, was durch das dritte Auge geschieht, wenn der Geist und der Atem ruhig und ausgeglichen sind. Das erfolgt, wenn der Geist von Erinnerungen unbelastet ist und unsere Emotionen in Hingabe umgewandelt worden sind. Dieser Atem der Einheit schafft die Basis für Soma wie auch für Kundalini, für den Wasser- und den Feueraspekt dieses Ur-Pranas, dieser Luftenergie.

Wenn sich der Soma im Kronen-Chakra vollständig entwickelt, fließt er über und strömt hinab, um den Körper zu reinigen und sich im Ozean des spirituellen Herzens, seiner letztlichen Bleibe, zu sammeln. Darum steht der Soma auch in einer engen Verbindung zum Herzen.

Soma und der feinstoffliche Körper: Die fünf Koshas

Die fünf Hüllen, oder Koshas, repräsentieren die fünf Schichten unseres Seins und sind eine auf die *Taittiriya-Upanishad* zurückgehende, weithin verbreitete yogische Lehre.[102] Jede dieser fünf Ebenen unserer Natur hat eine eigene Form von Agni, oder Feuer, ihrer essenziellen Energie. Jede weist auch eine ihr gemäße Form von Soma auf, ihrem Hauptbrennstoff. Agni ist der Essende, der an dem Brennstoff sich Erfreuende, während der Soma als Nahrung dient beziehungsweise als dasjenige, woran Agni sich erfreut.

- Auf der physischen Ebene (auf der Ebene des Annamaya-Koshas, des „Nahrungskörpers") nimmt Agni die Form des Verdauungsfeuers (Jatharagni) an, Soma hingegen die Form jener Speisen und Getränke, die wir über den Mund in uns aufnehmen. Zu den höheren physischen Formen von Soma zählen spezielle verjüngend wirkende Lebensmittel, Getränke und Kräuter, die den Körper, das Gehirn und das Nervensystem revitalisieren können.
- Auf der pranischen oder vitalen Ebene (Pranamaya-Kosha), nimmt Agni die Form des Lebensfeuers (Pranagni) an. Und dasjenige, was unseren Lebenskräfte gefällt – körperliches Training und anderweitige Aktivitäten –, bildet den Soma. Zu den höheren pranischen Formen von Soma zählen etwa die Pranayama-Übungen, die unsere inneren Pranas revitalisieren und ihre Energie in der Weise ausgleichen können, dass sie eine Transformation herbeizuführen vermögen.
- Auf der Ebene des äußeren, für die Sensorik zuständigen Geistes (Manomaya-Kosha) nimmt Agni die Form des geistigen Feuers an, während die verschiedenen Sinnesfreuden den Soma bilden. Zu den höheren geistigen Formen von Soma zählen die Mantra-Praxis, Visualisierungen und Meditationen, die dem Geist eine höhere Erfahrungsebene erschließen.
- Auf der Ebene des inneren, durch Unterscheidungsvermögen gekennzeichneten Geistes (Vijnanamaya-Kosha) nimmt

Agni die Form von Buddhi an, unserer unterscheidenden Intelligenz. Und die verschiedenen Prinzipien, Überzeugungen, Ideen oder Dharmas, die wir im Leben in die Tat umzusetzen versuchen, bilden den Soma. Zu den besonderen Formen von Soma für den höheren Geist zählen Meditationen über Wahrheit, Einheit, Glückseligkeit und Harmonie.

- Auf der Ebene der Seele (Jiva- oder Anandamaya-Kosha) nimmt Agni die Form des in uns gegenwärtigen Bewusstseins (Chitta) an. Und all unsere Lebenserfahrungen und Erinnerungen bilden den Soma. Zu den besonderen Formen von Soma auf dieser Ebene zählt die Praxis der Selbsterforschung, in der wir unsere Lebenserfahrungen verdauen, unsere Samskaras (die uns innewohnenden karmischen Tendenzen) aufzehren und sie in reines Gewahrsein, oder Selbst-Hingabe, verwandeln – uns also der Hingabe an das uns innewohnende Göttliche öffnen.
- Durch diese fünf Hüllen, oder Schichten, nimmt die Seele Substanzen, Eindrücke und Vorstellungen aus der äußeren Welt in sich auf und gewinnt ihnen den Ananda-Nektar ab; so wie eine Biene aus den unterschiedlichen Blüten ihre Pollen zusammenträgt und sie in Honig umwandelt. Daraus resultiert letztlich die zu Anandamaya, dem „Soma-Kosha“, werdende Essenz unserer Erfahrung. Ihr wohnen unsere Karmas und Samskaras inne, und durch sie können wir im Yoga und in der Meditation eine tiefer gehende Glückseligkeit erfahren. Wer die Erfahrungen dieser Glückseligkeitsschicht durchläuft und schließlich über sie hinausgelangt, dem wird die reine Glückseligkeit von Brahman, dem Absoluten, zugänglich.

Der feinstoffliche Körper kann als unser „Soma-Körper“ bezeichnet werden, da er uns mit alldem ausstattet, was wir brauchen, um uns mittels Samadhi, mittels Einheitsbewusstsein, der Soma-Glückseligkeit zu erfreuen.[103] Wer lernt, zu diesem „inneren Soma-Körper“, zumal zu seinem höchsten Punkt in Gestalt des Kronen-Chakras,

Zugang zu bekommen, hält den Schlüssel zu wahrem Glück in der Hand. Im Vergleich zum feinstofflichen Körper ist der physische Leib grob und schwer, und was wirkliche Freude anbelangt, hat er nicht viel zu bieten – von Glückseligkeit erst gar nicht zu sprechen. Der physische Körper fungiert eher als ein Vehikel, als ein Hilfsmittel, mit dem sich an unserem Karma arbeiten lässt, als dass er uns dazu dienen könnte, sich an ihm zu erfreuen. Ein solches Sich-Erfreuen bleibt weitgehend der Nachtoderfahrung vorbehalten, wenn die subtilen Einflüsse unseres Karmas zum Vorschein kommen.

Doch abgesehen von diesem primären Soma des Kronen-Chakras hat jedes Chakra des feinstofflichen Körpers sein eigenes Soma: und zwar in Entsprechung zu den spezifischen Ausgestaltungen der fünf Elemente, zu den fünf Sinnesqualitäten, den fünf Sinnesorganen und den fünf Bewegungsorganen, deren Regent es ist. Jedes Chakra gewährt uns in dem Moment, in dem es sich öffnet, den inneren Soma, den kosmischen Soma, der zu ihm in Beziehung steht. Für uns kommt es darauf an, dass wir lernen, den Soma jedes Chakras als eine heilige Opfergabe an das Kundalini-Feuer zu nutzen, damit dieses auf die richtige Weise aufsteigt. Dazu ist es nötig, dass wir die auf das jeweilige Chakra sich beziehenden Sinne, Organe und Elemente achten und ehren, indem wir nicht länger in bloßen Sinnesfreuden schwelgen, sondern stattdessen eine spirituelle Verfeinerung der Sinne anstreben, damit sie zu einem Mittel der Meditation und der Ehrerbietung dem Göttlichen gegenüber werden. Verjüngung beginnt mit einer Stärkung des Erd- und des Wasser-Chakras und der ihnen zugehörigen Kräfte einschließlich ihrer Somas. Denn diese Elemente bilden die Grundlage unseres physischen Daseins.

DIE CHAKRA-SOMAS

Wurzel-Chakra	auf Erde, Aroma und materieller Struktur beruhende Somas
Geschlechts-Chakra	auf Wasser, Flüssigkeit und Geschmack beruhende Somas

Nabel-Chakra	auf Feuer, Licht, Farbe und Aussehen beruhende Somas
Herz-Chakra	auf Luft, Energie, Berührung und Bewegung beruhende Somas
Kehlkopf-Chakra	auf Raum, Klang und Musik beruhende Somas
drittes Auge	auf Geist, Denken und Wahrnehmen beruhende Somas
Kronen-Chakra	auf Bewusstsein, Meditation und Glückseligkeit beruhende Somas

Die Sushumna als der Soma-Kanal

Um zu den Chakras und ihren Somas Zugang zu erhalten, aber auch um die Kundalini zu erwecken, müssen wir als Erstes die *Sushumna* mit frischer Energie versorgen, indem wir das Prana in den Hauptkanal des feinstofflichen Körpers hineinbringen. Wird die Sushumna nicht mit Energie versorgt, bleibt uns, was auch immer wir anstellen mögen, ein direkter Zugang zu den Chakras versagt. Sämtliche Chakras stehen in einer Verbindung zum zentralen Kanal des feinstofflichen Körpers, der Sushumna, und können als eine Erweiterung jenes Kanals aufgefasst werden, der für unseren inneren Raum, unsere innere Leere steht. Nur durch eine Ausweitung dieses in uns vorhandenen Gewahrseinsraums können die Chakras geöffnet werden, nicht aber als bloße physisch lokalisierbare Positionen, als Emotionen oder persönliche Kräfte.

Sushumna bedeutet: „Was zuhöchst glückselig macht." In diesem inneren Raum kann der Soma strömen. Höhere Yoga-Praktiken erfordern eine Öffnung der Sushumna, des Hauptkanals im feinstofflichen Körper. Ansonsten kann weder die Kundalini emporsteigen, noch kann der Soma herabkommen. Das Sich-Öffnen der Sushumna setzt wiederum voraus, dass die Verknotungen des Herzens sich lösen, indem wir unsere tief sitzende Angst, unser Begehren, unsere Wut und unser Anhaften loslassen. Solange wir unseren inneren Soma nicht entwickeln, ist für die höheren Energien kein Raum vorhanden, in dem sie sich bewegen könnten. Damit solch ein innerer Raum zustande kommen kann, müssen die dualistischen Energien in uns, die in der Dualität unseres Atems, unserer Gedanken und unserer Emotionen zum Ausdruck kommen, sich vereinigen. Über Ein- und Ausatmung, über Anziehung und Ablehnung, über Vorlieben und Abneigungen gilt es hinauszugelangen.

Der Soma ist der Schlüssel zu allen höheren Yoga-Praktiken, die Magie, der Nektar und die Inspiration, die es ermöglicht, dass diese Praktiken ihre Wirkung entfalten. Und er ist der Strom der Gnade, der uns über persönliches Bemühen hinausbefördert. Diese yogische Alchemie des Somas zu erlernen, darin besteht die wahre Kunst der Unsterblichkeit. Nicht nur verhilft sie dem Körper zu neuer Energie, sondern sie lässt in uns zugleich ein Bewusstsein entstehen, das den Tod überdauern kann.

Das Aufsteigen der Shiva- oder Purusha-Energie

Mit dem Emporsteigen der Kundalini einhergehend muss es zugleich einen dazu komplementären Aufstieg der Seele geben, ein Aufsteigen des Shiva-Bewusstseins, welches zum Erwachen des Purusha gehört, des höheren Selbst. Man erlebt es als ein Aufsteigen einer ruhigen, offenen Kraft, umschlungen von der Kundalini, die von der Kraft gehalten wird. Diese aufsteigende Shiva-Energie, die durch das *Lingam,* die Säule der Shiva-Energie, symbolisiert wird, verleiht dem Geist und dem Nervensystem Stabilität. Diese sich aufwärts bewegende Shiva-Kraft steigt empor, um zu der unwandelbaren und unvergänglichen Shiva-Kraft im Kopf zu gelangen. Andererseits erinnert sie an die Kraft eines Berges. Auf jenem Shiva-Berg findet man den Soma.

Wie die Kundalini, zu der sie in Verbindung steht, ist diese aufsteigende Shiva-Energie feurig. Unablässig bedarf sie der Kühlung durch das Wasser des Somas, das man auf sie gießt. Die emporsteigende Shiva-Energie wird auch *Hamsa* genannt, womit nicht nur Prana gemeint ist, sondern zugleich der Seelenvogel, der gewissermaßen mit dem Atem emporsteigt. Hamsa ist zugleich der auf dem Soma-See heimische Vogel. Indem die höhere spirituelle

Feuer- und Lichtenergie, welchen Namen auch immer wir ihr geben oder in die Form welcher Vorstellung wir sie kleiden mögen, in uns emporsteigt, kommt es für uns darauf an, dass wir lernen, sie in die herabrinnenden Ströme von Wasser und Gnade, also in den Soma, einzutauchen. Wenn der Soma-Strom die Pforten unserer Wahrnehmung reinigt und uns jene Offenheit zuteil werden lässt, die uns in die Lage versetzt, all diese Dinge als etwas Unendliches und Ewiges wahrnehmen zu können, wandelt sich der Soma-Vogel zum Adler der höheren Wahrnehmung.

Sri Yantra, die unübertroffene Soma-Meditationsanweisung

Das wichtigste tantrische Soma-Vidya, die wichtigste der Wissensvermittlung dienende Methode im Raja-Yoga, sind das *Sri Chakra* und das *Sri Yantra.* Beide werden entweder mit dem Chakra-System als Ganzem gleichgesetzt oder aber in einem spezifischen Sinn mit dem tausendblättrigen Lotos auf dem Scheitelpunkt des Kopfes und mit dem spirituellen Herzen. Das Yantra setzt sich aus fünf abwärts weisenden und vier aufwärts weisenden Dreiecken zusammen und hat insgesamt 43 Ecken. Diese repräsentieren die 27 lunaren Nakshatras und die 16 Kalās, die 16 Phasen, des Mondes. Sein Mittelpunkt, oder *Bindu,* wird durch das Mantra *Om Īm Īm* dargestellt.

Das Sri-Yantra steht in enger Verbindung zur Verehrung der Göttin Tripura Sundari in der shivaitischen Vorstellungswelt und zu Lakshmi in der Vorstellungswelt der Vaishnavas (Vishnuiten). Energetisiert wird es durch die Sundari-Mantras, auf die wir an anderer Stelle zu sprechen kommen werden.[104] Jede auf Soma beruhende Praxis sollte die Sri-Yantra-Verehrung mit berücksichtigen. Doch das ist eine sehr weit führende eigene Thematik.

Die Yamas und Niyamas des Yoga: Ihren inneren Soma bewahren

Yoga wird auch als der *Moksha Dharma,* als der „Weg zur Befreiung" der Seele, als unser höchster Dharma bezeichnet – höher einzuschätzen als Beruf, Wohlstand und Freude. Yoga ist unser „Soma-Dharma", so können wir sagen, unsere innere Verpflichtung, nach Unsterblichkeit zu streben: Nicht damit wir den Fortbestand unseres persönlichen Daseins gewährleisten, sondern ein Bestandteil der unablässig weitergehenden Entwicklung dieser Welt sein können. Unser Dharma ist die Hauptaktivität in unserem Leben, die ansonsten in den meisten Fällen mit unserem Beruf einhergeht. Unser Dharma spiegelt die grundlegenden Prinzipien, Einstellungen und Handlungen wider, die wir in Anwendung bringen. Auch der Soma hat einen eigenen Dharma, eine bestimmte, ihn stützende und tragende Lebensführung. Damit wir in der Lage sind, den inneren Soma in unser Leben mit einzubeziehen, brauchen wir solch eine ihn stützende und tragende Lebensführung, einen entsprechenden Dharma.

Die meisten von uns verschwenden ihren Soma, ihre Glückseligkeit, an Vergnügungen, an Sinneseindrücke und an solche Formen von Unterhaltung im Leben, die sich aus den falschen Wertvorstellungen und einem unspirituellen Lebensstil ergeben. Jedem von uns steht aufgrund unserer karmischen Voraussetzungen ein gewisses Quantum Soma, Freude oder Glück offen. Wie schnell aber sind wir bei der Hand, es aufzubrauchen, falls wir es nicht sogar verschwenden, woraufhin wir ohne Soma dastehen, eventuell in einen Zustand geraten, in dem wir leiden oder geschwächt sind. Um uns innerlich verjüngen zu können, müssen wir wissen, wie wir unseren Soma bewahren und wie wir ihn auf natürliche Weise anwachsen und sich entfalten lassen können.

Den inneren Soma zu entwickeln erfordert gleichsam eine Art Schwangerschaft, ähnlich wie eine Schwangerschaft im Mutterleib notwendig ist, damit ein Neugeborenes zur Welt kommen kann. Unbedingt sollten wir lernen, unseren Soma in uns zu behalten und so selbst zu einem Soma-Gefäß zu werden. Dieser Soma-Aufbauprozess erfordert, dass wir unsere Natur verfeinern, indem wir sensibler, achtsamer, einfühlsamer werden und geduldig ein tiefer gehendes Empfinden und Wissen entwickeln. Wir stehen, welch großes spirituelles Abenteuer, vor der Aufgabe, den Soma in unserem Leben ausfindig zu machen, indem wir mit Beharrlichkeit und Entschlossenheit unsere höheren Begabungen und Fähigkeiten entfalten.

Während dieser Zeit, in der wir gleichsam schwanger gehen mit unserem Soma, gilt es, unsere Energien bei uns zu behalten und eine Soma-trächtigere Lebensführung zu kultivieren – ganz so wie die in den Yamas und Niyamas des klassischen Yoga umrissene Yoga-Lebensführung es uns nahelegt.

Die fünf mit Ahimsa beginnenden Yamas beschreiben diejenigen Einstellungen, durch die wir unseren Soma bewahren können. Und in Form der fünf mit Tapas beginnenden Niyamas lernen wir die Übungen kennen, durch die wir in die Lage versetzt werden, unseren Soma zu läutern.

Die fünf Yamas

Ahimsa: Niemandem Leid zufügen

Soma kann nur dann in Fluss kommen, wenn wir fest in *Ahimsa* verwurzelt sind – in dem Wunsch, keinem Wesen ein Leid zuzufügen.

Verjüngung setzt voraus, dafür Sorge zu tragen, dass Gewalt, Hass und Tod aus unserem Körper wie aus unserem Geist verschwinden. Denn eine Gewaltenergie schadet zuallererst uns selbst, bringt unsere Physis wie auch unsere Psyche durcheinander und einen Reibungs-, Verschleiß- und Verfallsprozess in Gang, indem sie uns innerlich in Aufruhr versetzt.

Wirkliche Ahimsa beschränkt sich jedoch keineswegs darauf, offenkundige Aspekte von Gewalt zu vermeiden. Dazu wäre selbst ein Feigling in der Lage. Ahimsa erfordert, alles Schädliche aus unseren Gedanken verschwinden zu lassen. Das heißt: über niemanden schlecht zu denken und stattdessen die göttliche Präsenz und die heilige Wirklichkeit in uns allen zu ehren. Ahimsa fängt damit an, dass wir alles Schädliche und Unrechte aus dem, was wir sagen, fortlassen. Und das heißt: Wir unterlassen alles negative Gerede über andere Menschen. Denn mit unseren Worten richten die meisten von uns viel mehr Leid und Schaden in der Welt an, als wir das im Allgemeinen vielleicht mit faktisch geschaffenen Gegebenheiten auf einer äußerlicheren Ebene tun.

Fehlgehenden Vorstellungen und Handlungen in der Welt können und sollen wir zwar selbstverständlich entgegentreten. Das sind wir der Wahrhaftigkeit schuldig. Auf diejenigen Menschen, die unserer Ansicht nach solche fehlgeleitete Auffassungen repräsentieren, sollten wir allerdings nicht mit negativer Energie reagieren.

Ahimsa praktizieren wir nicht bloß um der anderen willen, sondern auch im eigenen Interesse. Indem wir anderen kein Leid und keinen Schaden zufügen, befreien wir zugleich uns selbst von Leid. Denn haben wir die negative Energie von Leid und Tod erst beseitigt, kann sich die positive Energie von Unsterblichkeit, oder Soma, in uns entfalten. Wir sollten, mit anderen Worten, keinesfalls von uns selbst etwas Schlechtes denken, da wir ansonsten unser eigenes Sein beeinträchtigen.

Gegen uns selbst eingesetzte Gewalt – mit dem Selbstmord als äußerstem Ausdruck – leistet dem Todesprozess in uns Vorschub. Demgegenüber ist die Bejahung unseres unvergänglichen Selbst wahrscheinlich diejenige Haltung, mit der wir Ahimsa am besten in die Tat umsetzen können.

Satya: Wahrhaftigkeit

Der innere Soma besteht in einer aus der unabänderlichen Wahrheit erwachsenden Art von Glückseligkeit, Glück und Freude. Einzig und allein das Wahre ist unvergänglich. Falschheit kann niemals Bestand haben. Die äußeren Somas des Körpers und der Sinne sind Formen von Maya: eine Illusion, die daraus hervorgeht, dass wir vergänglichen Wünschen und Begierden und oberflächlichen Vorstellungen nachjagen. Bei wirklicher Wahrhaftigkeit geht es jedoch nicht bloß um korrekt wiedergegebene Information beziehungsweise um faktisch zutreffende Aussagen. *Satya* bedeutet vielmehr, sich an die unabänderliche Wahrheit zu halten, die der Quell der Unsterblichkeit ist. Dies erfordert, dass wir uns von kurzfristig geltender, von provisorischer „Wahrheit" und von belangloser Information lösen, die den Geist verwirrt, um stattdessen tiefgründigere Prinzipien kultivieren, uns dem Studium von Spiritualität widmen und meditieren zu können. Es bedeutet, ehrlich mit uns selbst zu sein und zu lernen, die Wahrheit über alles andere zu stellen.

Brahmacharya

Für Soma und die Verjüngung insgesamt ist Brahmacharya ein ganz zentraler Begriff. Dieses oft mit „Zölibat" übersetzte Wort hat eigentlich eine wesentlich weiter reichende Bedeutung. Brahmacharya beinhaltet, dass man die eigene schöpferische Energie in Brahman, das Göttliche, mit einbezieht. Damit ist nicht einfach eine Unterdrückung der Sexualfunktion gemeint, wenngleich für die Beherrschung der Sexualorgane durchaus eine Notwendigkeit besteht. Gemeint ist vielmehr, dass man eine höhere, über die Fortpflanzung hinausgehende Schöpfungskraft entwickeln sollte. Brahmacharya bedeutet: Bei unserem inneren Streben nach höherem Bewusstsein erhalten wir unseren Soma, unser Empfinden von Freude, aufrecht. Diese zu Brahman hinführende Bewegung sollte an die Stelle der Bewegung in Richtung Maya, der Illusionswelt, treten.

Asteya: Nicht stehlen

Um unseren inneren Soma zu gewinnen, müssen wir von dem Versuch ablassen, anderen ihren Soma – dazu zählen etwa ihr Besitz, ihr Ruf, ihre Beziehungen und ihre Erfolge – zu nehmen beziehungsweise ihn uns anzueignen. Der Soma eines anderen Menschen kann uns niemals Glück oder Freude bringen. Tatsächlich wird er sich für uns stets in ein Gift verwandeln. Darin liegt die spezielle Bedeutung von „nicht stehlen" im Sinn eines Langlebigkeitsfaktors. Zugleich bedeutet es, dass wir aufhören sollten, uns mit anderen Menschen zu messen und zu vergleichen, und nicht nach dem streben sollten, was sie erreicht haben oder besitzen. Denn letztlich gehört uns gar nichts auf dieser Welt. Wir sind hier, einem Pilger gleich, nur zu Gast. Darüber hinaus beinhaltet Asteya, die Wirklichkeit nicht länger bloß durch die Brille eines Profitdenkens zu betrachten und, in der Geschäftswelt, nicht andere Menschen auszunutzen.

Aparigraha: Nicht begehren

Um unseren inneren Soma bewahren zu können, müssen wir aufhören, eifersüchtig zu sein, andere um etwas zu beneiden oder dasjenige zu begehren, was andere Menschen haben beziehungsweise was wir gern von ihnen erhalten würden. Einfach nur zu vermeiden, dass man materielle Dinge an sich nimmt oder sie behält, reicht dazu nicht aus: Auch geistig sollte man nicht an den Dingen festhalten, vielmehr ein schlichtes Leben führen, in dem Besitz für uns nicht zur Belastung wird. Wir sollten uns mit positiven Energien umgeben, anstatt uns selbst mit Wünschen und Erwartungen zu befrachten.

Die fünf Niyamas

Tapas

Tapas ist die Grundlage des *Kriya-Yoga* im klassischen Yoga. Kriya-Yoga, der „Yoga des Handelns, soll Körper und Geist für Samadhi bereit machen. Tapas bezeichnet die Anwendung von Hitze und beinhaltet Selbstdisziplin in all ihren vielfältigen Formen. Im Grunde kann man jedes Yama und jedes Niyama als eine Art Tapas betrachten. Gleiches gilt für die verschiedenen Gelübde und für die mit ihnen verbundenen Regeln. Die Yoga-Praxis kann generell als Tapas definiert werden. In der Yoga-Literatur wird „Tapas" vielfach synonym mit „Yoga" verwendet. In den *Vedas* sind Tapas die Mittel, durch die das gesamte Universum entsteht. Tapas ist die Innenausrichtung von Agni, der Flamme unseres Strebens, die den inneren Soma für eine Höherentwicklung unseres Bewusstseins bereit macht. Die wirkliche Tapas-Praxis verlangt eine Vorbereitung unseres inneren Somas, und diese schließt unter anderem mit ein, dass wir den Soma nicht länger außerhalb von uns suchen. Für uns kommt es darauf an, den inneren Soma bereit zu machen. Damit uns das gelingt, müssen wir selbst reifen und „kochen". Daran führt kein Weg vorbei.

Tapas beinhaltet Selbstbeherrschung. Nicht im negativen Sinn, im Sinn eines Bestrebens, uns selbst zu unterdrücken; vielmehr im positiven Sinn einer Meisterung der eigenen Fähigkeiten und Energien. Es bedeutet, nicht von anderen beziehungsweise von Impulsen, Wünschen und Begierden, die aus der Außenwelt auf uns einwirken, beherrscht zu werden. Tapas ist die Kraft, die aus geduldiger Beobachtung und aus einer Wendung nach innen erwächst. Zu den höchsten Arten von Tapas gehören Pranayama, Pratyahara, Mantra-Praxis und Meditation.

Von allen zehn Prinzipien ist Tapas wahrscheinlich das wichtigste. Die durch das Feuer bewirkte innere Läuterung macht uns dafür bereit, dass der wirkliche Soma hervorkommen kann. Tapas, Svadhyaya und Ishvara Pranidhana bilden die dreifache Grundlage des Kriya-Yoga, der uns als Mittel dient, den inneren Samadhi-Soma zu läutern und ihn vorzubereiten.

Svadhyaya

Mit *Svadhyaya,* „Selbsterforschung", ist gemeint, dass wir unsere unverwechselbare Essenz, den inneren Soma kennenlernen.

Dazu gehört ein Verständnis der Elemente, der Doshas, Gunas und Karmas, die in uns ihre Wirkung entfalten. Für uns gilt es, zu entdecken, worin unser Soma besteht und wo er sich befindet. Das schließt auch die Klärung der Frage mit ein, welchem yogischen Weg wir folgen sollten. Des Weiteren die Klärung der Frage, wie wir zu unserer „inneren Gottheit", *Ishta Devata,* und zu unserer unverwechselbaren göttlichen Essenz in Verbindung treten können. Indem wir uns selbst bis in die Tiefen unseres Seins erforschen, können wir herausfinden, wer wir wirklich sind und wo unser wahres Glück liegt. Unseren inneren Soma zu extrahieren erfordert eine Introspektion, die bis zu einer tiefen Ebene reicht. Solch eine Introspektion beinhaltet kein Bücherwissen, keine psychologische Analyse oder Selbstkritik, sondern eine Suche nach unserer wahren Natur jenseits der Faktoren, die unsere Existenz ausmachen.

Ishvara Pranidhana

Ishvara Pranidhana bedeutet Hingabe an Ishvara, an die Leitkraft des göttlichen Bewusstseins in uns. Solche Hingabe setzt voraus, dass wir all unsere Angst, all unser Begehren und all unsere Aggression aufgeben. Darin bestehe, so heißt es, das beste Mittel für Samadhi: denjenigen Zustand, in dem der Soma unseren Geist und unser Herz durchströmt. Durch das göttliche Wort *Om,* den das gesamte Universum durchdringenden Urlaut, geht von Ishvara als dem Herrn des Kosmos ein nicht endender Soma-Strom in Gestalt von Liebe und Weisheit aus. Durch Hingabe an diesen Soma der Gnade mehren wir rasch unseren inneren Soma. Für jeden von uns ist die Gnade des göttlichen Somas stets gegenwärtig. Fehlt uns allerdings die nötige Hingabebereitschaft, dann können wir sie nicht erfahren.

Saucha

Bei *Saucha,* Reinheit, geht es in allererster Linie um die Reinigung unseres Somas. Es geht, mit anderen Worten, um die Reinheit von Körper, Rede und Geist, worin die Reinheit der Nahrung, der

Sinneseindrücke und des Verhaltens mit inbegriffen sind. Dazu gehört auch, zu wissen, wie wir in höhere Energien und Frequenzen eintauchen können, um die in uns vorhandenen Giftstoffe und Unreinheiten zu entfernen.

Dieser innere Soma-Strom ist die eigentliche den Geist reinigende Kraft. Der Strom des Somas, der Strom jener dem Geist zu eigenen tiefer gehenden Liebe und Inspiration, reinigt ihn von Emotionen und von primitiven Ego-Trieben. In den *Vedas* wird der Soma aus diesem Grund vielfach als *Pavamana* gepriesen, als der große Reinigende.[105] Nur ein regelmäßiges Eintauchen in jenen inneren Soma-Strom wird uns zu einem reinen Herzen und einem klaren Geist verhelfen.

Santosha

Bei *Santosha,* also bei Zufriedenheit, geht es vor allem darum, unseren inneren Soma zu bewahren. Zweifellos passt es gut, dass dieses Soma-Prinzip den Abschluss der Yamas und Niyamas bildet. Denn sind wir zufrieden und innerlich mit uns selbst im Reinen, gleichgültig was uns äußerlich widerfahren mag, dann kann sich der Soma gedeihlich entwickeln. Damit soll ganz und gar nicht gesagt sein, dass wir getrost in Selbstzufriedenheit verfallen können und uns nicht zu bemühen brauchen. Vielmehr erwachsen unsere Bemühungen aus innerer Inspiration, nicht aus äußerer Ruhelosigkeit, Aufgeregtheit oder einem äußerlich motivierten Drang. Jederzeit sollten wir eine innere Zufriedenheit wahren, die es uns gestattet, von ganzem Herzen kommend zu handeln und zu versuchen, unser Bestes zu geben.

Zufriedenheit ist eine der wichtigsten für die Yoga-Praxis benötigten Einstellungen. Auch für Langlebigkeit und Verjüngung ist sie unerlässlich. Mit zunehmendem Alter tendiert unser Geist zu mehr Kritik, Strenge und Negativität, zumal wir so häufig erlebt haben, wie fehlbar die menschliche Natur ist. Freilich sollten wir uns in Erinnerung rufen, dass ein negativer Geist dazu neigt, auch einen negativen Körper zu produzieren und Krankheit hervorzurufen.

Wahre Meditation ist gleichbedeutend mit der Kultivierung von Zufriedenheit. Ein wirkliches Sich-Lösen von den Dingen erwächst aus innerer Zufriedenheit, nicht aus dem Versuch, irgendetwas aufzugeben. Zufriedenheit ist die eigentliche Natur von Gewahrsein – eines Gewahrseins, das uns in der jeden Augenblick vorhandenen Schönheit des Lebens und in deren Wahrnehmung ruhen lässt.

Yamas, Niyamas und die drei Gunas

Die Yamas und Niyamas sollen innerlich eine sattvische, also eine reine und ausgeglichene Lebensführung fördern, und sie sollen den beiden negativen Gunas entgegenwirken: *Rajas* (Unruhe/Ungleichgewicht) und *Tamas* (Trägheit).

Im Yoga kommt es darauf an, das Sattva-Guna zu entwickeln, die Qualität von Frieden, Harmonie, Gewaltlosigkeit, Wahrhaftigkeit und Hingabe.

Verjüngung ist gleichfalls auf das Sattva-Guna angewiesen, insbesondere wenn es um die Verjüngung des Geistes geht. Rajas verursacht im Körper wie im Geist Reibung und Aufregung, was bei uns schließlich Erschöpfung zur Folge hat. Tamas wiederum verursacht Schwächung und Verfall, beschleunigt den Alterungsprozess und den geistigen Niedergang. Demgegenüber erwächst Sattva aus Selbstbeherrschung, verringerter Aktivität und erhöhtem Gewahrsein. Letzteres sorgt für die Kontrolle von Rajas und Tamas.[106] Die Rolle des Sattva-Gunas in allen höheren Formen von Heilungspraxis und yogischen Übungen sollten wir nie außer Acht lassen oder sie zu gering einstufen.

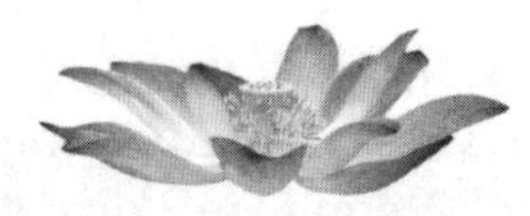

Asanas und Verjüngung: Die heilende Kraft der physischen Stille

Ohne Wissen, ohne Einsicht kann der Yoga keine Befreiung bringen. Doch ohne Yoga kann auch das Wissen keine Befreiung bringen. Wer die Befreiung anstrebt, sollte daher Yoga und Einsicht in Verbindung miteinander praktizieren.

Yoga-Tattva-Upanishad, 14-15

Im Großen und Ganzen hilft uns angemessene körperliche Bewegung, gesünder zu werden und länger zu leben. Speziell gilt dies für Aktivitäten wie das Gehen oder Wandern, bei denen wir nach draußen an die frische Luft und in die Natur kommen. Laufen und Joggen können ebenfalls von Nutzen sein, erfordern aber die richtige Vorbereitung und sollten außerdem durch eine geeignete Ernährung ergänzt werden.

Die Art der körperlichen Bewegung wird im Ayurveda in Hinblick auf die drei Dosha-Typen bestimmt. Aus ayurvedischer Sicht benötigen Kapha-betonte Menschen große Anstrengung, die starkes Schwitzen fördert, um das überschüssige Kapha aus dem Körper zu entfernen. Bei Pitta-betonten Menschen ist nur mäßige Bewegung erforderlich, doch am Ende brauchen sie eine kühlende und entspannende Ruhephase. Bei Vata-betonten Menschen reichen leichte Übungen, die sie so weit erwärmen, dass die

Haut durch die Schweißabsonderung ein klein wenig feucht wird. Menschen des letztgenannten Typus sollten es vermeiden, sich zu verausgaben, und sich anschließend gut ausruhen.

Yoga-Asanas sind jedoch nicht einfach nur eine weitere Form von Körpertraining. Vielmehr dienen sie uns als Mittel, die Energie für eine tiefer gehende Meditationspraxis in uns hereinzuholen. Der klassische Yoga empfiehlt Yoga-Asanas, damit körperliche Anspannung sich lösen und so das innere Prana in Fluss kommen kann. Hier geht es nicht bloß um ein gutes Fitnesstraining. Diese Übungen sollen den Körper darauf vorbereiten, ein höheres Gewahrsein zu erhalten. Deshalb sind ayurvedische Verjüngungspraktiken stärker mit Yoga-Asanas verknüpft als mit gewöhnlichem Körpertraining, obgleich dieses ebenfalls hilfreich sein kann. Denn Verjüngung erfordert, dass wir eine Verlangsamung unserer Stoffwechselprozesse herbeiführen und diese nach innen zum universalen Prana hereinholen.

Wir verschleißen unseren Körper durch falsche Bewegung oder durch Bewegungsmangel. Die meisten von uns haben heutzutage keine ausreichende körperliche Bewegung und eine Lebensweise, bei der sie viel Zeit im Sitzen verbringen. Auf unsere Energie kann das eine blockierende, dämpfende oder sie reduzierende Wirkung haben. Aber auch wer von uns regelmäßig trainiert, tut das häufig auf eine allzu vehemente, insgesamt eher abträgliche Art und Weise. So werden keine ruhigen und heilenden Energien entwickelt, sondern an Gelenken und Organen noch zusätzlich Reibung und Abnutzung hervorgerufen.

Körperliches Training, zumal wenn es mit Kraft oder Schnelligkeit durchgeführt wird, hat im Großen und Ganzen eine erschöpfenden Wirkung, kann auf diese Weise unter Umständen zwar einen Reinigungs-, aber selten einen Verjüngungseffekt erzielen. Ein intensives Körpertraining ist im Ayurveda gewöhnlich Bestandteil einer Entgiftungstherapie und hat hauptsächlich eine das Kapha-Dosha reduzierende Wirkung, während es Vata und Pitta mehrt. Verjüngung erfordert einen aufbauenden und revitalisierenden, eher mit der Bewahrung als mit der Verausgabung von Energie verbundenen Bewegungsansatz.

Yoga-Asanas, die man behutsam, langsam und dennoch unbeirrt durchführt, sind für eine Verjüngung ideal. Denn dem Körper, dem Geist und dem Nervensystem bringen sie Ruhe, Frieden und tiefe Entspannung. Diese zur Beruhigung beitragende Herangehensweise an die Asanas sollte man sehr wohl von den dynamischen, auf Bewegung basierenden Yoga-Stilen zu unterscheiden wissen, die heutzutage in der Yoga-Szene den Ton angeben. Kraft- und bewegungsbetonte, wie auch auf Hitze sich stützende Asana-Ansätze sind ihrer Natur nach reinigend und entgiftend, daher eher für junge Menschen geeignet oder aber für diejenigen, bei denen das Kapha-Dosha betont ist. Zur Verjüngung sind sie im Allgemeinen jedoch nicht zu empfehlen. Auf Rasayana beruhende Asanas sind eine langsamer durchgeführte und mehr zu einer Verinnerlichung beitragende Form der Praxis für Menschen in fortgeschrittenem Alter oder für diejenigen, deren Körper bereits gereinigt ist. Ihrer Natur nach haben sie eher eine erholsame Wirkung.

Mit Hilfe der Yoga-Asanas, das gilt es zu beachten, sollen wir nicht nur körperliche Beweglichkeit und Elastizität entwickeln, sondern zugleich auch Ruhe, innere Stille. Körperlich bewegliche Menschen werden möglicherweise diese Ruhe nicht haben, und wer sie hat, verfügt vielleicht nicht in jedem Teil des Körpers über die volle Elastizität.

Der Stille wohnt die Kraft inne, den Körper zu heilen, eine höhere Energie und ein höheres geistiges Gewahrsein in uns wach werden zu lassen. Solch eine yogische Stille ist allerdings kein forcierter, aus persönlicher Bemühung hervorgegangener Ruhezustand. Vielmehr erwächst sie ganz natürlich aus tiefer Entspannung. Damit wir zu solch einer Ruhe gelangen, müssen wir uns zunächst einmal von jeglicher Unruhe und Aufgeregtheit im Körper und von jeglicher Aggression im Geist lösen. Anfangs könnte Bewegung vonnöten sein, um tief sitzende Spannung aufzulösen. Doch sollte in der Bewegung nicht das Ziel der Praxis, nicht ihr Sinn und Zweck bestehen. Für uns gilt es zu lernen, in den Zustand der Ruhe einzutreten, Körper und Geist zu entschleunigen.

Beachten Sie, dass jede Asana-Übung ihren Soma, ihren Rasa hat, durch ein gewisses Entzücken, durch eine ihr eigene Freude gekennzeichnet ist. Normalerweise wird dieser Soma einer Asana-Übung allerdings dann am besten spürbar, wenn man, in einem Zustand der geistigen und pranischen Sammlung, die betreffende Position ganz behutsam einnimmt. Ist der Soma im Verlauf der Asana-Übung erst in Fluss gekommen, dann sind Geist, Herz und Prana miteinander eins geworden, und eine dynamische innere Energie ist in einen Gleichgewichtszustand gelangt.

Umkehrstellungen als wichtiges Gegenmittel gegen die Schwerkraft: Apana und Udana

Vorschub geleistet wird dem Alterungsprozess durch Apana-Vayu, also durch die in Zusammenhang mit der Schwerkraft sich abwärts bewegende Luft. Schwerkraft und Zeit ziehen uns buchstäblich herunter im Leben, führen zu einer zusammengesunkenen Haltung, zu einer Absenkung der inneren Organe, zu einem Nachlassen unserer Energie und zu geistiger Niedergeschlagenheit. Eine Zunahme von Apana bringt es mit sich, dass Stoffwechselschlacken sich in unserem Gewebe ansammeln, die Verdauungskraft nachlässt, das Immunsystem geschwächt wird, wir lethargischer werden und vermehrt schlafen.

Eine Verjüngung kann einsetzen, wenn wir die positive Energie des Udana-Vayu, der sich aufwärts bewegenden Form von Prana, unterstützen. Der Udana-Vayu wirkt der Schwerkraft entgegen und ermöglicht unserer Seele und unserem Geist eine Aufwärtsbewegung, was der Natur des Apana-Vayu entgegengerichtet ist. Allerdings lässt sich die Entwicklung der höheren Energie von Udana, die man mit unserer höheren spirituellen Evolution gleichsetzen kann, nicht auf eine mechanische Art und Weise herbeiführen. Und hier geht es auch nicht nur darum, den Udana-Vayu im gewöhnlichen Sinn zu fördern, also lediglich aktiv unseren Sprech- und Sinnesbetätigungen nachzugehen.

Vielmehr erfordert diese höhere Form des Udana-Vayu ein spirituelles Bestreben, unsere Ausrichtung auf die aufsteigende Bewusstseinsenergie, nicht einfach nur die persönliche Bemühung, etwas zu erreichen.

Will man durch eine Asana-Praxis die Langlebigkeit fördern, ist die Arbeit mit Umkehrstellungen der einfachste Ansatz. Umkehrstellungen sind eine sehr wirkungsvolle Möglichkeit, den Apana-Vayu umzukehren und den Udana-Vayu zu stärken. Geht es um verjüngend wirkende Übungen, sollte man daher zuerst die Umkehrstellungen in Betracht ziehen. Allerdings sind Umkehrstellungen ihrer Natur nach ein ziemlich drastisches Mittel. Zu schnell oder zu energisch vorgenommen, können sie uns durcheinander bringen. In der ersten Phase sollte der Akzent daher auf leichten und sanften Umkehrstellungen liegen.

Der Kopfstand ist die kraftvollste Umkehrstellung und hat die durchgreifendste Wirkung im Sinn einer Revitalisierung des Geistes und der Förderung des Udana-Vayu. Allerdings erfordert er eine geeignete Vorbereitung, da sich ansonsten Nebenwirkungen einstellen können. Beispielsweise muss die Nackenmuskulatur der Belastung gewachsen sein. Der Kopfstand bewirkt, dass Agni ganz beträchtlich an Intensität gewinnt. Wird er jedoch zu schnell oder mit zu viel Kraft ausgeführt, kann er den Soma erschöpfen. Er hat eine eher reinigende Wirkung.

Der Schulterstand ist sicherer und dient dem Schutz des Somas im Bereich des weichen Gaumens. Denn der Schulterstand geht mit *Jalandhara-Bandha* einher, dem sogenannten Halsverschluss, der insbesondere dazu dient, den Soma zu schützen. Der Schulterstand ist für Verjüngungszwecke wahrscheinlich die am besten geeignete Umkehrstellung. Zahlreiche andere damit verbundene Umkehrstellungen sowie Rumpfbeugen, Rückbeugen und Bauchlagen haben freilich ebenfalls ihren Wert. Auch im Stehen und Sitzen durchgeführte Asanas können zu einer Stabilisierung des Apana-Vayu beitragen.

Bewegung von der Peripherie zum Zentrum: Vyana und Samana

Alterung bringt zugleich eine nach außen gehende Bewegung unserer Energie mit sich. Im Verlauf dieses Prozesses verlieren wir allmählich unseren inneren Mittel- und Gleichgewichtspunkt, was eine Zerstreuung und Zersplitterung unserer Lebenskraft nach sich zieht. Unsere nach Freude und Erfolg in der äußeren Welt strebende Aktivität bewirkt, dass unsere Energie nach draußen geht, was schließlich zu Fragmentierung, Auflösung und Entropie führt. Wann immer wir unser Schwerkraft-, Wert- oder Sinnzentrum außerhalb unserer selbst platzieren, verlieren wir uns und geraten unweigerlich ins Stolpern! Bei dieser nach außen gehenden Zerstreuung der Energien kann man sagen, dass es ein Zuviel an Vyana, an hinausgehender Vitalenergie gibt, und einen Verlust an Samana, der sich in uns hineinbewegenden Energie. Im Überschuss vorhandener Vyana, extrovertiertes Handeln, führt dazu, dass wir unser inneres Gleichgewicht, den inneren Zusammenhalt, unseren Samana verlieren.

Als Erstes sollte man Asanas zur Flexibilisierung der äußeren Gelenke und Gliedmaßen praktizieren, damit man die Energie nach innen holen und schließlich eine stabile, im Nabelbereich zentrierte Sitzposition einnehmen kann. Durch Sitzpositionen entwickelt sich eine höhere Samana-Energie, was allgemein den inneren Frieden, das Gleichgewicht und die geistige Sammlung fördert. Zuvor aber sollte aller hinderliche Vyana freigesetzt werden. Sobald man in der Lage ist, Sitzpositionen ganz selbstverständlich einzunehmen, sind sie ideal für solche verjüngend wirkenden Übungen wie Pranayama, Mantra-Praxis und Meditation. Samana führt zu Ausgeglichenheit (Samatva) und zu Samadhi.

Sitzhaltungen und Verjüngung

Siddhi, der Erfolg bei der Ausübung der Asana-Praxis, hängt vor allem von der persönlichen Fähigkeit ab, eine Sitzposition wenigstens 30 Minuten lang bequem beizubehalten, ohne sich zu bewegen, Schmerz oder Unruhe zu verspüren, und ohne dass Geist und Sinne umherschweifen. Hingegen bemisst er sich nicht an der Fähigkeit, komplizierte Yoga-Haltungen bewerkstelligen oder wie Gymnastik anmutende Bewegungen vollziehen zu können. Tatsächlich bedeutet der Begriff *Asana* im Sanskrit „Sitz", und damit sind Sitzpositionen gemeint, die sich für die Vorbereitung auf die Meditation eignen. Indem wir sitzen, können wir den Körper wieder in die Stille eintreten lassen und uns zugleich dem Potenzial für geistige Stille öffnen, für Geistesruhe.

Sitzhaltungen sind die besten Asana-Positionen für eine Verjüngung, zumal die Lotos-Position und Siddhasana. Beide zentrieren uns im Nabel und gestatten uns, unsere Energie in uns zu behalten – vorausgesetzt natürlich, dass wir durch Loslassen in diese Stille eintreten, anstatt eine entsprechende Anstrengung zu unternehmen, wie es ein ans Festhalten gewöhnter Mensch tun würde. Eine sanft aufrechterhaltene Sitzposition fördert die Tiefenentspannung, ohne dass wir einschlafen oder müde werden.

Sitzpositionen erhalten im Körper und im Geist einen transformierend wirkenden Samana-Vayu aufrecht, indem sie es uns gestatten, geerdet und zentriert zu sein, während unsere Energie emporsteigt. Sie ermöglichen es, dass alle Verknotungen im Herzen sich öffnen, wir uns vom Körper lösen und die Innenschau wachrufen können. Sie lassen die unruhigen Bewegungen des Körpers und des Pranas zur Ruhe kommen und helfen uns, Angst und Besorgnis ebenso loszulassen wie Wut und Aggression. Möglicherweise muss man zuvor aber andere Asanas durchführen, um sich von aller negativen Energie beziehungsweise von Anspannung frei zu machen. Auch im Stehen durchgeführte Übungen wie die Baumstellung können in diesem Zusammenhang hilfreich sein. Samana, also Ausgeglichenheit, Stetigkeit, Freiheit von Angst, benötigt man auf jeden Fall – im Leben und in den Emotionen.

Wollen Sie den Körper und *den Geist verjüngen, müssen Sie zuerst einmal lernen, wie man sitzt.* Hier geht es nicht darum, eine ideale Yoga-Position zu erreichen, sondern den Körper zu vergessen. Beginnen können Sie mit jeder für Sie angenehmen und leicht einzunehmenden Sitzhaltung, selbst wenn Sie dazu einen Stuhl oder eine andere Art von Rückenstütze brauchen. Taucht der Drang auf, sich zu bewegen, dann holen Sie Luft, richten Sie Ihr Gewahrsein und Ihre Aufmerksamkeit auf den Nabel, den zentralen Bezugspunkt für Struktur und Energie im Körper. Alternativ können Sie ein wenig Pranayama praktizieren oder sich behutsam ein wenig räkeln und strecken, bis Sie sich wieder bequem in eine Sitzposition begeben können.

Einen Ausgleich zwischen der rechten und der linken Körperseite herbeiführen

Im yogischen Pranayama liegt das Augenmerk hauptsächlich darauf, den Atemstrom zwischen dem rechten und dem linken Nasenloch auszugleichen. Dieser Ausgleich dient dazu, das Einheits-Prana zu erreichen, das wir benötigen, um Einheitsbewusstsein entwickeln zu können. Das ist die Basis für das abwechselnde Atmen durch die beiden Nasenlöcher, für *Nadishodhan.* Zur Erleichterung dieses Vorgangs sollte die Asana-Praxis gleichzeitig das Ziel verfolgen, die Energie der rechten Körperhälfte mit derjenigen der linken auszubalancieren. Die meisten von uns sind Rechtshänder, und so hat unsere Energie die Tendenz, stärker auf der rechten Seite wirksam zu werden, während die linke Seite des Körpers unentwickelt ist oder aufgrund von Bewegungsmangel Spannung aufweist. Um beide Körperhälften auszubalancieren, braucht gewöhnlich die linke Seite mehr Training, Beanspruchung und Dehnübungen, die rechte Seite hingegen mehr Entspannung.

Die *Mahamudra*-Praxis im Hatha-Yoga dient im Allgemeinen einem Energieausgleich zwischen der rechten und der linken Körperhälfte: Mit den Fingerspitzen berührt man, während man mit gestreckten Beinen dasitzt, die Zehenspitzen – und zwar abwechselnd die Zehen des rechten Beins mit dem rechten Arm und die Zehen des linken Beins mit dem linken Arm.[107] Die Baumstellung, bei der man abwechselnd auf dem rechten und auf dem linken Bein steht, bis man auf beiden Seiten Standfestigkeit entwickelt hat, ist ebenfalls sehr gut. Aber alle Übungen, bei denen man zwischen der rechten und der linken Körperhälfte alternierende Gleichgewichts- oder Balancepositionen praktiziert, können hilfreich sein, indem man sich von den Standhaltungen zu den Sitzhaltungen vorarbeitet. Auch Drehungen können in dieser Hinsicht von großem Wert sein, denn sie tragen dazu bei, die Energie in der Wirbelsäule selbst in ein Gleichgewicht zu bringen.

Diese Überlegungen zum Rechts-links-Ausgleich sollten, wenn man eine Verjüngung anstrebt, bei der Asana-Praxis ganz allgemein mit berücksichtigt werden. Diesbezüglich ist es besonders wichtig, auf der linken Seite des Körpers – dem lunaren Energiestrom gemäß die Soma-Seite – Stetigkeit, Stärke und Stille zu entwickeln.

Die drei Bandhas und Verjüngung

Die drei Bandhas, oder „Verschlüsse", des Hatha-Yoga – *Mula-Bandha, Uddiyana-Bandha, Jalandhara-Bandha* – spielen eine wichtige Rolle a) für den Ausgleich zwischen Agni und Soma, b) für Maßnahmen, die auf die drei Doshas (Vata, Pitta und Kapha) Einfluss nehmen sollen, und c) für die Unterstützung des Verjüngungsprozesses.

Mula-Bandha ist wichtig, um dem Apana-Vayu, dem nach unten sich bewegenden Prana entgegenzuwirken, das mit der Zeit und unter dem Einfluss des Alterungsprozesses stärker wird. Auf einer äußeren Ebene beinhaltet Mula-Bandha ein sanftes Kontrahieren und Emporziehen der Ringmuskeln am Darmausgang. Dies trägt dazu bei, das Vata-Dosha im Kolon zu reduzieren, an seinem Hauptsammelpunkt im Körper also.

Diese sanfte Aufwärts-Kontraktion der Analmuskeln kann man dadurch unterstützen, dass man die Ferse an den Damm heranführt. Zu wirklichem Mula-Bandha gehört freilich nicht allein die Muskelkontraktion, die lediglich als äußeres Hilfsmittel dient. Damit es voll zum Tragen kommt, muss Apana vom Wurzel-Chakra zum Nabel emporgeholt werden. Das ist mehr ein Akt der Willenskraft und der Aufmerksamkeit, weniger eine bloße Körperübung, und es erfordert eine Reduzierung des Vata-Doshas in der persönlichen Lebensführung, in der Ernährung und im Verhalten, ferner die Beherrschung der unteren Chakras und Körperöffnungen, vor allem einen angemessenen Gebrauch der Sexualenergie.

Dieses Heraufholen von Apana kann durch Pranayama erleichtert werden, indem man beim Einatmen den Atem vom Ausgangspunkt der Wirbelsäule emporholt und ihn beim Ausatmen durch den Nabel hinauslässt. Um diese Bewegung zu erleichtern, kann man beim Einatmen die Analmuskeln kontrahieren und sie beim Ausatmen entspannen. Auf einer Meditationsebene erfordert Mula-Bandha, dass wir unser Bewusstsein, stabil wie ein Berg, in der

Erde Fuß fassen lassen und so die Erde mit dem seiner Natur nach unwandelbaren kosmischen Sein verbinden, mit Brahman.

Jalandhara-Bandha, der Halsverschluss auf einer äußeren Betrachtungsebene, dient dazu, die Soma-Energie im Kopf zu halten und sie zu schützen, und steht mit den Energien von Kapha und Ojas in Verbindung. Auf der Ebene des Körpers beinhaltet Jalandhara-Bandha ein behutsames Zurücknehmen des Kinns. Dies geschieht meist nach dem Einatmen. Es hilft, Prana aus der Kopfregion herunterzuholen und es im Bereich des Nabels zu halten. Dadurch wird die Durchführung von Uddiyana-Bandha erleichtert. In dieser Hinsicht ist es das Gegenstück und die Ergänzung zu Mula-Bandha, das auf Apana wirkt.

Damit einem Uddiyana-Bandha voll und ganz zugute kommen kann, benötigt man aber zugleich Geistesruhe und einen kühlen Kopf. Das bedeutet, man muss die Sinne meistern, die großenteils im Kopf angesiedelt sind, und nicht so viele Reize auf sie einwirken lassen. Zugleich beinhaltet es die Notwendigkeit, den Udana-Vayu, die sich aufwärts bewegende Luft, zu stabilisieren, damit diese sich nicht, in Gegenrichtung, emporbewegt. Vor allem erfordert es aber eine Beschränkung der Redefunktion, um das Kehlkopf-Chakra auf einer inneren Ebene unter Kontrolle zu bringen. Das beinhaltet nicht nur, dass man das Sprechen vermeiden, sondern vor allem das geistige Geplapper reduzieren sollte.

Auf einer äußeren Ebene besteht Uddiyana-Bandha, der Ausdruck bedeutet übrigens „hinauffliegen“, im Emporziehen und Kontrahieren der Muskeln vom Nabel und Bauchraum aufwärts, im Allgemeinen nach dem Ausatmen. Dies kann, um dem Ganzen mehr Energie zu verleihen, nach einer rotierenden Bewegung geschehen. Uddiyana-Bandha kommt zum Einsatz, um Agni, das Verdauungsfeuer, wie auch das damit verbundene Pitta-Dosha anzuregen und die Kundalini-Energie in die Sushumna zu bringen.

Allerdings geht es auch bei Uddiyana-Bandha nicht bloß darum, für eine starke Muskulatur in der Nabelgegend zu sorgen. Eigentlich erfordert es, Prana und Apana im Nabel zu vereinen und eine höhere Agni-Kraft zu stimulieren. Als Erstes muss man, mit anderen Worten, Mula-Bandha praktiziert haben, um Apana zum Nabel empor-, aber auch Prana aus dem Bereich des Kopfes herabzuholen, was durch Jalandhara-Bandha unterstützt wird. Hier geht es zwar um Bauchmuskelkontrolle, allerdings sollte das Prana, nicht das Ich, die Kontrolle übernehmen. Andernfalls wird sich dadurch lediglich die Anspannung vergrößern, jedoch kein Prana entwickeln. Auf einer Meditationsebene besteht Uddiyana-Bandha in Folgendem: Anstatt auf die individuelle Seele richtet man das Gewahrsein zum höchsten Selbst empor. Dabei sollte man, das ist sehr hilfreich, lautlos *Om* rezitieren und das Bewusstsein dem emporsteigenden Mantra-Strom folgen lassen.

Die drei Bandhas sollten mit einer entsprechenden Prana-Bewegung, mit Geistesruhe, einer den ganzen energetischen Prozess unterstützenden Lebensführung und mit einer Reduzierung der Doshas verbunden sein.

Wer in der Lage ist, das Prana zu bewegen, braucht wahrscheinlich die physischen Bandhas erst gar nicht zu praktizieren. Vermag man aufgrund der Entwicklung von Prana die drei Bandhas gleichzeitig durchzuführen, kann sich das Prana in die Sushumna, den Zentralkanal, hineinbewegen. Jalandhara-Bandha holt das Prana herunter, indem es zur Kühlung und zur Sammlung des Geistes beiträgt. Mula-Bandha holt den Apana-Vayu empor, indem es durch die Kontrolle der Sinnesorgane und der Bewegungsorgane das Prana daran hindert, nach unten auszuströmen. Uddiyana-Bandha lässt durch Anregung von Agni, dem Verdauungsfeuer, auf einer tieferen Ebene des spirituellen Strebens das vereinigte Prana und Apana-Vayu in die Sushumna eintreten.

Die Asanas und ayurvedische Überlegungen zur Verjüngung

Im Verlauf des Alterungsprozesses sammelt das Vata-Dosha sich in den Knochen und Gelenken an, vor allem entlang der Wirbelsäule. Das Vata-Dosha aus den Knochen zu entfernen ist eine erstklassige Therapie, um für Gesundheit und Wohlergehen im Alter zu sorgen. Die Asana-Praxis insgesamt trägt zu solch einer Beseitigung des Vata-Doshas bei, doch Drehungen, insbesondere Drehungen der

Wirbelsäule, eignen sich dafür wahrscheinlich am besten. Ansonsten sollte man eine ausgewogene und sanfte Form der Asana-Praxis wählen, mit Rumpfbeugen und Rückbeugen, Umkehrstellungen, Standhaltungen, Kontraktions- und Dehnbewegungen, um im Körper eine massageartige Bewegung zu bewirken, die rechte und die linke Körperhälfte, ebenso oben und unten, in eine Balance zu bringen, sodass Vata beseitigt werden kann.

Besondere Aufmerksamkeit sollte dem Kreuz und dem Unterleib geschenkt werden, außerdem dem Sammelplatz des Vata-Doshas im Kolon, damit es von dort abgeleitet werden kann. Leichte Umkehrstellungen sind dabei ebenfalls hilfreich. Den Sammelplatz des Pitta-Doshas am Nabel, ferner den Sammelplatz des Vata-Doshas im Magen und in der Brust, sollte man ebenso mit in Betracht ziehen und dafür sorgen, dass die Energie durch diese Bereiche frei hindurchströmen kann.

Die Asana-Praxis sollte man, um bestmögliche Resultate zu erzielen, mit ayurvedischer Ölmassage kombinieren. Denn das Öl, insbesondere Sesam- oder Mandelöl, hilft ebenfalls, das Vata-Dosha zu reduzieren. Darüber hinaus ist eine verjüngend wirkende Ernährung hilfreich. Gleiches gilt für verjüngend wirkende Getränke, die für eine angemessene Durchfeuchtung unserer Gewebe sorgen. Die Asanas als solche ohne derartige Unterstützungsmaßnahmen können tief sitzendes Vata nicht lösen, da für eine Vata-Reduzierung allem Nährenden größere Bedeutung zukommt als der Bewegung. Im Verlauf von strikten Verjüngungstherapien sollten keine intensiven Asanas durchgeführt werden. Hauptsächlich beschränkt man sich auf leichte Sitzpositionen oder Bauchlagen. Dabei kommt dem Ausruhen große Bedeutung zu.

Die Begünstigung von Stille in einer zum Zweck der Verjüngung durchgeführten Asana-Praxis bedeutet jedoch nicht, dass hier für stärker bewegungsbezogene Asanas und Vinyasas keinerlei Raum bleibt. Sie sind Bestandteil der Vorbereitung auf die Stille und wirken ihrer Natur nach reinigend. Sie intensivieren die Durchblutung und helfen so, Giftstoffe aus dem Körper zu befördern. Insbesondere tragen sie dazu bei, jeden Kapha-Überschuss zu verringern. Doch sie müssen dann, damit die Verjüngung Fortschritte machen kann, Stellungen weichen, die mit weniger Bewegung verbunden sind.

Asanas als ein Hinausgehen über „jenseits des Körpers"

Uns über das Körperbewusstsein hinauszubringen, indem wir den Stress und die Anspannung loslassen, die durch unser Anhaften an den Körper hervorgerufen werden, ist der eigentliche Sinn und Zweck der Yoga-Asanas. Die Asanas sollten ein Mittel sein, durch Entspannung aus dem Körperbewusstsein herauszugelangen, anstatt dieses zu verstärken. Dies entspricht der in den Yoga-Sutras dargelegten Auffassung. Dort werden die Asanas mit einer Praxis in Verbindung gebracht, die uns zu Unterscheidungsfähigkeit und Freisein von Anhaften verhilft.[108] Eine Verjüngung des Körpers findet statt, wenn wir uns vom Körperbewusstsein lösen und zulassen, dass eine höhere Energie und ein höheres Gewahrsein in den Körper gelangen.

Der Körper als ein materielles Gebilde hat eine schwere, eine tamasische Beschaffenheit. Falls wir unser Augenmerk zu sehr auf ihn richten, besteht die Tendenz, dass wir im Geist gleichfalls Tamas entwickeln. Aus diesem Grund sollten wir an die Asanas in der Weise herangehen, dass wir dabei durch sattvische Praktiken im Sinn einer yogischen Lebensführung, durch Kontemplation und Meditation unterstützt werden. Wir sollten den Körper als ein heiliges Fahrzeug für Formen der spirituellen Praxis behandeln, nicht als ein Mittel, das uns persönlich Vergnügen bereiten oder der eigenen Durchsetzung dienen soll. So können wir den Körper als ein Gefäß für einen höheren Soma nutzen, in das eine tiefere Ruhe Eingang finden kann. Im Raja-Yoga bringen wir Frieden in den physischen Körper, damit durch ihn der feinstoffliche Körper und höheres Bewusstsein erfahrbar werden, was voraussetzt, dass er passiv wird und nicht länger unsere Aufmerksamkeit beherrscht.

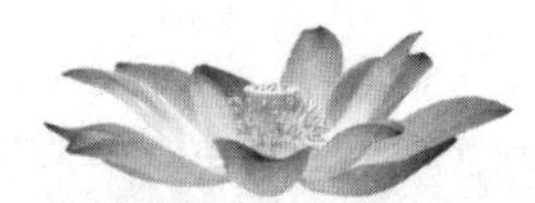

Prana-Rasayana: Der unvergängliche Atem des Somas

Die Götter, angefangen mit dem Schöpfer, Gott Brahma, haben sich dem Pranayama gewidmet, um der Angst vor dem Tod entgegenzuwirken. Darum sollte der Yogi ebenfalls Pranayama praktizieren.

Hatha Yoga Pradipika II, 39

Der Atmungsprozess ist die Grundlage des Lebens, die entscheidende Antriebskraft für unseren gesamten Organismus. Das Leben beginnt mit dem ersten, und es endet mit dem letzten Atemzug. Die Atmungsaktivität im Wechsel zwischen Ausdehnung und Zusammenziehung verbindet uns nicht nur mit der äußeren Lebensenergie, sondern auch mit der inneren Lebensenergie im eigenen Herzen. Sie hält unser ganzes Dasein zusammen und in Bewegung.

Die aufgrund der Atemtätigkeit zirkulierende Lebenskraft ist die wichtigste Kraft, die uns jeden Augenblick des Tages mit Leben erfüllt und verjüngt. Das Geheimnis der Lebenskraft einschließlich der Fähigkeit zu Verjüngung liegt im Atem als Ihrer essenziellen, Ihrer grundlegenden Energie verborgen. Und wir können lernen, diese als Prana-Shakti bezeichnete Atemkraft für höhere Aufbau- oder Transformationszwecke zu nutzen.

So gesehen ist *Pranayama, yogisches Atmen, wahrscheinlich die wichtigste Verjüngungspraxis, in der wir uns täglich üben können.* Ihm kommt größere Bedeutung zu als der Ernährung, den Heilkräutern und den Asanas, wenngleich es im Zusammenspiel mit diesen zusätzlichen Hilfsmitteln eine noch bessere Wirkung entfaltet. Damit Pranayama eine wirklich aufbauende, oder yogische, Wirkung erhält, reicht es jedoch nicht, einfach nur die zeitliche Dauer des Atems auszudehnen oder ihn zu verstärken. Vielmehr muss man lernen, Atem und Prana nach innen, zum Geist und zum Herzen hin, zu richten. Verjüngend wirkendes Pranayama beinhaltet einen tiefen und langsamen, mit der Verinnerlichung von Energie und Gewahrsein einhergehenden Atemprozess. Solch ein yogisches Atmen ist nicht einfach irgendeine Tiefatmungspraxis, sondern ein tiefes Atmen mit spiritueller Intention, Blickrichtung und Motivation.

Den Atem können wir bewusst steuern, oder wir können ihn auf unbewusste Art und Weise strömen lassen, ohne ihm unsere Aufmerksamkeit zu schenken. Das macht ihn zu einer einzigartigen biologischen Kraft. Wir können mit Gewahrsein und mit Absicht atmen, indem wir den Atem dazu nutzen, den Zustand von Geist und Herz zu läutern oder zu energetisieren. Oder wir können unsere Aufmerksamkeit abseits des Atems auf einem anderen Gegenstand ruhen und den Atem eigenständig sein Werk der Erneuerung verrichten lassen, ohne uns einzumischen.

Prana, die Lebensenergie, ist jedoch weit mehr als der Atem im Sinn einer physischen Kraft. Der in den Lungen stattfindende Atmungsprozess als solcher ist lediglich eine Art Pumpe, die im Körper Energie in Umlauf bringt und das Atmungs-, Kreislauf- und Nervensystem auf eine geradezu mechanisch anmutende Weise antreibt. Mit anderen Worten: Den Atmungsprozess können wir beobachten, ganz so wie wir das Fließen eines Flusses oder den Funktionsablauf eines Motors beobachten können. Der Atem ist nicht unsere innere Natur, nicht die Essenz unseres Seins. Sie sind nicht der Atem, er ist lediglich ein Instrument. Sie sind dasjenige, was atmet, die Energie und das Gewahrsein hinter dem Atem. Dieses innere Seelen-Prana ermöglicht überhaupt erst das Zustandekommen und Vorhandensein des äußeren physischen Atems. Bei der Geburt tritt es in den Körper ein, und zum Zeitpunkt des Todes verlässt es ihn wieder, selbst stirbt es jedoch nie. Den physischen Atem können wir dazu nutzen, uns mit dem kosmischen Atem zu verbinden. Das macht die wahre Kunst des Atmens und das yogische Pranayama aus.

Das Wasser im Körper, die Körperflüssigkeiten wie zum Beispiel das Blut und das Plasma, werden durch den Atem veranlasst, sich durch das Kreislaufsystem zu bewegen. Zuerst energetisiert der Atem allerdings den Raum in den Nasenlöchern und Nebenhöhlen, der die Verbindung zum Gehirn herstellt. Der Atem bewegt sich aber auch von den Lungen zum Nabel hinab, facht das Verdauungsfeuer an und setzt durch eine reflektorische Aktivität den peristaltischen Prozess im Verdauungstrakt in Gang. Die über den Atem wirksam werdende Kraft des Pranas regt sämtliche Systeme des Körpers an und hält sie aufrecht.

Wir assoziieren, das ist das Problem, den Atem mit Leben und meinen, sterben zu müssen, falls wir zu atmen aufhören. Im Yoga lernen wir, wie wir den Atem zur Ruhe kommen lassen können. Dazu gehört, dass wir ihn auf eine tiefer reichende Funktionsebene holen, wo er subtil ist oder gar verstummt, wo wir eine tiefe Entspannung, eine Art inneren Winterschlaf erreichen und dadurch den Raum schaffen können, aus dem ein höheres Bewusstsein hervorgehen kann. Die Erregung des Atems gibt uns Antrieb, kann uns aber erschöpfen und sich als ein Hindernis für unsere Langlebigkeit erweisen. Der verjüngend wirkende Atem ist nicht dieser gewöhnliche Atem der persönlichen Triebe und der Durchsetzung eigener Interessen. Vielmehr bringt er den Atem an den eigenen Ursprung im universalen Prana zurück. Er ist gleichsam der Atem hinter dem Atem.

Vayu und der kosmische Atem

Im Atmungsprozess haben wir nicht nur an der äußeren Luft Anteil, vielmehr an dem kosmischen Vayu und Prana, der Weltseele. Wir atmen nicht allein Sauerstoff und andere chemische Substanzen ein – diese sind lediglich äußere Spuren von etwas tiefer Reichendem. Was wir zu uns nehmen, ist die Seele und die Lebenskraft der Erde und ihrer Atmosphäre. Und die ist wiederum mit der kosmischen Seele verbunden, die den gesamten Raum durchdringt. Indem wir atmen, vereinigen wir uns mit der kosmischen und der irdenen Seele und beider ineinander verflochtenem Webmuster. Wenn wir mit dem Gewahrsein atmen, dass wir mit der kosmischen Seele interagieren, wird unser Atem natürlicherweise zu einer Form von Yoga, zu einem Mittel der Vereinigung. Durch den Atem können wir zunehmend tiefer gehende Aspekte von Energie und Gewahrsein in uns aufnehmen, die es unserem Bewusstsein erlauben emporzusteigen. Das Atmen ist sicherlich die natürlichste und am leichtesten zugängliche Yoga-Praxis: *Der Atmungsprozess ist der grundlegende Yoga des Lebens.*

Bei eingehenderer Betrachtung unserer physischen Existenz erkennen wir, dass wir bloß eine verkörperte Form der Atmosphäre sind, eine Form des kosmischen Vayu, der sich für eine Weile in den Grenzen eines Organismus bewegt. Wir sind die im Körper gefangene Seele oder Luft, die über die Atmung die Verbindung zu ihrer Quelle aufrechterhält. Beim Atmen verbinden wir uns wieder mit unserer spirituellen Natur und unserem spirituellen Ursprung und kommen mit der Weltseele in Berührung.

Ein Teil von uns tief im Innern ist stets bestrebt, in unser spirituelles Zuhause in Luft und Raum zurückzukehren. Wir haben das Verlangen nach Freiheit, letztlich nach der Freiheit des ungehindert sich bewegenden Windes. Angesichts der Grenzen des Körpers, der Sinne oder des Geistes ist uns unwohl zumute. Das Atmen ist unabweislicher Ausdruck unserer Fesselung an den Körper, es zeugt vom Sturz unserer Seele in die Dichte der Materie, der zu entweichen unser Verlangen gilt. Diese Fesselung durch den Atem können wir nur lösen, indem wir durch Einheitsbewusstsein unseren Atem über den Körper hinausgehend energetisieren. Im yogischen Denken bezeichnet man dies als Samadhi. Im Zustand des Samadhi, der meditativen Versenkung, wird der äußere Atem sehr subtil, oder er kommt vollständig zum Erliegen, während der innere Atem des kosmischen Pranas an seine Stelle tritt, für den

Fortbestand von Körper und Geist sorgt und unsere Seele über Zeit und Raum hinaus erhebt.

Es gibt viele Formen von Vayu, dem kosmischen Prana. In erster Linie sind wir mit dem terrestrischen Vayu verbunden, mit der Lebenskraft unseres Planeten Erde. Der terrestrische Vayu ist die Erdseele mit ihrer eigenen Energie und Intelligenz, das gesamte Leben durchdringend und jedes Ökosystem mit einer unvergleichlichen Energie und Bewegung erfüllend. Dieser Vayu strömt im Wind, durch die Flüsse, Seen, Gebirge und Ebenen. Wir sind Manifestationen dieses um Heimkehr, um Rückkehr an den eigenen Ursprung im Himmel bestrebten irdischen Vayu, der Luft.

Unglücklicherweise zerrüttet, verschmutzt und zerstört in unseren Tagen die Menschheit den terrestrischen Vayu, oder Lebensgeist, was unweigerlich schwerwiegende Konsequenzen für das Wohlbefinden aller Geschöpfe und für den Planeten selbst hat. Dieser Vayu könnte reagieren, könnte versuchen, das Verhalten der Menschen zu korrigieren und die Giftstoffe, die in seine Sphäre hineingebracht worden sind, zu beseitigen. Wir müssen lernen, unseren Atem zu nutzen, um zur kosmischen Seele und zu jener Intelligenz, die der Atmosphäre innewohnt, in Verbindung zu treten, sodass wir mit ihrer Hilfe uns selbst und den Planeten heilen können. Die Erdseele, das Erd-Prana, können wir nutzen, um zur jenseits aller Begrenzungen weilenden kosmischen Seele in Verbindung zu treten.

Uns selbst können wir durch das kosmische Prana verjüngen, indem wir es aus dem Erdreich, den Strömen und Gewässern und aus der Atmosphäre in uns aufnehmen, in den Lichtformen von Sonne, Mond und Sternen mit ihm in Berührung kommen und in seiner den gesamten Raum durchdringenden Form willkommen heißen. Um dies tun zu können, müssen wir allerdings über unseren gewöhnlichen Atem und über unser gewöhnliches Denken hinausgehen und zu einem Einheitsstrom des Gewahrseins gelangen.

Mag sein, dass es sich um ein paradoxes Prinzip handelt: *Den Körper können wir nur verjüngen, indem wir ihn aufgeben, indem wir über ein Körperbewusstsein hinausgelangen und zu unserer Natur als reine Seele zurückkehren.* Der Körper selbst ist schwer und auf

Verfall und Tod ausgerichtet. Im Rahmen des Alterungsprozess wird er dichter und hat die Tendenz abzusinken. Pranayama hilft uns, den Körper aufzurichten, die von Schwerkraft und Verfall auf ihn ausgehende Zugkraft zu verringern.

Das erhabene, unvergängliche Prana

Das kosmische Prana ist nicht nur außerhalb von uns vorhanden, sondern wohnt uns zugleich inne. Das Prana im Innersten unseres Herzens und dasjenige, das sich durch den Weltraum bewegt, sind ein und dasselbe Prana. In jenem inneren Prana ist für uns das gesamte Universum enthalten, ebenso Zeit und Raum.

Die eigentliche Prana-Quelle liegt im Bewusstsein, dem tiefer gehenden Einheitsgewahrsein jenseits von Geist und Sinnen. Es ist nicht bloß ein Produkt des Atmungsprozesses, der außerhalb von uns befindlichen Luft oder auch des kosmischen Raums. Je mehr wir zu jener Energie, zu jener Lebenskraft des Gewahrseins Zugang gewinnen, wozu es tiefer Meditation bedarf, je mehr Prana wir auf einer inneren Ebene haben, umso stärker sind wir mit dem Ewigen verbunden.

Das höchste Prana wird in der Yoga-Tradition als Gott Shiva verehrt – Schutzherr der großen Yogis, der all die Kräfte von Prana, Energie und Gewahrsein gewährt, einschließlich der Fähigkeit, über den Tod hinauszugelangen. Solch ein inneres Prana ist eine Kraft des Friedens, der Stille, der Fülle, der Stetigkeit und der Transzendenz. Indem wir zum inneren Prana in Verbindung treten, können wir in all unser Tun die Energie der Unsterblichkeit mit hineinbringen.

Prana und Rasa

Verjüngung, oder Rasayana, wirkt durch Rasa – in der Doppelbedeutung des Begriffs als „Flüssigkeit" und „Essenz". Prana ist selbst eine Art Rasa, oder Essenz, des Körpers. Zugleich ist Prana aber auf die Flüssigkeiten, die Rasas, des Körpers angewiesen. Damit Pranayama wirklich wirkungsvoll ist, müssen wir hier, mit anderen

Worten, eine Verbindung zu diesen höheren Rasas herstellen. Auf einer äußeren Ebene bedeutet dies, dass entsprechende verjüngend wirkende Flüssigkeiten und Öle in der Ernährung vertreten sein sollten, darunter auch Soma-Kräuter. Auf einer inneren Ebene bedeutet es, unseren Atem mit Hingabe an das Göttliche und mit einem Streben nach höherer Wahrheit zu verknüpfen. Wir müssen lernen, uns von negativen Emotionen, jeglicher Angst, allem Unbehagen, all der Besorgnis, Wut oder Anhaftung, die wir im Atem mit uns tragen, frei zu machen, und den Atem nutzen, um erhabenere Liebe und Weisheit in uns aufzunehmen. Den inneren Atem des Bewusstseins gilt es zu halten, nicht die äußeren vitalen Triebe des Ichs.

Saubere Luft: eine Notwendigkeit

Die Luft als solche kann eine verjüngend wirkende Energie sein, ein Rasayana – und sie sollte es im Grunde sein. Tatsächlich haben aber nur bestimmte Arten von Luft diese Eigenschaft, nicht jedoch diejenige Luft, die wir mehrheitlich in unseren mit Umweltschadstoffen belasteten Städten und Wohnungen einatmen. Eine verjüngende Wirkung hat beispielsweise die Meeresluft, die Luft an Gebirgsflüssen und die Luft des Waldes – frische Luft an Orten mit viel Raum. Nichts kann gute Luft ersetzen, ebenso wenig wie es einen Ersatz für gute Nahrung oder gutes Wasser gibt! In verbrauchter oder verpesteter Luft zu leben ist ein Hauptfaktor für Krankheit und vorzeitiges Altern. Mit Hilfe von Blumen, Räucherwerk und Duftölen können wir versuchen, einer schlechten beziehungsweise verbrauchten Luft entgegenzuwirken. Wir sollten dafür sorgen, dass verjüngend wirkende Kräfte in der Luft vorhanden sind, wenn wir unser Leben revitalisieren wollen.

Verjüngung und die fünf Pranas

Prana, womit man nicht nur den Atem, sondern Lebenskraft ganz allgemein bezeichnet, wird in Entsprechung zu seiner Bewegung fünffach untergliedert. Diesen unterschiedlich verlaufenden Fluss der Lebenskraft zu verstehen und mit ihm zu arbeiten ist für uns sehr wichtig. Leben hängt davon ab, dass die fünf Pranas in uns ihre Aufgabe angemessen erfüllen und sich in einem harmonischen Gleichgewicht befinden.

- Prana: nach innen gerichtete Bewegung durch Essen, Trinken, Atmen, Aufnehmen von Sinneseindrücken, Emotionen und Gedanken.
- Apana: nach unten und nach außen gehende Bewegung durch Ausscheidung, Harnlassen, Fortpflanzung und Widerstandskraft.
- Udana: Aufwärtsbewegung durch Ausatmen, Sprechen, Bemühen, Willen und Motivation.
- Samana: zusammenziehende Bewegung von außen nach innen durch Verdauung, Nährstoffaufnahme, Homöostase und Balance.
- Vyana: ausdehnende Bewegung von innen nach außen durch Ausstrecken der Gliedmaßen und Förderung der peripheren Durchblutung.

Prana als eine leichte, luftige Kraft hat die Tendenz sich nach oben hin aufzulösen und zu zerstreuen. Apana als erdige Kraft hat die Neigung herabzusinken. Vereinigt man Prana und Apana dadurch miteinander, dass man Apana empor-, Prana hingegen herabholt, so hat dies Verjüngung und die Hervorbringung von Leben und von Feuer zur Folge.

Andererseits zieht eine Bewegung der beiden Kräfte in entgegengesetzte Richtungen, also die Trennung von Prana und Apana, Niedergang und Tod nach sich. Wir sollten jedenfalls unbedingt lernen, dafür zu sorgen, dass Prana in uns herabströmt und wir Apana emporholen können. Das ist eine der ganz wichtigen Praktiken im Yoga.

Ebenso gilt es zu lernen, unser Prana, das aufgrund von Vyana natürlicherweise die Tendenz hat, sich nach außen zu zerstreuen, dazu zu bringen, dass es sich durch Samana nach innen bewegt und dort zentriert. Das ist keineswegs gleichbedeutend mit einem

Feststecken, mit Stagnation oder Verstopfung. Vielmehr ist man im Nabel geerdet, man atmet, mit anderen Worten, in den Bauch hinein.

Der Nabel ist der entscheidende Punkt für ein physisches Gleichgewicht zwischen Udana und Apana, Vyana und Samana, die mit Agni, dem Verdauungsfeuer, in Zusammenhang stehen. Das tiefer gehende spirituelle Prana und die Kraft des Bewusstseins wohnen dem Herzen inne. Solange diese Kräfte nicht in den Nabel hinabgelangen, kann es sein, dass wir zwar mehr Vitalenergie hervorbringen, diese aber nicht unbedingt von spiritueller Natur ist.

Prana und Langlebigkeit

Uralten vedischen Texten zufolge erhalten wir, als Bestandteil unserer menschlichen Natur, ganz so wie wir einen bestimmten Körperbau und eine bestimmte Anzahl von Knochen, Gliedmaßen und Organen haben, bei der Geburt eine bestimmte Anzahl von Atemzügen. Die Gesamtzahl der Atemzüge wird mit 21.600, mit ungefähr einem Atemzug alle vier Sekunden, angegeben. Somit stehen uns 100 Jahre lang solche Atemzüge zur Verfügung.[109] Dies ist freilich eine Durchschnittszahl. Bei manchen Menschen mögen es, abhängig von ihrem Karma, mehr oder weniger Atemzüge sein.

Das heißt: Vermögen wir unsere Atmung zu verlangsamen, so können wir länger leben. Gelingt es uns also, den äußeren Atem komplett zum Erliegen kommen lassen und stattdessen in unserem inneren Atem zu ruhen, in einer Art Winterschlaf- oder Samadhi-Zustand, dann ermöglicht das ein Mehr an Verjüngung. Langlebigkeit hängt davon ab, dass wir unser Prana stärken, was unter anderem ein verlangsamtes und vertieftes Atmen beinhaltet.

Keinesfalls sollten wir unverhohlen versuchen, unsere Atmung zu unterdrücken oder sie gar zum Stillstand zu bringen. Vielmehr sollten wir einfach zulassen, dass unsere Atmung wieder in einen tieferen Fluss eintritt, was sie auf ganz natürliche Weise tut, wenn wir unser Gewahrsein nach innen richten. Den individuellen Atem, der normalerweise wie ein Strom dahinfließt, sollten wir im Meer des kosmischen Pranas zur Ruhe kommen lassen.

Formen der Pranayama-Praxis

Im Folgenden ist eine Reihe hilfreicher Pranayama-Methoden aufgeführt, die nicht nur Langlebigkeit und Verjüngung fördern, sondern auch dazu beitragen, dass wir uns für den inneren Soma öffnen.

Stärkend oder aber reduzierend wirkende Formen von Pranayama

Pranayama kann entweder zu einer Stärkungs- oder zu einer Reduktions-Therapie entwickelt werden, im Sinn einer Verjüngung oder Entgiftung. Das hängt davon ab, wie wir den Atem nutzen, der als solcher ein Mittel ist, ein Instrument.

- Holen Sie tief Luft, und nehmen Sie das heilende Prana der Natur aus den Pflanzen, dem Land und dem Himmel in sich auf. Verteilen Sie dieses aus der Natur gewonnene Prana beim Ausatmen über den ganzen Körper, um jede Zelle und jedes Organ mit neuer Lebenskraft zu versorgen. Solch ein „stärkender Atem" sorgt dafür, dass positive Energie aufgebaut beziehungsweise hervorgebracht wird.
- Holen Sie tief Luft, und nehmen Sie beim Einatmen all die Anspannung und die Giftstoffe aus Körper und Geist in diese Luft mit auf. Setzen Sie dann beim Ausatmen die Giftstoffe frei und stoßen Sie sie aus dem Körper aus. Solch ein „reinigender Atem" vermindert die negative Energie.

Beim stärkenden Atem wird im Allgemeinen ein verlängertes Einatmen angestrebt, wohingegen es beim reinigenden Atem mehr darauf ankommt, die Ausatmungsphase auszudehnen. Das Einatmen verhilft uns zum Soma, zur nährenden Kraft des Atems, und es hat eine gleichsam magnetisch oder anziehend wirkende Energie. Das Ausatmen hat eine ausscheidende beziehungsweise austreibende Wirkung, eine eher mit Agni, mit Feuer, verbundene elektrische oder expressive Energie. Das Einatmen als ein Aufnehmen von

Energie dient dazu, die Sinne und den Geist zu nähren. Das Ausatmen wirkt – beginnend mit dem Sprechen, das zum ausströmenden Atem in Verbindung steht – anregend auf die Bewegungsorgane.

Generell sollten wir den Atem zunächst zur Reinigung nutzen, um Giftstoffe und negative Emotionen zu beseitigen und auch Stress freizusetzen. Anschließend sollten wir einen stärkend beziehungsweise verjüngend wirkenden Atem entwickeln, um höhere Heilkräfte in den Organismus hineinzubringen und zu ermöglichen, dass diese in uns zirkulieren. Dem Atem als einer Luft-Energie wohnt allerdings die Neigung inne, eher reinigend und reduzierend, hingegen nicht so sehr nährend und aufbauend auf den Körper zu wirken. Um dafür zu sorgen, dass er eine stärker nährende Wirkung entfaltet, müssen wir nicht nur die Einatmung intensivieren, sondern zugleich sicherstellen, dass wir zur Stützung des zusätzlich gewonnenen Pranas in ausreichendem Maß Flüssigkeiten, Öle und Ojas im Körper haben. Daraus erklärt sich der hohe Stellenwert einer verjüngend wirkenden Ernährung und der entsprechenden Kräuter selbst für Pranayama-Therapien. Mit fortschreitendem Alter wird der Atem flacher und trockener. Dafür zu sorgen, dass der Atemstrom nach wie vor in die Tiefe reicht und mit zusätzlicher Feuchtigkeit im Körper und im Lymphsystem einhergeht, ist wichtig. Zu einer Verjüngung des Geistes, der ja ebenfalls mit den Elementen Luft und Äther verbunden ist, lässt sich der Atem so jedenfalls besser nutzen.

In der Yoga-Überlieferung gibt es viele Arten von Pranayama. Kraftvoll und rasch ausgeführte Formen von Pranayama wie *Bhastrika* und *Kapalabhati* haben, so kann man im Großen und Ganzen sagen, ihrer Natur nach eine reinigende Wirkung und dienen dazu, Giftstoffe, Verunreinigungen und Schleim aus dem System zu entfernen. Solche kraftvollen und rasch durchgeführten Formen von Pranayama können kurzfristig dazu beitragen, Verjüngungsprozesse im Gehirn, im Nervensystem, im Kreislaufsystem und in den Lungen anzuregen. Falls wir sie jedoch zu ausgiebig praktizieren, können sie das Prana und den inneren Soma überstimulieren und erschöpfen. Aus dem Grund werden wir an dieser Stelle nicht detaillierter auf sie zu sprechen kommen.

Bei stärkend wirkenden Formen von Pranayama kommt es mehr darauf an, dass man, bei längerem Einatmen, tief und langsam atmet. Im einen oder anderen Fall ist ein kontinuierliches Atmen ohne Einbehaltung des Atems erforderlich. Bei anderen Formen ergibt sich ein Einbehalten des Atems aus einem über längere Zeit sich erstreckenden vertieften Atmen ganz von allein. Das sind im Wesentlichen die Pranayama-Arten für eine verjüngend wirkende Praxis. Die Wechselatmung, abwechselndes Atmen durch das rechte beziehungsweise durch das linke Nasenloch, ist wahrscheinlich das am besten für Verjüngungszwecke geeignete Pranayama, da wir hier unsere Energie ausbalancieren und in einen Einheitszustand von Gewahrsein und Prana eintreten können. Solch ein alternierendes Atmen ermöglicht es uns außerdem, unsere pranische Energie leichter und auf eine stärker zentrierte Art und Weise bei uns behalten und lenken zu können.

Einfache pranische Kernpunkte für unser Wohlbefinden

- Seien Sie sich der Atmung bewusst, und beobachten Sie den Atem.
- Verlangsamen Sie die Atmung (und damit zugleich das Sprechen, den Geist und die Sinne).
- Atmen Sie tiefer ein, und holen Sie den Atem bis zum Nabel herunter.
- Balancieren Sie die Atmung zwischen dem rechten und dem linken Nasenloch aus.
- Atmen Sie das natürliche Prana ein, das Sie umgibt.
- Entspannen Sie sich beim Atmen so sehr, dass Sie in einen tiefer gehenden Zustand von Beobachtung und Meditation eintreten.

Die Nebenhöhlen öffnen und schützen

Die Nebenhöhlen sind die Stelle, an der das Prana zuallererst ins Gehirn aufgenommen wird, an der es die Sinne und die höheren Kopf-Chakras stimuliert. Solange die Nebenhöhlen nicht frei sind, kann uns das in der Luft befindliche Prana nicht voll und ganz zugute kommen. Sind die Nebenhöhlen verstopft oder blockiert, kann der Soma-Strom des Gehirns nicht leicht in Gang kommen, was auch immer wir ansonsten anstellen mögen. Die Nasenlöcher frei zu halten und den Atem gleichmäßig auf beide Nasenlöcher verteilt strömen zu lassen ist ein wichtiger Schritt auf dem Weg zu Langlebigkeit. Hier kommt dem yogischen Gebrauch eines *Neti-Kännchens* zur Reinigung der Nebenhöhlen – um sie frei zu machen, lässt man ein wenig Salzwasser durch sie hindurchfließen – große Bedeutung zu.[110]

Noch wichtiger sind freilich ayurvedische *Nasya*-Behandlung mit speziell für die Nase entwickelten medizinischen Ölen. Die auf Sesamöl-Basis mit lindernd wirkenden Heilkräutern wie Süßholz hergestellten Öle *(Anu Thailam* zum Beispiel) sind zum Einölen der Nasenlöcher bestens geeignet und somit für eine Stärkung und Verjüngung überaus hilfreich. Mit Ölen, die unter Verwendung von pikanten Kräuter wie Kalmus und Ingwer hergestellt werden, kann man eher die Nasenlöcher frei machen, sie eignen sich zur Reinigung und Entgiftung. Für ein angemessenes Einölen der Nasenlöcher zu sorgen trägt zur Gesundheit und zur Langlebigkeit bei. Intensive Formen von Pranayama wie Bhastrika und Kapalabhati, zu denen ein kraftvolles, schnelles, die Nebenhöhlen mit einbeziehendes Atmen gehört, können helfen, diese zu öffnen, und so dazu beitragen, den Geist neu zu beleben. Sobald das erreicht ist, sollten wir allerdings zu tiefer gehenden und sanfteren Atemübungen wechseln.

Den Atem zum Bauch herabholen

In welcher Form von Pranayama wir uns auch üben mögen – damit die betreffende Übung ihre revitalisierende Wirkung vollauf erzielen kann, sollten wir den Atem ganz bis zum Bauch und zum

Nabel herunterholen. Auf diese Weise kann der Atem, von innen her unsere inneren Organe massieren, auf diese Weise das Verdauungsfeuer anregen und das Verdauungssystem stärken.

1. Atmen Sie ein, indem Sie bei der Inhalation die Luft zum Nabel herunterholen.
2. Halten Sie in der Phase des Einbehaltens den Atem im Herzen.
3. Atmen Sie beim Ausatmen durch den Kopf.

Om-Pranayama

Dies ist eine einfache, aber wirkungsvolle Pranayama-Methode, bei der man die drei Buchstaben des Mantras *Om (Aum)* mit dem Atem verbindet. Dadurch können Sie Ihr Prana in einen höheren Gewahrseinszustand versetzen.

- Sprechen Sie beim Einatmen in den Nabel jeweils still das Mantra A (aa), und nehmen Sie so die Brahma-Energie, die schöpferischen Kräfte des Universums, in sich auf.
- Sprechen Sie, während Sie den Atem im Herzen einbehalten, still das Mantra U (uu), und nehmen Sie so die Vishnu-Energie, die erhaltenden Kräfte des Universums, in sich auf.
- Sprechen Sie beim Ausatmen im Kopf jeweils still das Mantra M (mmm), und nehmen Sie so die Shiva-Energie, die transformierenden Kräfte des Universums, in sich auf.

Kontinuierliches, pausenloses Atmen

Pausenloses Atmen ohne jedes Einbehalten des Atems ist eine einfache Möglichkeit, sich mit Prana zu energetisieren. Auch die Lungen und die Nebenhöhlen können sich dadurch öffnen. Auf ein tiefes Einatmen lässt man unverzüglich ein tiefes Ausatmen folgen.

Für diese Praxis kann man beim Einatmen das Mantra *Om* verwenden, um das kosmische Prana der Welt ringsum in sich aufzunehmen, und beim Ausatmen das Mantra *Haum,* damit sich diese Energie in unserem gesamten Sein ausbreiten kann. Nachdem man diese Praxis ein paar Minuten lang durchgeführt hat, wird nicht nur das Prana den Kopf, die Nasenlöcher und die Nebenhöhlen auf natürliche Weise frei machen, sondern zugleich wird sie Ihnen mehr Energie verschaffen. Diese Übung hat meist eine eher beruhigende Wirkung, erbringt ansonsten aber dieselben Resultate wie Bhastrika, Kapalabhati und andere Methoden von größerer Vehemenz.

So'ham-Pranayama und Verjüngung

So'ham ist der natürliche Klang des Atems, der Klang der kosmischen Seele, die sich durch uns manifestiert. Indem man natürlich atmet, während man still dieses Mantra rezitiert, kann unser Atem mit dem kosmischen Atem in Verbindung treten. Schweigend spricht man beim Einatmen das Mantra *So* und beim Ausatmen das Mantra *Ham*. So nehmen wir beim Einatmen die göttlichen Energien in uns auf und bewirken beim Ausatmen, dass diese Energien all unser Sein erfassen. *So'ham* mehrt in uns den Soma des Pranas. *So'ham* ist der natürliche Klang des Prana-Somas. Dieser Praxis können Sie sich zu jedem belieben Zeitpunkt im Lauf eines Tages widmen.

Mit dem *So'ham*-Pranayama einhergehend kann man als Symbol für den Geist die Mondscheibe (Chandra Bindu) visualisieren: Beim Einatmen steigt sie die Wirbelsäule empor und gelangt in ihrem natürlichen Zentrum, dem tausendblättrigen Lotos am Scheitelpunkt des Kopfes, zur Ruhe. Und beim Ausatmen steigt sie anschließend nieder, um den Körper mit Soma aufzufrischen.

Als generelle Übung ist es gut, zu visualisieren, dass der Atem beim Einatmen die Wirbelsäule emporsteigt und beim Ausatmen die Wirbelsäule herabsteigt. Solch eine Wirbelsäulenatmung wird ganz allmählich den Einheitsstrom des Atems durch die Sushumna anregen.

Abwechselndes Atmen durch beide Nasenlöcher und Verjüngung

Die wahrscheinlich beste von den vielen hilfreichen Formen des Pranayama ist die Wechselatmung, das alternierende Atmen durch die beiden Nasenlöcher. Es wird *Nadishodhan* genannt, „Reinigung der Kanäle“ oder „solares und lunares Atmen“, weil es dazu beiträgt, die solare und die lunare, die rechte und die linke Körperhälfte, die männliche und die weibliche Energie, die Energien von Feuer und Wasser in uns auszugleichen.

Im Lauf des Tages wechselt der Atem unserem Naturell, unseren Handlungen und den uns umgebenden Umwelteinflüssen entsprechend allmählich von einem Nasenloch zum andern. Strömt der Atem zu viel durch das rechte, das solare Nasenloch, ruft dies bei uns eine Überhitzung hervor. Wir werden überaktiv, aufgekratzt und aggressiv. Strömt der Atem dagegen zu viel durch das linke, das lunare Nasenloch, führt das bei uns dazu, dass wir abkühlen, schwer, langsam und teilnahmslos werden. Im Verlauf solch eines Prozesses verringert sich nicht nur unsere Langlebigkeit, sondern zugleich wird unser Gewahrsein in dualistische Ströme von Anziehung und Ablehnung, Vorliebe und Abneigung, Freude und Leid, Liebe und Hass zersplittert.

Aus Gründen der Gesundheit, der Verjüngung und der Spiritualität sollten wir unbedingt die Atmung zwischen beiden Nasenlöchern ausbalancieren. Ein ausgewogenes Prana verbindet uns mit der unvergänglichen Lebenskraft. Diese ist subtiler als der Atem, und sie geht aus dem eigenen Bewusstsein hervor und wird uns keineswegs aus der uns umgebenden Luft zuteil. Das kann uns helfen, in jenen Zustand der Atemstille einzutreten, den der Yogi gern erreichen möchte.

Aufgrund seines lunaren Charakters steht der Atem im linken Nasenloch allerdings stärker zum Soma in Verbindung und wirkt seiner Natur nach befeuchtend, beruhigend und entspannend. Die Atmung, insbesondere das Einatmen, durch das linke Nasenloch zu fördern kann für Verjüngungszwecke eine wichtige Erwägung sein, und es trägt zu einer Anregung von Tarpak-Kapha bei. Bis zu einem gewissen Grad hängt dies auch vom eigenen Dosha-Typus ab. Ein Pitta- oder Vata-betonter Mensch sollte, zumal zum Zweck der Verjüngung, normalerweise lieber den Atem im linken Nasenloch stimulieren. Ein Kapha-betonter Mensch regt hingegen besser den rechtsseitigen, den solaren Atem an, da dieser besser den persönlichen Dosha-Tendenzen entgegenwirken kann.

Hamsa So'ham: Solar-lunares Pranayama

Durch dieses einfache, auf dem *So'ham*-Ansatz aufbauende Pranayama können wir, indem wir uns an den Ablauf halten, den Atem von einem Nasenloch zum anderen wechseln zu lassen, die Atmung ausbalancieren und das höhere Prana wachrufen. Bei dieser Praxis atmet man durch das linke Nasenloch ein, indem man still das Mantra *So* spricht, und atmet dann mit dem Mantra *Ham* durch das rechte Nasenloch aus. Die erste Phase dieses Pranayama ist ihrer Natur nach lunar. Dabei verbindet sie uns mit den höheren lunaren Kräften von Glückseligkeit, Frieden, Hingabe und Abkühlung des Geistes.

Anschließend atmet man mit dem Mantra *Ham* durch das rechte Nasenloch ein und atmet mit dem Mantra *Sah* durch das linke Nasenloch aus. Diese zweite Pranayama-Phase ist ihrer Natur nach solar, und sie verbindet uns mit den höheren solaren Kräften von Gewahrsein, Unterscheidungsvermögen, Wahrnehmung und Bewusstsein.

Diese einfache und mühelos in die Tat umzusetzende Methode der zwischen den Nasenlöchern wechselnden Atmung hat auf das Prana nicht nur eine ausgleichende, sondern auch eine vertiefende Wirkung. Freilich können Sie diese Praxis noch um weitere Details ergänzen.

Das Ausbalancieren der Energien: Shiva und Shakti, solar und lunar, männlich und weiblich

Diese Praxis erweitert das *Hamsa-So'ham*-Pranayama um einen weiteren Aspekt: Sie lässt die Energie entlang der Wirbelsäule auf- und absteigen.

- Atmen Sie mit dem Mantra *So* durch das linke Nasenloch ein, und visualisieren Sie, wie Shakti (göttliche weibliche Energie), nährend, weiß und von lunarer Beschaffenheit, auf der linken Seite des Körpers emporsteigt.
- Atmen Sie mit dem Mantra *Ham* durch das rechte Nasenloch aus, und visualisieren Sie, wie Shiva (göttliche männliche

Energie), anregend, von goldener Farbe und von solarer Beschaffenheit, auf der rechten Seite des Körpers niedergeht.

- Atmen Sie mit dem Mantra *Ham* durch das rechte Nasenloch ein, und visualisieren Sie, wie Shiva (göttliche männliche Energie), anregend, von goldener Farbe und von solarer Beschaffenheit, auf der rechten Seite des Körpers emporsteigt.
- Atmen Sie mit dem Mantra *Su* durch das linke Nasenloch aus, und visualisieren Sie, wie Shakti (göttliche weibliche Energie), nährend, weiß und von lunarer Beschaffenheit, auf der linken Seite des Körpers niedergeht.

Wenn Sie diese einfache Übung morgens und abends fünfzehn Minuten lang durchführen, kann sie Ihr Prana den ganzen Tag in einem optimalen Zustand halten. Zugleich wird sie dazu beitragen, dass die männliche und weibliche Energie in Ihnen, die Energie von Shiva und Shakti, in ein Gleichgewicht gelangt.

Nicht nur hat unser Prana die Tendenz, mit dem Alterungsprozess abzusinken, sondern das Gleiche gilt für Soma, unser Empfinden von Freude. Infolgedessen meinen wir, müde zu sein und über wenig Energie zu verfügen, oder wir fühlen uns niedergeschlagen. Die meisten von uns halten den Soma, das Empfinden von Freude, hauptsächlich in den unteren Chakras, was die gleiche Art von Entropie fördert. Durch das linke Nasenloch einzuatmen und die Soma-Energie aus dem Wurzel-Chakra in den Kopf heraufzuholen, anschließend durch das rechte Nasenloch auszuatmen und die Energie herunterkommen zu lassen kann eine gute Methode sein, alldem wirkungsvoll zu begegnen.

Ayurvedische Pranayama-Methoden

Im Folgenden lernen Sie Methoden kennen, um mit Hilfe des Atems die drei Doshas Vata, Pitta und Kapha zu vermindern, stattdessen Prana, Tejas und Ojas zu fördern.

Die Doshas reduzierendes Pranayama

Bei dieser Praxis nutzen wir den Atem, um mit seiner Hilfe die Doshas von denjenigen Stellen im Körper, an denen sich ein Dosha-Überschuss vorzugsweise akkumuliert, zu entfernen. Wir legen, während wir diese Praxis durchführen, die rechte Hand auf die entsprechende Körperstelle und verwenden spezielle Mantras, um die Doshas an ihren jeweiligen Sammelplatz zurückzuholen. Dies ist eine Art „Pranayama-Panchakarma". Es bezieht Pranayama, Mantra-Praxis und Meditation mit ein. Da es jedoch auf der subtileren Ebene von Prana durchgeführt wird, hat es eine sanftere Wirkung. Die hängt allerdings auch von unserem inneren Sammlungsvermögen ab.

- **Vata** – unter Verwendung des Mantras *Krīm Śrīm* im Dickdarm.

Legen Sie die rechte Hand in den Bereich des Kolons in Höhe der unteren linken Bauchhälfte. Legen Sie als Nächstes die linke über die rechte Hand. Atmen Sie sanft ein, indem Sie dabei im Geist das elektrische Mantra *Krīm* sprechen und die Energie des Vata-Doshas, die unruhig-nervöse Energie aus dem gesamten Körper und Geist ins Kolon holen. Atmen Sie anschließend unter Verwendung des lunaren Mantras *Śrīm* aus, um die Vata-Energie aus dem Körper zu vertreiben und den Unterbauch mit Ruhe, Stärke und Stabilität zu füllen.

- **Pitta** – unter Verwendung des Mantras *Hrīm Śrīm* im Dünndarm.

Legen Sie die rechte Hand auf den Nabel. Legen Sie dann die linke über die rechte Hand. Atmen Sie sanft ein, indem Sie dabei in Gedanken das solare Mantra *Hrīm* sprechen und so die Energie des Pitta-Doshas, also die überschüssige Hitze und das überschüssige Feuer, aus dem gesamten Körper und Geist in den Nabel holen. Atmen Sie anschließend aus, indem Sie das lunare Mantra *Śrīm* nutzen, um die Pitta-Energie durch eine Kraft der Kühle, der Ruhe, des Nährenden und des Sich-Preisgebens aus dem Körper zu vertreiben.

- **Kapha** – unter Verwendung des Mantras *Śrīm Hrīm* im Magen.

Legen Sie die rechte Hand in den Bereich des Magens in der oberen linken Bauchhälfte oberhalb des Nabels. Legen Sie anschließend die linke über die rechte Hand. Atmen Sie sanft ein, indem Sie das lunare Mantra *Śrīm* sprechen und so die Energie des Kapha-Doshas, also die überschüssige Energie von Wasser, Schleim, Anhaftung und Schwere, aus dem gesamten Körper in den Magen holen. Atmen Sie dann aus, indem Sie das Mantra *Hrīm* verwenden, und projizieren Sie eine warme solare Energie, um das angesammelte Kapha aus dem Körper zu vertreiben. Lassen Sie Raum, Licht, Energie und Stärke an seine Stelle treten.

Prana-, Tejas- und Ojas-Pranayama

Bei dieser Praxis nutzt man den Atem, um die Kraft von Prana, Tejas und Ojas – der Doshas in ihrer Essenz – zu vergrößern, vor allem diejenige des Pranas.

- Prana-förderndes Pranayama

Nehmen Sie die Energie des Pranas aus der Sie umgebenden Natur in sich auf, insbesondere aus den Pflanzen, den Bäumen und der Atmosphäre, indem Sie beim Einatmen still das elektrische Mantra *Krīm* sprechen. Lassen Sie die Prana-Energie anwachsen, indem Sie mit *Hrīm* ausatmen. Füllen Sie dabei Ihr Herz, den gesamten Körper und Geist mit der Energie des Pranas.

- Tejas-förderndes Pranayama

Nehmen Sie die Energie des Feuers aus der Sie umgebenden Natur in sich auf, insbesondere aus der Sonne, indem Sie beim Einatmen still das solare Mantra *Hrīm* sprechen. Lassen Sie die Feuer-Energie anwachsen, indem Sie mit dem Feuer-Mantra *Hūm* ausatmen. Füllen Sie dabei Ihr Herz, den gesamten Körper und Geist mit dem Licht von Tejas.

- Ojas-förderndes Pranayama

Nehmen Sie die Energie von Ojas aus der Sie umgebenden Natur in sich auf, insbesondere aus der Erde, dem Wasser und dem Mond, indem Sie beim Einatmen still das wasserhafte Mantra *Klīm* sprechen. Lassen Sie die Ojas-Energie anwachsen, indem Sie mit dem Mantra *Śrīm* ausatmen. Füllen Sie dabei Ihr Herz, den gesamten Körper und Geist mit der Kraft und Stärke von Ojas. Aufgrund der zwischen Ojas und Soma bestehenden Verbindung ist diese Praxis für eine Verjüngung von besonderer Bedeutung.

Geheimnisse des inneren Pranas, des Soma-Pranas

Nachdem wir die Kraft des Atems entwickelt haben, kommt das innere Prana, der Soma, in Fluss.

Den Atem anhalten

Sobald man zum inneren Prana in Verbindung tritt und spürt, dass ein Prana-Strom unmittelbar in den Geist fließt, kann man eine besonders verjüngend wirkende Energie dadurch erlangen, dass man den Atem anhält. Das wird im Yoga *Kevala-Kumbhaka* genannt.[111] Der große vedantische Meister Shankara hat sie als die wichtigste aller im Hatha-Yoga Verwendung findenden Pranayamas bezeichnet.[112] *Hier handelt es sich um eine fortgeschrittene Stufe, und es sollte keinerlei Bemühung unternommen werden, diesen Zustand mit Nachdruck herbeizuführen.* Findet im Geist kein innerer Energiefluss statt, kein Energiefluss direkt durch die Sushumna, sollte man unbedingt darauf achten, den Atem nicht zu lange anzuhalten.

Bei dieser Praxis holt man tief Luft, gefolgt von einem entspannenden Ausatmen, und tritt dann in einen Zustand der Atemstille ein, indem man die Energie aus dem Licht des Gewahrseins im Innern bezieht und den äußeren Atem sanft und ruhig strömen oder völlig zum Erliegen kommen lässt. Wenn man in diesen Zustand eintreten kann, in dem man das innere Prana in sich aufnimmt, während der äußere Atem still ist, hat das enorme Verjüngungseffekte.

Als vorbereitende Übung können Sie Ihren Atem zunächst einmal so lange anhalten, bis Sie das Bedürfnis verspüren, tief Luft zu holen. Gestatten Sie sich dann, ein paar Momente lang ganz tief zu atmen (das *So'ham*-Mantra eignet sich sehr gut dafür). Anschließend können Sie den Atem wieder anhalten, bloß ein klein wenig länger. Die Zeitspanne, in der Sie den Atem zurückhalten, können Sie nun nach und nach allmählich weiter ausdehnen.

Beachten Sie, dass man diesen Prozess keinesfalls forcieren, sondern sich nur ein ganz klein wenig mehr bemühen sollte. Das Anhalten des Atems sollte mit einem vertieften und längeren Atmen im Anschluss daran kombiniert werden! Auf diese Weise wird man nicht nur Atemkraft, sondern zugleich Aufmerksamkeit und Willenskraft entwickeln. Im Verlauf dieses Prozesses strömt das Prana im Innern durch die Sushumna, und der äußere Atem wird peripher oder hört sogar auf.

Khechari Mudra

Khechari Mudra, in Yoga-Texten wie der *Hatha Yoga Pradipika* eingehend erläutert,[113] ist eine spezielle Yoga-Praxis, bei der die Zunge nach oben in den rückwärtigen Gaumenbereich geführt wird.

> *Wenn das Prana aus den Nadis zur Rechten und zur Linken durch die Mitte strömt, in jenem Zustand wird Khechari Mudra vollkommen.*
>
> *Dem Nektar-Strom, der vom Mond herabrinnt, wohnt Shivas Geliebte in sichtbarer Form inne. Die Mündung der durch nichts übertroffenen göttlichen Sushumna muss von der Rückseite der in den weichen Gaumen emporgerichteten Zunge ausgefüllt werden.*
>
> **Hatha Yoga Pradipika IV, 43-47**

Diese Zungenposition ermöglicht es, dass der Soma beziehungsweise Nektar vom Kopf, aus dem Kronen-Chakra, herabströmt und man ihn mit der Zunge trinken kann. Khechari Mudra ist ein hervorragendes Hilfsmittel für Pratyahara und für die Meditation – und eine wichtige Praxis, die man im Rahmen von Pranayama durchführen kann, zumal während des Einatmens (beim Ausatmen kann man die Zunge auf den Mundboden senken). Wenn wir uns im Lauf des Tages in dieser Praxis üben, hilft sie uns außerdem, den Appetit und das Bedürfnis nach stimulierenden Getränken wie Kaffee oder Alkohol zu zügeln.

In extremeren Formen beinhaltet Khechari Mudra unter anderem, den Zungengrund Tag für Tag ein winzig kleines Stückchen weit einzuschneiden, bis die Zunge den gesamten Weg bis in den Rachen hinein zurückzulegen vermag. Solch eine Praxis ist jedoch sehr gefährlich und sollte, falls überhaupt, unter gar keinen Umständen im Alleingang ohne spezielle Anleitung vorgenommen werden. Die Zunge an die Decke der Mundhöhle heranzuführen reicht aus. Wenn man die Zunge dorthin zurück rollen kann, erhöht dies noch den Wirkungsgrad der Praxis. Die Verwendung bestimmter Mantras kann ebenfalls hilfreich sein.

Hält man die Zunge an den Gaumen, trägt das zur Kontrolle der Sprechfunktion, zur Entwicklung der Mantra-Shakti, zur Sublimierung unserer Begierden und zur Erweckung der Kundalini bei. Nicht nur für Pranayama ist diese Praxis hilfreich, sondern auch für Pratyahara (die Zügelung der Sinne) und für die innere Sammlung (Dharana). Sie trägt zu Langlebigkeit bei und hält unseren Soma davon ab, sich durch die Emotionen, den Geist und die Sinne zu zerstreuen. Khechari Mudra geht gewöhnlich damit einher, dass man den Blick auf das dritte Auge gerichtet hält. Andere Stellen, namentlich der Scheitelpunkt des Kopfes, kommen freilich ebenfalls in Betracht.

Wörtlich bedeutet Khechari Mudra: „sich im Raum bewegen". Abgesehen von der äußeren, die Zungenbewegung betreffenden Methode erfordert diese Praxis auch eine Aufwärtsorientierung unseres Geschmackssinns und unseres Strebens nach Freude im Leben, wozu es nicht zuletzt der Hingabe und der Selbsterforschung bedarf. Wir benötigen die Bereitschaft, äußere Freuden aufzugeben, um stattdessen nach der höchsten Glückseligkeit zu streben, die letztlich im Raum zu finden ist, nicht aber in einem

Objekt, einer Person oder einer Handlung. Der offene Raum des Bewusstseins selbst ist die höchste Form von Glück und Freiheit wie auch unser wahres Zuhause. Khechari Mudra steht in Zusammenhang mit Kevala-Kumbhaka, dem inneren Anhalten des Atems und dem Strömen des Einheits-Pranas durch die Sushumna und die Wirbelsäule.

Yoni Mudra

Mit Hilfe der Finger die sieben Sinnesöffnungen im Kopf – die Augen, die Ohren, die Nasenlöcher und den Mund – zu versperren kennzeichnet Yoni Mudra. Dadurch werden wir in die Lage versetzt, die Aufmerksamkeit auf das innere Licht, den inneren Klang und auf den Soma in unserem tiefer gehenden Gewahrsein zu richten. Diese Praxis führt man gewöhnlich im Anschluss an ein tiefes Pranayama durch, einhergehend mit Kevala-Kumbhaka, einem längeren Anhalten des Atems.

Die Yoni Mudra soll uns in unser inneres Prana und in unseren inneren Soma eintauchen lassen. Allerdings müssen wir beide in Fluss bringen, um wirklich davon profitieren zu können. Was dies anbelangt, kommt es für uns darauf an, dass wir zugleich lernen, Yoni Mudra auf einer inneren Ebene zu praktizieren – im Quell des eigenen Seins zu ruhen, anstatt unser Glück und unseren Rückhalt in der äußeren Welt zu suchen.

Den Soma des Atems entwickeln

Den „Soma des Atems" zu entwickeln ist von großer Bedeutung. Dieser Soma stellt sich ein, wenn wir mit vollem Gewahrsein, ruhig und zufrieden atmen. Einfach nur viel Tiefenatmung zu praktizieren, während der Geist oder die Emotionen aufgewühlt sind, wird uns wahrscheinlich nicht sonderlich weiterhelfen, kann sogar schädlich sein.

Gewöhnlich hat der Atem aufgrund seiner Verbindung zu den Sinnen eine Rajas-betonte, eine unruhige Beschaffenheit. Das bringt es mit sich, dass wir durch den Atem unseren Soma verlieren und in der äußeren Welt nach Freude streben. In die Tiefe gehendes Atmen kann uns mehr Energie verschaffen. Das allein aber führt uns nicht unbedingt in eine spirituelle Richtung, solange wir nicht darüber hinaus in unserem Atem Ruhe und Zufriedenheit entwickeln. Wir sollten dem Atem eine sattvische, oder spirituelle, Qualität verleihen, indem wir ihn mit einem tieferen Gewahrsein und einer tiefer reichenden Bestrebung verbinden.

Yoga braucht ein „sattvisches", ein verinnerlichtes Prana, und keines, das von Rajas bestimmt ist, also kein unruhiges Prana. Dazu bedarf es einer Lebensführung, die sich, als Hintergrund für das Pranayama, an der Disziplin der Yamas und Niyamas ausrichtet. Das Atmen sollte eine Art Meditation sein, keine bloße Übung oder Bemühung. Andernfalls kann Pranayama den Geist in Unruhe versetzen und die Doshas mehren, vor allem Vata.

Sobald die Kraft des Pranas (die Prana-Shakti) und der Soma des Pranas entwickelt sind, kann man diese Kraft zu Heilzwecken auf jeden Teil des Körpers oder auf den Körper als Ganzen richten. Das macht sie zu einem hervorragenden Hilfsmittel für die Behandlung von Erkrankungen und die Förderung von Langlebigkeit.

Bei dieser Praxis richtet man die Aufmerksamkeit während des Einatmens auf den jeweils gewünschten Körperteil, beispielsweise auf die Augen. Beim Innehalten des Atems richtet man die Aufmerksamkeit auf die Augen und atmet schließlich aus, als geschehe das über die Augen und als versorge man diese beim Ausatmen mit Energie. Auf diese Weise bewirkt man, dass das Prana sich durch die Augen hindurch bewegt.

Sie können diese Praxis auch gezielter einsetzen. Wenn Sie durch das linke, das lunare Nasenloch Luft holen, wird das Prana auf den so energetisierten Teil des Körpers eine eher nährende, Soma-artige Wirkung haben. Atmen Sie hingegen durch das rechte Nasenloch ein, wird es auf den so energetisierten Teil des Körpers eine stärker erhitzende, von Agni bestimmte Wirkung ausüben. Ausatmen sollte man bei solch einer Praxis dann besser durch das jeweils andere Nasenloch, um ein Gleichgewicht zu wahren. Mit Hilfe bestimmter Mantras lässt sich die Zielgenauigkeit der Praxis noch weiter erhöhen.[114]

Die Notwendigkeit, regelmässig, aber sachte zu praktizieren

Spirituelle Entwicklung ganz allgemein, speziell aber Verjüngung ist das Ergebnis eines langsamen, stetigen, sachte vonstatten gehenden organischen Wachstumsprozesses, ähnlich wie man ihn vom Gartenbau her kennt. Äußere Übungen können solch einen Prozess zwar fördern und unterstützen. Der inneren Einstellung, der Hingabe und der Geistesruhe kommt allerdings größere Bedeutung zu. Abkürzungen, die es einem leicht machen, oder Schnellverfahren, die uns der Notwendigkeit entheben könnten, über lange Zeitspannen hinweg Stetigkeit und Ausdauer an den Tag zu legen, gibt es nicht. Wenn wir es mit zu schnellen oder zu vehementen Methoden versuchen, vor allem bei den Asana- und den Pranayama-Übungen, ohne zuvor inneren Frieden entwickelt zu haben, werden wir uns womöglich nur noch weiter in Unruhe versetzen oder aber kurzfristig eine Phase inneren Wachstums erleben, die dann zu Ende geht oder uns veranlasst, die Bemühungen einzustellen.

Für welche Yoga-Praxis Sie sich hier auch entscheiden mögen, stellen Sie bitte sicher, dass Sie darin nicht einfach nur eine Methode sehen, deren Sie sich vorübergehend bedienen, weil Sie rasche Resultate erwarten, vielleicht sogar ohne entsprechende Veränderungen in Ihrer Lebensführung oder in Ihrer emotionalen Verfassung. Lassen Sie Ihr Ich dabei aus dem Spiel, machen Sie aus der Yoga-Praxis weder eine Art persönlicher Errungenschaft noch ein Machtspiel. Auf welche Technik Sie auch zurückgreifen mögen, lassen Sie zu, dass sie sich, aus Ihrer inneren Stille erwachsend, ganz natürlich entfaltet. Lassen Sie sich von Geduld und Zufriedenheit motivieren, sodass Sie zum innersten Kern Ihres Seins zurückkehren, jenseits aller äußeren Störfaktoren. Sobald dieser Fall eintritt, brauchen Sie sich nicht mehr mit der Ausübung von Techniken zu befassen, sondern können in der höchsten Form des Handelns verweilen – dem Nicht-Handeln, das eins ist mit Ihrem wahren Selbst.

Pratyahara-Rasayana: Verjüngung, die Sinnes- und Bewegungsorgane

Zweifellos überwindet ein Yoga-Kundiger, der die Zunge am Gaumen hält, stetig praktiziert und den Soma trinkt, innerhalb eines halben Monats den Tod.

Hatha Yoga Pradipika III, 44

Verjüngung beruht unweigerlich auf der yogischen Wissenschaft des *Pratyahara.* Eine tiefgreifende Verjüngung kann ohne Pratyahara nicht eintreten. Pratyahara, in wörtlicher Bedeutung „Zurücknahme" oder „Zurücknehmen", ist unter den acht Gliedern des klassischen Yoga das fünfte. Es verweist auf jene Internalisierung des Pranas, des Geistes und der Sinne, die wir benötigen, um unser Gewahrsein auf den Kern unseres Seins, auf die göttliche Präsenz in uns richten zu können statt auf die äußere Welt. Der gleichen Verinnerlichung von Energie bedarf es zu jeder tiefgreifenden Verjüngung oder Revitalisierung von Körper, Geist und Sinnen. Ohne Frage ist Pratyahara der Schlüssel zur Verjüngung, und um diese Praxis sollten sich alle anderen Yoga-Übungen drehen.

Jedem von uns wohnt die Fähigkeit inne, im eigenen Innern Zugang zu höheren Formen von Energie und Gewahrsein zu gewinnen als zu denjenigen, zu denen wir, ausgehend von der gesellschaftlich anerkannten äußeren Welt, gemeinhin Zugang haben. Zugleich verfügen wir über die Fähigkeit, von der uns umgebenden Natur aus zu tiefgründigeren und stärker transformierend wirkenden Kräften Zugang zu gewinnen. Um diese höheren Energien in uns aufnehmen zu können, müssen wir uns aus den niedrigeren Beziehungen lösen, von denen wir gegenwärtig so sehr in Anspruch genommen sind, aus unserem Anhaften an die äußere Welt und an unsere durch Gewohnheit geprägten Reaktionen, die uns im Leben nach unten ziehen. Dann können wir die Magie des Universums im Alltag erleben, in uns und außerhalb von uns. Dieser Prozess setzt, in unterschiedlicher Form, Pratyahara voraus.

Pratyahara markiert die Scheidelinie zwischen dem äußeren Aspekt des Yoga, der sich in Gestalt der Asanas vor allem auf den Körper bezieht, und seinem inneren Aspekt des Pranayama, der sich in Gestalt von innerer Sammlung, Meditation und Samadhi in erster Linie auf den Geist bezieht. Pratyahara entwickelt sich aus jener Selbstdisziplin, welche die Grundlage einer wahrhaft yogischen Lebensführung bildet, also aus den Yamas und Niyamas, und es beinhaltet zugleich deren Ausweitung. Yoga ohne Pratyahara bleibt im Grunde auf die Asanas beschränkt, stellt kaum mehr dar als eine weitere Form von Körpertraining. Und Pranayama ohne Pratyahara bleibt bloß ein weiteres Mittel, das Ich mit Energie zu versorgen. Richtet man sich hingegen nach Pratyahara, führt jeder Yoga zu tiefer Meditation.

Verjüngung erfordert, dass wir unsere Vitalenergien nach innen wenden, damit sie zunehmen und sich erneuern können. Normalerweise strömt unsere Lebenskraft über die Sinne und die Bewegungsorgane nach außen und erschöpft sich dann in der äußeren Welt und in der Anziehung, die sie auf uns ausübt. Körperliche Alterung und der Verlust unseres Gewahrseins sind die Folge. Sogar in Hinblick auf äußere Einflüsse verlieren wir die Kontrolle über unser Leben. So entstehen verschiedenerlei Abhängigkeiten von äußeren Reizen, was dazu führt, dass wir am Ende niedergeschlagen und entkräftet sind.

Pratyahara versetzt uns in einen Zustand tiefer Entspannung, in dem, ähnlich dem auffrischenden Effekt des Tiefschlafs, das Nervensystem neue Kraft schöpfen kann. Solange eine Beunruhigungsenergie durch unser Nervensystem fließt, ruft diese unweigerlich im gesamten Körper Reibung und Verschleiß hervor. Pratyahara vermindert diese Reibung, besänftigt unsere Nerven und unsere Emotionen. *Man kann Pratyahara als das „yogische Prinzip der Energieerhaltung" bezeichnen:* als die Erhaltung des eigenen Pranas und als Schutz unserer Sinnes- und Bewegungsorgane vor unnötiger oder uns in Unruhe versetzender Aktivität.

Das Vorgehen in traditionellen ayurvedischen Verjüngungstherapien stützt sich vorrangig auf Pratyahara. Solch eine Therapie erfordert, dass die Patientin beziehungsweise der Patient sich, abgeschnitten von allen Sinneseindrücken und menschlichen Kontakten, in eine spezielle Retreat-Hütte inmitten der Natur zurückzieht. Das gleicht in hohem Maß einer Rückkehr in die Dunkelheit des Mutterleibs. Diese Art von „Isolationstherapie" erlaubt es unseren Energien, sich zum Zweck der Regeneration nach innen zu wenden.

Darauf müssen wir allerdings angemessen vorbereitet sein, ansonsten kann solch eine Erfahrung im Geist zum Ausgangspunkt von Phobien werden, zumal wenn wir uns mit ungeklärten Emotionen in eine derartige Situation hineinbegeben. Wir dürfen uns nicht einfach nur eine Isolation auferlegen. Vielmehr gilt es zu lernen, ein erhabeneres Alleinsein willkommen zu heißen, damit wir die uns innewohnenden Quellen der Lebenskraft entdecken können.

Für gewöhnliche Verjüngungspraktiken müssen wir uns aber keineswegs in vollständige Isolation begeben. Notwendig ist indes ein Rückzug in die Natur, sodass auf den Geist und die Sinne, zumindest für die Dauer der Therapie, lediglich natürliche Eindrücke einwirken. Hingegen sollten wir uns dem Bannkreis von Sinneseindrücken, die nicht aus pranischen beziehungsweise organischen Quellen stammen – den Medien oder Computer-Bildschirmen beispielsweise –, entziehen. Um eine positive Gewahrseinsenergie aufrechterhalten zu können, sollten wir, allein und schweigend, auch im Alltag mehr Zeit mit Eindrücken aus der Natur verbringen als in sozialer Interaktion und im Kontakt mit den Medien.

Schweigen, Stille, Ruhe, Zurückgezogenheit, Friede, Gleichmut und Loslassen bilden die Basis für eine Verjüngung. Das sind

Grundwerte der Pratyahara-Praxis. Allerdings stehen diese Werte in Widerspruch zu den heutzutage bei uns vorherrschenden gesellschaftlichen Maßstäben, die der Aggression, dem Durchsetzungswillen, der Vermarktung und dem Kämpfen bis zum bitteren Ende Vorrang geben! Der Welt müssen wir, mit anderen Worten, bis zu einem gewissen Grad den Rücken kehren, damit wir in der Innerlichkeit des eigenen Seins wiedergeboren werden können.

Um eine wirkliche Verjüngung zu ermöglichen, sollte eine entsprechende Therapie mit einem mindestens einwöchigen Verjüngungs-Retreat – besser noch, es dauert einen ganzen Monat oder 40 Tage – in der Natur oder in einem Ashram beginnen. Äußere Verjüngungspraktiken wie verjüngend wirkende Nahrungsmittel, Kräuter und Getränke sollten mit inneren Verjüngungspraktiken, mit Pranayama, Mantra-Praxis und Meditation, kombiniert werden. Der Geist sollte die Anspannung und Besorgnis loslassen und lernen, einfach im Leben präsent zu sein.

Ein Körpertraining und körperliche Aktivitäten überhaupt werden im Verlauf von Verjüngungstherapien generell reduziert. Sanfte Asanas, vor allem solche von kräftigender Natur, können zur Entschleunigung von Körper und Geist beitragen. Eine Beruhigung der Bewegungsorgane, insbesondere der Hände und der Füße, gehört zu den Zielsetzungen einer Asana-Praxis. Das läuft auf eine Art physisches Pratyahara hinaus. Eine ähnliche Einstellung sollten wir uns in Bezug auf sämtliche Sinnes- und Bewegungsorgane zu eigen machen und dazu auf entsprechende Praxisformen zurückgreifen.

Auf den nächsten Seiten werden wir nun der Frage nachgehen, wie wir nicht nur zu Sinneseindrücken einer höheren Ebene Zugang gewinnen, sondern uns zugleich innerlich den Sinnes- und Bewegungsorganen zuwenden können.

Die Chakras und Verjüngung

Bei den fünf großen Elementen – Erde, Wasser, Feuer, Luft und Äther – handelt es sich nicht bloß um materielle Kräfte oder träge Substanzen in der Außenwelt. Vielmehr repräsentieren sie die jegliches Dasein erst ermöglichenden Grundenergien mit pranischen, mentalen, emotionalen und spirituellen Manifestationen. Aufgrund des Einflusses der fünf Elemente manifestieren sich, auf unterschiedlichen Ebenen, die fünf Sinnesorgane, die fünf Arten von Sinneseindrücken und die fünf Bewegungsorgane. Dies spiegelt sich in den unteren fünf der sieben Chakras wider.

Die sieben Chakras sind das jeweilige Zentrum der fünf kosmischen Elemente plus Geist und Bewusstsein wie auch der dazu in Entsprechung stehenden Sinnesorgane, Bewegungsorgane und Sinnesqualitäten. Durch sie wird uns die Energie dieser Elemente und ihr kosmisches Prana zuteil.

Ort	**Element**	**Dosha**	**Sinn/Wahrnehmungsorgan**	**Sinnesqualität**	**Handlungs-/Bewegungsorgan**
Wurzel	Erde	Kapha	Geruchssinn	Aroma	Anus[115]
Geschlecht	Wasser	Kapha	Zunge	Geschmacksempfindungen	Urogenitalorgan
Nabel	Feuer	Pitta	Augen	Sehempfindungen	Füße
Herz	Luft	Vata	Haut	Tastempfindungen	Hände
Kehle	Äther	Vata	Ohren	Hörempfindungen	Stimmorgane
drittes Auge	geistiger Raum		Geist	Geist	geistige Rede
Kronen-Chakra	Bewusstseinsraum		Bewusstsein	reines Sein	göttliches Wort

Wohlbefinden hängt von der richtigen Ausgewogenheit der fünf Elemente in uns ab, auf einer physischen wie auch auf einer psychischen Ebene. Spiritualität hängt davon ab, zu den inneren Essenzen der Elemente als den – durch die Chakras wirksam werdenden – Urkräften des Universums Zugang zu erlangen. Die heilende Essenz der fünf Elemente durch die äußeren und inneren Sinne in sich aufzunehmen, dies macht die Pratyahara-Aspekte einer Verjüngung aus.

Die Chakras können als kraftvolle Verjüngungszentren dienen. Im gewöhnlichen menschlichen Zustand arbeiten die Chakras nur auf einer verminderten Stufe, da sie die kosmischen Energien nicht so aufnehmen, dass sie uns revitalisieren oder uns für ein höheres Gewahrsein öffnen können, sondern lediglich unsere auf äußeren Objekten beruhende sensorische und emotionale Aktivität, die Faktoren unserer persönlichen Psychologie, widerspiegeln.

Unseren Chakras können wir neue Kraft verleihen, indem wir das zum betreffenden Chakra in Entsprechung stehende kosmische Element durch die ihm gemäßen natürlichen Sinneseindrücke in uns aufnehmen, sie mit Prana erfüllen und sie durch Mantras energetisieren. Um das erreichen zu können, müssen wir zunächst jedoch unseren Geist und Prana miteinander vereinen, indem wir beiden zu Stetigkeit und zu einer Ausrichtung verhelfen. Nur ein Einheitsbewusstsein vermag die Sushumna zu erreichen, den zentralen Kanal. Und dort, längs des Hauptkanals, befinden sich die Chakras. Allein von dort aus können wir Zugang zu ihren höheren Kräften erhalten. Ansonsten können wir an den Chakras – mittels ihrer Ausdrucksformen auf einer physischen oder persönlichen Ebene – nur indirekt arbeiten. Für uns kommt es darauf an, dass wir die Kunst erlernen, mit Hilfe der Chakras kosmische Energie in uns aufzunehmen, die ihrerseits auf Pratyahara beruht, der Innenwendung unserer Blickrichtung.

Auf dieser Grundlage werden wir die verjüngend wirkenden Kräfte der fünf Elemente, der fünf Sinnes- und der fünf Bewegungsorgane untersuchen. Dabei sollten diese zugleich in Hinblick auf ihre Chakra-Entsprechungen betrachtet werden.

Die fünf Elemente und Verjüngung

Das Wasserelement und Verjüngung

Am Anfang unserer Untersuchung der verjüngend wirkenden Elementarkräfte steht das Wasser. Für sämtliche Verjüngungstherapien ist Wasser das grundlegende Element. Die kühlende und nährende Energie des kosmischen Wassers auf einer psychologischen und spirituellen Ebene in uns aufzunehmen – ein Vorgang, über den wir teilweise bereits gesprochen haben – zählt ebenso mit dazu wie, auf einer physischen Ebene, das Trinken von speziellen Heilwässern und heilsam wirkenden Säften oder die Einnahme von Heilkräutern.

Wasser ist das wichtigste Element. Auf Wasser ist das Leben angewiesen, aus ihm entsteht es und durch das Wasser wird es aufrechterhalten. Es ist das in unserem Körper vorherrschende Element und bildet die wichtigsten Körperflüssigkeiten und Gewebe. Von der richtigen Art von Flüssigkeit im Körper hängt das Leben ebenso ab wie von der richtigen Zirkulation. In erster Linie kommt dies in der Qualität des Plasmas im Körper zum Ausdruck, der in unserem Körper am stärksten vertretenen, in der ayurvedischen Medizin „Rasa-Dhatu" genannten Flüssigkeit. Wasser ist eine Trägersubstanz für Prana, die Lebenskraft, die sich mittels des Wassers bewegt. Für unsere Gesundheit und Langlebigkeit ist es wichtig, dass die Getränke, die wir zu uns nehmen, in hohem Maß von Prana durchdrungen sind. Prana steht zu Luft und zu Sauerstoff in Verbindung, zugleich ist es diejenige Vitalenergie, die wir in jeglichem Leben finden.

Verjüngungstherapien werden am besten in der Nähe von Wasser vorgenommen: an Seen, Flüssen oder Bächen. In kraftvoller Ausgewogenheit führen Gebirgsbäche Wasser und Prana mit sich. Auf natürliche Weise entstandenen Seen wohnt eine ruhige und nährende Energie inne. Mineralquellen weisen Wasser und – in Gestalt der darin enthaltenen Mineralien – zugleich Erde in besonders heilsamer Form auf. In speziellen heißen Quellen und Mineralquellen zu baden ist ein wichtiger Beitrag zur Langlebigkeit. Das bringt uns nicht nur mit der Heilkraft des Wassers, sondern auch mit derjenigen der Erde in Berührung.

In speziellem Wasser zu baden oder Mantras zu rezitieren, während man täglich sein Bad nimmt oder unter die Dusche geht, ist eine weitere wichtige Methode, insbesondere wenn es sich um verjüngend wirkende Mantras wie *Aim, Śrīm,* und *Klīm* handelt.

Damit eine Verjüngung erfolgen kann, ist es notwendig, unser Wasser zu heiligen und das Wasser in unserem Leben mit Heil-Prana zu versehen. Eine ganz besondere Heilwirkung hat das Wasser des Herzens, der uns innewohnende Ozean des Bewusstseins.

Das Erdelement und Verjüngung

In allem, was wir tun, dient uns die Erde als Grundlage und als Stütze. Verjüngung hängt davon ab, dass wir geerdet und mit den Heilkräften der Erde verbunden sind: mit ihren Felsen, Mineralien, Hölzern, Blumen, Kräutern und Nahrungsmitteln. Den nährenden Schutz der Erde benötigen wir für eine Verjüngung ganz besonders. Traditionell umfasste eine ayurvedische Verjüngungstherapie längere Zeitspannen der Zurückgezogenheit und des Schweigens in einer eigens dafür hergerichteten Hütte (Kutir). Weder dem Wind noch der Kälte, der Hitze, der Feuchtigkeit oder Trockenheit ist man dort ausgesetzt, sondern nach allen Seiten hin von der Erde geschützt.

Die Kräfte aus dem Reich der Minerale, insbesondere diejenigen des Felsgesteins, verfügen über starke Heilwirkungen, denn sie enthalten eine Daseinsenergie, die schon seit Millionen von Jahren Bestand hat. Uns stehen besondere Formen von Heilerde zur Verfügung, und dem Erdreich selbst wohnen wunderbare Heilenergien inne. Vor allem Berge enthalten die spirituelle und regenerative Kraft der Erde. Kristalle und Edelsteine weisen ebenfalls subtile Erdenergien auf.

Unsere persönliche Verbindung zur Erde wiederherzustellen ist eine der wichtigsten Verjüngungspraktiken, denen wir uns widmen können. Durch sie erkennen wir an, dass die göttliche Mutter ebenso wie Mutter Natur durch Mutter Erde ihr Werk verrichten. Wir alle bedürfen unserer heiligen Erde, benötigen sie als Grund und Boden für die Unsterblichkeit. Auch bei uns daheim brauchen wir, repräsentiert durch spezielle Steine und Pflanzen, heilige Erde in jenen Räumen, in denen wir den größten Teil unserer Zeit verbringen.

Die uns umgebende Erde zu heiligen ist von großer Bedeutung, zumal diejenige Erde beziehungsweise Stelle, auf der wir sitzen.

Nach traditionellem Verständnis verschaffen die Asanas uns eine Möglichkeit, unsere Verbindung zur Erde zu heiligen und uns mit dem Erdboden als unserem Yoga-Sitz zu verbinden. Dazu müssen wir die jeweilige Asana-Übung als unsere Verbindung zur Erde insgesamt betrachten und sie mit Mantras segnen.

Das Feuerelement und Verjüngung

Feuer ist eine eher läuternd als verjüngend wirkende Kraft. Ohne eine vorhergehende Arbeit mit der reinigenden Kraft des Feuers, bleibt allerdings die Verjüngung durch die Elemente Wasser und Erde partiell. Andererseits hat auch Feuer seine speziellen verjüngenden Wirkungen. Diejenige Energie des Feuers, zu der wir außerhalb von uns Zugang haben, kann die inneren Feuer des Geistes, des Auges und des Körpers stimulieren. Die meisten von uns haben schon einmal erlebt, wie anregend ein Lagerfeuer auf den Geist und die Sinne wirken kann.

Um Schwierigkeiten und Krankheiten zu beseitigen und die Lebensspanne zu verlängern, gibt es *Yajnas,* spezielle vedische Feuerrituale, insbesondere die *Mrityunjaya Homa* für Gott Shiva. Auch an Planeten wie Saturn gerichtete Yajnas können zur Gesundheit und Langlebigkeit beitragen. Die volle Lebensspanne ausschöpfen zu können sei, so heißt es in den altehrwürdigen *Brahmana*-Schriften, die Frucht gut durchgeführter Feuerrituale.

Dem heiligen Feuer in uns und um uns herum Ehrerbietung zu erweisen verbindet uns mit den kosmischen Kräften des Lichts und der Unsterblichkeit. Man kann Kerzen (vorzugsweise gut duftende) anzünden und Butterlampen, die mit Ghee oder anderen natürlichen Ölen hergestellt sind. Abends sollte daheim am besten ein Kerzenlicht brennen. Auf solch eine Flamme zu blicken ist in der Yoga-Praxis ein wichtiges Hilfsmittel für die innere Sammlung (Trataka).

Zur Flamme des Gewahrseins im spirituellen Herzen in Kontakt zu treten und sich ihr zu überlassen ist ein wichtiges Mittel, uns selbst zu erforschen und Zugang zu der uns innewohnenden Unsterblichkeit zu gewinnen.

Das Luftelement und Verjüngung

Die Luft bringt uns das Prana – jene Vitalkraft, die der Körper zum Leben benötigt und mit deren Hilfe Geist und Sinne arbeiten können. Bestimmte Arten von Luft enthalten mehr Prana als andere. Für Langlebigkeit und zur Verjüngung brauchen wir frische und natürliche Atemluft, erfüllt von der Energie der Erde, des Wassers und der Sonne.

In Gebirgsregionen, an Flüssen oder am Meer enthält die Luft die besten beziehungsweise spezielle Arten von Prana. Die verbrauchte Luft der städtischen Lebensräume, der Büros und Häuser, in denen gewöhnlich ein Geruch von Chemikalienrückständen in der Luft hängt, gilt es zu meiden. Wir sollten dafür sorgen, dass die Luft in Bewegung bleibt, und einen Frischluftzufluss von draußen gewährleisten. Vor allem aber brauchen wir zu Hause und am Arbeitsplatz heilende Luft. Auch im Winter sollten wir nach draußen gehen und regelmäßig frische Luft schnappen. Das trägt zur Vorbeugung gegen Erkältung, Schnupfen und andere Atemwegserkrankungen bei. Allerdings sollten wir den Wind meiden, der körperlichen Erkrankungen Vorschub leisten und den Geist in Unruhe versetzen kann.

Daheim und in Gebäuden trägt die Verwendung von Räucherwerk dazu bei, die Luft zu reinigen und sie in eine eher verjüngend wirkende Kraft zu verwandeln. Pranayama ist die wichtigste Methode, um mit dem Luftelement in uns zu arbeiten.

Das Ätherelement und Verjüngung

Damit das Bewusstsein wachsen und sich entwickeln kann, aber auch damit wir uns verjüngen können, brauchen wir Raum – vor allem für den Geist, damit er sich von seiner Begrenztheit und von dem, was ihn bekümmert, löst. Als Erstes muss heiliger Raum geschaffen werden, ansonsten kann keine Verjüngung erfolgen. Unsterblichkeit erlangen wir, indem wir unser Bewusstsein tief in unseren über Körper und Geist hinausreichenden inneren Raum holen.

Für die Verjüngung, zumal für die geistige, benötigen wir um uns herum ebenfalls Raum, indem wir uns in einem natürlichen, der Weite des Horizonts und des Himmels sich öffnenden Umfeld aufhalten, etwa im Gebirge, an einem See oder am Meer. Auch psychisch brauchen wir Raum – einen Raum, in dem wir nicht in emotionale Konflikte verstrickt sind oder mit anderen in Wettbewerb stehen, in dem unser Geist nicht mit verstörenden Gedanken oder Emotionen vollgestopft beziehungsweise befrachtet ist.

Wir haben viele Möglichkeiten, zum Element des Raums in Verbindung zu treten. Nachts zum Himmel und zu den Sternen emporzuschauen ist wichtig, vor allem in dunklen Nächten. Auch ein gutes Teleskop kann uns diesbezüglich gute Dienste erweisen. Im Verlauf des Tages kann man den Blick ebenfalls auf den Himmel und die Wolken richten (vom strahlend hellen Sonnenschein abgewandt). Auf den Zwischenraum zwischen den Objekten zu schauen ist eine weitere Methode. Vor allem aber müssen wir im Geist Raum für die Meditation und im Herzen Raum für Hingabe schaffen. Dies setzt voraus, dass wir uns von allen eng begrenzten Meinungen und Urteilen lösen, die unser Gewahrsein beschränken. Raum, uns zu heilen und uns weit zu öffnen, ist überall vorhanden. Doch selten nur schenken wir ihm einen Blick oder öffnen wir uns für seine Energien. Wenn wir den Wunsch haben, unsere wahre Natur zu entdecken, sollten wir unbedingt lernen, im Raum zu leben, statt in der Welt der Form.

Verjüngung und die fünf Sinnesorgane

Die fünf Sinnesessenzen in uns aufnehmen

Die fünf Sinne stellen unterschiedliche Mittel dar, Zugang zu Prana zu erhalten, zur Lebenskraft. Sie verschaffen uns Energie aus der äußeren Welt und stimulieren in uns den Strom der Lebenskraft. Sie sind die Wurzel unserer Aktivität, und zugleich bieten sie uns die Möglichkeit zu Verjüngung. Unsere Sinnesschärfe und -aktivität zu wahren, indem wir den Sinnen etwas zu tun zu geben – nicht im Umgang mit Medien und Technik, sondern in Berührung mit der

Natur und mit anderen Menschen auf der Ebene des Herzens –, ist ein Schlüssel zur Langlebigkeit. Je mehr wir auf eine schöpferische Art und Weise mit den Sinnen beschäftigt sind, insbesondere mit unseren Augen und Ohren, und je mehr dies in einem natürlichen Umfeld geschieht, mit umso höherer Wahrscheinlichkeit werden wir länger leben und glücklicher sein, und umso mehr Zugang haben wir zum kosmischen Prana. Vernachlässigen Sie die Sinne nicht, und versäumen Sie nicht, die ihnen innewohnenden Kräfte und Möglichkeiten zu entfalten. Denn sie sind, so heißt es in den *Vedas,* die Götter oder Devas *in* uns.

Unsere fünf Sinne nehmen die fünf Sinnesqualitäten in sich auf, die in der Philosophie des Yoga als die fünf feinstofflichen Elemente angesehen werden (Äther-Klang, Luft-Berührung, Feuer-Anblick, Wasser-Geschmack und Erde-Geruch). In erster Linie bilden diese fünf Sinnesqualitäten die Somas für den Geist. Die fünf Sinne dienen der Möglichkeit, diese feinstofflichen Somas in uns aufnehmen zu können.

Eine Verjüngung der Sinne steht in enger Verbindung mit der yogischen Praxis des Pratyahara. Und der Begriff Pratyahara verweist, wie bereits angesprochen, auf ein Zurücknehmen des Geistes, der Sinne und des Pranas in das innere Bewusstsein. Bei Pratyahara-Übungen stellt man gewöhnlich zuerst einmal eine Verbindung der Sinne zur Natur her, wendet die Sinne dann nach innen und lenkt sie zwecks tiefer gehender Meditation auf die wichtigsten Zentren im Körper wie das dritte Auge, das Herz oder andere Chakras.

Unsere Sinne können wir entweder auf eine unser Prana mehrende oder auf eine es erschöpfende Art und Weise nutzen. Wenn wir uns heilsamen natürlichen Eindrücken öffnen, können unsere Sinne auf Geist und Herz eine nährende Wirkung haben und die Seele berühren. Beschäftigen wir uns mit schädigenden und künstlichen Eindrücken, wie es bei dem, was wir als „Unterhaltung" bezeichnen, ganz überwiegend geschieht, dann setzt, bedingt durch unsere Sinne, auf der körperlichen wie auf der geistigen Ebene ein Energieverlust ein und wir werden in einen Prozess des Begehrens verwickelt. Eines unserer größten Gesundheitsprobleme heutzutage in physischer, psychischer und spiritueller Hinsicht liegt in der Bürde der negativen Eindrücke, die wir täglich über die Massenmedien in uns aufnehmen. Wie giftige Schwermetalle lagern diese sich in unseren Geweben ab und sind nicht leicht wieder zu beseitigen. Ihnen sollten wir unbedingt eigene positive Eindrücke aus der Natur, der Kunst und der Meditation entgegensetzen: Solch eine Notwendigkeit steht tagtäglich an und sollte ein Bestandteil unserer Alltagsroutine sein.

Ayurvedische „Sinnestherapien" sind ein wichtiger Bestandteil jeder Verjüngungstherapie. Insbesondere die Aromatherapie, die Farbtherapie und die Klangtherapie gilt es hier zu nennen. Verjüngung erfordert Sinnestherapien, um so unserem Geist und unserem Herzen Sinnesnahrung in einer höheren Form zuzuführen. Diesen Dingen kommt große Bedeutung zu, und zwar nicht nur im Rahmen einer Klinik oder eines Spa, sondern auch bei Ihnen daheim und im Meditationsraum. Stellen Sie sicher, dort für die innere Heilung jeden Tag qualitativ höherwertige natürliche Eindrücke hineinzubringen. Das ermöglicht es den Göttern, oder göttlichen Kräften, in unser Umfeld herabzukommen.

Ohren – Klang – Raum

Der Soma des Klanges, ist zwar formlos, wahrscheinlich aber unter sämtlichen Sinnes-Somas der kraftvollste. Das erkennen wir daran, wie leicht ein Lied, wie leicht Musik ganz generell, unsere Aufmerksamkeit auf sich zieht und im Unbewussten Anklang und Widerhall findet. Die meisten von uns verbringen viel Zeit damit, Klangeindrücke auf sich einwirken zu lassen und widmen in der einen oder anderen Form einen Teil ihrer Zeit regelmäßig der musikalischen Unterhaltung. Klang herrscht in unserem Leben vor und bestimmt unser Bewusstsein. Er entscheidet über die qualitative Beschaffenheit unseres geistigen Raums.

Klang verbindet uns mit Raum und mit Prana, mit Lebenskraft, dem Reservoir an jener potenziellen Energie, die den Raum durchdringt. Die Ohren verbinden uns mit einem gewaltigen Netzwerk von Vibrationen, die dem Universum zugrunde liegen und letztlich Klangmuster sind. Die Klangvibrationen aus dem Weltraum, von weit entfernten Sternen und Galaxien kommend, sind Botschaften kosmischer Intelligenz, die uns tiefer in unser Gewahrsein hineinführen können, sofern wir uns für ihre Energie öffnen. Wer Klang als etwas Heiliges betrachtet, dem eröffnet subtiler Klang viele neue Innendimensionen.

Die Ohren spiegeln die tiefer gehenden kontemplativen Kräfte des Geistes wider, und sie ermöglichen es ihm, sich zu öffnen und zu weiten. Was wir hören, grenzt unseren Raum ab, innerlich wie äußerlich. Wie wir zuhören, definiert in ähnlicher Weise, welche Art von Raum in uns und um uns herum vorhanden ist. Wenn wir unser inneres Ohr öffnen, vermögen wir mit allem Leben zu kommunizieren.

Um aus der Tiefe des eigenen Innern zuhören zu können, muss man dort aber zunächst einmal in Stille verweilen können, anstatt vom eigenen Geplapper in Anspruch genommen zu sein. Bei den meisten von uns herrscht jedoch viel Lärm im inneren Raum, und er ist mit Erinnerungen vollgestopft, die einem Sandsturm gleich unser tieferes Gewahrsein blockieren. Für eine Energetisierung der Ohren ist Stille indes ebenso unerlässlich, wie man Ruhe und Entspannung benötigt, damit der Körper neue Energie schöpfen kann. Stille trägt dazu bei, unseren Hörsinn zu verjüngen. Wir sollten bestrebt sein, in einem natürlichen Umfeld ohne irritierende Geräusche ein Leben in größerer Stille zu führen.

Die Ohren und unseren Hörsinn sollten wir unbedingt wieder für eine tiefer gehende Art eines Zuhörens nutzen: eines das Leben würdigenden und ihm Verehrung erweisenden Zuhörens, bei dem die Stimme jedes Geschöpfs und der Klang jedes Objekts mit Respekt bedacht und beherzigt wird. Wir sollten bestrebt sein, in uns und um uns herum zunehmend subtilere Klänge zu entdecken. Den inneren Klängen des eigenen Körpers und des Geistes zu lauschen gehört mit dazu – insbesondere der *Nada,* den kosmischen Klangvibrationen, die den still gewordenen Geist durchströmen.

Den Klängen der fünf Elemente zuzuhören ist eine gute Praxis zur Verjüngung der Ohren. Insbesondere gilt das für die Klänge des Wassers, beispielsweise die Klänge eines dahinströmenden Bachs, eines etwas größeren Wasserlaufs oder eines Flusses, für die Klänge der Wellen am Meer oder des vom Himmel fallenden Regens. Auch die Klänge des Winds sind sehr wichtig, können einen allerdings in Unruhe versetzen, wenn sehr starker Wind weht. Wir sollten bestrebt sein, den Klängen der Natur zu lauschen, und nicht nur auf die menschliche Stimme hören, sondern auf die Vögel, Insekten und andere Geschöpfe. *Versuchen Sie, in der Natur jeden Tag etwas Neues zu vernehmen.*

Um den Körper zu verjüngen, sollten wir durch Rezitation und durch Mantra-Praxis eigene Klänge für die Revitalisierung erzeugen und lernen, den Klang des eigenen Atems und Herzschlags zu hören und zu erkennen, was sich darin widerspiegelt. Sich bloß gute Musik anzuhören reicht nicht. Eine tief in uns erklingende Musik, im yogischen Verständnis als *Nada* bezeichnet, gilt es zu hören. In unserem Geist sollte, bis hinab zur Ebene des Unbewussten, die universale Gegenwart widerhallen.

Haut – Berührung – Luft

Der Soma der Berührung zählt zu den kraftvollsten und innigsten Sinnes-Somas. Er bildet die Grundlage von Liebe, Zuneigung und Sexualität. Berührung löst bei uns Gefühle aus. Sanfte Berührung weckt unsere sensiblen Seiten. Derbe und grobe Berührung kann uns hingegen traumatisieren. Berührung ist Träger von Prana, von Lebenskraft. Durch den Akt des wechselseitigen Berührens stellen wir eine Verbindung zwischen unserem Prana her: auf eine Art und Weise, die hilfreich oder schädlich sein kann, je nachdem welche Absicht damit einhergeht und über welche Energie wir verfügen. Sehr sorgsam sollten wir daher mit der Energie umgehen, die wir durch unsere Hände leiten. Auch hinsichtlich der Energie, mit der andere uns berühren, sollten wir gut Acht geben – insbesondere bei denjenigen Menschen, die vielleicht therapeutisch mit uns arbeiten.

Verjüngt wird unser Berührungssinn durch heilende und liebevolle Berührung. Weiter verstärken lässt sich diese Wirkung noch, indem man Öl auf die Haut aufträgt, speziell warm gemachte Ölpräparate, wie man sie im Ayurveda findet. Schwitzen, Dampfbäder und Sauna-Therapien tragen ebenso zur Verjüngung der Haut bei. In besonderen Flüssen oder natürlichen Quellen zu baden ist gleichfalls von Bedeutung.

Bei Berührung geht es aber nicht nur um menschliche Berührung. Wir sollten lernen, mit der feinen Oberflächenbeschaffenheit von Gegenständen im Reich der Natur in Berührung zu kommen, etwa mit der von Blättern, von Blumen oder den Flechten auf einem Felsen. Wir sollten das Erdreich eigenhändig anfassen, die Erde durch unsere Finger rieseln lassen und dabei auch ihrem Geruch Beachtung schenken. An jener Erde haben wir Teil.

Augen – Farbe – Feuer

Der Soma von Licht und Farbe ist überaus kraftvoll, denn er regt uns zu unserer Sicht der Welt an und bestimmt diese. Er bildet die Grundlage aller visuellen Künste und der yogischen Praxis des Visualisierens.

Farbe verhilft uns zu einer Belebung und Verjüngung der Augen und unseres inneren Sehvermögens, so auch unserer geistigen Wahrnehmungsfähigkeit. Die grellen künstlichen Farben der Computer- und Fernsehbildschirme hingegen tragen dazu bei, unsere Augen zu trüben und die Bandbreite unserer Sensibilität für die Farben der Natur zu verengen. Natürliche Farben können bewirken, dass wir höherer Realitäten und subtilerer Astralwelten gewahr werden. Kein Bildschirm, mag sein Auflösungsvermögen noch so hoch sein, kann mit den in der Natur vorzufindenden Farbabstufungen und -variationen mithalten – mit den Myriaden irdener Farbnuancen, mit dem Blau des Himmels, den Farben der inmitten von Wolken untergehenden Sonne oder mit den unterschiedlichen Farben der Sterne.

Bildschirme sind zweidimensional und führen dazu, dass der Geist eine oberflächliche und zweidimensionale Beschaffenheit annimmt. Draußen in der Natur müssen wir eine tief gehende, eine intensive Wahrnehmung entwickeln, zumal beim Blick auf weit entfernte Berge, den Himmel, Wolken oder Sterne. Das hilft, den Geist zu öffnen und zu weiten und ihn dazu zu befähigen, mehr Prana in sich aufzunehmen.

Die Farbtherapie ist ein wichtiges sensorisches Verjüngungsmittel. Generell sind kühlende Farben wie Weiß, Grün und Blau besser geeignet, den Geist und die Emotionen zu beruhigen. Für eine wohltuende, nährende und befeuchtende Wirkung auf die Augen eignet sich ein Cremeweiß, ein Himmelblau, ein Grasgrün oder das Grün der Bäume.

Will man die Sehschärfe der Augen stimulieren, haben warme und lebhafte Farben wie Orange, Gold und Rot die beste Wirkung, insbesondere die entsprechenden Farben bei Blumen. Sich in Nachtsichtigkeit zu üben, indem man in den Nachthimmel schaut beziehungsweise zu den Sternen hinaufblickt, trägt zur Verjüngung der Augen bei. Die natürlichen Farben des Erdreichs und der Felsen, die Braun-, Grau- und Sandsteinfarben der Erde sind ebenfalls hilfreich und verfeinern unsere Wahrnehmung. Alle grellen Farbtöne, insbesondere im Fall von künstlich hergestellten Farben oder wenn die Farben zu helles Sonnenlicht reflektieren, sollten wir meiden.

Augenübungen, die uns neue Perspektiven eröffnen, sind ein weiteres wichtiges Hilfsmittel; zum Beispiel solche Übungen, bei denen wir uns vorstellen, ein kleiner Fels sei ein großer Berg, oder umgekehrt. Sich die Wolken oder die Wellen auf der Wasseroberfläche anzuschauen, um die Augen, die ansonsten gewohnt sind, sich auf feste beziehungsweise klar definierte Formen einzustellen, zu defokussieren, kann ebenfalls hilfreich sein. Solche „Asanas für die Augen" können eine stark transformierende Wirkung haben und uns dabei zugleich helfen, alte emotionale Prägungen und Anhaftungen aufzubrechen. Zahlreiche yogische Dharana-Übungen unterstützen uns dabei, da es bei ihnen darum geht, den Blick auf unterschiedliche Art und Weise zu fixieren. Die Verwendung von *Yantras,* geometrischen Meditationsbildern, gehört ebenfalls mit dazu.

Zunge – Geschmack – Wasser

Geschmack steht in einer unmittelbaren Verbindung zu Soma. Auf einer äußeren Ebene findet dies im Geschmack, den wir an unseren

Nahrungsmitteln und Getränken finden, seinen Ausdruck. Hinzu kommt – in der Kunst wie in der spirituellen Praxis, dort ganz besonders in Form unserer Hingabe – der innere Sinn für Schönheit und Geschmack.

In der Hauptsache ist die Zunge unser Sinnesorgan für den Geschmack, ebenso hat sie freilich eine Verbindung zu unserem sprachlichen Bewegungsorgan. Unsere Fähigkeit zu schmecken und unsere Fähigkeit zu sprechen stehen miteinander in Zusammenhang. Dem poetischen Sprechen wohnt eine Soma-Qualität inne, und es bringt diesen inneren Sinn für Geschmack zum Ausdruck, der auch mit dem Klang zusammenhängt. Im Leben Geschmack zu kultivieren ist sehr wichtig, damit wir schließlich den all unsere Wahrnehmungen durchdringenden Nektar der Glückseligkeit kosten und ihn trinken können. Nicht nur für Speisen und Getränke gilt es Geschmack zu entwickeln, sondern auch für all die Schönheit und für all die Wunder des Lebens.

Die richtigen Gewürze helfen uns, den Geschmackssinn anzuregen und ihn mit neuem Leben zu erfüllen. Appetitverlust ist ein verbreitetes Symptom und ein ursächlich wirkender Faktor bei zahlreichen Erkrankungen und Beschwerden wie Erkältung, Verstopfung, Allergien, Asthma und Depression. Am besten eignen sich süß-pikante und anregend aromatische Gewürze wie Kardamom, Ingwer, Basilikum, Zimt, Gewürznelke und Minze. Sich richtig zu ernähren und die richtigen Getränke, einschließlich guter Soma-Getränke, zu sich zu nehmen ist hier ebenfalls von Bedeutung.

Auf einer inneren Ebene sollten wir lernen, den Nektar im eigenen Gehirn und Nervensystem zu schmecken, der auch im Atem und im Speichel zum Ausdruck gelangt. Normalerweise versuchen wir, unseren Gaumen mit dem Geschmack, den wir an Speisen finden, zu erfreuen. Der Gaumen kann jedoch auch der Ort sein, dem unser innerer Nektar entströmt. Dies setzt voraus, dass wir unser Gehirn und unser Nervensystem für den Geschmack der Glückseligkeit sensibilisieren, der hinter allen anderen Sinnesqualitäten steht. Ein weiteres Hilfsmittel für einen richtigen Gebrauch der Zunge ist Khechari Mudra: Man hält die Zunge an den weichen

Gaumen, um den Geschmackssinn mit der göttlichen Gnade und mit dem Soma zu verbinden.

Nase – Geruch – Erde

Sonderbar genug, aber in der deutschen – und stärker vielleicht noch in der englischen – Sprache ist das Wort Geruch im Grunde mit einer negativen Konnotation besetzt. Darin kommt unser mangelndes Gewahrsein für die Schönheit von Duft und für seine transformierend wirkende Energie zum Ausdruck. Der Soma von Duft und Aroma definiert den eigenen Körper auf eine ganz unmittelbare Art und Weise; und darüber hinaus auch unser direktes Umfeld und unsere Interaktion mit ihm. Wunderschöne Düfte tragen dazu bei, dass wir himmlische Energien herbeiführen und unser pranisches Feld reinigen können. Für alle anderen Sinnestherapien bilden sie die Grundlage.

Die Aromatherapie ist eine wichtige Methode, mit dem Duft-Soma zu arbeiten. Räucherstäbchen und anderes Räucherwerk stellen eine weitere wichtige Aromatherapie dar, die ihrer Natur nach verjüngend wirken kann. Ihre regelmäßige Verwendung im Haus gibt uns die Möglichkeit, stets ein verjüngendes Umfeld für den Körper, den Geist und das Prana aufrechtzuerhalten. Aus diesem Grund brennt normalerweise in Tempeln ständig Räucherwerk.

Damit die Aromatherapie ihre Wirkung entfalten kann, müssen wir allerdings unsere Nasenlöcher und die Nebenhöhlen rein halten. Darin liegt die Bedeutung der Neti- und der Nasya-Therapie im Ayurveda.[116]

Indem sich unser inneres Gewahrsein entfaltet, können auch innere Düfte entstehen, vor allem wenn sich das Wurzel-Chakra zu öffnen beginnt. Verschiedene Aromen tragen zur Entwicklung der subtilen Chakra-Energien bei, die alle durch die Erde des Wurzel-Chakras genährt werden. Tatsächlich spiegelt der von unserem Körper ausgehende Duft unser Bewusstsein wider. Es gilt also gleichsam, unseren inneren Duft zu kultivieren. Wir sollten sicherstellen, dass das Parfum, das aus unseren Gedanken und Handlungen hervorgeht, ein höheres Gewahrsein in die Welt bringt.

Um diesen höheren Sinn für kosmische Aromen entwickeln zu können, sollten wir uns zunächst mit den sinnenfälligen Düften der Natur vertraut machen. Als Erstes sollten wir die Düfte der Erde, nicht zuletzt den Duft unterschiedlicher Böden, kennenlernen. Selbst Felsen haben ein bestimmtes Erdaroma, zumal wenn sie nass sind. Nicht nur den Duft der Blumen sollten wir uns einprägen, sondern ebenso den von Gras, Blättern und Früchten, auch den von Kiefernnadeln und allen möglichen Pflanzenharzen. Der Morgen und der Abend weisen, genau wie die verschiedenen Jahreszeiten, unterschiedliche Gerüche auf. Wir sollten den Duft des Windes kennenlernen, wenn er zu verschiedenen Zeiten und aus unterschiedlichen Richtungen weht.

Verjüngung der fünf Bewegungsorgane und Selbstkontrolle

Die fünf Bewegungsorgane sind das aktive Gegenstück zu den fünf, ihrer Natur nach rezeptiven, Sinnesorganen. Normalerweise nehmen wir Energie und Information über die Sinnesorgane auf, und über die Bewegungsorgane bringen wir sie zum Ausdruck oder verbreiten wir sie. Wir haben, mit anderen Worten, stärker die Tendenz, über die Bewegungsorgane Energie zu verlieren als über die Sinnesorgane. Während die Sinnesorgane mehr dazu dienen, Soma in uns aufzunehmen, sind die Bewegungsorgane eher ein Mittel, den Soma zu nutzen oder ihn von sich zu geben. Unser Handeln und unsere Bewegungsimpulse sind in einem gewissen Maß freudvoll oder lustvoll, andernfalls würden wir ihnen nicht nachgehen wollen.

Die Bewegungsorgane unter Kontrolle zu bekommen fällt gewöhnlich schwerer, als die Sinnesorgane unter Kontrolle zu bekommen, weil die Impulse hinter den Bewegungsorganen eine höhere Dringlichkeit haben. Aufgrund ihrer Wahrnehmungsfunktionen sind die Sinnesorgane ihrer Natur nach eher sattvisch, oder rezeptiv. Hingegen haben die Bewegungsorgane aufgrund des Bedürfnisses, zu handeln und sich auszudrücken, eine stärker Rajas-betonte Beschaffenheit, sie sind potenziell ungestüm. Um sie unter Kontrolle zu bekommen, muss man daher über eine lange Zeitspanne kontinuierlich eine gewisse Disziplin und Anstrengung aufwenden.

Gelingt es uns jedoch nicht, unsere Bewegungsorgane unter Kontrolle zu bekommen, wird dies dazu führen, dass wir auf allen Ebenen die Kontrolle über unser Leben verlieren. Denn sie werden uns dazu bringen, Dinge zu tun, die wir nicht tun wollen und die wir bedauern werden. Unsere moderne Erziehung, bei der die Unterhaltung so sehr im Vordergrund steht, legt auf Selbstbeherrschung keinen großen Wert und bringt sie den Kindern nicht bei. Das ist das Problem. Wenn wir erwachsen sind, fehlt uns, mit anderen Worten, solch eine Selbstbeherrschung. Uns diese anzueignen wird uns aber schwerfallen. Und so werden dann eher wir von unseren Impulsen beherrscht, als dass wir sie bewusst zu steuern vermögen.

Für eine Verjüngung kommt es mehr darauf an, Dinge zu unterlassen, als etwas Bestimmtes zu tun. Eher handelt es sich hier um einen Weg des Nichthandelns als um einen Weg des Handelns. Eine so verstandene Verjüngung verlangt von uns, dass wir die Bewegungsorgane zur Ruhe kommen und sie in einen entspannten Zustand zurückkehren lassen, indem wir die von ihnen ausgehende Entropie, die für uns gleichbedeutend ist mit einem Verlust von Lebenskraft, in Schach halten und nur bei tatsächlichem Bedarf Gebrauch von ihnen machen. Verjüngungspraktiken sollten auf einem der Verjüngung förderlichen Gewahrsein beruhen: auf einer Haltung, die uns nicht dazu bringt, die Lebenskraft von uns zu geben und sie zu verausgaben, sondern sie zu bewahren und zu transformieren. *In dieser Kraft des Nichthandelns liegt die Essenz der Verjüngung.* Und das erfordert, dass wir weniger tun, weniger sagen, andererseits aber, wenn es wirklich geboten ist zu handeln, dies umso entschiedener und mit umso größerer Klarheit angehen.

Rede – Raum

Das Sprechorgan, einschließlich der Stimmbänder, des Mundes, der Lippen und der Zunge, ist das meistgebrauchte, und am meisten missbrauchte, unserer Bewegungsorgane. Durch den Mund geht uns besonders viel Energie verloren. Und dabei handelt es sich nicht nur um physische, sondern auch um emotionale Lebenskraft. Viele von uns vertun den Großteil der Zeit mit unnützem Gerede, mit Gerüchten oder Klatsch und verstehen es nicht, still und aufmerksam zu sein. Was wir sagen, bereitet uns in vielerlei Hinsicht Probleme, ist aber vor allem gleichbedeutend mit einem Verlust an Prana. Selbst durch beiläufige Äußerungen können wir einen Verlust an Energie herbeiführen und den Geist weiter in einem Zustand der Verwirrung belassen. Wollen wir unsere Bewegungsorgane unter Kontrolle bringen, müssen wir zuallererst lernen, unsere Zunge im Zaum zu halten. Das fängt damit an, nur zu sagen, was wahr ist, und auf eine angenehme Art und Weise so zu sprechen, dass es dem Wohl aller dient.

Die Praxis des Schweigens und bewussten Nichtsprechens (Mauna im Sanskrit) ist die wichtigste Praxis zur Verjüngung unserer Sprachfunktion und zum Schutz unserer Lebenskraft ganz generell. Viele große Weisen wurden als Muni bezeichnet, weil sie diese Kunst des Schweigens geübt haben. Weniger zu sprechen, nur dann zu sprechen, wenn man angesprochen wird, oder nur Sinnvolles zu sagen, das sind weitere Überlegungen, die uns helfen, unser Sprachvermögen zu verjüngen. Indem wir schweigen, lernen wir – wenn wir dann tatsächlich sprechen –, mehr zu sagen und außerdem in der Artikulation unserer Aussagen größere Klarheit zu erzielen.

Gesang und Rezitation helfen uns, die Sprachfunktion unter Kontrolle zu bekommen, zumal in Verbindung mit dem Prana der Hingabe. Mantra-Rezitation ist vielleicht die Schlüsselpraxis für die Entwicklung der Redefähigkeit – wobei wir die Mantras einerseits aussprechen, um die Stimmorgane zu stärken, und sie andererseits still in Gedanken rezitieren, um ihre Energie zu verinnerlichen und die Stimmorgane zur Ruhe kommen zu lassen. Damit will ich keineswegs sagen, dass wir nie freimütig sprechen sollten. Doch gilt es, unsere Worte stets sorgsam abzuwägen und nur dann zu sprechen, wenn es Sinn macht beziehungsweise geboten ist. Das verlangt von uns, die Rede als etwas Heiliges zu behandeln und voller Höflichkeit, Respekt und Güte zu sprechen.

Wenn man die Stimmorgane überbeansprucht beziehungsweise zu viel redet, kann dies zahlreiche Erkrankungen hervorrufen. Das beginnt mit einer gewöhnlichen Erkältung oder mit Halsschmerzen, die unsere Widerstandskraft im Ganzen beeinträchtigen können. Es kann Schlaflosigkeit oder emotionale Ruhelosigkeit zur Folge haben, da die Unruhe der physischen Rede auch unseren Geist aufwühlt. Und vom Sprechen einmal ganz abgesehen sollten wir unseren Mund rundum unter Kontrolle haben. Mit anderen Worten: die Kontrolle haben über dasjenige, was wir essen und trinken, wie auch über das, was wir im Mund behalten. Versuchen Sie, sich einen Tag der Woche in Schweigen zu üben, am besten am Montag, dem Tag des Mondes, oder am Mittwoch, dem Tag des Merkurs. Das wird Ihnen helfen, den Soma im Geist zu bewahren.

Hände – Luft

Für unsere Haut als Sinnesorgan sind die Hände der wichtigste Teil. Dort ist unser Tastsinn am stärksten ausgeprägt. Zugleich sind die Hände aber ein Bewegungsorgan, mit dessen Hilfe wir viele Dinge erledigen können. Dank dieser speziellen menschlichen Hand verfügen wir über jene manuelle Geschicklichkeit, die für die Durchführung unserer Lebenstätigkeiten unbedingt brauchen. Wie die Stimme können auch die Hände zur Kommunikation genutzt werden.

Außerdem dienen die Hände ebenso dazu, Prana zu halten, es zu übermitteln und es zu lenken, wie sie der Gestaltung und Herstellung von Dingen dienen. Sie sind unsere Kanäle für den Vyana-Vayu, den für die nach außen gerichtete Bewegung wie auch für die Entwicklung von Vitalität und schöpferischer Kraft zuständigen Ausdehnungsaspekt der pranischen Energie. Für uns kommt es darauf an, dass wir lernen, uns des Pranas bewusst zu sein und es mittels der Hände als heilend wirkende Kraft zu steuern.

Mit Hilfe von Mudras, vor allem durch die Prana Mudra, lässt sich das Prana der Hände besonders gut verjüngen.[117] Jeder Finger verfügt über für ihn spezifische Eigenschaften und Fähigkeiten. Auch durch das Aneinanderreiben der Hände stimuliert man das Prana. Indem man anschließend die Hände auf die Augen legt, kann man es als Heil-Prana nutzen. Mit Hilfe der Hände kann man außerdem positives Prana aus der Atmosphäre in sich aufnehmen und es ins Herz leiten.

Füsse – Feuer

Unter den Bewegungsorganen stellen die Füße das Gegenstück zu den Augen dar, die uns in die Lage versetzen, Abstände oder Entfernungen einzuschätzen. Die Füße repräsentieren unsere äußere Verbindung zum Erdelement und unsere innere Verbindung zum Feuer. Mit den Füßen fest auf der Erde zu stehen hilft uns, Stabilität und Ruhe zu entwickeln und uns mit den verjüngend wirkenden Kräften der Natur in Kontakt zu bringen. Fußmassagen sind eine Möglichkeit, im Körper Spannungen zu lösen.

Gehen ist wahrscheinlich das beste Körpertraining für uns, denn dabei bewegen und massieren wir, angefangen bei den Füßen, den ganzen Körper. Wandern ist eine prima Sache, denn es verbindet uns mit der Natur und der Erde, und auch das Nervensystem kann sich regenerieren. Mit jedem erwanderten Kilometer gewinnen wir zusätzliche Lebenszeit und stärken rundum unsere Langlebigkeit. Hätten wir nur eine einzige Option, etwas für die Langlebigkeit zu tun, wäre das Gehen die beste Übung. Im Yoga eignen sich Sitzhaltungen wie die Lotos-Position sehr gut, um die Energie in den Füßen und im Nabel-Chakra, mit dem die Füße in Verbindung stehen, zu beruhigen.

Für eine gewisse Zeit an ein und demselben Ort zu bleiben ist für tiefer gehende Formen der Yoga-Praxis und für eine Verjüngung ganz entscheidend. Kommen die äußeren Bewegungen zum Erliegen, so gelangen die inneren Verjüngungsenergien in Fluss. Verweilt der Körper in einer natürlichen Stille, dann nimmt das innere Feuer natürlicherweise zu.

Urogenitalorgane – Wasser

Das Harnsystem und die Geschlechtsorgane stehen für die Absonderung und das Ausströmen des Wasserelements aus dem Körper und lassen zugleich erkennen, wie wir die für die Fortpflanzung grundlegende innere Wasserenergie aufrechterhalten. Für unser Leben und die Langlebigkeit ist es unbedingt notwendig, dass die Nieren ordnungsgemäß funktionieren. Dazu müssen wir unbedingt genügend Wasser und die richtigen Getränke zu uns nehmen.

Trinkt man morgens diuretisch wirkende (den Harnfluss fördernde) Gewürztees, so trägt das sehr dazu bei, die Nieren sauber und voll funktionsfähig zu halten. Dafür in Frage kommende Kräuter sind unter anderem Ingwer, Zimt, Basilikum, Gewürznelken, Koriander, Fenchel, Zitronengras und normaler Tee. Das ayurvedische Heilkraut Punarnava (Boerhavia diffusa) wird gern als Rasayana für die Nieren verwendet.

Mit dem Fortpflanzungssystem angemessen umzugehen ist ein weiterer entscheidender Faktor für Yoga und Pratyahara. Durch sexuelle Zügellosigkeit, die Ojas erschöpft und das Immunsystem schwächt, büßt man im Leben viel Vitalität ein. Bringen Sie Wertschätzung für Ihr inneres Wasser auf, und erschöpfen Sie es nicht unnötigerweise.

Ausscheidungsorgane/Kolon – Erde

Das Kolon steht für das Endprodukt unseres Verdauungsprozesses. Es hält das Erdelement im Körper und versetzt uns in die Lage, das tiefer liegende Prana, das unseren tieferen Geweben – dem Knochen-, dem Nerven- und dem Fortpflanzungsgewebe – Kraft verleihen soll, aus der Nahrung aufzunehmen.

Eine Verjüngung des Kolons spielt für unsere Gesundheit eine unverzichtbare Rolle, und solch eine Verjüngung beinhaltet etwas anderes, als einfach nur das Kolon zu erhöhter Aktivität anzuregen oder einer Verstopfung entgegenzuwirken. Bei einer Schwächung des Kolons haben wir die Tendenz, unsere Energie nach unten zu verlieren, was das Vata-Dosha mehrt und den Alterungsprozess verstärkt. Das Kolon und das Wurzel-Chakra zu erden ist eine wichtige Maßnahme, uns vor dem Einfluss der Schwerkraft und vor einem beschleunigten Alterungsprozess zu schützen.

Andererseits bringen die Ausscheidungsorgane das allgemeine Prinzip des Ausscheidens, des Reinigens und des Loslassens der

Vergangenheit zum Ausdruck. Damit wir schöpferisch sein und uns erneuern können, bedarf es solch eines Auflösens: Vergangenes müssen wir loslassen.

Weitere Pratyahara-Praktiken

Viele yogische Pratyahara-Praktiken tragen zur Langlebigkeit und Verjüngung bei. Den Körper, das Prana, die Sinne und den Geist zu entspannen und sie zur Ruhe kommen zu lassen ist bei all diesen Praktiken der wichtigste Faktor. Asanas, Pranayama, Mantra-Praxis und Meditation können uns als Mittel zu tiefer innerer Entspannung dienen und bewirken, dass wir körperliche und geistige Anspannung und Anhaftung loslassen.[118]

Yoga Nidra

Aber Pratyahara ist nicht nur eine Praxis. Pratyahara bezeichnet den Zustand, in dem wir unsere Energien und unser Gewahrsein verinnerlichen. Denn genau darum dreht sich im Yoga alles. Asanas sollten genau genommen ein Pratyahara der Bewegungsorgane sein. Pranayama ist ein Pratyahara, eine Verinnerlichung, des Pranas, insbesondere durch das Einbehalten des Atems. Häufig endet die Asana-Praxis mit Savasana, der Totenstellung, mit deren Hilfe man die Energien der Asana-Praxis bei sich behalten und sie auf eine tiefere Ebene leiten kann.

Verjüngung ähnelt in hohem Maß dem Winterschlaf, dem sich viele Tiere im Winter unterziehen, indem sie die äußere Aktivität verringern, dies allerdings mit der Entfaltung innerer Energie- und Gewahrseinsquellen verbinden. Das entspricht einem natürlichen Pratyahara. Die beste Verjüngungspraxis ist, mit anderen Worten, wahrscheinlich *Yoga Nidra,* der yogische Schlaf. Diese Praxis lässt sich auf verschiedenerlei Art und Weise durchführen. In erster Linie kommt es hier darauf an, in einen inneren Ruhezustand eintreten zu können, ohne das Gewahrsein zu verlieren – gewissermaßen den Zustand des Tiefschlafs bewusst zu erleben, also in einen Tiefschlafzustand einzutreten, während man wach ist! Die meisten von uns leiden unter fehlendem Tiefschlaf. Das ist gleichbedeutend mit einem Mangel an tiefem Frieden und einer Unfähigkeit, sich von aller Anspannung zu lösen.

Yoga Nidra *lässt sich mit Savasana kombinieren, oder man kann es zum bevorzugten* Schlafzustand machen. Allerdings tut man gut daran, Yoga Nidra im Sitzen zu praktizieren. So sorgt man dafür, dass unsere Energie die Wirbelsäule emporsteigt. Yoga Nidra ist der Schlüssel zur Verjüngung von Geist und Körper. Im Yoga Nidra lassen wir auch den Geist zur Ruhe kommen und ihn wieder in die Stille einkehren. Yoga Nidra beinhaltet Pratyahara aller Sinnes- und Bewegungsorgane, des Pranas und des Geistes. Somit ist Yoga Nidra die höchste aller Formen von Pratyahara-Praxis und hat stark verjüngende Wirkungen.

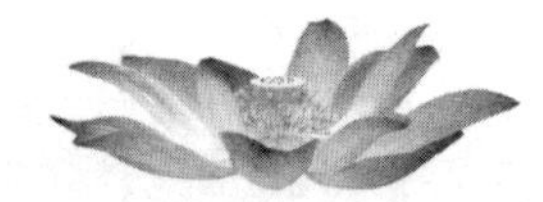

Mantra-Rasayana: Die verjüngende Kraft des kosmischen Klangs und das göttliche Wort

Dem Ruder eines Schiffes gleich lenkt
der Goldene, auf dem Weg der Wahrheit
vorangehend, seine Stimme. Als Göttlicher
enthüllt er die geheimen Namen all der Götter,
um sie auf dem heiligen Gras kundzutun.

Rigveda IX, 95, 2

Mantra und Soma waren seit jeher eng miteinander verbunden, und ein Mantra ist seinerseits eine wichtige Art von Soma. Von den Gesängen, oder Mantra-Rezitationen, des *Rigveda* heißt es, sie verhülfen uns zu Soma. Ganz speziell gilt das für die Soma-Hymnen. Dieser „mantrische Soma" wird mitunter als der wichtigste aller Somas angesehen. Soma als der Mond verschafft dem Geist Inspiration, und die lässt Dichtung und die Mantras entstehen. Solch eine Verbindung der Poesie mit dem Mond und mit einem – gewöhnlich mit Wein assoziierten – trunkenen Hochgefühl findet man, von den Sufis bis zu den Chinesen, in allen poetischen und mystischen Traditionen weltweit. Zu diesem inneren Nektar, Wein oder Soma muss ein wahrer Poet Zugang gewinnen. Damit Mantras tatsächlich ihre Wirkung entfalten, müssen auch sie mit jenem Rasa, oder Soma, mit jener Essenz, mit dem unvergänglichen Nektar energetisiert werden.

Mantras sind das wichtigste yogische Hilfsmittel für die Arbeit mit dem Geist auf all seinen Ebenen und in all seinen Funktionsbereichen: vom Instinkt, der Empfindung, der Emotion und dem Gedanken bis hin zu höheren intuitiven, uns zu Inspiration verhelfenden Energien. Mantras können dazu dienen, dem Geist neue Energie zu verleihen, ihn zu heilen, zu läutern oder ihn zur Ruhe kommen zu lassen, je nach Beschaffenheit und Anwendungsform des betreffenden Mantras. Der geradezu magisch anmutenden Wirkung des Mantras auf so vielen Ebenen des Lebens kommt wahrscheinlich keine andere Praxis gleich![119]

Mantras sind als solche ein wichtiges Heilmittel und schon seit vedischen Zeiten dementsprechend gepriesen worden. Das Rezitieren von Mantras kann als kraftvolle Verjüngungstherapie für Geist und Herz dienen. Es gibt spezielle Rasayana-Mantras, verjüngend wirkende Mantras, die unser Prana, unser Gefühl oder unsere Wahrnehmungskräfte stärken. Durch die Rezitation solch eines Mantras ruft man einen starken inneren Energiefluss hervor und badet die ganze Psyche in seinem Strom, was uns dann von innen her mit Begeisterung und neuer Lebenskraft erfüllen kann.

Mantras können zwar entweder in Zusammenhang mit dem Yoga des Wissens oder mit dem Yoga der Hingabe zum Einsatz gelangen, in erster Linie sind sie jedoch ein Mittel der Hingabe und beruhen gewöhnlich auf einer Beziehung zur jeweiligen Gottheit. Auf das Thema Hingabe-Mantras werden wir im nächsten Kapitel „Gottheiten-Rasayana" eingehend zu sprechen kommen.

Hinsichtlich ihrer unterschiedlichen Ausformulierung lassen sich drei Arten von Mantras unterscheiden: Bei der ersten Art handelt es sich um Bija-Mantras, um Keim- oder Keimsilben-Mantras, die – wie etwa *Om* und *Hrīm* – aus einer einzigen Silbe bestehen und sich weitgehend auf die Kraft ihrer Klangvibrationen stützen. Bei der zweiten handelt es sich um Gottesnamen-Mantras wie *Namaḥ Śivāya!* oder *Namo Narāyānāya!*, die sich auf unsere Verbindung zum Göttlichen auf der Ebene des Herzens stützen. Die dritte Art sind längere Gebete beziehungsweise der Besänftigung oder Kontemplation dienende Verse, über die man meditiert: zum Beispiel das Gayatri-Mantra oder verschiedene Friedens- (Shanti-) Mantras. Alle drei Mantra-Arten können aber auch miteinander kombiniert werden.

Die erstgenannten Mantras, die Bija-Mantras, haben die wohl stärksten Verjüngungseigenschaften, da sie die feinstofflichen Klang- und Energieströme hinter dem Geist und dem feinstofflichen Körper verändern können. Namen-Mantras zeichnen sich ebenfalls durch starke Verjüngungseigenschaften aus, wenn wir zur betreffenden Gottheit eine tief gehende Herzensverbindung haben. Für ein langes Leben und für Unsterblichkeit wie auch für das Abwenden von Tod und Krankheit gibt es spezielle Gebete wie das bekannte *Mahamrityunjaya-Mantra* an Gott Shiva.

Weiche und harte Mantras

Mantras werden gewöhnlich in die beiden Grundkategorien weich und hart unterteilt.[120] Weiche Mantras richten sich gewöhnlich an wohltätige, wasserbetonte Formen (die Soma-Formen) von Gottheiten wie Vishnu, Lakshmi, Sundari und Shiva. Harte Mantras beziehen sich auf unheilvolle, feurige und luftige Formen von Gottheiten wie Rudra und Kali. Harte Mantras werden vor allem zum Zweck der Reinigung und Entgiftung eingesetzt. Im Allgemeinen kommen in weichen Mantras sanfte Klänge und in harten Mantras schroffe oder kraftvolle Klänge zum Ausdruck. Doch mit welcher Intention ein Mantra zum Einsatz kommt, spielt hier ebenfalls eine Rolle. Weiche Mantras lassen auf eine sanfte, behutsame und nährende Intention schließen. Harte Mantras werden eingesetzt, um Anhaftungen aufzulösen und den Geist zu reinigen. Einige wenige Mantras sind rundum ausbalanciert und können wahlweise zum Zweck der Reinigung oder der Revitalisierung eingesetzt werden.

Starke (harte) Bija-Mantras mit reinigender Wirkung

Hūm	Energetisiert das Agni-Prinzip, einschließlich des Verdauungsfeuers und des Kundalini-Feuers, damit in Körper und Geist vorhandene Unreinheiten von den Flammen verzehrt werden
Krīm	Energetisiert die Kraft des Pranas, indem es den Geist, die Sinne und das Nervensystem anregt und öffnet
Hsauḥ	Energetisiert eine höhere Atemkraft und Kundalini-Shakti
Kṣraum	Entfernt Negativität aus dem Nabel-Chakra[121]
Ram	Keimsilbe des Feuerelements, fördert die Läuterung durch Agni, das Feuer, stärkt das Nabel- oder Feuer-Chakra
Yam	Keimsilbe des Luftelements, stimuliert das Herz- oder Luft-Chakra
Ham	Keimsilbe des Äther-Elements, schafft Raum, Prana und Bewegung

Weiche (Rasayana-) Bija-Mantras

Śrīm	Fördert die lunare Kraft, verjüngt das Herz, die Lungen und Emotionen
Klīm	Anziehungskraft; zur Befeuchtung, Anziehung, Konsolidierung von Ojas, Liebe und Glückseligkeit
Aim	Verjüngt den Geist und die Sprachfunktion, entwickelt die Lernfähigkeit; für Shakti insgesamt
Sauḥ	Lässt die Soma-Energie in Fluss kommen, verleiht poetische Gaben und Kreativität
Strīm	Erweckt die innere Shakti und stärkt das weibliche Fortpflanzungssystem
Lam	Keimsilbe des Erdelements und des Wurzel-Chakras, bringt aber auch die höhere Energie von Glückseligkeit und göttlicher Rede zum Ausdruck
Vam	Keimsilbe des Erdelements und des Geschlechtszentrums
Kṣam	Lässt den Geist, das Herz und die Emotionen zur Ruhe kommen, ermöglicht es, dass sich das dritte Auge öffnet

Śam	Keimsilbe des Friedens (Shanti), lindert Schmerz und lässt Emotionen zur Ruhe kommen

AUSGEGLICHENE BIJA-MANTRAS

Om	Energetisiert sämtliche Prozesse, verbindet uns mit dem kosmischen Prana; für die Shiva-Kraft
Hrīm	Läutert und verjüngt das Herz, bringt uns in unser inneres Sein, den Atman beziehungsweise den Purusha
Rām	Lässt das Herz und den Geist zur Ruhe kommen; verringert die Angst, besonders gut für Kinder

Von all diesen Bija-Mantras ist *Klīm* wahrscheinlich am besten geeignet, den Soma in den Geist und in den Körper hereinzuholen und ihn dort zu festigen. Es hilft uns nicht nur, den Soma zu entwickeln, sondern es bringt ihn auch ins spirituelle Herz. Zu diesem Zweck können wir das Mantra regelmäßig rezitieren. Aber die dementsprechende Intention und innere Sammlung müssen ebenfalls vorhanden sein.

DIE PRAXIS DES MANTRA-RASAYANA

Bei diesem Ansatz rezitiert man das Mantra einen Monat lang, am besten von Vollmond zu Vollmond, mindestens eine halbe Stunde am Morgen (vor Sonnenaufgang) und am Abend (vor dem Schlafengehen). Am besten rezitiert man das Mantra morgens und abends je tausend Mal. *Hrīm* ist für den Anfang ein gutes Mantra. Einfache Formeln wie *Hrīm Śrīm Klīm* sind sehr gut. Aus diesem Grund finden wir sie bei so stark auf Glückseligkeit ausgerichteten Gottheiten wie der Göttin Tripura Sundari. Ihr fünfgliedriges Mantra *Hrīm Śrīm Klīm Aim Sauḥ* regt das Tarpak Kapha an, aus dem Bereich des Mondes zu strömen. Ebenso kann man die Hymnen des großen Yogi und vedantischen Guru Shankara studieren, zu denen zahlreiche an Tripura Sundari gerichtete Gesänge gehören, etwa seine berühmte *Saundarya Lahari,* die Woge der Glückseligkeit, vielleicht das großartigste aller Sanskrit-Gedichte und yogischen Gedichte.[122]

Mantras zu rezitieren, während man badet oder im Wasser (beispielsweise im Wasser eines Flusses) steht, ist ebenfalls eine gute Mantra-Rasayana-Praxis. Zusätzlich kann man dann die Mantras der Sonne oder dem Mond als Opfergabe darbringen. Wir können sogar selbst ein Bad in Mantras nehmen (eine *Mantra-Snana),* indem wir den Soma des Mantras auf uns herabregnen lassen. Die Verwendung von Mantras, um die Heilkräfte der Natur aus Sonne und Mond, dem Wind und der Luft, in die Nahrungsmittel und die Heilkräuter, die wir zu uns nehmen, einströmen zu lassen, ist eine weitere Methode. Die eigenen Speisen und Getränke mit Hilfe von Mantras energetisch aufzuladen stellt zugleich einen wichtigen Bestandteil der Verjüngungstherapie dar. Jegliches Rezitieren oder Singen eines Mantras kann indes ein Rasayana sein, wenn es mit Hingabe, Liebe und der Bereitschaft einhergeht, sich auf das Göttliche in uns einzulassen.

Unterschiedliche Arten von Buchstaben

Im Sanskrit kennt man drei Arten von Buchstaben: Vokale, Konsonanten und eine dritte, aus Halbvokalen sowie „s"- und „h"-Lauten bestehende Gruppe.[123]

- Vokale und auf Vokalen basierende Mantras, insbesondere *Om* und *Aim,* haben vor allem eine Soma-Energie, eine lunare Energie. Sie wirken auf die höheren Chakras, speziell auf das Kehlkopf-Chakra.

- Auf Halbvokalen basierende Mantras *(Lam, Vam, Ram, Yam)* und Mantras mit „s"- und „h"-Lauten *(Sam, Ham, Śam, Ṣam, Kṣam)* haben eine Hitze erzeugende, feurige und läuternde, die Kundalini anregende Agni-Energie. Sie wirken auf die unteren Chakras, vor allem auf das Wurzel-Chakra.

- Konsonanten haben eine solare Energie und stehen zwischen den Vokalen und den Halbvokalen mit ihrer Soma- beziehungsweise Agni-Energie. Sie wirken auf die mittleren Chakras, insbesondere auf das Herz und den Nabel.

- Jeder Buchstabe des Sanskrit-Alphabets hat indes seinen eigenen Soma, seine eigene Essenz, Bedeutung und Schönheit. Jeder dieser Buchstaben kennzeichnet und energetisiert ein Blütenblatt eines Lotos, der eines der sechs Chakras symbolisiert. Durch die richtige Intonation des betreffenden Buchstabens können wir den zum jeweiligen Chakra dazugehörigen Soma freisetzen.

Noch eine weitere Unterscheidung kommt hier mit in Betracht: Kurze Vokale im Sanskrit, zum Beispiel der – wie *e* in „Dschungel“ klingende – kurze a-Laut sind ihrer Natur nach eher solar und maskulin, während die langen Vokale, etwa *a* in „Vater“, als lunar und feminin angesehen werden. Eine Längung der Vokale bringt daher ihren Soma stärker zur Geltung.

Ayurvedische Mantras

Bija-Mantras sind im Ayurveda ebenfalls von großer Bedeutung.[124] Es gibt spezielle Mantras für die wichtigsten Marma-Punkte (Energiezentren) im Körper, die verschiedenen Gewebe und Organe mit inbegriffen. Solche Mantras stehen auch in einer Verbindung zu den Chakras. Andere Mantras können uns helfen, einen Ausgleich zwischen den drei Doshas Vata, Pitta und Kapha herbeizuführen oder die feinstofflichen Essenzen Prana, Tejas und Ojas zu mehren. Selbst das Aussprechen oder Singen des Sanskrit-Alphabets kann ein wichtiges Werkzeug für die Verjüngung von Körper und Geist sein. Auch für verschiedene Gottheiten wie Shiva, Dhanvantari, oder Shitali Devi (die uns vor Fieber schützt) gibt es Gesänge. Ebenfalls von Bedeutung sind Mantras für die vedische Astrologie oder für Vastu.

Vedische Mantras

Die vedische Sprache ist die eigentliche Soma-Sprache. Das Singen von vedischen Hymnen, insbesondere den an Soma gerichteten, bietet eine fabelhafte Möglichkeit, unseren inneren Soma-Strom zu verstärken. Vedische Soma-Mantras lösen die subtilen Energien von Gehirn und Geist aus, um uns in einen Zustand tieferer Ruhe und Zufriedenheit eintreten zu lassen. Darüber hinaus gibt es spezielle vedische Mantras für Gesundheit, Glück und Langlebigkeit. In vielen dieser Mantras ist von Soma und Agni die Rede. Dazu zählen auch zahlreiche *Shanti-* (Friedens-) Mantras von der Art, wie sie im Allgemeinen in Yoga-Zentren und Ashrams gesungen werden. Es gibt vedische Mantras für Prana, für die Doshas und für Langlebigkeit (Ayus). Vedische Mantras sind vielleicht das stärkste mantrische Heilmittel, und sie stehen für ein breit gefächertes Anwendungsspektrum zur Verfügung.

Bei solchen vedischen Mantras handelt es sich um längere Verse, nicht um Keimsilben-Mantras. Ihre richtige Aussprache erfordert eine besondere Schulung, aber immerhin können Sie Tonträger mit Aufnahmen dieser Mantras finden. Darüber hinaus gibt es auch noch unterschiedliche traditionelle und moderne Stile der vedischen Gesänge mit ihren jeweiligen Besonderheiten.[125] Beachten Sie die im Anhang wiedergegebene Auswahl von Übersetzungen einiger Soma-Verse aus dem *Rigveda.*

Vedantische Mantras

In Zusammenhang mit dem Yoga des Wissens gibt es ebenfalls zahlreiche Mantras, darunter besondere Gesänge aus den *Upanishaden.* Normalerweise sind sie nicht für solche weltlichen Belange wie Langlebigkeit bestimmt. Zur höheren Realität in Verbindung zu treten ist für unser Karma andererseits auf allen Ebenen hilfreich. Das vielleicht wichtigste vedantische Mantra für Glückseligkeit, Erneuerung und Unsterblichkeit lautet *Sarvam Khalvidam Brahma:* Alles ist Brahman (Gott oder das Absolute).

Mit Hilfe dieses Mantras können wir die hinter allem Leben verborgene unvergängliche Seinsessenz entdecken und all die Heilkräfte der Natur in uns aufnehmen. Über einige weitere Mantras werden wir im Rahmen des nächsten Kapitels „Gottheiten-Rasayana" sprechen, insbesondere über die Verwendung der göttlichen Namen.[126]

Zur Aussprache von Sanskrit-Mantras

Im Folgenden finden Sie phonetische Hinweise zur Aussprache der wichtigsten in diesem Buch verwendeten Keim(silben)- oder Bija-Mantras. Zur Erleichterung der Aussprache habe ich Transkriptionshinweise für lange Sanskrit-Vokale mit hinzugenommen. Die gleichen Regeln lassen sich auch auf andere Sanskrit-Worte übertragen.[127]

Aim – *ai* wird als offenes ä gesprochen, wie in „Käse“

Aum – *au* wie in „*au*tsch“

Dham – *a* klingt wie *e* in „Dschung*e*l“

Ham – *a* wie *e* in „Dschung*e*l“

Haum – *au* wie in „*au*tsch“

Hrīm – Hriim

Hsauḥ – *au* wie in „*au*tsch“

Hūm – Huum

Īm – Iim

Jūm – Juum

Klīm – Kliim

Krīm – Kriim

Kṛṣṇa – Krishna

Kṣam – *a* wie *e* in „Dschung*e*l“, *ṣ* wie in „*Sch*iff“

Kṣraum – *au* wie in „*au*tsch

Lam – *a* wie *e* in „Dschung*e*l“

Namaḥ – *a* wie *e* in „Dschung*e*l“

Om – Om

Ram, Feuer-/Nabel-Mantra – *a* wie *e* in „Dschung*e*l“

Rām, Ramas Name – *a* wie in „V*a*ter“

Śakti – Shakti, *a* wie *e* in „Dschung*e*l“

Saḥ – *a* wie *e* in „Dschung*e*l“

Śam – Sham, *a* wie *e* in „Dschung*e*l“

Sauḥ – *au* wie in „*au*tsch“

Śiva – Shiva

Śrīm – Shriim

So – So

Som – langes *o* wie in s*o*

Strīm – Striim

Svāhā – Swaha, beide *a* klingen wie in „V*a*ter“

Vam – *a* wie *e* in „Dschung*e*l“

Yam – *a* wie *e* in „Dschung*e*l“

Gottheiten-Rasayana: Die verjüngende Kraft der Hingabe

Die Seher meditierten auf den höchsten Namen des Lichts und entdeckten die dreimal sieben höchsten Ebenen der Mutter.

Rigveda IV, 1, 16

Liebe ist für alle Wesen die stärkste und beständigste Emotion. Wahre Liebe bleibt unvergänglich und unsterblich. Der Liebe als der eigentlichen Kraft der Ewigkeit wohnt das Geheimnis von Todlosigkeit inne. Hier handelt es sich nicht bloß um eine romantische Phantasie, sondern um eine göttliche Wahrheit. Ohne Liebe will niemand leben, was auch immer die oder der Betreffende im Leben ansonsten erreicht haben mag. Liebe versetzt einen in die Lage, selbst den Tod zu akzeptieren und keine Angst vor ihm zu haben. Einzig und allein die Liebe kann uns über den Tod hinausführen. Nur die uns innewohnende Liebe stirbt nicht, während alles andere unweigerlich der Vergänglichkeit anheim fällt.

Aber wahre Liebe ist nicht bloß etwas Physisches oder Sexuelles, erst recht nicht etwas rein Menschliches. Vielmehr ist sie die Liebe zum Leben selbst als der ewigen Manifestation der Liebe. Sie ist eine göttliche Liebe, nicht als vergeistigte Hingabe, sondern als tiefe Wertschätzung für die in allen Wesen gegenwärtige heilige Essenz. Solch eine höchste Liebe macht unsere wahre Natur aus, und sie reicht tiefer als die Namen, Identitäten und Verkörperungen, welche die Seele in ihren verschiedenen Leben annimmt. Der Tod kann lediglich die äußeren Formen zerstören, nicht jedoch die innere Geisteshaltung von Liebe und Hingabe.

Der Tod steht mit solchen negativen Emotionen wie Begierde, Angst und Wut im Bund, in denen keine Liebe, kein Vertrauen, keine Hingabe, Schönheit oder Verzicht vorhanden sind. Solche fragmentierten Emotionen, hervorgegangen aus Anziehung und Abstoßung, Zuneigung und Abneigung, spalten unsere Energien auf und machen uns sterblich. Sie unterwerfen uns dem Einfluss der Zeit und der Gegebenheiten. Sterblichkeit steht mit dem Geist und seinen emotionalen Reaktionen in Zusammenhang, die uns gleichsam mit den Energien von Spaltung und Verfall vergiften. Unsterblichkeit ist mit dem spirituellen Herzen verbunden, dem inneren Bewusstsein jenseits des Geistes und seiner Bestrebungen, alles Mögliche haben, kontrollieren, besitzen oder dominieren zu wollen. Liebe und Glück werden uns, mit anderen Worten, solange wir nicht über solche persönlichen Emotionen hinaus- und zu einer höheren Kraft hingelangen, versagt bleiben, was auch immer wir ansonsten versuchen mögen.

Geistiger Verschleiß kommt in der Tat durch solche negativen Emotionen wie Angst, Wut und Begierde zustande, nicht einfach nur durch den Alterungsprozess oder durch körperliche Erkrankung. In unserer Erinnerung sammeln wir negative Emotionen an, die uns bedrücken und unser inneres Wachstum behindern. Der Schlüssel zu Wohlbefinden und Glück liegt in einer geistigen Verjüngung. Die beinhaltet unter anderem eine Klärung aller negativen Emotionen, aller Angst, Begierde, Wut, Anhaftung und Trauer. Und wahrscheinlich können wir das am besten tun, indem wir uns durch Hingabe mit der unvergänglichen göttlichen Liebe verbinden.

Liebe ist sicherlich die großartigste aller verjüngend wirkenden Kräfte. Durch die Liebe wird in uns ein Soma-Strom in Gang gesetzt, der sich in den Körper und den Geist ergießt. In persönlichen Erfahrungen gewöhnlicher menschlicher Liebesromantik hat jede/r von uns schon selbst erlebt, welche Faszination und welch besonderes Hochgefühl von der Liebe ausgeht – und welche Hormone dabei ausgeschüttet werden. Durch Bhakti, oder Hingabe, wird uns in noch höherem Maß Gnade, Rasa, Entzücken und Anziehung zuteil.

Jede Berührung mit der göttlichen Präsenz in unserem Herzen öffnet uns für unsere innere Unsterblichkeit. Der höchste Soma ist der Fluss der göttlichen Gnade in uns. Die aber wird uns durch die uns innewohnende Göttlichkeit des reinen Bewusstseins zuteil, nicht durch die auf einem emotionalen Glauben, einem Dogma oder einer Orthodoxie fußende äußere Gottheit, denn diese kann die mystische Erfahrung in uns leicht ersticken und ist mit Sterblichkeit und Unwissenheit verwandt.

Der Beziehungs-Soma

Liebe ist Teil eines umfassenderen „Beziehungs-Somas“. Unsere zwischenmenschlichen Kontakte sind eine kraftvolle Quelle von Nektar oder aber von Gift für unseren Geist und unser Herz. Von den Menschen, mit denen wir zu tun haben, und von den – regelmäßig oder aus besonderen Anlässen stattfindenden – Aktivitäten, denen wir gemeinsam mit anderen Menschen nachgehen, gewinnen wir Soma, Energie. Wenn wir vor Publikum stehen und uns auf es einstellen, gibt seine Aufmerksamkeit uns einen bestimmten Soma, wir fühlen uns beglückt. Persönlichkeiten des öffentlichen Lebens und Prominente können darum sogar anderweitig auf menschliche Freuden verzichten. An dem Soma der ihnen entgegengebrachten Bewunderung, so stellen sie fest, haben sie genug.

Wie wir unseren Umgang gestalten und mit welcher Art von Menschen wir auf einer Herzensebene vorrangig in Berührung kommen, hat große Bedeutung für die Art und Weise, wie sich unser Soma entwickelt. Nicht die Beziehung zu anderen Menschen auf einer äußeren Ebene ist freilich unsere höchste Beziehung, vielmehr diejenige zum Göttlichen in anderen, in uns selbst und im gesamten Universum. Um unseren Soma im Leben zu erhöhen, sollten wir uns stets auf das Höchste beziehen. Eine Beziehung zu edlen Seelen und Lehrern zu entwickeln wird im Sanskrit *Satsang* genannt: Kommunikation mit der Wirklichkeit beziehungsweise mit der Wahrheit. Das reicht dann hinein in eine Beziehung zum Göttlichen und in zwischenmenschliche Beziehungen, die sich um die Wertschätzung oder Verehrung des Göttlichen drehen. Auch in unseren gewöhnlichen Beziehungen sollten wir indes auf die guten Seiten unserer Mitmenschen schauen und versuchen, sie in diesen Dingen zu bestärken, statt den Blick bei ihnen auf das Negative oder Unvollkommene zu richten.

Dem Herzen wohnt eine geradezu magnetisch wirkende Energie inne, dasjenige anzuziehen, wonach wir tatsächlich auf der Suche sind im Leben. Darin besteht die magnetische Kraft des Herzens-Somas. Er bildet die Basis für den spirituellen Weg der Hingabe. Wenn wir diesen „Beziehungs-Soma" – die Essenz des Yoga im Sinn von Vereinigung – kultivieren, werden wir ein Soma-Netzwerk entdecken, das alles im Universum miteinander verbindet, ähnlich wie die Schwerkraft, und das, auch ohne eine offenkundige Anstrengung unsererseits, die höheren spirituellen Kräfte zu uns bringt.

Bhakti-Yoga

Wahrscheinlich die am meisten verbreitete, am leichtesten zugängliche und wirkungsvollste Form des Yoga ist der Yoga der Hingabe, Bhakti-Yoga. Hingabe hat die Kraft, den Geist und das Herz zu heilen, negative Emotionen aufzulösen und positive Gefühle, die erhebend und vereinigend wirken, zu fördern. Bhakti stimuliert den uns innewohnenden Sinn für göttliche Liebe, gleichbedeutend mit der höchsten Gnade und dem kraftvollsten Soma. Diesbezüglich ist Bhakti eines der wichtigsten Hilfsmittel für eine psychische Heilung. Wer aufrichtige Hingabe hat, kann nicht in Wut, Niedergeschlagenheit, Wollust oder Gier verfallen. Solch ein Mensch bleibt gleichmütig, zufrieden und fürsorglich an seinen Mitmenschen interessiert. Der Mangel an Hingabe in unserer heutigen Kultur zählt zu den Hauptursachen seelischer Unzufriedenheit wie auch der geistigen Ermüdungs- und Verschleißerscheinungen, die bei so vielen von uns zu verzeichnen sind.

Unser Mitgefühl für andere sollte ebenfalls auf einer höheren Form von Hingabe beruhen. Solange wir nicht an der göttlichen Liebe teilhaben, die uns zugleich bescheiden und demütig macht, wird unser Mitgefühl unter Umständen kaum mehr sein als Erbarmen, als Mitleid, und dann kann es andere Menschen herablassend anmuten und sich als lähmend erweisen. Göttliche Liebe kennt keine Einschränkungen im Sinn von hoch und niedrig, sondern bezieht alle mit ein, die für ihre Energie offen sind. Auf niemanden schaut sie herab, blickt vielmehr auf das Licht und die Stärke in jedem Menschen.

In erster Linie durch zwei yogische Ansätze lässt sich die höchste Wirklichkeit erreichen: auf dem Weg der Hingabe und demjenigen des Wissens (Bhakti und Jnana). Beide sind gleich wirksam. Auf Wissen basierende Ansätze, das ist hier das Problem, wirken leicht trocken, begriffslastig oder abstrakt. Bei der daraus hervorgehenden Begegnung mit Leerheit, Raum und Formlosigkeit, kann es leicht geschehen, dass es uns an Erdung und Verbundenheit fehlt. Auf Wissen basierende Ansätze benötigen, damit sie tatsächlich ihre Wirkung entfalten können, Hingabe als Hintergrund und als Stütze: Hingabe an eine Gottheit, an den Guru oder an das uns innewohnende höhere Selbst.

Das Schöne an Hingabe: Sie bedient sich unserer elementaren Begierdenatur, unseres Wunsches, geliebt zu werden – dieser Wunsch stellt das Haupthindernis und das größte Problem auf unserem spirituellen Weg dar –, und verwandelt diesen hinderlichen Wunsch in ein Streben nach unvergänglicher Liebe. Sie bedient sich also der Form, um uns über die Form hinauszuführen: zu reiner, alles durchdringender Liebe, Schönheit und Freude.

Die Gefahr bei der Hingabe: Persönliche Emotionen, beispielsweise ein Anhaften an Gott oder den Guru, können wir leicht mit echter Hingabe verwechseln und uns dadurch an die Namen und Formen unserer Hingabe-Praxis fesseln. Um dem entgegenzuwirken, dürfen wir nicht aus dem Blick verlieren, wem die höchste Liebe gilt: dem innersten Selbst von allem, nicht bloß einer Gottheit aus dieser oder aus jener religiösen Überlieferung. Hingabe sollte unbedingt mit einem Streben nach Gotteserkenntnis verbunden sein und sich keineswegs auf äußerliche Gottesverehrung beschränken. Blinde Hingabe ist weder Yoga, noch kann sie uns zum Höchsten führen. Yogische Hingabe ist mit tiefer gehender Wahrnehmung und Einsicht verknüpft.

In allen spirituellen Überlieferungen wird die unmittelbare Erfahrung des Göttlichen und Ewigen mit Glückseligkeit, Gnade, Frieden, Zufriedenheit und Freude assoziiert – was wir als Soma bezeichnen könnten. Unterschiedliche spirituelle Überlieferungen, von der einfachsten Naturverehrung bis hin zu den ausgeklügeltsten nichtdualistischen Philosophie-Systemen erkennen Soma, oder Glückseligkeit, in vielfältigen Formen an, in uns und in unserem Umfeld.

Hingabe und Soma

Unser Glück im Leben versuchen wir gewöhnlich im Erwerb von Dingen zu finden. Größeres Glück findet man freilich, wenn man die Dinge loslässt. Der Ansatz des Bhakti-Yoga besteht in erster Linie in Hingabe, einer innerlichen Selbstpreisgabe. In den *Yoga-Sutras* wird dies als *Ishvara Pranidhana* bezeichnet, als „tiefe Hingabe an Gott". *Ishvara Pranidhana* ist Bestandteil der Niyama-Praxis, wird hier in den *Yoga-Sutras* allerdings auch als eine eigenständige Praxis aufgeführt.[128] Ishvara Pranidhana, heißt es dort, sei das beste Mittel, um in den Zustand von Samadhi einzutreten: Diese Praxis ist, mit anderen Worten, das beste Mittel für die Entwicklung von Soma, von Glückseligkeit.[129]

Sich innerlich so preiszugeben fällt jedoch schwer, gerade in der heutigen Zeit, in der wir das Gefühl haben, jede/r von uns müsse sich durchsetzen, um in dieser von Konkurrenz geprägten Welt erfolgreich sein zu können. Sich einem äußeren Einfluss zu überlassen, sich einer Autorität zu unterwerfen oder sich einem Liebhaber hinzugeben, dazu sind die meisten von uns vielleicht bereit. Aber sich dem Göttlichen in uns hinzugeben – allein schon eine derartige Vorstellung bereitet uns Mühe. Damit dieses geschehen kann, müssen wir lernen, auf die Durchsetzung unseres persönlichen Willens im Leben zu verzichten. Anders ausgedrückt: Unser Bedürfnis, zu dominieren, bestimmte Dinge zu erreichen oder sie zu erwerben, gilt es loszulassen, um stattdessen die Natur der Wirklichkeit zu akzeptieren und uns widerstandslos jeden Augenblick durch die göttliche Gnade leiten zu lassen. Es gilt, mit anderen Worten, uns von dem Bedürfnis unseres Ichs zu lösen, selbst die Zügel in der Hand halten zu wollen, um stattdessen dem uns innewohnenden Bewusstsein den Vortritt zu lassen. Das bedeutet, die Glückseligkeit und Güte, die eigentliche Wirklichkeit, zu akzeptieren und alle gedankliche und emotionale Engherzigkeit, die will, dass die Dinge so laufen, wie wir es uns vorstellen, loszulassen.

Nur wenn wir solch einen Verzicht üben, kann der innere Soma tatsächlich in Fluss kommen. Und der Soma wird für uns nicht fließen, bloß weil wir diesen Wunsch, die Erwartung oder ein Verlangen danach haben. Hingegen wird der Soma fließen und stets in Fluss bleiben, wenn wir die göttliche Gnade annehmen – jene Gnade, die es möglich macht, dass alle Dinge im Universum funktionieren. Allein der Soma ermöglicht, dass alle Dinge leben und sich bewegen. Nach diesem Soma streben wir zwar alle, um aber zu erreichen, wonach wir streben, müssen wir die Gesetz des Somas, den *Soma-Dharma,* lernen: Glücklich sein bedeutet, mit allem in Einklang zu stehen.

Mantras rezitieren und die göttlichen Namen singen

Die göttlichen Namen zu singen ist sicherlich die wichtigste Praxis, die es uns gestattet, den Nektar der Hingabe in unser Herz strömen zu lassen. Durch sie verlagert sich unsere Aufmerksamkeit: von den persönlichen zwischenmenschlichen Beziehungen, die uns gewöhnlich in Anspruch nehmen, zu der allem innewohnenden göttlichen Essenz. Allen mantrischen Lehren ist die verjüngend wirkende Kraft des göttlichen Namens wohlbekannt. Dabei kann man auf diejenigen göttlichen Namen zurückgreifen, die im eigenen Herzen den stärksten Widerhall finden.

Der „Nektar des Singens“ ist ein weiterer in den yogischen Schriften anzutreffender Ausdruck. Mittels der Stimmbänder ermöglicht Rezitation, zumal in einer musikalischen Form, dass sich der Strom der Gnade in unser gesamtes Nervensystem wie auch in unser ganzes Prana ergießt. Die Rezitation kann göttliche Namen mit einbeziehen, freilich in Kombination mit Bija-Mantras oder in Form von längeren Versen. Auch der sogenannte *Kirtan,* Gesang in Ruf-Anwort-Form, gehört mit dazu.

Innere und äussere Rituale

Damit wir zu unserem Soma Zugang erhalten, kommt es darauf an, ein ihm gemäßes Feld oder Umfeld zu schaffen, in dem er sich manifestieren kann – heiligen Raum und heilige Zeit. Rituale sind eine Möglichkeit, das Heilige in unser Leben mit einzubeziehen und auf eine formalisierte Art und Weise Hingabe zum Ausdruck zu bringen. Damit ein Ritual uns beleben kann, muss es allerdings voller Aufmerksamkeit, Hingabe und Anmut vollzogen werden. Hindu-Pujas sind wichtige, eine Neubelebung bewirkende Rituale, in denen der Soma, oder Nektar, der Hingabe zum Ausdruck kommt. Unter Verwendung von Blumen, Düften, Ghee-Lampen und Räucherwerk wird unser gewöhnliches Umfeld geheiligt und ein sakraler Raum geschaffen, damit in dieses Umfeld göttliche Energien niederkommen können.

Zur Durchführung von Ritualen verwendet man gewöhnlich eine Darstellung der betreffenden Gottheit, eine Statue zum Beispiel oder eine zweidimensionale Abbildung. Spezielle Steine wie Shiva-Lingams oder geometrische Formen wie Yantras können ebenfalls verwendet werden. Den Stein der einen Lingam beziehungsweise das Heilige repräsentiert, in Wasser, Milch oder andere Flüssigkeiten zu tauchen, ihn zu „baden“, ist ein wichtiges Mittel, mehr Soma in unser Umfeld zu bringen. Dieser Vorgang wird „Abhisheka“ genannt.

Kalasha Puja, die Verehrung eines gewöhnlich aus Kupfer gefertigten und mit Mangoblättern, einer Kokosnuss und verschiedenen mystischen Formgebungen geschmückten Wasserkruges, ist Bestandteil der meisten Hindu-Rituale. Soma, eine weitere tiefe Soma-Symbolik, ist der Wasserkrug beziehungsweise der mit Nektar gefüllte Krug.

Alle Hindu-Rituale enden mit der Verteilung von *Prasad,* von Nahrung. Dabei handelt es sich im Allgemeinen um Süßigkeiten oder süße Säfte. Prasad ist eine andere Form von Soma und soll dazu beitragen, den Soma-Strom in unserem Geist und in unserem Herzen wachzurufen. Gut möglich, dass die Verteilung von Prasad sich aus uralten Soma-Ritualen entwickelt hat.

Ähnlich dem Wasser hat der Soma einen reinigenden Effekt. In dem Fall wird der Soma *Pavamana* genannt. Es bedeutet: der „reinigende Strom". Was dies anbelangt, beinhaltet ein sakrales Bad – wie in vedischen Ritualen oder in solchen Hindu-Ritualen wie dem Baden im Ganges üblich –, eine weitere wichtige Spielart des Soma-Rituals. Um die Wirkung zu erhöhen, kann man es in Kombination mit der Rezitation von Soma-Mantras vollziehen.

Innere Rituale sind eine Form von Yoga-Praxis, bei der durch Visualisierung die Opfergabe innerlich dargebracht wird, man tatsächlich jedoch keine greifbaren Substanzen verwendet. Dadurch wird es möglich, noch umfangreichere Opfergaben darzubringen. Yoga-Praktiken, bei denen wir visualisieren, wie der Soma vom Kopf zum Herzen und durch unser ganzes Sein hindurch strömt, bringen Erneuerung in all unser Handeln. Eine innere *Abhisheka* zu visualisieren – also zu visualisieren, wie der Soma über das gesamte innere Chakra-System gegossen wird – ist eine Methode, das Strömen des inneren Somas zu unterstützen.

Fünf Faktoren einer Puja

Opfergabe	**Element**	**Sinnesqualität**
duftendes Öl	Erde	Riechen
süße Flüssignahrung	Wasser	Schmecken
Ghee-Lampe oder Kerze	Feuer	Sehen
Räucherwerk	Luft	Tasten
Blumen	Raum	Hören

In vedischen Zeiten gab es ein spezielles Soma-Opfer, das *Soma-Yajna.* Soma, so sagte man, sei die höchste vedische Opfergabe. Man brachte sie sämtlichen Gottheiten dar, um sie mit frischer Energie zu versorgen, vor allem aber war sie eine Gabe für Indra, die vedische Form von Shiva, als höchstem Gott.[130]

Um der Transformation willen müssen wir lernen, unseren Soma, die Essenz unseres Seins, dem Göttlichen zu opfern. Was auch immer wir im Herzen dem Göttlichen opfern, wird zu unserem Soma.

Göttergestalten und Unsterblichkeit

Von der Gottheit gibt es viele Soma-, Liebes- und Glückseligkeitsvorstellungen, in männlicher wie in weiblicher Gestalt, in naturalistischer Darstellung wie auch in Hinblick auf unterschiedliche Haltungen der betreffenden Gottheit zum göttlichen Vater und zur göttlichen Mutter. Im Yoga der Hingabe findet man eine ganze Reihe von Praxisformen, zu denen Rituale, Gesang, Anbetung und Meditation gehören.

Im Grunde genommen ist das Göttliche dasjenige Unsterbliche und Ewige, nach dem wir auf der Suche sind. In jeder aufrichtigen Annäherung an das Göttliche auf der Erfahrungsebene herrscht ein Empfinden von Soma, Glückseligkeit, Entzücken, Frieden oder Gnade. Aus diesem inneren Gnadenstrom entspringt große Inspiration, Dichtung, Musik und Symbolik. Dieser Strom der aus Hingabe erwachsenden Gnade steht hinter den Schriften und ihrem Lobpreis der Gottheiten. Und in der großen spirituellen Kunst, der Bildhauerei und Malerei ist er ebenfalls gegenwärtig.

In vielen Formen bringt die Yoga-Überlieferung symbolisch zum Ausdruck, wie wir zu der unvergänglichen Essenz in Verbindung treten können: zu Sein-Bewusstsein-Glückseligkeit, der universalen Wirklichkeit jenseits von Tod, Kummer und Leid. Im Grunde kann man auf jeden Ansatz, auf jede Form beziehungsweise Gestalt zurückgreifen, durch die man in diese Richtung geleitet wird. Die Form dient uns als Mittel, ist kein Selbstzweck, vielmehr ein Bezugspunkt, auf dem wir mit gesammelter Aufmerksamkeit verweilen können. Da es sich hier um den Weg des inneren Herzens handelt, stehen uns viele Optionen offen!

Die Bedeutung der Göttin: Shakti, die göttliche Mutter

Die Mutter steht für den fürsorglichen Aspekt der göttlichen Energie, der Vater hingegen eher für die reinigende, die läuternd wirkende Seite. Daher ist die Verehrung von Shakti, der göttlichen Mutter, der wohl wichtigste Verjüngungsansatz in Zusammenhang mit Hingabe. Die Göttin als weibliche Gestalt verkörpert zugleich Schönheit, Entzücken und Glückseligkeit, den Soma-Aspekt.

In jeder überlieferungstreuen Kultur, insbesondere in allen ursprünglichen heidnischen Überlieferungen, gibt es zahlreiche Formen, oder Ausgestaltungen, der Muttergöttin. So zeigt sich ihr Wirken im Christentum in Gestalt der Madonna beziehungsweise der Gottesmutter Maria und im Buddhismus in Form von Tara beziehungsweise von Kuan Yin. Die Mutter verkörpert sicherlich für jedermann das Urbild des Verehrungswürdigen, da sie der Ursprung von allem ist. Die große Weltmutter zu verehren ist unsere natürliche Religion. Das religiöse Element der Natur, in der wir überall in unserem natürlichen Umfeld die Gegenwart des Heiligen verspüren, bildet die Grundlage für ihre Verehrung. In jeder nur möglichen Weise versucht sie, durch unterschiedliche, das Göttlich-Weibliche verehrende Religionen, Philosophien oder künstlerische Gestaltungsmittel einen Ausdruck zu finden. Doch welche Namen oder Formen für die Verehrung des Weiblichen auch immer verwendet werden oder welche Überlieferungen sich daraus entwickeln mögen, letzten Endes geht es doch stets um *sie,* die alle Erscheinungen Umfassende und Transzendierende, als den eigentlichen Kraftquell unserer Hingabe und Inspiration.

In der Überlieferung des Hindu-Yoga ist die Göttin, die hier als die große, das Universum erschaffende, erhaltende und vernichtende Weltmutter verehrt wird, durch eine große Formen- und Aufgabenvielfalt gekennzeichnet. Zugleich steht sie als leitende Kraft hinter der Entfaltung und Evolution der Seele. Als schöpferische Inspiration heißt sie *Sarasvati,* als bewahrende Hingabe *Lakshmi,* als transformierende Energie *Kali,* als Beschützerin *Durga* und als Königin des Universums *Rajarajeshvari.* Sie ist Mutter Natur, Prakriti, aber zugleich die höchste Shakti des Absoluten jenseits von jedweder Manifestation. Jede männliche Gottheit hat ihren weiblichen Gegenpart, eine Gefährtin. Wir haben zahlreiche Möglichkeiten, zur Gnade der Gottheit Zugang zu erlangen: durch Rituale, Pilgerschaft, Mantra-Praxis und Meditation, ferner mittels spezieller Sadhanas, also Praxisformen der unterschiedlichsten Art.

Inbegriff aller Soma-Formen der Göttin ist *Tripura Sundari,* die „Schönheit der drei Welten", die den Soma-Strom vom tausendblättrigen Lotos auf dem Scheitelpunkt des Kopfes verkörpert.[131] Ihr fünfgliedriges Mantra *Hrīm Śrīm Klīm Aim Sauḥ!* sorgt dafür, dass sich der Soma im Kronen-Chakra entwickelt, von dort herabströmt und den Ozean des spirituellen Herzens füllt. Noch kraftvoller ist ihr 15-teiliges *Panchadashi*-Mantra.[132] Außerdem hat sie ein höchst bedeutsames, auf sie allein sich beziehendes Gayatri-Mantra.[133] Der tantrische Soma-Kult ist eng mit ihrer Verehrung verknüpft und Teil eines Shakti-Rasayanas, einer Verjüngung durch Shakti.

Formen von Shiva, dem Bezwinger des Todes

Shiva ist der große Herr der Unsterblichkeit im Yoga. Er vermag das Gift der Sterblichkeit zu trinken, ohne dass es ihm etwas anhaben kann. Dieser Shiva-Aspekt wird *Nilakantha* genannt, die „blaukehlige Gottheit", da er das Gift in Höhe der Kehle behält und, mit anderen Worten, nicht zulässt, dass es in sein Herz gelangt.

In Gestalt von *Rudra* fungiert Shiva als der Heilkundige unter den Göttern, als der erste unter allen Ärzten im *Rigveda.*[134] Shivas Energie aber ist zweigeteilt – in Agni und Soma. Sein Agni, sein Feuer-Aspekt, wirkt läuternd, seine Soma-Seite hingegen heilend und verjüngend. Zugleich ist Shiva die vedische Gottheit der heilenden Berührung, die unserer Hand Heilkräfte verleiht.[135]

Weiterhin kennt man von Shiva die spezielle Form des *Mrityunjaya,* „der den Tod bezwingt". Dieser Aspekt ergibt sich aus seiner Verbindung zum Soma. Wie der Soma hat Shiva eine Verbindung zum Mond, und er wird auch an Montagen verehrt. Dazu dient das bekannte Shiva-Mrityunjaya-Mantra. Als Gott der Glückseligkeit und des Somas wird Shiva außerdem *Sundareshvara* genannt, der Herr der Schönheit, ferner *Kameshvara,* der Herr der Liebe. Shiva ist das reine Licht des Absoluten (Prakasha), die Essenz von *Om,* der Klangvibration (Pranava), das erhabene, unvergängliche Prana und der ursprüngliche Purusha, das innere Selbst von allem.

Da Shiva die hinter allen Mantras stehende Kraft ist, wohnt seinen Mantras, ja selbst den Namen, mit denen man ihn bezeichnet, ein außerordentliches Heilungspotenzial inne. Shivas Verjüngungskraft kommt allerdings eher in seinen weicheren, nicht so sehr in seinen härteren Mantras (ihren Rudra- und Bhairava-Formen) zum Ausdruck.

Om Namaḥ Śivāya!
Dieses einfache Mantra beruhigt Geist und Herz und bringt Frieden in den Kern unseres Daseins. Wenngleich das Mantra sehr schlicht anmuten mag, sollten Sie seine Kraft nicht unterschätzen.

Śivo'ham
„Ich bin Shiva", eine schlichte mantrische Bejahung unseres Einsseins mit Shiva, dem Höchsten, kann wie *So'ham* mit dem Atem einhergehend geübt werden.

Om Haum Jūm Sah
Dieses Mantra weckt das unvergängliche Prana *(Haum),* steuert es mit Kraft und Schnelligkeit *(Jūm)* und hält es tief in unserem Sein *(Sah).* Sicherlich das beste Mantra, um einen Menschen wiederzubeleben, den Tod abzuwenden und eine innere Verjüngung anzuregen.

Das Mrityunjaya-Mantra

Hierbei handelt es sich um das längere *Tryambakam*-Mantra an Shiva. Auf dieses Mantra bin ich in meinen anderen Büchern näher eingegangen.[136]

Das Rudram

Das Rudram ist eine lange Hymne an Shiva aus dem *Yajurveda.*

Dhanvantari

Dhanvantari fungiert unter den vedischen Göttern als der Regent des Heilens und des Ayurveda. Er ist eine Form von Vishnu, das Göttliche in der Rolle des die Welt Erhaltenden und sie Pflegenden. Als der ideale, der göttliche Arzt gebietet er über sämtliche Heilkräfte. Aus dem Umrühren des kosmischen Ozeans geht er als großes Geschenk an die Lebewesen hervor. Über die Kräfte der Entgiftung verfügt er ebenso wie über diejenigen der Verjüngung. Die Verjüngung wird durch den Krug mit dem Nektar der Unsterblichkeit (Amrita Kalasha) symbolisiert, den er in der einen Hand hält.

Während Shiva für das höchste Prana und die Kraft der heilenden Berührung steht, repräsentiert Dhanvantari die Kraft der Intelligenz und des Mitgefühls. Viele an Dhanvantari sich richtende Verse sind sehr hilfreich. Aber ebenso das schlichte Namens-Mantra:

Om Dham Dhanvantaraye Namaḥ

Krishna

Krishna, die Gottheit der göttlichen Liebe, Hingabe, Glückseligkeit und des Somas, wird mit dem Mond assoziiert. Seinen Liebestanz vollführt er bei Nacht. Krishna ist ein Gott der Schönheit und Glückseligkeit, ähnlich wie es auf Seiten der Göttinnen für Sundari gilt, mit der er mehrere Mantras gemeinsam hat. Hymnen an Krishna bewirken, dass der Nektar der Hingabe, der Soma der göttlichen Liebe, in uns zu fließen beginnt. Eigentümlicherweise ist Krishna auch für Langlebigkeit bekannt. Es heißt, er habe 125 Jahre gelebt.

Om Klīm Kṛṣṇāya Namaḥ

Hanuman und Rama

Als Sohn des Windgottes, des kosmischen Vayu, verfügt Hanuman über die Kraft des unsterblichen Pranas. Er hat den unvergänglichen und unzerstörbaren Diamant- oder Vajra-Körper. Er ist der große Yogi, der jedes Asana und jede Pranayama-Übung ausführen kann und durch die Kraft der eigenen Hingabe über sämtliche Siddhis, magisch anmutenden Kräfte, verfügt. Hanuman trägt die höheren Energien der Natur in sich. Stellvertretend für sie steht seine Fähigkeit, Sita (Ramas Frau, auch sie eine Erdgöttin) zu finden und sie zu beschützen. Hanuman ist einer der großen langlebigen Weisen in der Hindu-Überlieferung und kann daher all jenen, die ihn verehren, große Langlebigkeit gewähren, sofern sie ihre Zeit in Gottesverehrung und Hingabe verbringen.

Om Haum Hanumate Namaḥ

Der bloße Name Rama ist als solcher bereits ein großartiges Rasayana, so heißt es. Einfach *Rāma Rāma Rāma Rāma* oder *Om Rām* (das vordere *a* wird gesprochen wie in „V*a*ter") zu rezitieren zählt zu den besten Möglichkeiten, die Kraft der Hingabe zu entwickeln, vor allem wenn dies mit höheren spirituellen Bestrebungen und einem entsprechenden Wissen verknüpft ist.

Die Ashvins

Die Ashvins, die göttlichen Zwillinge, die Wunderkinder, verfügen **über alle heilenden, verjüngenden und über den Tod hinausführenden Kräfte.** Sie werden als Reiter dargestellt, wobei das Pferd als Symbol für Prana steht. In den *Vedas* sind sie die Halter des geheimen Soma-Wissens. Unter ihre Zuständigkeit fällt das wichtige *Madhu Vidya,* das Wissen um die Honig-Glückseligkeit, das auch den Göttern Unsterblichkeit verleiht und die Grundlage zahlreicher upanishadischer Lehren bildet.[137] Im *Rigveda* gibt es einige Dutzend an sie gerichtete Hymnen. Darüber hinaus zählen die Ashvins zu den göttlichen Ahnherren des ayurvedischen Wissens, und ihr Sternbild steht für die verjüngenden Kräfte am Anfang des Tierkreises.

Die Sonne

Als Ausgangspunkt des Pranas ist die Sonne eine kraftvolle Quelle heilend und transformierend wirkender Energie. An die Sonne sich richtende Mantras wie das *Gayatri-Mantra* oder das *Aditya Hridaya Stotra* werden als verjüngende und neues Leben spendende Praxisformen für das Herz und für den Geist eingesetzt,[138] wenngleich sie für den Körper beziehungsweise für das weibliche Naturell unter Umständen eine allzu anregende Wirkung haben. Der solare Soma vervollständigt den lunaren Soma, wobei Letzterer nach wie vor die Grundlage bilden sollte.

Schlangen und Adler

Geschützt wird der Soma von den Schlangen, den Nagas. Diese verkörpern die subtilen pranischen Kräfte, in deren Feld das Soma-Potenzial bereitgehalten wird. Demgegenüber ist der Adler, Habicht oder Falke (Shyena) der Soma-Vogel, der vom Himmel herabstößt und den Soma fortnehmen kann. Man benötigt beider Segen, denjenigen der Schlangengottheiten wie auch den der Himmelsvögel, um den Soma zu erhalten. Der Hamsa ist nicht nur ein Schwan, ein Mondvogel, sondern auch der Sonnenvogel, der den Soma nehmen und ihn zu sich hinaufsaugen kann. Dazu aber bedarf es nicht nur einer höheren Wahrnehmung, sondern auch einer größeren pranischen Kraft des Strebens und der Hingabe.

Soma

Als vedische Gottheit ist Soma Regent der Verjüngung, der Langlebigkeit und der Unsterblichkeit. Verehrt wird Soma in vielen Formen, angefangen bei Naturkräften wie Sonne und Mond, bis hin zu der Süße, die man Nahrungsmitteln, Kräutern oder dem Honig abgewinnt. Soma steht in Beziehung zu Bergen, zu Flüssen und zum Ozean. Bisweilen wird Soma als ein Jugendlicher, bei anderen Gelegenheiten als der Vater von allem betrachtet. Ebenso wie ihm gilt der Lobpreis seinen Schwestern, die zu seiner Extraktion und zu seiner Entfaltung mit beitragen.

Indem wir Soma-Verse aus dem *Rigveda* rezitieren, können wir jene Soma-Kraft in uns wecken.[139] Auch wenn wir lediglich zuhören, wie das neunte Mandala aus dem *Rigveda* rezitiert wird, kann dies das Strömen des Soma in uns begünstigen.[140] Lernt man selbst, einige dieser Mantras zu rezitieren, hat das eine noch stärkere Wirkung.

Vedische Soma-Hymnen tragen dazu bei, dass der Soma in uns sich entwickelt und in Fluss kommt. Am besten erlernt man also einige Verse, obwohl auch das bloße Zuhören bereits hilfreich sein kann. Sie kühlen und beruhigen den Geist und das Nervensystem und fördern die Entwicklung von Samadhi, dem Zustand der yogischen Versenkung. Zu diesem Zweck können Sie auf ein einfaches Soma-Mantra zurückgreifen.[141]

Om Īm Śrīm Somāya Namaḥ

Das Bija-Mantra *Īm* (spricht sich Iim) ist zugleich die Keimsilbe für die Augen. Sein Klang bringt Gewahrsein in den Blickpunkt unserer Wahrnehmung, in das Bindu, durch das dann der Geist-Soma strömen kann. *Śrīm* öffnet den Lotos auf dem Scheitelpunkt des Kopfes, den Soma-Lotos, der zugleich der Gewahrseinsraum ist. Soma, die Gottheit, verbindet uns mit dem inneren Soma, dem wir so unsere Ehrerbietung erweisen.

Soma Gayatri

Das an die Sonnengottheit *Savitri* gerichtete Gayatri-Mantra ist die populärste Gayatri und das wichtigste vedische Mantra. Doch Gayatris gibt es auch für andere Gottheiten. Besondere Bedeutung hat die Soma-Gayatri für Heilzwecke, einschließlich der Zubereitung verjüngend wirkender Kräuter und Lebensmittel. Auf das Mantra folgend finden Sie auch eine Übersetzung. Am besten spricht man das Mantra jedoch in der Sanskrit-Fassung.[142]

Om Sudhākarāya vidmahe oshadhīshāya dhīmahi;
Tan nah Soma pracodayāt!

„Mögen wir den Schöpfer des Nektars erkennen, mögen wir über den Herrn der Heilpflanzen meditieren. Möge Soma uns dies zuteil werden lassen!“

Gottheiten und Pranayama

Gottheiten sind nicht nur Kräfte der Hingabe, zugleich stehen sie für Kräfte des Wissens und des Pranas. Als solche sind sie Bestandteil von tiefer gehenden Formen des Yoga wie Pranayama, Mantra-Praxis und Meditation. Insbesondere gilt das für die *Dasha Mahavidya,* die „zehn Wissensformen der Göttin".[143]

Inwiefern Sundari, eine dieser zehn erhabenen Göttinnen, den Soma des tausendblättrigen Lotos auf dem Scheitelpunkt des Kopfes verkörpert, darauf sind wir bereits zu sprechen gekommen. Eine andere Göttin, *Bhuvaneshvari,* Herrin des Weltraums, oder des Universums, gewährt uns den Soma aus den unterschiedlichen Richtungen. *Matangi,* von grüner Farbe, ist die Halterin von Prana wie von Soma, und sie hilft uns, all die Somas der Heilpflanzen, der Tiere und der übrigen Naturkräfte zu begreifen.

Doch selbst die grimmige *Kali,* manchmal mit Tod und Zerstörung gleichgesetzt, verkörpert Kevala-Kumbhaka als Kraft der Unsterblichkeit, das innere Prana, das zu strömen beginnt, indem man den Atem anhält, und außerdem Yoni Mudra, das Verschließen der Sinnesöffnungen im Kopf, damit Prana durch die Sushumna strömen kann. *Chinnamasta* mit ihrem befremdlichen Erscheinungsbild (sie hält das Schwert in der einen und ihren abgeschlagenen Kopf in der anderen Hand) ist ein Sinnbild für Shambhavi Mudra – die Innenwendung des Blickes, während äußerlich die Augen geöffnet sind. *Bagalamukhi,* eine weitere eigentümliche Erscheinungsform der Göttin, gewährt uns die Beherrschung des Sprechens. Zugleich hilft sie uns, Khechari Mudra zu entwickeln, indem sie uns die Kontrolle über die Zunge gibt. Viele weitere Beispiele dieser Art ließen sich hinzufügen. Diese sind freilich Gegenstand von tiefer gehenden, an Details reicheren Formen der Praxis. All diesen Übungen verschafft eine Energetisierung yogischer Praxisformen durch die Kraft der Gottheit höhere Wirksamkeit. Ganz besonders gilt das für Pranayama und für die Mantra-Praxis.

Meditation, der Yoga des Wissens und die Verjüngung des Geistes

Die Morgenröte verwandelte er in schöne Frauen,
und in die Sonne brachte er das strahlende Licht.
In den drei lichten Sphären des Himmels fand Soma
den dreiteiligen Nektar der Unsterblichkeit.

Den Himmel und die Erde löste er voneinander, und
den siebenstrahligen Wagen spannte er an. Mittels
seiner geheimen Kraft brachte er die reife Milch in die
Seelen. Soma sorgt für den Bestand einer Quelle von
zehnfacher Formgebung.

Rigveda VI, 44, 23-24

Die meisten von uns vermögen den Soma nicht aus dem eigenen Geist zu extrahieren. Eifrig sind wir in der äußeren Welt auf der Suche nach dem Soma, nach Glück: ausgerechnet dort also, wo wir Glück, den Soma, in Wahrheit nicht finden können. Gelingt es uns, diese Kunst zu erlernen – die Kunst, den uns selbst innewohnenden Soma zu trinken –, werden wir über das Bedürfnis nach Anregung oder Unterhaltung jedweder Art hinausgelangen. Zugleich aber werden wir lernen, wie wir eine dauerhafte Schönheit und Glückseligkeit jenseits von allem, was uns vor Augen kommt, entdecken können.

In der Verjüngung des Geistes liegt die Essenz der Meditationspraxis, die ihrerseits ein Rasayana für den Geist ist. Bei der „Meditationstherapie“ handelt es sich gewiss um die wichtigste aller Heilung bewirkenden Therapien, weil sie Leid und Unwissenheit vollständig aus unserem gesamten Leben entfernen kann. Ohne Meditation hingegen wird allen anderen Wellness-Therapien wahrscheinlich nur begrenzter Erfolg beschieden sein. Allein die Meditation verhilft uns zu jener geistigen Aufmerksamkeit und Klarheit, die man zur vollen Umsetzung aller weiteren Heilungsstrategien benötigt.

Um Ihren Geist jung und gesund zu erhalten, sollten Sie am besten morgens mindestens 15 Minuten und abends wenigstens eine Stunde lang meditieren. Welche Methoden und welche Ansätze auch immer dazu beitragen, dem meditativen Zustand den Weg zu bereiten, mit denen können Sie die Sitzung beginnen. Mantra-Praxis und Pranayama eignen sich dafür besonders gut. Sorgen Sie aber stets dafür, dass Sie zum Ende der Praxis in einem Zustand meditativer Ruhe und Stille verweilen. Erleben Sie natürliches Glück und die Heilkraft Ihrer eigenen Natur als reines Bewusstsein, das Selbst von allem!

Unter all den Yoga-Wegen steht die Verjüngung des Geistes in besonderer Weise zum *Jnana-Yoga,* dem „Yoga des Wissens“, in Verbindung. Dieser Yoga des Wissens ist der Weg des *Advaita,* des nichtdualistischen Vedanta, wie er in alten Zeiten in den *Upanishaden,* später von Lehrern wie Shankara und schließlich im 20. Jahrhundert von Lehrern wie Ramana Maharshi gelehrt wurde.[144] Der Yoga des Wissens weist uns den Weg der Selbsterkundung, oder Selbsterforschung, der Einsicht und meditativen Stille, damit wir zu unmittelbarer Einsicht in unsere wahre Natur gelangen, die eins ist mit dem universalen Sein. Letztlich aber stellt tiefe, zu Versenkung, zu Samadhi führende Meditation den Gipfel, die Essenz aller Meditationspraktiken dar.

Die Verjüngung des Geistes durch Meditation, bei der man zu den unvergänglichen Kräften des Bewusstseins Zugang gewinnt, ist die höchste Verjüngungspraxis. Eine Verjüngung des Geistes kann auch ohne die Verjüngung des Körpers erfolgen, indem man das

Augenmerk allein auf die spirituelle Entwicklung richtet. Im Allgemeinen fällt die Verjüngung des Geistes freilich leichter, wenn wir zugleich den Körper verjüngen, weil die im Körper vorhandenen Toxine und Schwächen naturgemäß vom Geist ihren Tribut fordern. Bestimmte Nahrungsmittel, Kräuter, Körperübungen und Formen der Atempraxis können größere Veränderungen in unserem Denken und Fühlen herbeiführen. Das Arbeiten mit subtilen Sinnesenergien kann ebenfalls eine große Hilfe sein, da die Klarheit des Geistes und diejenige der Sinne einander wechselseitig bedingen.

Die wichtigsten Veränderungen im Sinn einer Neubelebung des Geistes vollziehen sich allerdings auf der Ebene des Geistes selbst, vor allem in unseren tief ausgeprägten geistigen Mustern, bis hin zu einer unbewussten, instinktgeleiteten Ebene. Den Geist können wir nicht einfach dadurch verjüngen, dass wir Bücher lesen, uns CDs anhören oder ein paar Seminare besuchen, so hilfreich diese auch sein mögen. Eine Verjüngung des Geistes erfordert größere Veränderungen in unseren Überzeugungen, Einstellungen und Werten – Veränderungen in der Art und Weise, wie wir uns selbst und die Welt sehen. Durch ein mechanisches Vorgehen lässt sich das nicht bewerkstelligen, ebenso wenig kann es ein anderer Mensch für uns leisten. Vielmehr erfordert dies, dass wir kontinuierlich und regelmäßig nach innen gewandt praktizieren. Die Hauptpraxis zur Verjüngung des Geistes ist Meditation – nicht im Sinn der Ausübung einer Meditationstechnik, sondern als ein Verweilen in der natürlichen meditativen Stille des zur Ruhe gelangten, nach innen und zur heiligen Natur aller Wirklichkeit gewandten Geistes.

Die Alterungseffekte des Gedächtnisses

Ganz so wie auf einer physischen Ebene Übergewicht und Giftstoffe den Körper altern, verfallen und krankheitsanfällig werden lassen, machen das auf der Ebene der Psyche angesammelte „Gewicht" und die Toxine den Geist alt, schwer und beeinträchtigen seine Funktionsfähigkeit. Unser geistiges und emotionales Übergewicht und die geistige und emotionale Giftstoffbelastung, wenn man es so ausdrücken möchte, lassen sich an der Last der Erinnerung, des

Traumas und der unerfüllten Wünsche bemessen, die den Niedergang unserer geistigen Energie bewirken.

Mit dem Körper können wir uns ohne weiteres auf eine Waage stellen, um zu sehen, wie viel Übergewicht im Verhältnis zu unserer Körpergröße, der Geschlechtszugehörigkeit und dem Alter wir haben. In ähnlicher Weise können wir die Bürde unserer psychischen Belastungen leicht daran ermessen, wie unbeweglich und zwanghaft unsere Erinnerungen sind und welch lange Schatten sie werfen.

Ebenso wie auf der körperlichen Ebene die Notwendigkeit besteht, angesammelte Giftstoffe und ein Übergewicht abzubauen, müssen wir auch den im Geist und im Körper sich bemerkbar machenden Entropie-Effekt der Erinnerung vermindern. Damit ist keineswegs gemeint, wir sollten alles vergessen oder unseren Sinn für Fakten und Informationen verlieren. Vielmehr bedeutet es, dass wir uns von der Bürde der emotionalen Erinnerung, von unserer persönlichen Geschichte aus Schuld, Reue und Erwartung frei machen sollten.

Hier geht es durchaus nicht um eine komplexe psychologische Analyse, sondern einfach darum, zu verstehen, wie der Geist arbeitet. Die Befrachtung des Geistes mit dem Bekannten und Vertrauten hat für uns psychologisch eine niederdrückende Wirkung. Unsere durch Gewohnheitsmuster geprägte Art und Weise, die Dinge zu betrachten, wirft einen Schatten, der uns der Neuartigkeit und der Magie des Daseins entfremdet, uns von ihr entfernt und uns stattdessen in Routine, Zwanghaftigkeit, Gewohnheit und Abhängigkeit verwickelt. Alt wird unser Geist in dem Sinn, dass er in Vergangenes, in Altvertrautes, in konditionierte Perspektiven und Reaktionen verstrickt bleibt. Zum Zweck des Vergleichs können wir diesen Geist dem Geist eines kleinen Kindes gegenüberstellen, so wie wir auch den alten mit einem jugendlichen Körper vergleichen können. Das Kind erlebt alles, als sei dies ein erstes Mal, lebt mit einer gewissen Unschuld, Neugierde und Freude im gegenwärtigen Augenblick. Der alte Geist hingegen erfährt das Leben durch den Schleier der Vergangenheit, versucht deren glorreiche Momente aufs Neue zu erleben oder die von Kummer und Leid hinterlassenen Scharten auszuwetzen.

Uns selbst und die Welt, in der wir leben, meinen wir zu kennen. Tatsächlich sind wir mit dem Leben jedoch nur auf einer oberflächlichen Ebene vertraut. Schauen wir gründlich genug, dann können wir in uns selbst, in anderen und in der Welt der Natur, die uns umgibt, immer neue und schönere Potenziale entdecken. Um sie erkennen zu können, müssen wir allerdings zunächst einmal die Anmaßung ablegen, wir wüssten tatsächlich Bescheid, um stattdessen das – für unseren Geist niemals rundum zu erfassende – Unbekannte in seiner ganzen Unermesslichkeit willkommen zu heißen. Denn dieses liegt jenseits allen Denkens, aller Formeln, Überzeugungen oder Erwartungen.

Zuallererst erfordert eine Verjüngung des Geistes, dass wir die Vergangenheit loslassen, die uns an die Energie des Todes fesselt. Es gilt, mit anderen Worten, unsere Meinungen, Vorlieben und Abneigungen und die geistigen Wertungen im Leben aufzugeben. Dies setzt voraus, dass wir beobachten können, anstatt einfach zu reagieren, und für die Wirklichkeit empfänglich sind, anstatt hochmütig darauf zu beharren, unser vermeintliches Wissen sei mit „der Wirklichkeit" gleichzusetzen.

Selbstverständlich braucht man die eigene Vergangenheit nicht vollständig der Vergessenheit anheim fallen zu lassen. Frei machen sollten wir uns indes von jenem Festhalten an vergangenen Erfahrungen, Vorstellungen, Emotionen, Anhaftungen und traumatischen Erlebnissen, welches den Geist einen Großteil des Tages in Anspruch nimmt. Ein gutes Gedächtnis für Fakten kann man tatsächlich nur dann haben, wenn der Geist nicht mit emotional aufgeladenen Erinnerungen überfrachtet ist. Nicht allein das Vergessen von Dingen macht ein Element von Senilität aus – in der Vergangenheit zu leben und infolgedessen die Gegenwart nicht zu sehen tut es ebenso.

Uns allen beschert im Grunde genommen jeder Tag ein neues Leben. Und jede Nacht verschafft uns die Gelegenheit, über die Zeit hinauszugelangen. Ganz unbekümmert können wir unsere persönlichen Erinnerungen loslassen – all die Vorlieben und Abneigungen, die Schmeicheleien und Kränkungen, Erfolge und Misserfolge, die wir im Hinterkopf haben –, ohne dass dabei auf der Strecke bleibt, wer wir wirklich sind. Falls wir an derart dualistischen Emotionen festhalten, beflecken wir bloß die Makellosigkeit unseres inneren Seins, das über jegliche Beschränkung hinausreicht.

Das Selbst unserer Erinnerungen, ein bloßer Schatten der Vergangenheit, macht nicht unser wahres Sein aus. Letzteres ist vielmehr gleichbedeutend mit unserer Fähigkeit, die Gegenwart mit offenem Geist und offenem Herzen wahrzunehmen. An unser wahres Sein können wir uns nicht erinnern: Seine Präsenz im gegenwärtigen Augenblick anzuerkennen ist die einzige Möglichkeit. Unser wahres Sein weilt im Licht des Bewusstseins jenseits von Zeit und Raum. Weder lässt es sich mit unserem Ich noch mit unserem Selbstbildnis noch mit der Last jener Vorstellungen gleichsetzen, die sich andere Menschen von uns machen: Es ist das von Vorstellungen freie Licht des Sehens, des Erkennens, im eigenen Innern.

Unseren Geist und unser Herz können wir in jedem Augenblick verjüngen, in dem wir bereit sind, die Vergangenheit loszulassen. Nicht nur bei unseren positiven Lebenserfahrungen fällt uns allerdings das Loslassen schwer. Die negativen Erfahrungen loszulassen fällt uns oft noch schwerer. Viele von uns haften am Kummer, an den bedrückenden Dingen, am Unglücklichsein, ja selbst an Krankheit als einem Mittel, ein wenig Aufmerksamkeit zu ergattern oder einen höheren persönlichen Stellenwert zu erhalten. In der heutigen Welt, in der wir Psychologie zu etwas derart Wichtigem gemacht haben, sind viele von uns in ihr eigenes Psychodrama verwickelt und versuchen, alle anderen mit hineinzuholen in ihr Netz. Unsere Emotionen wollen wir nicht loslassen, sondern sie als Mittel nutzen, andere in die eigenen Reaktionsmuster mit hineinzuziehen. Solch ein Psychodrama ist eine toxische Reaktion des alten Geistes – jenes Geistes, der es nicht schafft, die im Leben gemachten Erfahrungen zu verdauen und dann einfach zur nächsten Erfahrung überzugehen.

Solange wir unser Psychodrama nicht loslassen und unser inneres Sein nicht willkommen heißen, bleibt unser Geist ein Gefangener seiner im Lauf der Zeit entstandenen Zwänge und Fixierungen.

Die Vergangenheit loszulassen bedeutet, dem zu entraten, wer und was wir einmal gewesen sind, damit in uns neues Sein geboren werden kann. Immer sind wir neu. Niemals sterben wir. Nie treten wir in die Vergangenheit ein, sondern bleiben verantwortlich für die Gegenwart als die in jedweder Zeit sich bekundende Kraft. Die Vergangenheit ist lediglich unser Schatten-Selbst, durch das sich unser Leben in einen Schatten verwandelt. Wir sind vielmehr dasjenige Wesen, das die Vergangenheit zwar erlebt hat, das Leben aber in jedem Augenblick auf eine neue Weise erfahren kann.

Jenseits von Information – zu einer unmittelbaren Erfahrung des Lebens

Ein damit zusammenhängendes Problem, das unseren Geist altern lässt, besteht in der Last der Information, die wir mit uns herumschleppen. Wir sind in Namen, Zahlen, Persönlichkeiten, Verpackungen, Posen und äußeren Erscheinungsbildern verfangen. Und so ermattet unser Geist, und er erschöpft sich unter der Bürde der Information. Wir sehen die Welt nicht mehr unmittelbar, sondern stülpen ihr unsere Vorstellungen über. Solche auf Fakten sich stützende Einzelheiten sind ebenfalls Erinnerungen, von einer weniger emotionalen Beschaffenheit zwar, nichtsdestoweniger aber eine Art Materie, Enge oder Zwanghaftigkeit im Geist.

Verjüngung tritt ein, indem wir den Geist auf das Namenlose einstimmen, auf das Unbekannte, quantitativ nicht Erfassbare. Durch irgendwelche zusätzlichen Berechnungen, mechanischen Verrichtungen beziehungsweise Routineabläufe, durch Namen oder Zahlen wird sie nicht zustande kommen. Wir müssen gleichsam einen Quantensprung vollziehen – aus dem Reich des Quantitativen in den heiligen Bereich jenseits von allem, was sich messen lässt. Das verschafft dem Geist jenen grenzenlosen Raum, in dem er erneuert und transformiert werden kann.

Erneuernd auf den Geist wirkt die unmittelbare, keine Beschränkung kennende Gegenwartserfahrung. Sobald wir jedoch Benennung und Maß mit ins Spiel bringen, fallen wir heraus aus solch einer Unmittelbarkeit der Erfahrung und geraten in etwas Quantifizierbares hinein. Das Universum ist ein magisches Mysterienreich, in dem das Neue, das Unermessliche, das Dynamische, das Unvorhersagbare und das Ewige vorherrschen. Wir aber verwechseln, darin liegt das Problem, unser Vertrautheitsgefühl mit wirklicher Welt- und Selbsterkenntnis.

Information ist kein unmittelbares Wissen. Sie offenbart uns nicht, wie die Wirklichkeit beschaffen ist, und trägt nicht dazu bei, dass wir in höherem Maß einen unmittelbaren Kontakt zur Wirklichkeit haben. Hier handelt es sich lediglich um indirekte Kenntnisse über Dinge im Sinn von Namen, Formen und Zahlen, um oberflächliche Einschätzungen. Solch ein vermitteltes, oder mittelbares, Wissen kann zum Hindernis für unmittelbare Erfahrung werden beziehungsweise an deren Stelle treten. Um den Geist zu verjüngen, müssen wir unser Anhaften an Information und an unsere Überzeugung, bei dieser handele es sich um tatsächliches Wissen, aufgeben. Das versetzt uns in die Lage, unser Leben erneut unmittelbar zu leben und die Dinge zu sehen, wie sie sind, anstatt sie einem geistigen Muster entsprechend zu beurteilen. Ausgangspunkt sind dabei die eigenen Gedanken und der eigene Atem. Voraussetzung dafür ist nicht nur, dass wir im gegenwärtigen Augenblick leben, sondern zugleich muss das Licht des Gewahrseins gegenwärtig sein.

Eine Verjüngung des Geistes erfordert, den höheren Geist zu entwickeln, indem man von einem auf Information basierenden äußeren Gewahrsein zu einem auf Wahrnehmung beruhenden inneren Geist, zu wahrer Intelligenz, übergeht. Wenn wir solch eine Intelligenz in uns wachrufen, betrachten wir alles als einen heiligen Tanz, und wir verspüren das alle Dinge durchdringende Licht des Bewusstseins. Namen und Formen erscheinen dann als bloße Symbole oder Schleier einer erhabeneren, namen- und formlosen Gegenwart, die alles durchdringt.

Unsere Wahrnehmungsmuster neu strukturieren

Seit wir als Kind unsere Augen aufgeschlagen haben, um die Welt zu erblicken, und mit dem chaotisch anmutenden Hin und Her aus Formen, Farben, Klängen und Bewegungen in Berührung gekommen sind, haben wir gelernt, unsere Wahrnehmungen in sinnvolle Muster zu strukturieren. Und wir haben nicht nur gelernt, Gegenstände, Menschen und Handlungen zu erkennen und sie zu kennzeichnen, sondern auch, unsererseits in dieser Welt zu funktionieren. Infolgedessen betrachten wir die Welt dann als Erwachsene oft unkritisch durch das Raster unserer geistigen Konditionierung. Zu diesen geistigen Rastern, oder Prägungen, zählen nicht nur solch objektive Faktoren wie Name, Zahl, Größe, Form und Entfernung, die unentbehrlich dafür sind, dass wir uns in unserer Umwelt hin- und herzubewegen verstehen, sondern auch subjektive Faktoren – etwa Vorliebe und Abneigung, Anziehung und Abstoßung, Angst und Begehren in Bezug auf dieses oder jenes –, die uns davon abhalten, die Dinge so zu sehen, wie sie sind.

Unser Geist weist ein gewisses Wahrnehmungsmuster auf, das zum Ausdruck bringt, wie wir durch unsere Erziehung und Konditionierung, aber auch aufgrund persönlicher Neigungen, gelernt haben, die eigene Erfahrung zu deuten. Solch eine Betrachtungsweise der Welt als ein *Fehlwahrnehmungsmuster* zu bezeichnen wäre wohl zutreffender. Denn gewöhnlich spiegelt solch eine „Wahrnehmung“ mancherlei persönliche und gesellschaftliche Voreingenommenheit wider, nicht einfach nur eine unmittelbare Sicht der Wirklichkeit. Darüber hinaus wird unsere Wahrnehmung mit der Zeit durch die zunehmende Last der Erinnerungen und gewohnheitsmäßig ausgeführten Handlungen noch zusätzlich überdeckt. Zum Beispiel gewöhnen wir uns derart an Menschen und Orte, dass wir sie womöglich gar nicht mehr sehen. Diese Verhärtung des Wahrnehmungsapparats hat ein starres, schwerfälliges oder konfuses Reaktionsmuster zur Folge, das den Geist altern und versteinern lässt.

Selbst solche dem Anschein nach objektiven Faktoren wie Größe und Entfernung zeigen, dass unsere Wahrnehmung zwar strukturiert, aber nicht unbedingt wie die Wirklichkeit beschaffen ist. So lernt man in einem japanischen Garten, das Große im Kleinen zu sehen, etwa die Schönheit eines kleinen Bonsai-Baumes. Größe und Entfernung, das sollten wir uns vor Augen führen, sind etwas Relatives. Für eine Ameise hat ein Baum nicht genau die gleiche

Größe wie für einen Menschen. Die Entfernung bis zur nächsten Stadt fällt ganz unterschiedlich aus, je nachdem ob Sie die Strecke zu Fuß zurücklegen oder sich als Autofahrer dorthin begeben.

Zeit und Raum sind in Fluss befindliche Konstrukte unserer Wahrnehmung. Bedingt durch die Natur unserer Einstellungen und Handlungen können sie sich verändern, können in die Länge gezogen oder verkürzt werden. Meditation versucht, den Geist aus solchen einschränkenden Wahrnehmungsmustern zu befreien. Der englische Dichter und Maler William Blake hat das trefflich in Worte gefasst:

Um die Welt zu sehen in einem Körnchen Sand

und den Himmel in einer Wildblume,

halt' die Unendlichkeit in deiner offnen Hand,

und Ewigkeit passt in eine Stunde.[145]

Bei speziellen Techniken des meditativen Betrachtens (im Yoga als Dharana bezeichnet) lernen wir die Dinge direkt anzuschauen, indem wir die Interpretationsfilter des Geistes und des Gedächtnisses abstreifen. Diese Befreiung unserer Wahrnehmung vom Größenempfinden öffnet uns für die Magie des Daseins und für die erhabene Schönheit, die im Verborgenen überall waltet.

Um den Körper, die Sinne und den Geist zu verjüngen, müssen wir unsere Wahrnehmung klären und verjüngen. Dazu müssen wir lernen, über unsere durch praktische Informationen und durch emotionale Reaktionen geprägten geistigen Muster hinauszugelangen. So lernen wir, hinter den Formen der Welt, ja selbst hinter „Raum", das Licht des Bewusstseins wahrzunehmen. Das hilft uns, unsere einschränkenden Vorstellungen darüber, wer wir sind, loszulassen und neue Handlungsmöglichkeiten zu entdecken, die unser Leben auf allen Ebenen zum Vorteil verändern können.

Unsere höhere Erinnerung entwickeln

Soma, unser Glücksempfinden, ist in hohem Maß an unser Erinnerungsvermögen gekoppelt. Die niedrigeren Somas lassen eine

Erinnerung entstehen, die uns an vergangene Freuden bindet. Demgegenüber entsteht durch die höheren Somas ein Erinnern beziehungsweise Erkennen jener unvergänglichen Glückseligkeit, die den eigentlichen Grund unseres Daseins ausmacht. Unser Erinnerungsvermögen *(Smriti shakti* im Sanskrit) zu entwickeln ist ein wichtiges Hilfsmittel – nicht nur für die Meditation, sondern auch für Langlebigkeit und für die Verjüngung des Geistes. Diese höhere Erinnerung ist keineswegs gleichzusetzen mit der niederen Erinnerung, der Ich-Erinnerung, die unseren Geist beschwert und ihn altern lässt. Die höhere Erinnerung versetzt uns in die Lage, die Begebenheiten unseres Lebens sachlich zu erinnern, insbesondere solche Erfahrungen, bei denen wir mit Soma, wahrer Liebe, Schönheit, Schöpfungskraft, Inspiration, Hingabe oder Spiritualität in Berührung gekommen sind.

Mehr als das: Unser höheres Erinnerungsvermögen kann sich an das Selbst, an unsere tiefer reichende Seele und an ihre – im Bewusstsein vonstatten gehende – fortwährende Reise von einem Leben zum anderen entsinnen. Solch ein Sich-Entsinnen mag hin und wieder Erinnerungen an frühere Leben mit einschließen. Häufiger aber geht es um Erinnerungen an die göttlichen Kräfte und Essenzen, die das ganze Universum durchdringen. Mantra-Praxis und Meditation sind wichtige Möglichkeiten, diese höhere Erinnerung, in der wir uns des Ewigen entsinnen können, zu entwickeln. Uns unserer unvergänglichen Essenz und unseres Zuhauses zu entsinnen bedeutet, über die Zeit und ihre Beschränkungen hinauszugelangen.

Schöpfungskraft, Schöpfung und Produktion

Soma kann als ein Geistesstrom reiner schöpferischer Energie definiert werden. Darum stellt sich der Soma hervorbringende Geist so bereitwillig der Mantra-Praxis, der Dichtung und allem, was von schöpferischer Genialität und Erfindungsreichtum zeugt, zur Verfügung. Jede wahre Schöpfungskraft, beginnend mit der Schaffung des Universums durch die Kräfte der Natur, ist eine Manifestation von Soma, von Glückseligkeit.

Auf der höchsten Ebene ist Soma indes reine Schöpfungskraft ohne Ausdruck: das Absolute, oder Brahman, jenseits von Zeit, Raum und Manifestation. Die höchste Kunst wirkt so schlicht wie die Natur. Die höchste Schöpfungskraft braucht sich nicht auszudrücken. Doch selbst wenn sie sich ausdrückt, ist *sie* in Wirklichkeit viel erhabener als jede ihrer Ausdrucksformen.

In der heutigen Welt und in der westlichen Kultur ganz allgemein legen wir großen Wert auf die Produktion. Wir wollen, für andere sichtbar, etwas hervorbringen, das für sie einen Nutzwert hat. Angesichts all der künstlichen, in Massenproduktion hergestellten Dinge, die wenig echte Kreativität erkennen lassen, hat man manchmal den Eindruck, die Produktion sei für uns von größerer Bedeutung als die Schöpfung. Soma ist kein Produkt und lässt sich auch nicht produzieren. Soma kann zum Ausdruck gebracht werden, beinhaltet jedoch in Wirklichkeit stets mehr als das, was äußerlich zum Ausdruck gelangt.

Um durch Meditation den Geschmack des inneren Somas zu kosten, muss man in den von Schweigen getragenen Strom reiner Schöpfungskraft eintauchen – in einen dynamischen Strom von solcher Stärke, dass keinerlei Form aus ihm hervorgeht und er in seinem stetigen Fluss eine tiefe Ruhe entwickelt. In der Meditation sollten wir lernen, in den Strom der Schöpfung einzutreten, indem wir bei den Schöpfungskräften der Natur beginnen, dann allerdings in die nicht manifeste Schöpfungskraft reinen Bewusstseins übergehen, die jede einzelne potenzielle Energie in all ihrer Besonderheit in sich trägt, ohne irgendetwas sagen zu müssen.

Den Geist abkühlen und ihn entschleunigen

Der Geist altert infolge von Überreizung, die ihn überhitzt und dazu bringt, seinen Soma – die Kraft des Friedens, der Zufriedenheit und des Entzückens – zu verbrennen. Überreizt wird er durch zu schnell aufeinanderfolgende oder zu starke Sinnesimpulse wie etwa die, von denen es in den heutigen Medien nur so wimmelt. Durch äußere Stimulation über die Sinne und die Medien beschleunigen wir den Geist. Tatsächlich zählen die Medien zu denjenigen Dingen, die unseren Geist besonders stark altern lassen, indem er sich in ein Netz aus Erinnerungen, Reaktionen, Meinungen und Aggression verstrickt. Dies bedeutet zugleich, dass der Geist schwer und emotional toxisch wird.

Um der Überreizung entgegenzuwirken, müssen wir den Geist abkühlen, ihn also von seinen äußeren Fixierungen lösen. Eine Abkühlung des Geistes setzt zugleich voraus, dass wir ihn entschleunigen. Das heißt nicht, dass wir geistig behäbig und träge sein sollen. Vielmehr sollten wir den Geist in einen durch Stetigkeit, Aufmerksamkeit und Gewahrsein gekennzeichneten Zustand versetzen, in einen nicht reaktiven Zustand passiven Beobachtens. Solch ein Zustand stellt sich leicht ein, wenn wir uns auf die Rhythmen der Natur einstimmen. Den Geist vom Einfluss der Medien, insbesondere von jenem der visuellen Medien, zu befreien, ist ein wichtiger Schritt hin zu seiner Verjüngung.

Während wir den äußeren Geist entschleunigen, lernen wir jedoch zugleich, den inneren Geist zu beschleunigen. Wir lernen, mit anderen Worten, im Geist den Durchfluss von Licht und Wahrnehmung, einschließlich der Entfaltung neuer Kreativkräfte, zu erhöhen. Außerhalb von uns müssen wir nun nicht mehr nach irgendwelcher Stimulation oder Unterhaltung suchen, da der eigene Gewahrseinsstrom eine transformierend wirkende Bewegung beinhaltet, die fortwährend Entzücken in uns hervorruft.

Bei der meditativen Stille handelt es sich nicht um eine forcierte Stille, nicht um einen Mangel an Bewegung, nicht um stumpfe Leere. Ebenso wenig basiert sie auf Widerstand, auf einem Versuch, Kontrolle auszuüben oder ein vorweg ins Auge gefasstes Ziel zu erreichen. Sie erfordert kein offenkundiges Bemühen, das Denken zum Stillstand zu bringen beziehungsweise die Gedanken zu unterdrücken. Vielmehr beinhaltet meditative Stille, dass man sich auf eine tiefer reichende Gewahrseinsebene begibt. Ähnlich als würde man im Meer in die Tiefe tauchen, wo einen die Wellen, die sich auf der Oberfläche wahrscheinlich weiterhin auf und ab bewegen, nicht stören oder aus der Fassung bringen können. Die Gedanken kommen und gehen wie der Atem. Doch man identifiziert sich nicht länger mit ihnen, sondern betrachtet sie wie Wolken, die am Himmel vorüberziehen, nicht als etwas Wirkliches, etwas Dauerhaftes.

Schweigen und Stille verjüngen den Geist. Durch Aktivität und Ablenkung hingegen nutzt er sich ab. Indem man tiefe Stille und tiefen Frieden in den Geist und das Herz einkehren lässt, legt man das Fundament für jede wirkliche Yoga-Sadhana – als Grundlage für alles andere. Das setzt voraus, dass wir unser äußeres Sein der inneren göttlichen Präsenz überlassen, die allgegenwärtig ist.

Der meditative Geist gleicht einem Gebirgssee, in dem Soma-Pflanzen ganz natürlich wachsen und gedeihen. Gelangt der Geist zur Ruhe wie ein still und friedlich daliegender See, dann werden in ihm spontan Soma-Pflanzen emporkommen: astrale Gewächse, innere Lotos-Blüten und andere Blumen. Die sieben Chakras, oder Lotos-Blüten, sind solche Soma-Pflanzen, und jede von ihnen bringt die für sie charakteristische Soma-Essenz hervor.

Raum entstehen lassen im Geist

Um den Geist verjüngen zu können, müssen Sie in ihm zunächst Raum schaffen. Shakti, die verjüngend wirkende Energie, wird dann ganz von allein aufsteigen. Dazu bedarf es keiner zusätzlichen Anstrengung oder Aktivität. Zur Verjüngung benötigt der Geist Raum. Hierbei handelt es sich nicht um leeren Raum, entstanden aus Langeweile, Einsamkeit oder Frustration, sondern um den – in keinerlei Reaktionen wie Vorliebe und Abneigung, Liebe und Hass, Anziehung und Abstoßung verstrickten – Raum klaren Gewahrseins. Soma kann auch als eine „Blüte des Raumes“ bezeichnet werden. Wann immer wir Raum in uns schaffen, entstehen darin natürlicherweise solche Blumen des Lichts.

Ein durch Zeit, Ort, Person und Begehren befrachteter Geist kann solch eine Erfahrung von Raum nicht machen. Der mit Erinnerungen, Meinungen, Überzeugungen und festen Vorstellungen angefüllte Geist verharrt in seinen engen Beschränkungen. Um den Raum reinen Gewahrseins erfahren zu können, muss der Geist sich leeren, indem er sich von seinem Anhaften, seinen Fixierungen und Behauptungen frei macht.

Nach draußen zu gehen, sich dem in der freien Natur vorhandenen Raum zu öffnen und ihn willkommen zu heißen, sich eingehend die Wolken, den Himmel, die Sterne, die Weite des Gebirges, der Wälder, der Ebenen oder der Meere anzuschauen – denjenigen Naturraum zu betrachten, der sich Ihrem Blick gerade bietet – ist eine Möglichkeit, Raum zu schaffen im Geist.

Auf den Raum zwischen den Objekten zu schauen statt auf die Objekte selbst, indem man die Objekte als bloße Formgebungen im Raum ansieht, ist eine weitere Möglichkeit. Letztlich kommt es darauf an, tief ins eigene Innere einzutauchen und den mystischen Raum im Herzen zu entdecken: den Raum des Bewusstseins, der an Subtilität den Geist noch übertrifft. Diesem winzigen Raum im Herzen wohnt das gesamte Universum inne, mitsamt aller Zeit und allem Raum, allen Geschöpfen und allen Welten. Lernen Sie, gewahr zu sein, dass diese Grenzenlosigkeit des Raumes die Wirklichkeit ausmacht – nicht die Formen oder Geschöpfe, die sich momentan gerade durch ihn hindurchbewegen.

Die Kraft der Einsamkeit

Am besten lässt sich der Geist wiederherstellen, wenn er allein ist, in einem Zustand gründlichen Für-sich-Seins, in dem man nicht nur mit der gesamten Natur, sondern auch mit dem jenseits von Zeit und Raum weilenden Selbst im eigenen Innern kommunizieren kann. Um sich heilen zu können, muss der Geist allein sein. Dabei aber handelt es sich nicht um einen Zustand von Einsamkeit, in dem man einen Mangel oder eine Leere empfindet, sich isoliert oder entfremdet fühlt. Vielmehr beinhaltet solch ein Zustand, dass wir den Geist unmittelbar mit unserem inneren Sein in Berührung bringen. In diesem Zustand benötigt man nichts aus der äußeren Welt, man kann die gesamte Welt vergessen und sie in eine erhabenere Wirklichkeit aufgehen lassen.

Zur Verjüngung und für die Unsterblichkeit bedarf es solch eines gründlichen Alleinseins. Alle gemeinsam, oder in großen Gruppen, die Pforte zur Ewigkeit zur durchschreiten, solch eine Möglichkeit gibt es nicht. Hier haben wir es nicht mit einem gesellschaftlichen

Ereignis, einer sozialen Klasse, einer Partei oder einer politischen Großkundgebung zu tun! Jede Seele muss die lange Reise im Alleingang zurücklegen und, während sie das tut, alle Dinge und alle Verbindungen loslassen, letztlich den eigenen Körper, den Geist und die menschliche Identität preisgeben.

Vielfach wird das Alter mit Einsamkeit in Verbindung gebracht, mit einem Zustand, in dem wir über die Möglichkeit, den belebenden Kontakt zu anderen Menschen zu pflegen, nicht mehr verfügen. Solch eine Einsamkeit kommt zustande, weil wir nicht gelernt haben, zu unserem inneren Alleinsein, das uns mit allen Dingen verbindet, Zugang zu finden. Stattdessen bemänteln und kaschieren wir die innere Isolation, indem wir dafür sorgen, dass unser Geist unablässig durch Menschen und Geschehnisse Ablenkung erhält. Dem unabweislichen Kontakt mit der eigenen Leere versuchen wir so zu entgehen. Dabei sollten wir lieber die Segnungen jenes Alleinseins kennenlernen, das uns in die Lage versetzt, auf einer grundlegenden Ebene zum Leben in Verbindung zu treten. Dann wird Einsamkeit nie mehr ein Problem für uns darstellen.

Tatsächlich sind wir niemals wirklich allein. Denn Bewusstsein ist allgegenwärtig, sofern man nur hinzuschauen versteht! Bei Soma geht es nicht darum, mit anderen Menschen zusammen zu sein, vielmehr zu unserem wahren Selbst zu finden, in den belebten wie auch in den unbelebten Daseinsbereichen.

Die auf die Ewigkeit gerichtete positive Einstellung

Das Leben ist niemals vollkommen – denn das wäre gleichbedeutend mit etwas Unveränderlichem und Endgültigem –, sondern ein unvollendetes, im Fortschreiten begriffenes Werk, bei dem sich unentwegt Geburt und Tod, Schöpfung und Zerstörung, Ausformung und Auflösung gleichzeitig ereignen. Die Natur zeigt uns nicht nur die Schönheit der Blüte, sondern auch diejenige des herabfallenden Laubs. Ständig stellt die äußere Welt uns vor Herausforderungen und konfrontiert uns mit Problemen, mit denen wir uns immer wieder auseinanderzusetzen haben. Mit dem Alter werden diese vielfach größer, da wir uns immer mehr mit gesundheitlichen, den Arbeitsplatz betreffenden, familiären oder sozialen Problemen auseinandersetzen müssen. Darum nehmen dann unsere Sorgen mit dem Alter zu. Dessen ungeachtet stehen die innere Welt und ihr Strom der Unsterblichkeit jedem offen, der sich aufrichtig auf die Suche begibt. Und die gesamte Natur spiegelt das wider.

Lassen wir hingegen zu, dass die Welt uns über den Kopf wächst und uns mit ihren Hindernissen und Sorgen das Nachsehen gibt, können wir nicht wirklich in Frieden leben und glücklich sein. Unbedingt sollten wir zu akzeptieren lernen, dass jede äußere Herausforderung ein Mittel darstellt, unser inneres Wachstum zu fördern. Und nichts kann uns dann noch unterkriegen.

Eine positive Lebenseinstellung zu kultivieren ist eine dringend gebotene Notwendigkeit. Wir sollen nicht etwa behaupten, dass all unsere persönlichen Wünsche in Erfüllung gehen werden. Das ist nicht nur ein Ding der Unmöglichkeit, sondern wäre auch nicht hilfreich. Die Kultivierung einer positiven Lebenseinstellung bedeutet vielmehr, zu bekräftigen, dass Bewusstsein, Glückseligkeit und Unsterblichkeit die wahre Natur von allem ausmachen und nichts von wirklichem Wert je verloren gehen kann, gleichgültig was wir oder jemand anderes tun oder zu tun versuchen mögen. Nur Negatives kann negiert werden oder verloren gehen. Was positiv, voller Schönheit, Liebe und Wahrheit ist, wird dagegen stets Bestand haben.

Unsere Heilungsarbeit beziehungsweise unsere Yoga-Übungen sollten wir in der Weise betreiben, wie man einen Garten hegt und pflegt, nicht so wie man Krieg führt. All das sollte aus innerer Zufriedenheit und Inspiration erwachsen, nicht das Resultat von Ehrgeiz oder Verzweiflung sein. Diese Dinge sollten Bestandteil einer Lebenseinstellung sein, die uns das Leben als Ganzes willkommen heißen lässt, nicht eines Bestrebens, all den Dingen, die uns in Frage stellen, aus dem Weg zu gehen.

Entscheidend kommt es darauf an, dass wir uns auf einer geistigen wie auch auf einer emotionalen Ebene Leichtigkeit bewahren und guter Dinge sind, dass sich, mit anderen Worten, keine Niedergeschlagenheit breit macht. Meditation erfordert eine gewisse

Leichtigkeit des Seins. Wir sollten, heißt es in einem altehrwürdigen vedantischen Text, „die Welt wie ein magisches Schauspiel betrachten, das lediglich ein paar Tage lang währt."[146]

Weder die Welt noch uns selbst sollten wir zu ernst nehmen. Humor ist wichtig, denn er gehört mit zu jener positiven Einstellung, die wir für die Meditation brauchen. Freilich geht es hier nicht um oberflächlichen Humor, indem man sich etwa über andere Menschen lustig macht, sondern um eine Empfindung göttlicher Freude darüber, dass unsere leidvollen Erfahrungen lediglich ein Spiel sind.

Wir alle sind unsterbliche Wesen, und in unserer Essenz sterben wir nie. Unser Körper gleicht bloß einem Kleidungsstück, das wir eine Zeit lang anlegen. In der Tat können wir lernen, dafür zu sorgen, dass dieses länger hält. Falls nötig, können wir uns aber auch frei fühlen, den Weg anzutreten, der uns, sollte dies unserem Karma dienlich sein, zu einem neuen und besseren Gewand führt.

Aus dem Streben nach Langlebigkeit und Verjüngung sollten wir nicht ein Projekt machen, das zu einer Belastung für unsere Seele wird. Die Außenwelt gleicht ohnehin nur einem Traum. Wir müssen uns nicht mit aller Macht darum bemühen, dort dieses oder jenes äußere Ziel oder Glück zu erreichen. Das gilt auch für das Streben nach einem langen Leben. Unser Leben sollten wir in Zufriedenheit, in Dankbarkeit und mit Anstand leben, in dem Wissen, dass hinter allem ein höherer Wille und ein höherer Segen stehen. Mag in der äußeren Welt auch keine Vollkommenheit zu finden sein: In der Innenwelt des spirituellen Herzens bleibt sie jederzeit gegenwärtig.

Die Meditationspraxis

In verschiedenen spirituellen Überlieferungen werden zahlreiche Meditationsmethoden gelehrt. Bei ihnen allen handelt es sich lediglich um zweckdienliche Methoden für das Eintreten in den meditativen Zustand – in das natürliche Gleichgewicht des Bewusstseins.

Als Erstes gilt es, den Geist durch die richtige Lebensführung auf die Meditation vorzubereiten. Meditation ist nicht einfach etwas ganz Spezielles, worin wir uns zu einer bestimmten Zeit üben, sondern die Frucht von all den anderen Dingen, denen wir im Lauf des Tages nachgehen. Sie erfordert, dass wir überall in unserem Leben die dharmischen Grundsätze (Yamas und Niyamas) befolgen. Und unterstützende Übungen wie die Asana-Praxis (das Beibehalten einer Sitzposition), Pranayama (die Vertiefung und Beruhigung der Atmung), Pratyahara (die Innenwendung der Sinne) und die Mantra-Praxis (die einsgerichtete Sammlung des Sprechens und Denkens), ferner die Wahrung von Selbstbeherrschung und Achtsamkeit im Alltag tragen zu ihrem Gelingen bei.

Soma-Dharana: Konzentration auf den Soma

Dharana, die yogische Praxis der Konzentration, bleibt in den zeitgenössischen Meditationsansätzen häufig unberücksichtigt. Die Meditierenden werden aufgefordert, still zu sein, gewahr zu sein, Beobachter oder Zeuge zu sein, obwohl sie gewöhnlich über eine entsprechende Fähigkeit, Aufmerksamkeit aufzubringen oder innerlich gesammelt zu sein, nicht verfügen. Die Kraft des Geistes, seine Shakti, liegt in seiner Befähigung zur Aufmerksamkeit, ganz so wie sich die Kraft der Muskeln an ihrer Fähigkeit bemisst, Gewichte zu heben, könnte man sagen.

Innere Sammlung zu kultivieren ist allerdings nicht nur eine Frage der Anstrengung oder Willenskraft. Vielmehr bedeutet dies, eine höhere Motivation im Leben zu entwickeln: den Willen, die Wahrheit in Erfahrung zu bringen. Das allein kann uns befähigen, andauernd die Energie aufzubringen, die man braucht, um aufmerksam sein zu können.

Je besser wir in der Lage sind, aufmerksam zu sein, umso mehr wächst unser Potenzial für eine geistige Verjüngung. Die schiere Kraft der Aufmerksamkeit kann als solche bereits den Geist verjüngen. Durch hohe Aufmerksamkeit vermag der Geist nicht nur sich selbst, sondern auch die Sinne zu verjüngen. Wer über eine stark ausgeprägte Aufmerksamkeit verfügt, wer in puncto Aufmerksamkeit die Zügel selbst in die Hand nimmt, indem er diese in einer erhabeneren spirituellen Bestrebung und in regelmäßiger Meditationspraxis verankert, hält damit zugleich die Schlüssel zur Langlebigkeit, in körperlicher wie in geistiger Hinsicht, in der Hand.

Was wir als Unterhaltung bezeichnen, läuft großenteils darauf hinaus, das Aufmerksamkeitspotenzial des Geistes der Außenwelt zu überantworten. Solch eine Unterhaltung leistet der Entropie Vorschub und bewirkt, dass es mit dem Geist bergab geht – oder hält ihn jedenfalls zunächst einmal davon ab, sich zu entfalten. Dharana, die Kultivierung von Aufmerksamkeit, schafft die Grundlage für die Meditation.

Soma ist im vedischen Denken eine Essenz, die sich durch einen gewissen Druck, eine gewisse Konzentration bildet. Je mehr wir den Geist zu konzentrieren und uns innerlich zu sammeln vermögen, umso besser kann seine Essenz aus Freude, aus Entzücken, hervorkommen. Zugleich aber wird durch die Konzentration eine Art Destillationsprozess in Gang gesetzt, der diese Essenz des Entzückens noch weiter verstärkt, sie abrundet und ihr mehr Fülle verleiht. Wir sollten lernen, mittels yogischer Sammlung und Meditation unablässig den Soma aus dem Geist herauszupressen und ihn zu konzentrieren.

Dhara bedeutet im Sanskrit zugleich „Strom“ oder „Fluss“. Der „Soma-Strom“, *Soma-Dhara,* ist zugleich der stetige Fluss der Aufmerksamkeit, oder Konzentration, im Geist, *Soma-Dharana.* Natürlicherweise schenkt der Geist all dem seine Aufmerksamkeit, was ihm Glück beschert. Immerzu konzentrieren oder verfeinern wir unseren Soma, unser Glücksstreben. Bei der yogischen Konzentration geht es um die Entwicklung des inneren Somas, des inneren Glücks. Wahre Dharana, yogische Konzentration, kommt zustande, indem wir unseren Soma, unsere innere Geistesinspiration, frei fließen lassen – letztlich zu seiner Quelle, dem tieferen Gewahrsein in uns. In der Dharana sollte die Konzentration auf den eigenen Soma gerichtet sein, auf die Suche nach dem Göttlichen und Ewigen in uns.

Wenn wir den Soma strömen lassen, darin liegt das Geheimnis der Meditation, können wir unmittelbar in diesem Strom Glück finden. Wir brauchen nicht außerhalb von uns nach Soma Ausschau zu halten. Solch ein freier Fluss des Somas wird stark werden, beständig sein und Fülle erlangen, er wird uns in tiefe Meditation und in Samadhi führen. Es geht also darum, einen Soma-Strom zum kosmischen Sein zu kultivieren – und bei diesem handelt es sich um den Soma-Strom des kosmischen Seins selbst.

Prana-Dharana

Prana-Dharana bedeutet, das Augenmerk auf die Lebenskraft gerichtet zu halten, indem wir fortwährend des Atems gewahr sind. Wir können, das ist vielleicht der einfachste Weg dahin, den Blick und die Aufmerksamkeit auf dem Nabel ruhen lassen und von dort aus Atem holen.

Den ganzen Tag lang unser Atemgewahrsein aufrechtzuerhalten stellt eine weitere Möglichkeit dar. Seien Sie bestrebt, was immer ansonsten noch geschehen mag im Lauf des Tages, Ihr Gewahrsein immer wieder aufs Neue dem Atem zuzuwenden. So werden Sie innerlich gesammelt bleiben, und nichts wird Sie in Unruhe versetzen können. Unsere Prana-Kraft und die Fähigkeit, aufmerksam zu sein, gehen Hand in Hand. Ist unser Prana stark und tief, werden wir mit entsprechend größerer Wahrscheinlichkeit unsere volle Aufmerksamkeit aufrechterhalten können. Durch diese Praxis können wir den Soma unseres Pranas bewahren.

Die Dharana der fünf Elemente und fünf Chakras

Bei dieser Praxis richtet man den Blick und die Aufmerksamkeit auf die Chakra-Punkte im Körper und, zwecks energetischer Stabilisierung, auf die Energie der Chakras.[147] Zugleich kann man auf die Wurzel-Mantras für die Chakras zurückgreifen und diese, auf den Atem abgestimmt, rezitieren. Zusätzlich kann man über die Eigenschaften des für das jeweilige Chakra charakteristischen Elements beziehungsweise der ihm zugeordneten Gottheit meditieren, vor allem über die Eigenschaften des entsprechenden Somas.

1. Wahren Sie die ruhige, erdende Energie des Erdelements, den Soma des Wurzel-Chakras. – *Om Lam Som Somāya Namaḥ*
2. Wahren Sie die fließende, belebende Energie des Wasserelements, den Soma des Geschlechts-Chakras. – *Om Ram Som Somāya Namaḥ*
3. Wahren Sie die strahlende Lichtenergie des Feuerelements, den Soma des Nabel-Chakras. – *Om Yam Som Somāya Namaḥ*
4. Wahren Sie die dynamische, transformierend wirkende Energie des Luftelements, den Soma des Herz-Chakras. – *Om Ham Som Somāya Namaḥ*
5. Wahren Sie die stille, empfängliche Energie des Ätherelements, den Soma des Kehl-Chakras. – *Om Ham Som Somāya Namaḥ*
6. Wahren Sie die genau erfassende, gründlich erkundende Energie des kosmischen Geistes, den Soma des dritten Auges. – *Om Kṣam Som Somāya Namaḥ*
7. Wahren Sie die unendliche, nicht sinnenfällig manifestierte Energie des reinen Bewusstseins, den Soma des Kronen-Chakras. – *Om Om Som Somāya Namaḥ*

Shambhavi Mudra

Wichtig ist, das Zentrum Ihres Gewahrseins beziehungsweise Ihrer Aufmerksamkeit nie nach außen zu verlagern, sondern es in sich zu behalten. Bei der *Shambhavi-Mudra*-Praxis bleibt, auch während man hinaus in die Welt blickt und in der Außenwelt handelt, das Gewahrsein innen.[148] Sie steht in Verbindung zu der im kaschmirischen Shivaismus geübten *Bhairavi-Mudra*-Praxis. Bei offenen Augen, die auch zwischenzeitlich unverwandt geöffnet bleiben, geht der Blick nach innen. Darin besteht die Grundpraxis. In einer erweiterten Form richtet man das Augenmerk auf bestimmte Stellen im Körper, zum Beispiel auf das Herz, das dritte Auge, den

Scheitelpunkt des Kopfes oder den Nabel. Dieser Praxis kann man sich während der Meditation widmen, als eine Art Dharana, oder Konzentrationsübung, als eine Art *Drishti-Yoga,* ein „Yoga des Sehens". Aber wir können sie auch im Kontext unserer Alltagsaktivität durchführen, um stets unsere spirituelle Ausrichtung im Leben aufrechtzuerhalten.

Shambhavi Mudra kann man mit Khechari Mudra (der an den Gaumen gelegten Zunge) kombinieren. So bleibt die aufwärts gerichtete Bewegung der Sinne gewahrt, wodurch die Praxis noch wirkungsvoller wird.

- Mit dem Gewahrsein auf dem Scheitelpunkt des Kopfes zu verweilen verbindet uns mit dem höheren Licht und dem grenzenlosen Gewahrsein.
- Mit dem Gewahrsein beim dritten Auge zu verweilen hält unser höheres Urteils-, Unterscheidungs- und Einsichtsvermögen aufrecht.
- Mit dem Gewahrsein auf dem Nabel zu verweilen verleiht uns mehr Prana und Agni, Vitalität und Verdauungskraft. Außerdem trägt es dazu bei, die Kundalini wachzurufen.
- Mit dem Gewahrsein im Herzen zu verweilen verbindet uns mit dem Quell der göttlichen Liebe.
- Mit dem Gewahrsein am weichen Gaumen zu verweilen verhilft uns zur Meisterung des Geistes und der Sinne, zu Freiheit von Anhaften und zu innerer Freude.

Soma-Dhyana: Soma-Meditation

Die meisten Formen der Meditation dienen der Entwicklung von Soma. Man kann den Soma auch als die durch wahre Meditation sich unweigerlich entfaltende Energie des Schweigens, des Friedens und der Zufriedenheit bezeichnen. Wahre Meditation beinhaltet, dass man zu ihrem natürlichen Soma, dem natürlichen Geistesstrom meditativen Wohlbefindens Zugang erlangt. Denn in der Meditation entfaltet sich, einem Lotos im See des Geistes gleich, unser innerer Soma. Wir sollten lernen, beim Soma des

Geistes, seinem tieferen, in Stille und Zufriedenheit bestehenden Kern, zu verweilen und sein Gift, das suchtgleiche Anhaften an die äußere Welt und ihre Konflikte, loszulassen. Das Sein ist selbst Glückseligkeit, Soma. Für das Entstehen solcher Glückseligkeit bedarf es keines Handelns – und kein Handeln kann sie zustande bringen. In der Präsenz reinen Seins, das alles durchdringend ist, im Soma, oder im Ananda, von Brahman zu verweilen, darin besteht die höchste Form der Meditation.

- Die erste Stufe: Man lässt den Geist fließen wie einen Fluss. Man lernt, mit dem Strom zu schwimmen und die in ihm auftauchenden Gedanken loszulassen.
- Die zweite Stufe: Man lässt den Geist zur Ruhe kommen wie einen friedlich und still daliegenden Bergsee. Das geschieht nicht durch offenkundiges Bemühen, sondern indem man dem Geistesstrom völlig freien Lauf lässt.
- Auf der dritten Stufe wird der Geist „spiegelgleich". Der voll und ganz zur Ruhe gelangte Geist wird zu einem vollkommenen Spiegelbild der Wirklichkeit. Man wird eins mit dem Ozean aus Bewusstsein-Glückseligkeit.

Soma-Meditation setzt voraus, dass man ein empfängliches, über die Reaktivität des Geistes hinausgehendes Gewahrsein entwickelt. Wir sollten lernen, kontemplativ zu beobachten, anstatt zu reagieren und zu beurteilen. Es kommt darauf an, mehr Raum und mehr Zeit hineinzubringen in den Geist, sodass er wie ein friedlich und still daliegender See oder wie ein Soma-Gefäß wird. Wir sollten lernen, unseren Geist die Wirklichkeit so widerspiegeln zu lassen, wie der Mond das Sonnenlicht reflektiert – und ihn nicht die eigene Konditionierung auf die Wirklichkeit projizieren lassen. Damit dies gelingen kann, müssen wir Geist und Herz in Einklang bringen, tiefstes Empfinden, Wissen und Sehen miteinander vereinen.

Meditation auf das spirituelle Herz: Selbsterkundung

Den Geist mit dem Herzen verschmelzen zu lassen, mit anderen Worten, tief in unser inneres Zuhause, unseren himmlischen Ursprung vor der Geburt und jenseits des Todes einzutauchen, ist vielleicht die einfachste und direkteste Meditationsmethode. Das ist der wichtigste Soma-Zugang, oder Zugang zur Unsterblichkeit, dem man im Jnana-Yoga, dem Yoga des Wissens, folgt. In Gang setzen kann man diesen Prozess durch die Frage: „Wer bin ich?" – indem wir uns nicht nur nach unserem persönlichen oder psychologischen Selbst auf die Suche begeben, sondern nach der universalen Essenz unseres Seins und Bewusstseins.

Dieser Prozess wird „Selbsterkundung" oder „Selbsterforschung" genannt, *Atma Vichara,* und geht auf die *Upanishaden* zurück,[149] die wichtigsten Schriften, auf die sich die Yoga-Überlieferung stützt.[150] In neuerer Zeit wurde diese Praxis vor allem von dem großen Weisen Ramana Maharshi gelehrt, der in all seinen Niederschriften und schriftlich festgehaltenen Vorträgen die besondere Bedeutung dieses Weges hervorgehoben hat.[151]

Weitere elementare Lebensfragen können ebenso in diese Erkundung mit einbezogen werden. Etwa die Frage: „Warum lebe ich? Und worin besteht der Sinn meines Lebens?" – „Aus was ist diese Welt entstanden? Wie ist sie zustande gekommen?" – „Welche unvergängliche Wahrheit steht hinter dieser vergänglichen Welt?" – „Was war, bevor ich geboren wurde? Und was wird sein, nachdem ich gestorben bin?" Zur Unterstützung dieser Nachforschungen können wir das Bija-Mantra *Hrīm* rezitieren, die Keimsilbe des spirituellen Herzens und der Quelle unseres Gewahrseins. Erforschen können wir uns auch mit Hilfe des Atems, indem wir ihn bis an die Wurzel unserer Lebenskraft im spirituellen Herzen zurückverfolgen. Kurzum, hier handelt es sich nicht bloß um eine geistige Nachforschung, sondern diese Erforschung, diese Suche und dieses Gebet vollziehen wir mit unserem ganzen Sein, Leben und Bewusstsein.

Wir wissen nicht wer wir wirklich sind. So sieht es aus. Wir sind in der äußeren Welt gestrandet, in der wir uns der Ich-Identität und unserem Selbstverständnis zuliebe andauernd genötigt fühlen, unser inneres Sein, unser Glück und unsere Freiheit zu verleugnen. Ebenso wenig wissen wir, was die Welt wirklich ist. Was wir als „die Welt" bezeichnen, besteht lediglich in einer fortwährend in Veränderung begriffenen Abfolge von Erscheinungen, von Schatten einer erhabeneren Wirklichkeit, die wir falsch beurteilen. Sobald wir uns auf diese innere Suche begeben, lässt unser auf äußerlichem Begehren basierendes Bestreben allmählich nach. Und wir fangen an, das Glück und die Glückseligkeit der uns eigenen Natur – zugleich der Natur von allem – zu entdecken.

Für die Selbsterkundung müssen wir lernen, unseren Denkprozess in einem positiven Sinn zu nutzen, um unsere falschen Vorstellungen in Bezug auf die Wirklichkeit von Grund auf zu beseitigen. Wir versuchen nicht einfach, direkt zu bewirken, dass der Geist zu einem Stillstand kommt, sondern wir führen ihn zurück zu seinem Ausgangspunkt in unseren tiefsten Bestrebungen.

Eine eingehende Reflexion, insbesondere anhand von vedantischen Texten, die diesen Ansatz lehren,[152] schafft eine gute Grundlage für diese Praxis. Anschließend denken wir über uns selbst nach und hinterfragen unsere geistigen Prozesse bis hin zu denjenigen Prozessen, die unbewusst stattfinden. Und dann können wir in eine gleichbleibend tiefe, die letzten Daseinsfragen betreffende Meditation eintreten.

Unser gewöhnliches, auf dem Ich basierendes Denkmuster ist mechanisch, reaktiv und in der Vergangenheit verwurzelt, eine Art Tagtraum-Mentalität. An ihre Stelle sollte ein schöpferischer, achtsamer und auf die Gegenwart bezogener Gedankenstrom treten. Darin besteht das Erwachen unserer höheren Intelligenz und Wahrnehmung, die wir anschließend nutzen können, um zu unserem höheren Selbst in Verbindung zu treten.

Wir sollten lernen, all unsere Gedanken zu hinterfragen – warum der betreffende Gedanke da ist, woher er gekommen ist und welche Konsequenzen er nach sich zieht. Im Leben brüten wir mit unseren Gedanken meist Illusionen aus. Von Begehren, Angst, Wut, Sorge oder Hass bestimmte Gedanken, die uns die Wahrnehmung vernebeln und eine verfehlte Motivation in uns entstehen lassen, bringen uns ins Grübeln und veranlassen uns, weiter nachzuhaken. Diese mechanische Gedankenverkettung lässt den Geist altern und bedrückt das Herz. Derartige Gedanken drehen sich um das Vergängliche und Sterbliche, gelten nicht dem Ewigen und Unsterblichen – und unterstreichen so die eigene Vergänglichkeit. Das ist eine Art pathologischer Prozess, könnte man sagen, in dessen Verlauf wir durch unsere Emotionen Konflikte schüren, Krankheit und Leid hervorrufen.

Bewusste Nachforschung ist ein Gegenmittel gegen ein solches Trägheitsmoment der Gedankenprozesse, und indem die dabei gestellten Fragen nach und nach eine Antwort finden, wird sie uns noch tiefer in die Stille eintauchen lassen. Wer sich tiefgreifend zu hinterfragen beginnt, ruft dadurch zugleich eine transformierend wirkende Energie wach, die den Geist erneuern kann, indem sie uns von der Vergangenheit und den durch sie bedingten Einschränkungen befreit. Ohne solch eine aufwühlende Selbsterforschung, oder Vichara, in Gang zu bringen, fällt es schwer, den höheren Geist tatsächlich zu wecken oder dafür zu sorgen, dass die unbewussten karmischen Muster verschwinden. Will man den inneren Soma des Geistes in Fluss bringen, wird man ohne diese Praxis schwerlich auskommen.

Wir sollten hinterfragen, worin eigentlich die Natur des Glücks besteht und worin es seinen Ursprung hat. Als Quelle unseres Glücks betrachten wir fälschlicherweise die verschiedenen Menschen, Objekte oder Umstände in der äußeren Welt, die uns scheinbar glücklich machen (obwohl dieselben Dinge uns manchmal Kummer und Leid bereiten). Tatsächlich kommt das Glück von innen. Die äußeren Faktoren dienen lediglich als Auslöser der in uns ablaufenden Glücksprozesse in Form des Soma-Stroms im Geist und im Herzen. Können wir es möglich machen, dass dieser Soma unmittelbar durch Yoga und Meditation zu strömen beginnt, dann können wir über Kummer und Leid hinausgelangen.

Denn alles, was uns lieb und teuer ist, kann dies nur deshalb sein, weil wir da sind. Sind *wir* nicht vorhanden, dann bleibt all das, was wir wertschätzen, bedeutungslos. Am allermeisten liegt jedem von uns an uns selbst. Was das anbelangt, findet man in den

Upanishaden eine wichtige Unterweisung, die der große Weise Yajnavalkya seiner Frau Maitreyi gab: „Nicht um des Ehemannes willen ist man diesem zugeneigt, sondern um des Selbst willen. Nicht um der Ehefrau willen ist man ihr zugeneigt, sondern um des Selbst willen. Nicht um all der Dinge willen sind diese dir lieb, sondern um des Selbst willen."[153]

Das Selbst ist uns das liebste unter allen Objekten, weil es die Quelle des Glücks darstellt. Doch erhebt sich die Frage: „Was ist eigentlich jenes Selbst?" Denn es beinhaltet etwas mehr als Körper und Geist, die seine Erfahrungswerkzeuge sind. Sogar im Tiefschlaf, in dem keine äußeren Erfahrungen, ja nicht einmal Bewegungen des Geistes zustande kommen, macht jede/r von uns Glückserfahrungen. Der Tiefschlaf spiegelt jenes Glück wider, das uns, das dem Bewusstsein, von Natur aus innewohnt. Wir sollten lernen, durch tiefe Meditation zu jenem ursprünglichen Ananda zurückzukehren. Dann werden wir entdecken, dass die Natur von allem in Glückseligkeit besteht. In allen Dingen können wir Glückseligkeit finden, indem wir herausfinden, dass uns alle Wesen innewohnen:

> *Wer das Selbst in allen Wesen sieht, und alle Wesen im Selbst, den kann nichts beunruhigen.*
>
> *Wie kann bei dem Wissenden, bei dem das Selbst zu allen Wesen geworden ist, irgendetwas den Geist trüben? Wie kann ihn, der nur Einheit sieht, irgendetwas bekümmern?*
>
> **Isha Upanishad 6-7**

Der Soma ist zwar Ausdruck des Kronen-Chakras, da dieses diejenige Stelle ist, an der er in den feinstofflichen Körper überströmt. Seinen Ursprung, seinen Rückhalt und sein Ziel hat er hingegen im Ozean von Bewusstsein-Glückseligkeit des spirituellen Herzens, das zugleich als Kernstück des Kronen-Chakras angesehen werden darf. Dieser Soma des Herzens verfügt über eine magnetische Qualität, die alle Dinge anzuziehen vermag. Neben der Sushumna, die vom Wurzel- zum Kronen-Chakra aufsteigt, liegt ein weiterer, Amrita Nadi genannter Kanal. Über ihn gelangt die kühle Soma-Energie in den Kopf, wird gefestigt und von dort wieder ins spirituelle Herz geführt. Bei der Rückkehr zum spirituellen Herzen folgt man diesem Strom. Zu jenem Ozean des Herzens, dem Ozean des Somas, gilt es zurückzukehren.[154]

> *Das gesamte Universum wohnt deiner Natur inne, dem Herzen, dem Ozean, allem Leben. Mögen wir jene Woge der Glückseligkeit verwirklichen!*

Rigveda IV, 58, 11

Teil IV

Esoterische Soma-Lehren

Dem Ruder eines Schiffes gleich lenkt
der Goldene, auf dem Weg der Wahrheit
vorangehend, seine Stimme. Als Göttlicher
enthüllt er die geheimen Namen all der Götter,
um sie auf dem heiligen Gras kundzutun.

Rigveda IX, 95, 2

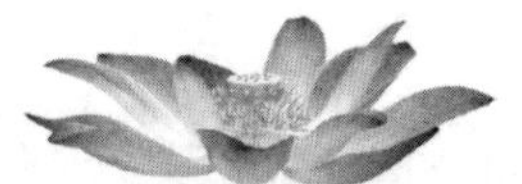

Vedische Astrologie, Karma und Langlebigkeit: Der Einfluss von Zeit und Karma

Als eine Form von Licht in der äußeren Welt wird Soma durch den Mond repräsentiert. Der Mond ist das Soma-Gefäß, das die Götter in der Phase des zunehmenden Mondes auffüllen und anschließend zur Zeit des abnehmenden Mondes austrinken. Die vedische Astrologie spricht dem Mond außerordentlich große Bedeutung zu und verfügt über verschiedene spezielle Möglichkeiten, seinen Einfluss zu ermessen, insbesondere durch Panchanga, den vedischen Kalender, der lunare Monate verwendet.[155] Am Mond im Geburtshoroskop eines Menschen können wir ablesen, wie sein Geist beschaffen ist und über welches Glückspotenzial er im Leben verfügt.

Die Verjüngungsfaktoren im Horoskop stehen ebenfalls in einer engen Beziehung zum Mond und zum Soma, erstrecken sich allerdings auf das gesamte Horoskop. Soma und Verjüngung bleiben nicht auf den Mond beschränkt, sondern sind ein Abbild aller planetarischen Einflüsse. Der Soma der Sonne – die uns durch die Sonne zuteil werdenden Kräfte der Glückseligkeit, des Wassers und der Nahrung – wird im vedischen Denken ebenfalls gewürdigt. Jeder Planet hat seinen eigenen Soma, die ihm eigene Kraft der Freude oder des Entzückens. Bei den inneren, in vergleichsweise geringem Abstand um die Sonne kreisenden Planeten wie Merkur und Venus, deren Helligkeit wie diejenige des Mondes zu- oder abnimmt, während sie sich der Sonne nähern oder sich von ihr entfernen, ist das offenkundiger. Doch auch die äußeren Planeten, diejenigen außerhalb der Erdumlaufbahn wie Mars, Jupiter und Saturn, leuchten nicht immer gleich stark, sondern wie der Mond sind sie in Opposition zur Sonne am hellsten. Die Phase der Opposition dieser Planeten zur Sonne ist der beste Zeitpunkt, um Zugang zu ihrem Soma zu erhalten.

Die vedische Astrologie gibt uns ein wunderbares System an die Hand, unser Karma im Leben und seine wahrscheinliche Entfaltung im Lauf der Zeit zu verstehen. Unser Geburtshoroskop zeigt das generelle karmische Potenzial, mit dem wir zur Welt kommen. Dieses spiegelt sich in der jeweiligen Planetenposition in den Sternzeichen und den Häusern, in den Aspekten und den Yogas (hier: Planetenkombinationen), die sich zwischen ihnen ergeben. Die Zeithorizonte unseres Karmas zeigen sich anhand der Dashas (Planeten-Phasen), der Transite (aktuelle Planetenbewegungen im Verhältnis zu ihrer Position im Geburtshoroskop) und des Jahreshoroskops.

Gesundheit und Wohlbefinden sind ein wichtiger Faktor im Horoskop und werden durch das Gesamtbild der Planetenpositionen definiert. Hier besteht ein enger Zusammenhang mit der Lebenskraft, da starke Vitalität gewöhnlich auf eine gute Langlebigkeit hinausläuft. Mitunter aber lebt ein Mensch lange, dennoch erfreut er sich keiner guten Gesundheit. In anderen Fällen scheiden gesunde Menschen vielleicht durch einen Unfall, als Soldat im Gefecht, durch Katastrophen oder aufgrund einer ansteckenden Erkrankung vorzeitig aus dem Leben, obgleich sie ansonsten körperlich gesund sind. Langlebigkeit ist insofern zwar durchaus ein verzwicktes Thema, ein guter Astrologe kann jedoch erkennen, über welches Gesundheitspotenzial man im Leben verfügt, zu welchen Zeiten der Gesundheit Gefahr drohen könnte, aber auch welche Zeitpunkte oder Phasen sich für eine Verjüngung oder anderweitige Heiltherapien anbieten.

Bestimmte Planeten und ihre Kombinationen stehen tendenziell für Krankheitsverursachung, für Verletzung und Tod, da die negativen Strahlen, die von ihnen ausgehen, unsere Lebensenergie beeinträchtigen können. Andere Planeten und ihre Kombination fördern die Gesundheit, Sicherheit und Langlebigkeit, da ihre Strahlen heilend und stärkend wirken. Die vedische Astrologie lehrt uns indes, bei sämtlichen Planeten nehme, je älter wir werden, das krankheitsverursachende Potenzial zu, ja selbst die günstigen Planeten begännen, uns in späteren Lebensjahren Schaden zuzufügen. Das ist der im Fortschreiten der Zeit mit inbegriffene Entropie-Aspekt.

„Warum sollten wir uns", könnte man fragen, „die Mühe machen, unser Leben verlängern zu wollen, wenn doch ohnehin die Planeten das letzte Wort haben und unsere Langlebigkeit wahrscheinlich schon im Geburtshoroskop festgelegt ist?" Diesbezüglich sollten wir Folgendes begreifen: Wir arbeiten mit den Planeteneinflüssen, um unser Karma zu verbessern, es zu transzendieren oder zumindest dafür zu sorgen, dass in künftigen Leben ein besseres Karma zum Tragen kommt. Karma beinhaltet eine Reihe von – mit unterschiedlich hoher Wahrscheinlichkeit eintretenden – Möglichkeiten, deren Zustandekommen wir in die Wege geleitet haben und auf die wir Einfluss nehmen, die wir gestalten und verändern können. Wir sollten uns also nicht selbst zum Opfer unseres Karmas machen, sondern es zu meistern lernen.

Wir haben durchaus die Möglichkeit, durch spezielle Methoden zur Besänftigung der Planeten unsere Langlebigkeit zu erhöhen oder unsere Spiritualität zu entfalten. Mit Planetenenergien zu arbeiten ist tatsächlich eine der besten Möglichkeiten, uns über die Beschränkungen von Zeit und Karma hinauszubefördern. Unsere Missachtung planetarischer Einflüsse und das mangelnde Eingehen auf sie, das sich daraus ergibt, verursachen einen Großteil des unnötigen Leids in unserem Leben. Man kann das mit den negativen Auswirkungen einer mangelnden Anpassung an die Witterung vergleichen, wenn wir uns zum Beispiel nicht angemessen kleiden, um der winterlichen Kälte zu begegnen. Niemand betrachtet die jahreszeitlichen Veränderungen als ein Geschick, das man passiv hinnehmen muss, sondern als umweltbedingte Schwankungen, auf die man sich einzustellen hat. Entsprechendes gilt für die Planeteneinflüsse.

Die äußeren Veränderungen, das macht den Unterschied, können wir leicht wahrnehmen und uns auf sie einstellen. Die inneren astrologischen Kräfte hingegen sind für uns schwer wahrnehmbar und bedürfen einer besonderen Anleitung, damit wir sie erkennen und uns auf ihre wechselnden Einflüsse einstellen können. Überdies gehen von den Planeten kosmische Kräfte aus. Sofern wir zu erlernen vermögen, ihre Energien mit Geschicklichkeit und Klugheit zu lenken, können wir zu diesen Kräften Verbindung aufnehmen, um unser Gewahrsein auf eine höhere Daseinsebene zu bringen.

Die vedische Astrologie stellt uns eine Reihe von Hilfsmitteln zur Optimierung unseres Karmas zur Verfügung. Darunter solche, die dazu beitragen, dass wir länger leben, und uns zu einer klügeren Lebensführung befähigen. Auch wenn das Horoskop Hinweise auf ein kurzes Leben enthält, kann man die Lebensspanne verlängern. Aus der astrologischen Perspektive gibt es bestimmte kritische Zeiten, in denen unsere Gesundheit bedroht sein könnte. Sofern wir vorsichtig sind und uns in solch schwierigen Phasen zu schützen verstehen, können wir diese Zeiten durchstehen, bis sich wieder eine sicherere Phase anschließt, in der uns die Gesundheit voraussichtlich keine Probleme bereiten wird.

Planeten und Langlebigkeit

Bestimmte Planeten bewirken Krankheit oder Unfälle, und am stärksten ausgeprägt ist diese Tendenz zu Beginn jener Phasen, in denen ihr Einfluss zum Tragen kommt. Der *Aszendent,* also das aufsteigende Sternzeichen, und sein Herrscher sind der entscheidende Faktor für unser physisches Wohlergehen und unser äußeres Glück im Leben. Als Erstes sollte man untersuchen, wie stark der Aszendent und sein Herrscher sind. Der Mond als Regent unserer Psyche und unseres emotionalen Glücks muss gleichfalls mit in Betracht gezogen werden. Weisen diese Punkte des Horoskops keine negative Konstellation auf, dann werden wir uns wahrscheinlich unser Leben lang eines stabilen Wohlbefindens erfreuen können.

Saturn ist der wichtigste Planet, der – zusammen mit dem achten Haus, dem sogenannten Haus der Langlebigkeit (Ayur Bhava), und seinem Herrscher – Ayus regiert, die Langlebigkeit. Diese Faktoren müssen ebenfalls in Rechnung gestellt werden. Im Allgemeinen wird Saturn Krankheit und Alterung fördern, solange wir nicht richtig mit ihm umzugehen wissen. Saturns Besänftigung spielt astrologisch gesehen wahrscheinlich die alles entscheidende Rolle für Gesundheit und Langlebigkeit.

Demgegenüber ist Jupiter derjenige Planet, der auf Leben, gute Gesundheit und das Potenzial für Verjüngung hindeutet. In ihm kommt die Anmut und Vitalität der Seele zum Ausdruck, das Lebensprinzip im Kern unseres Seins. Jupiter zeigt auch den Einfluss des Gurus, der spirituellen Führung in unserem Leben, die Unterstützung durch Lehrer, Ärzte und Ratgeber. Jupiter zu ehren ist wichtig für das Erreichen der positiven Ziele in Ihrem Leben, unter anderem für den allgemeinen Gesundheitszustand und das Wohlbefinden.

Ganz generell lässt sich sagen, dass vorteilhafte Planeten, diejenigen mit einer sanften, nährenden oder expansiv wirkenden Energie – Mond, Jupiter, Venus und Merkur – das Leben, die Langlebigkeit und die Verjüngung fördern. Ungünstige oder unheilvolle Planeten dagegen, diejenigen mit einer schroffen, einer erschöpfend oder kontrahierend wirkenden Energie – Sonne, Saturn, Mars, Rahu und Ketu – fördern Verfall, Verletzung oder Krankheit.

Rahu und Ketu, die beiden Mondknoten, Verursacher der Sonnen- und der Mondfinsternis, stehen symbolisch für die beiden Hälften der Schlange, die aus Versehen Unsterblichkeit erlangt haben. Sie repräsentieren jene Unsterblichkeit, die es in der dualistischen, von Tod und Wiedergeburt überschatteten Welt gibt. Über den negativen Einfluss von Rahu und Ketu hinauszugelangen, was voraussetzt, dass man die beiden im Geburtshoroskop über sie herrschenden Regenten vereinigt, ist eine weitere wichtige Erwägung für jede höhere spirituelle Entwicklung. Speziell Rahu repräsentiert die äußeren Soma-Kräfte, oder Kräfte von Maya, die uns in die Irre führen können. Die Wiedervereinigung der Einflüsse von Rahu und Ketu im Horoskop verhilft uns hingegen dazu, unsere natürliche Unsterblichkeit zurückzuerhalten.

Günstige Planeten schützen unsere Gesundheit, insbesondere wenn sie im Geburtshoroskop in den kardinalen Häusern (Haus eins, vier, sieben und zehn) platziert sind, in einem Trigonalaspekt zueinander stehen (in Haus fünf und neun), in Konjunktion mit dem Aszendenten beziehungsweise mit dessen Herrscher stehen oder einen anderen günstigen Aspekt bilden. Dagegen zeigen ungünstige Planeten, die in den genannten Häusern stehen oder den Aszendenten beziehungsweise dessen Herrscher beeinflussen, tendenziell eine gesundheitliche Schwächung oder eine verminderte Langlebigkeit der betreffenden Person an. Eher unvorteilhafte Planeten im dritten, sechsten oder elften Haus schützen gewöhnlich jedoch die Gesundheit und Langlebigkeit der oder des Betreffenden.[156]

Das sechste Haus herrscht über Erkrankung, das achte Haus ist dasjenige des Todes und das zwölfte Haus das von Verlust. Diese drei sind die *Duhsthanas,* die schwierigen Häuser, zumal in solchen Fällen, in denen günstige Planeten wie der Mond durch eine Platzierung in diesen Häusern in Mitleidenschaft gezogen sind und Gesundheitsprobleme hervorrufen.

Der Einfluss all dieser Planeten wird indes durch dasjenige Haus verändert, über das sie im Geburtshoroskop herrschen. Speziell beim Herrscher des sechsten, achten und zwölften Hauses[157] haben wir es mit einem Krankheit verursachenden Einfluss zu tun. Der Herrscher des zweiten und des siebten Hauses kann Krankheit oder Tod bewirken, sofern das Horoskop weitere Schwachpunkte aufweist oder es sich um einen alten Menschen handelt.

Diesbezüglich zieht die vedische Astrologie diverse Regeln in Betracht. Die eben genannten Beispiele zeigen lediglich einige entscheidende Prinzipien auf. Am besten lassen Sie Ihr Horoskop von einem vedischen Astrologen erstellen, der über Einsichten und Erfahrungen im Bereich des Ayurveda und/oder der medizinischen Astrologie verfügt. Ein guter vedischer Astrologe kann Ihnen sagen, welche Planetenphasen für die Langlebigkeit, Verjüngung oder Spiritualität günstig sind und wie Sie deren negative Energie, falls eine solche vorhanden ist, am besten abschwächen können.[158]

Edelsteine zum Schutz des Lebens und der Langlebigkeit

Edelsteine sind vielleicht die einfachste astrologische Methode, wenngleich ein kostspieliges Mittel, um das Leben und die Langlebigkeit eines Menschen zu schützen. Von besonders großer Bedeutung sind die Edelsteine für wohltätige Planeten wie Jupiter, Venus, Merkur und den Mond, für den Herrscher des Aszendenten und den Herrscher der vorteilhaften Häuser neun und fünf. Sie tragen dazu bei, positive und Leben spendende Energie ins Horoskop hineinzubringen.

Jupiter	gelber Saphir, gelber Topas	schützt die Widerstandskraft, stärkt Ojas, trägt zur Verjüngung bei
Merkur	Smaragd, Aquamarin	steigert die Kraft des Pranas, schützt das Nervensystem, hält den Geist jugendlich
Venus	Diamant, durchsichtiger Saphir	stärkt die sexuelle Lebenskraft und Ojas
Mond	Perle	beruhigt Geist und Herz, schützt die Körperflüssigkeiten, besonders gut für Frauen

Abgesehen vom Tragen des betreffenden Edelsteins kann man für eine ähnliche Wirkung Bhasma (ayurvedisch zubereitete Asche) oder Edelsteintinktur einnehmen. Von der Perlenasche (Moti Bhasma oder Mukta Bhasma) war in Hinblick auf solch eine Wirkung bereits an anderer Stelle die Rede, da die Perle der Edelstein des Mondes ist. Diamantasche (Hira Bhasma) hat ebenfalls eine sehr gute Wirkung. Allerdings können auch derartige Zubereitungen ausgesprochen kostspielig sein.

Edelsteine für ungünstige Planeten wie Sonne, Mars, Saturn, Rahu und Ketu sind nur dann hilfreich für die Gesundheit, wenn der betreffende Planet ein vorteilhaftes Haus regiert, im Horoskop eine beeinträchtigte Position innehat und seinerseits keinen wohltätigen Planeten signifikant beeinträchtigt. Falls solch ein Planet in

Ihrem Horoskop Herrscher des Aszendenten ist, kann man den entsprechenden Edelstein in Betracht ziehen, sollte ihn allerdings mit Vorsicht verwenden. Vor allem gilt dies für den blauen Saphir und den Rubin. Bevor man solch einen Edelstein trägt, speziell Edelsteine für Saturn, sollte man einen guten Astrologen zu Rate ziehen.

Sonne	Rubin	schützt das Herz und das Verdauungssystem, gibt Selbstvertrauen
Mars	rote Koralle	verbessert das Blut, die Muskeln, die Leber und die Vitalkraft
Saturn	blauer Saphir	Stärkt die Knochen, die Nerven, verbessert die Langlebigkeit, verschafft emotionale Ruhe
Rahu (nördl. Mondknoten)	Hessonit Granat	verbessert die physische und psychische Widerstandskraft, wirkt Giften entgegen
Ketu (südl. Mondknoten)	Chrysoberyll/ Katzenauge	verbessert die Widerstandskraft, wirkt Infektionen entgegen, verbessert die Wahrnehmung

Planeten-Mantras und Verjüngung

Eigene Anstrengungen zur Verbesserung unseres Karmas sind im Allgemeinen wirkungsvoller als die bloße Verwendung eines äußeren Hilfsmittels, eines Edelsteins zum Beispiel. Negatives Karma kann man nicht einfach dadurch beseitigen, dass man einen teuren Edelstein trägt, sofern sich damit einhergehend nicht die Einstellung beziehungsweise die Lebensführung wandelt. Außerdem muss man, damit der Edelstein überhaupt seiner Aufgabe gerecht werden kann, mittels Mantra-Praxis sein besonderes Wirkungspotenzial aktivieren.

Einige wichtige Mantras zur Unterstützung der Verjüngung von Körper und Geist sind im Folgenden aufgeführt. Darüber hinaus gibt es aber noch viele weitere Mantras.[159]

- Mantra für den Mond – *Om Som Somāya Namaḥ*

Stärkt den Einfluss des Mondes, insbesondere auf einer inneren Ebene. Da der Mond gleichbedeutend mit Soma ist, wahrscheinlich das beste planetarische Rasayana-Mantra.

- Mantra für Jupiter – *Om Bṛm Bṛhaspataye Namaḥ*

Stärkt den Einfluss des Planeten Jupiter und mehrt Ojas. Fördert positives Wachstum und Expansion im Leben.

- Mantra für Venus – *Om Śūm Śūkrāya Namaḥ*

Stärkt den Einfluss des Planeten Venus, das Fortpflanzungssystem (Shukra) und Ojas.

- Mantra für Merkur – *Om Bum Budhāya Namaḥ*

Fördert Jugendlichkeit und Verjüngung des Geistes und des Intellekts.

Die Edelsteine und Mantras solcher ihrer Natur nach ungünstigen Planeten wie Sonne, Mars, Saturn, Rahu und Ketu können gleichfalls hin und wieder verwendet werden, vor allem wenn der betreffende Planet über den Aszendenten herrscht. Saturn ist als Indikator für Langlebigkeit von besonderer Bedeutung. Und die Sonne trägt dazu bei, ein höheres Prana in unser Leben zu bringen.

- Mantra für Saturn – *Om Śam Śaṇaye Namaḥ*

Schützt unsere Langlebigkeit und Widerstandsfähigkeit und verhilft uns zu Geistesruhe.

- Mantra für die Sonne – *Om Sūm Sūryāya Namaḥ*

Trägt dazu bei, das kosmische Prana in unser Energiefeld hineinzubringen, verhilft dem Herzen, den Sinnen und dem Wahrnehmungsvermögen zu neuem Leben.

Die 27 Nakshatras (Mondhäuser)

Neben den zwölf Tierkreiszeichen, die sich weitgehend an eine Sonnensymbolik halten, verwendet die vedische Astrologie einen Tierkreis von 27 – als *Nakshatras* bezeichneten – Konstellationen, oder Mondhäusern. Sie geben die Bewegung des Mondes wieder, der für einen Durchgang durch den gesamten Tierkreis ungefähr 27 Tage braucht. Für Aktivitäten besonders vorteilhaft sind diejenigen Zeiten, in denen der Mond sich in einem günstigen Nakshatra aufhält.

Jedes der 27 Nakshatras steht, ähnlich wie bei den Sonnenzeichen, für einen etwas anderen Seelen- oder Persönlichkeitstypus und gibt uns den Schlüssel zu unserer inneren, unserer spirituellen Natur in die Hand.[160] In der vedischen Astrologie kommt ihnen große Bedeutung zu, speziell in Hinblick auf die Entfaltung unseres Karmas im Lauf des Lebens.[161]

Die Aufteilung des lunaren Monats in 15 Tithis und 16 Kalās

Die vedische Astrologie unterteilt den lunaren Monat in zwei Phasen: in diejenige des zunehmenden und in die des abnehmenden Mondes. Jede der beiden Phasen unterteilt man wiederum in 15 Phasen, „Tithis" im Sanskrit. Das ergibt insgesamt 30 Phasen. Beim Durchlaufen jeder dieser 15 Phasen bewegt sich der Mond im Verhältnis zur Sonne um 12 Grad.

Neben den 15 Tithis verfügt der Mond außerdem über einen inneren Aspekt, der weder zu- noch abnimmt, was es dem Mond ermöglicht, nach Neumond wieder zuzunehmen. Diese 16 Aspekte des Mondes werden „Kalās" genannt, wörtlich "Sechzehntel". Die sechzehnte Kalā, die weder zu- noch abnimmt, ist Amrita Kalā, die unvergängliche Kalā. Jede dieser Kalās steht für Energien, zu denen man Zugang erhalten kann. Im Sinn von Verjüngung und Unsterblichkeit sollte man die Energien der unvergänglichen, der 16. Kalā, oder Mondabschnittsphase, in sich aufnehmen. Auch *in* uns existieren diese 16 Kalās. Die Essenz unseres Geistes entspricht dem unvergänglichen Abschnitt des Mondes, dem unvergänglichen Kalā. Und diejenigen Aspekte des Geistes, die mit den Sinnesorganen, den Bewegungsorganen und den Sinnesobjekten, von denen es jeweils fünf gibt, zu tun haben, spiegeln die 15 vergänglichen Faktoren, oder Kalās, wider.

Jene unvergängliche Essenz des Geistes, die derjenigen des Mondes entspricht, zu erlangen setzt voraus, dass man über alles Zu- und Abnehmen, über all die Dualitäten von Denken und Emotion hinaus- und zur unvergänglichen Einheitsessenz gelangt. Darin besteht eines der Hauptziele der inneren Yoga-Praktiken.

Mit Hilfe des Mondes den geeigneten Zeitpunkt für eine Langlebigkeits-Praxis bestimmen

Die beste Wirkung entfalten Heilungspraktiken, wenn man den geeigneten Zeitpunkt unter Berücksichtigung der jeweiligen Planetenpositionen und Planetenzustände aussucht, besonders in Hinblick auf den Mond, den Herrscher über die Pflanzen- und Heilenergien. Verjüngend wirkende Formen der Praxis werden am besten zur Zeit des zunehmenden Mondes durchgeführt, oder zumindest begonnen. Der abnehmende Mond eignet sich dagegen besser für Reinigungspraktiken. Zur Zeit des zunehmenden Mondes verfügen wir über mehr Körperflüssigkeiten, während diese bei abnehmendem Mond austrocknen. Von den 15 Tithis, oder Mondphasen, am besten geeignet sind die zehnte und die elfte des zunehmenden Mondes (Dashami, Ekadashi).[162] Die Geistesqualitäten sind zu diesem Zeitpunkt am stärksten ausgeprägt.

Die Zeichen und Konstellationen, in denen der Mond steht, machen ebenfalls einen Unterschied aus. Verjüngungspraktiken erzielen die besten Resultate, wenn sie zur Zeit eines glückverheißenden *Nakshatras,* einer glückverheißenden Mondkonstellation, durchgeführt werden. Zu den besten zählen Ashvini (00° – 13°20' Widder), Rohini (10°00' – 23°00' Stier), Mrigashira (23°20' Stier – 06°40' Zwillinge), Punarvasu (20°00' Zwillinge – 03°20' Krebs), Pushya (03°20' – 16°40' Krebs), Uttara Phalguni (26°40' Löwe – 10°00' Jungfrau), Hasta (10°00' – 23°20' Jungfrau), Chitra (23°20' Jungfrau – 06°40' Waage), Uttarashadha (26°40' Schütze – 10°00' Steinbock), Shravana (10°00' – 23°20' Steinbock), Dhanishta (23°20' Steinbock – 06°40' Wassermann) und Uttara Bhadra (03°20' – 16°40' Fische). Beachten Sie bitte, dass hier von den Positionen der vedischen Astrologie die Rede ist, nicht von denjenigen der im Westen gängigen tropischen Astrologie.[163]

- Ashvini Nakshatra, der Ausgangspunkt des Tierkreises im Zeichen des Widders, ist Herrscher über revitalisierendes Prana. Hier besteht ein Zusammenhang mit den Ashvins, jenen Zwillings-Reitergottheiten – den ursprünglichen Lehrern der ayurvedischen Medizin, den Heilern der Götter und Bewahrern des geheimen Soma-Wissens.
- Rohini Nakshatra, wie es heißt, der Liebling des Mondes und zugleich das Nakshatra von Gott Krishna, ist auch sehr gut für Soma, Schönheit und Freude.
- Mrigashira Nakshatra – zu diesem Nakshatra gehört auch der Orion-Nebel, in dem zahlreiche Sterne geboren werden – herrscht über den Soma und steht zu Gott Shiva in Beziehung. Es ist die Pforte jenseits des Todes zur Unsterblichkeit im Himmel.
- Von Pushya Nakshatra, in dem der Planet Jupiter erhöht steht und in dem Brihaspati herrscht, der Priester der Götter, wird gesagt, es sei gut für alle Rituale und Heilpraktiken.
- Shravana Nakshatra mit Vishnu als Regent ist sehr vorteilhaft, da Vishnu über die höchste Form von Licht und Weisheit herrscht.

In der Addition resultiert aus 16 Kalās und 27 Nakshatras die Zahl 43. Diese Zahl deckt sich mit der Anzahl der Ecken, die sich aus den fünf abwärts weisenden und den vier aufwärts weisenden Dreiecken im Sri Yantra ergeben, dem Yantra des feinstofflichen Körpers und des tausendblättrigen Lotos, oder Kronen-Chakras, der Domäne des Somas. Diese mystische Seite des Mondes sollte nicht außer Acht gelassen werden.

Vastu – Richtungseinflüsse – und Verjüngung

Vastu heißt die vedische Wissenschaft von den Richtungseinflüssen, die vor allem bei Gebäuden und in der architektonischen Planung zum Einsatz kommt. Richtungseinflüsse haben Auswirkungen auf unsere Gesundheit und unser Wohlbefinden, und sie werden bei Ritualen mit berücksichtigt. Verjüngung ist mit der nördlichen, nordöstlichen und östlichen Richtung verbunden, wo spirituelle, nährende und wässrige Energien vorherrschen. Beim Meditieren sollten wir nach Möglichkeit in diese Richtungen schauen. Unseren Schrein beziehungsweise Altar, unsere Götter- und Guru-Bildnisse dorthin auszurichten ist besonders hilfreich.

Richtungsgottheiten und kosmische Prinzipien

NW *Vayu* – Luft	N *Soma* – Geist	NO *Ishana* – Äther
W *Varuna* – Wasser	Z (Zentrum)	O *Indra* – Erde
SW *Nirriti* – Intelligenz	S *Yama* – Ich	SO *Agni* – Feuer

Speziell der Norden ist diejenige Soma-Richtung, aus der dem Geist und dem Herzen verjüngend wirkende Einflüsse zuströmen können. Und insbesondere der Nordosten ist die Richtung von guter Gesundheit und Wohlbefinden, von Ojas und göttlicher Führung. Das Zentrum weist ebenfalls eine tragende und nährende Energie auf. Der Osten bezieht sich auf Prana und Licht, auf Neugeburt und Wachstum. Die südöstliche und südliche Richtung ist durch die Energie von Feuer und Läuterung gekennzeichnet.

Demgegenüber sind die Einflüsse aus Nordwest, West und Südwest gesundheitlichen Belangen tendenziell abträglich, da sie luftige (Vata-störende) Kräfte begünstigen. Vor allem der Nordwesten ist im Großen und Ganzen die Richtung von Krankheit und von Vata-Dosha. Vor allem sollte man vermeiden, im Nordwesten zu schlafen, weil dadurch Tendenzen zu Krankheit und Verfall wirksam werden können. Durch Beachtung der Richtungseinflüsse können wir positive Kräfte in unser Leben bringen und uns den negativen besser entziehen.[164] Eigens für diesen Zweck gibt es auch vedische Mantras, Rituale und Yantras.

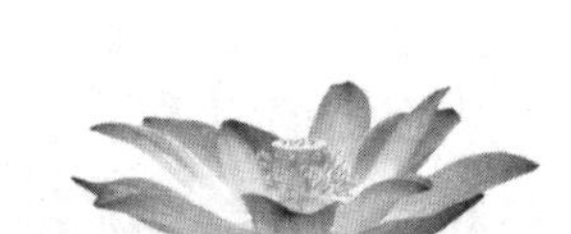

Die Suche nach der ursprünglichen Soma-Pflanze

Lange hat man die ursprüngliche Soma-Pflanze ausfindig zu machen versucht. Verschiedene Pflanzen sind als mögliche Kandidaten vorgeschlagen worden. Gemäß der Auffassung, die ich hier vorbringen werde, hat „Soma“ niemals nur für eine einzige Pflanze gestanden, wenngleich es für bestimmte Zeiten und Orte in erster Linie *eine* Soma-Pflanze gegeben haben mag. Als Soma wurden unterschiedliche Pflanzen bezeichnet, manchmal eine Pflanzenmischung oder -zubereitung und, noch allgemeiner, die sakrale Verwendung von Pflanzen überhaupt – bis zu dem Punkt, dass Soma als Pflanzen-Metapher dient. Abgesehen von seiner botanischen Seite hat Soma auf eine komplette kosmische Dualität aus Agni- und Soma-Kräften verwiesen: von der Sonne und dem Mond bis hin zu Feuer und Wasser und sämtlichen Aspekten des Lebens.

Vom vedischen Soma heißt es, er existiere in allen Pflanzen. Viele verschiedene Arten von Soma werden aufgeführt, die in manchen Fällen aufwändige, sorgsam durchgeführte Maßnahmen und Vorbereitungen erfordern.[165] Auch vom Wasser selbst, insbesondere desjenigen von Himalaya-Flüssen wie dem Ganges, wird gesagt, es sei eine Art Soma.[166] Für jede Form von Agni, von Feuer, gibt es in der vedischen Vorstellungswelt eine dazu in Entsprechung stehende Form von Soma als Wasser, als Brennstoff oder als Nahrung. Somas gibt es, aus dieser Perspektive betrachtet, daher überall im Universum. An mythologischen Vorstellungen in Bezug auf den Soma findet man so einiges im vedischen, ayurvedischen und yogischen Denken. Und zwar nicht etwa deshalb, weil in Vergessenheit geriet, wie die ursprüngliche Soma-Pflanze beschaffen war, sondern weil Soma seit eh und je Bestandteil einer umfassenden mystischen Weltsicht gewesen war. Eine in ähnlicher Weise mystifizierende Betrachtung zeigt sich in der vedischen Auffassung von Agni, vom Feuer, von der Sonne.

Bei Sushrut, dem großen ayurvedischen Arzt des Altertums, werden 24 verschiedene Arten von Soma-Pflanzen aufgeführt, die sich in den Gebirgszügen Indiens finden lassen. In der Mehrzahl wachsen sie an den Seen des Himalaya, und viele von ihnen sind nach vedischen Versmaßen benannt. Soma war demnach Bestandteil einer ganzen Wissenschaft von heiligen Pflanzen, nicht bloß eine spezielle Pflanze.

„Abhängig von ihrem Lebensraum, ihrem Aufbau, ihren Beinamen und ihren Wirkungen kann ein und dieselbe göttliche Soma-Pflanze in 24 verschiedene Spezies klassifiziert werden. Es sind die folgenden: Amshumat, Munjavat, Chandramah, Rajataprabha, Durvasoma, Kaniyan, Svetaksha, Kanakaprabha, Pratanavan, Talavrinta, Karavira, Amshavan, Svayamprabha, Mahasoma, Garudahrita, Gayatrya, Traishtubha, Pankta, Jagata, Shankara, Agnishtoma, Raivata, Yathokta und Udupati. All diese Arten von Soma stellen für denjenigen, der sie verwendet, eine Meisterung der vedischen Gesänge sicher und sind unter den eben aufgeführten glückverheißenden Namen bekannt, die in den *Vedas* erwähnt werden."[167]

„Zum Verbreitungsgebiet der Soma-Pflanzen zählen die Gebirgszüge des Himalaya, die Berge von Arbuda, Sahya, Mahendra, Malaya (Malabar), Sriparvata, Devagiri, Giri, Devasaha, Pariyatra, Vindhya, Hlada und der Devasunda-See. Somas der besten Art, die Spezies Chandramah, findet man hier und da auf dem mächtigen Strom des Flusses Sindhu (Indus) dahintreibend, der sich auf der anderen, der nördlichen Uferseite des Vitasta zu Füßen von fünf hohen Bergen ins Tal ergießt. Die Spezies Munjavat und Amshumat wird man möglicherweise in derselben Region antreffen. Die als Gayatri, Traishtubha, Pankta, Jagata, Shankara bekannten und weitere Spezies, die an Schönheit dem Mond gleichkommen, findet man auf der Wasseroberfläche jenes göttlichen Sees in Kaschmir treibend, den man den kleinen Manasa-See nennt.“[168]

Vom Soma wird gesagt, er gedeihe auf all den unterschiedlichen Gebirgszügen Indiens, in Nord- wie in Südindien. Er ist eine zwar in allen indischen Gebirgen, insbesondere aber in den größeren Höhen des Himalaya vertretene Pflanze. Der Chandramah (lunare) Soma, der als der beste gilt, kommt aber offenbar aus der oberen Indus-Region (Richtung Ladakh und Leh). Denn Vitasta war in alten Zeiten die Bezeichnung für den größten kaschmirischen Fluss.[169] Die größte Vielfalt an Somas stammt allerdings von Kaschmirs bekanntem Manasa-See.

An anderer Stelle des *Rigveda* wird, obgleich man Soma überall finden kann, eine Verbindung zwischen Sushoma, Arjika, und Sharyanavat[170] als Soma-Ländern hergestellt. Die Soma-Länder werden wie folgt beschrieben:

Diese Somas sind in der höher gelegenen und manche in der niedriger gelegenen Region, manche in Sharyanavat, manche in den schönen Arjika-Bergen, manche inmitten der Pastyas (der heimischen Regionen) oder manche unter den fünf Volksstämmen zu finden.[171]

Sharyanavat sei, so erklärt der mittelalterliche Kommentator Sayana, ein See in der Region Sarasvati nahe Kurukshetra, womit er eine Aussage in bestimmten *Brahmana*-Texten wiedergibt.[172] Aus all diesen Feststellungen lässt sich schließen, dass es in vielen unterschiedlichen Regionen überall in Indien und unter all den verschiedenen Volksstämmen zahlreiche Arten von Soma gab.

Ephedra und Amanita: Zwei Pflanzen, die heutzutage als Soma-Pflanzen ins Gespräch gebracht werden

Einige zeitgenössische Gelehrte vertreten die Auffassung, Ephedra (Meerträubel) sei *die* Soma-Pflanze, und bringen sie mit Afghanistan und Iran in Verbindung, wo Ephedra weit verbreitet ist. Auch in Indien kommt Ephedra keineswegs selten vor. Ephedra, so merken sie an, sei die wichtigste Soma-Pflanze der Perser gewesen, bei denen sie „Haoma“ hieß. In Indien ist Ephedra, bis in die heutige Zeit, ebenfalls eine an verschiedenen Orten verbreitet vorkommende Pflanze und wird Somalata genannt, „Soma-Rankengewächs“. Das bedeutet allerdings nur, dass Ephedra zu den Soma-artigen Pflanzen zählt, und zwar zu denjenigen mit einer eher anregenden als nährenden Wirkung. Das beweist jedoch durchaus nicht, dass Ephedra die einzige Soma-Pflanze gewesen ist. Außerdem weist Ephedra nicht die Merkmale der im *Rigveda* beschriebenen wichtigsten Soma-Pflanzen auf.

Soma ist Teil einer weit gespannten Soma-Symbolik im *Rigveda,* die auf das Element Wasser und den Ozean Bezug nimmt. Der im *Rigveda* gegebenen Darstellung zufolge wächst Soma nahe am Wasser,[173] und zerquetscht man die Pflanze, tritt ein milchiger Saft aus. Ephedra ist hingegen eine trockene, sehr wenig Saft enthaltende Pflanze.

Geht es nach anderen Gelehrten, so war der Pilz Amanita muscari der ursprüngliche Soma. Dieser Pilz findet bei Schamanen Verwendung, vor allem in Sibirien. Zwar kann ich nicht mit Sicherheit sagen, dieser Pilz habe nicht zu den vielen Arten von Soma gehört, doch werden die vedischen Somas anders beschrieben. Außerdem finden Pilze in der überlieferten ayurvedischen Medizin nur selten Verwendung. Ebenso wenig ist bekannt, dass sie Yogis, oder den Indern generell, häufig als Nahrungsmittel dienten. Im Gegenteil, Pilze werden im Allgemeinen für eine rein yogische Ernährung nicht empfohlen. Die vedische Soma-Pflanze wird als Pflanze mit Blättern beschrieben: eine auf Pilze offenkundig nicht zutreffende Beschreibung. Ferner heißt es, sie sei fibrös (amshuman), faserig. Vielfach heißt es, sie wachse im Wasser wie ein Lotos oder eine Lilie.

Weitere Spezies, die als potenzielle Soma-Pflanzen des Altertums in Betracht kommen könnten

Sharyanavat, wohl das wichtigste Soma-Land im *Rigveda,*[174] verweist auf einen See und bedeutet „wo reichlich Schilfrohr wächst“.

Und Shara (Saccharum sara) ist der Name einer mit dem Rohrzucker verwandten Art von Schilf. Shara wurde vor allem verwendet, um Pfeile anzufertigen, und war für Agni wie auch für Soma heilig. Der Name eines weiteren großen Soma-Landes aus späterer Zeit, Munjavat,[175] bedeutet ebenfalls „wo reichlich Schilfrohr wächst". Und bei Munja handelt es sich um eine mit der gleichen Pflanze wie Shava verwandte, als besonders guter Soma geltende Art von Schilf. Das zeigt erneut, dass Soma in sumpfigen Gebieten wächst, in denen Wasserpflanzen gedeihen, eine Art Schilfgras und vielleicht eine Art Bambus ist. Die eine oder andere Art von Bambus dient in der ayurvedischen Medizin in der Tat als Verjüngungswirkstoff.[176]

Einige Gelehrte sind so weit gegangen, Soma mit dem Zuckerrohr gleichzusetzen,[177] einer weiteren Saccharum-Spezies, die im alten Indien angebaut wurde. Denn schließlich ist Zuckerrohr ja süß wie Soma, faserig, es enthält einen süßen Saft, den man auspressen kann, und es bildet die Grundlage für verschiedene Getränke – einschließlich solcher, die eine berauschende Wirkung haben können. Gewiss, Zuckerrohr fand Verwendung in bestimmten Soma-Zubereitungen, falls es nicht sogar eine weitere Art von Soma war. Allerdings bin ich nicht sicher, ob es der wichtigste vedische Soma gewesen ist. Jedenfalls gehörten zum wichtigsten vedischen Soma wahrscheinlich bestimmte Schilfgräser, von denen einige in beträchtlichem Maß über nervenstärkende und nährende Eigenschaften verfügen.

Im *Atharvaveda* ist speziell von fünf erhabenen Pflanzen die Rede, die den besten Soma ergeben: darunter Marihuana, Gerste und Darbha (Kusha oder Munja). Dies zeigt, dass zahlreiche Pflanzen über Soma-artige Eigenschaften verfügten.[178] Auch hier steht Soma wieder mit einer – anderen – Art Gras in Verbindung: mit Darbha- beziehungsweise Kusha-Gras, das bis auf den heutigen Tag einen unverzichtbaren Bestandteil zahlreicher vedischer (und buddhistischer) Rituale darstellt. Auch mit Marihuana steht Soma in Verbindung, was den Gedanken nahelegt, dass Pflanzen mit bewusstseinsverändernder Wirkung als eine andere Art von Soma angesehen worden sind.

Mitunter wird Soma als ein Baum[179] bezeichnet und mit dem Ashwattha-Baum, dem heiligen Feigenbaum, in Verbindung gebracht, der auch in den Ausläufern des Himalaya wächst, wie der *Atharvaveda* erwähnt.[180] Wie zahlreiche Feigenbäume enthält der Ashwattha-Baum einen harzigen Saft, und er verfügt über sehr starke Heilkräfte, die auch verjüngende Wirkungen mit einschließen können.[181] Weitere mit Soma in Verbindung gebrachte Pflanzen, von denen es oft hieß, sie wüchsen an Gebirgsseen, sind Lotos und Wasserlilie. Ganz so wie es bei diesen Pflanzen der Fall ist, wurde vom Soma häufig gesagt, er habe kreisrund wie der Mond wachsende Blätter. Nicht zuletzt darin besteht, auf einer inneren Ebene, die Verbindung zwischen Soma und dem „Lotos auf dem Kopf", dem Kronen-Chakra.

Mitglieder der Orchideen- und Lilienfamilie sind weitere mögliche Kandidaten für Soma-artige Pflanzen. Etliche dieser Pflanzen haben eine nervenstärkende Wirkung. Wie der Soma verfügen sie über einen milchartigen Saft, über ungewöhnliche Blätter und über Faserstrukturen. Ihren Saft kann man zwischen Steinen auspressen. Bei dem gewöhnlich als Verjüngungswirkstoff, insbesondere für Frauen, verwendeten ayurvedischen Stärkungsmittel Shatavari, einer Art Spargelwurzel, handelt es sich um eine solche Pflanze aus der Familie der Liliengewächse. Auch einige Pflanzen aus der Familie der Schwalbenwurzgewächse, beispielsweise bestimmte Sarcostemma-Spezies, werden mitunter als Soma-Pflanzen angesehen. Dies scheint jedoch eine spätere, nicht auf die vedische Zeit zurückgehende Deutung zu sein.

Die geheimnisumwitterten Saussurea-Pflanzen aus dem Himalaya

Der vedische Soma wird in erster Linie als eine Gebirgspflanze beschrieben und mit dem Himalaya verbunden. In großen Höhen, zumal oberhalb der Baumgrenze, wachsen in aller Welt viele außergewöhnliche Pflanzen. Die mit dem Überleben in solch großen Höhen verknüpften Schwierigkeiten, die Auseinandersetzung mit Kälte, Wind und ungewöhnlichen atmosphärischen Bedingungen haben bei den Pflanzen zu besonderen Anpassungen geführt, etwa zu der Fähigkeit, den Elementen standzuhalten und kosmische Energie aus größeren Höhen zu liefern. Solche Hochgebirgspflanzen können ein höheres Gewahrsein und einen Verjüngungsprozess fördern, indem sie auf unsere grundlegende Vitalkraft und auf unser höheres Gewahrsein anregend wirken.

Die Somas, oder verjüngend wirkenden Pflanzen, gedeihen vor allem in der Nähe von Gebirgsseen, heißt es in den *Vedas.* In der Himalaya-Region gibt es solche ungewöhnliche Pflanzen in größerer Zahl. Vielleicht von besonderer Bedeutung sind jedoch die Pflanzen der Saussurea-Spezies. An anderer Stelle wird Soma mit Kushta (Saussurea lappa) in Verbindung gebracht, einer Art würzigem Nervenstärkungsmittel. Es zählt zu denjenigen Heilkräutern, von denen es heißt, mit ihnen im Verbund gedeihe Soma – eine Art Soma, vielleicht sogar der wichtigste Soma.[182] Diese auch Costus (nach der Sanskrit-Bezeichnung Kushta) genannte Pflanze hat weltweit in die Kräuterapotheken Einzug gehalten. Sie ist als Mittel zur Blutreinigung bekannt und bei der Förderung der Langlebigkeit von Wert.

Saussureas zählen zwar zur Familie der Sonnenblumen, entwickeln allerdings für derartige Pflanzen ziemlich ungewöhnliche Wuchsformen. Den Umweltbedingungen oberhalb der Baumgrenze haben sie sich auf eine Art und Weise angepasst, durch die sie besondere Formen, Eigenschaften und Kräfte entwickelt haben. In den Höhenlagen des Himalaya wachsen verschiedene exotische Pflanzen der Saussurea-Spezies, vielfach an Seen, und sind als wirkungsvolle Heilkräuter bekannt. Manche von ihnen ähneln im Aussehen einem Lotos.

Besonderer Bekanntheit erfreut sich Brahma Kamal, auch Brahmas Lotos genannt, die Staatsblume von Uttarakhand, einem der indischen Himalaya-Bundesstaaten, auf dessen Gebiet die Quellen des Ganges und seines bedeutendsten Nebenflusses Yamuna liegen. Die Pflanze sieht ein wenig so aus wie eine Kerze oder eine Flamme, die aus einem Lotos hervorkommt. Ihre Blüte öffnet sich lediglich bei Nacht und hält sich gewöhnlich auch nur bis zum Morgen. Wie der Soma des Altertums wächst die Pflanze im Hochgebirge, häufig in der Nähe eines Sees. Eine weitere Saussurea, die einem Lotos ähnelt, heißt Hem Kamal. Offenkundig waren diese beiden ebenfalls von alters her Soma-Pflanzen. Der Schnee-Lotos (Saussurea involucrata) ist eine andere mit ihnen verwandte Pflanze, die auch in der tibetischen Medizin Verwendung findet. Solche Saussurea-Pflanzen kommen wohl den Pflanzen des Altertums, wie sie in den *Vedas* erwähnt werden, am ehesten nahe.

Außer diesen Saussurea-Pflanzen aus dem Himalaya gibt es noch das bekannte Sanjivani-Heilkraut, das Hanuman aus dem Himalaya mitgebracht hat, um Rama und Lakshman wiederzubeleben, die gemäß der im *Ramayana* wiedergegebenen Geschichte in der Schlacht von Ravana verwundet worden waren. Bei Sanjivani handelt es sich offenbar um eine Art Soma für den Geist zur Anregung des Gewahrseins.

Die seltenen Ashtavarga-Verjüngungspflanzen

Ashtavarga bezeichnet eine Gruppe von acht Soma-Pflanzen, die in alten Zeiten den aktiven Hauptbestandteil des Chyavanprash bildeten. Die Amalaki-Frucht diente lediglich als Grundlage und als Träger ihrer Energien. Von diesen Gräsern heißt es, sie seien ihrer Natur nach kühl und feucht, sie mehrten Kapha, Ojas und Soma. Eine ganze Reihe jener Kräuter, über die wir gesprochen haben, sind wahrscheinlich Arten von Soma, die in vedischen Zeiten Verwendung fanden. Insbesondere Shatavari, wie Soma ein Rankengewächs mit kühlen und befeuchtenden Eigenschaften, gehört in diese Kategorie.

Heutzutage wird diese bereits im Altertum bekannte, aus acht Pflanzen bestehende Gruppe gewöhnlich durch folgende Pflanzen repräsentiert: 1) Ashwagandha, 2) Shatavari, 3) Vidari-kanda, 4) Fritillarie (Kaiserkrone), 5) Lilie, 6) Bala, 7) Nagbala oder Mahabala oder Atibala, 8) Dioscorea. Die meisten eben genannten Pflanzen sind hier im Buch bereits unter den ayurvedischen Verjüngungskräutern aufgeführt worden. Diese zeitgenössische Ashtavarga-Gruppe enthält ohne Frage mehrere Ersatzpflanzen und nimmt nicht für sich in Anspruch, die ursprünglich zu dieser Gruppe gehörenden Pflanzen zu repräsentieren.

B. D. Sharma und Acharya Bal Krishan haben diejenigen Pflanzen bestimmt, aus denen ihrer Ansicht nach im Altertum die Ashtavarga-Gruppe bestanden haben könnte. Überwiegend sind die Pflanzen von süßem Geschmack, kühlend in ihrer Energie, sie verringern Vata und Pitta, mehren Ojas, stärken die Widerstandskräfte, ebenso das Nerven- und das Fortpflanzungssystem. In erster Linie gehören sie der Familie der Lilien- und Orchideengewächse an, wenngleich Mitglieder der Ingwerfamilie ebenfalls in Frage kommen.[183]

1. Vridhi – Habenaria acuinta oder Habenaria edgeworthii – Orchideenfamilie
2. Ridhi – Habenaria intermedia – Orchideenfamilie
3. Jeevak – Malaxis acuminate oder Microstylis wallichii – Orchideenfamilie
4. Rishabhak –Malaxis muscifera oder Microstylis muscifera – Orchideenfamilie
5. Kakoli – Roscoea alpina oder Roscoea procera – Ingwerfamilie
6. Kshirakakoli – Lilium polyphyllum – Lilienfamilie
7. Meda – Polygonatum verticillatum – Lilienfamilie
8. Mahameda – Polygonatum cirrifolium – Lilienfamilie

Verwandte dieser Pflanzen wachsen im Himalaya und kommen möglicherweise als wirkungsvoller Ersatz in Betracht. Die Ärzte des Altertums taten sich bei der Bestimmung einzelner Pflanzen nicht immer durch botanische Genauigkeit hervor, und wenn die ursprünglich verwendeten Pflanzen nicht zur Verfügung standen, mussten sie diese in vielen Fällen durch verwandte Pflanzen ersetzen.

Soma-Zubereitungen

Mit dem vedischen Soma ist gewöhnlich eine Zubereitung gemeint – gereinigt, gemahlen, extrahiert, ferner auf die eine oder andere Weise und in verschiedenen Medien gekocht. Im Allgemeinen wurde der Soma in dreierlei Form zubereitet: Entweder hat man ihn mit Gerste (Yava) oder anderem Getreide gekocht, oder man hat dazu Milch (Go) verwendet, oder man hat ihn mit Quark (Dadhi) gekocht.[184] Während bei manchen Somas der frische Pflanzensaft zum Einsatz kam, durchliefen sie mehrheitlich offenbar einen ausgeklügelten Zubereitungsprozess.

Häufig wurde der Soma zusammen mit Ghee (Ghrita) und Honig (Madhu) angewendet. In der Tat wird er oft Madhu (Honig oder Met) und süß (svadhu) genannt. Spezielle Kräuterhonig-Zubereitungen sowie Zubereitungen mit Kräuter-Ghee waren weitere Arten von Soma. Aufgrund des Zusammenhangs mit Honig und Blüten steht Soma zu den Lotos-Pflanzen und zu weiteren blühenden Wasserpflanzen in Verbindung. Soma wurde allerdings von Sura, also von Wein und Alkohol unterschieden, dennoch mag Fermentation bei der Zubereitung mancher Arten von Soma eine Rolle gespielt haben.

Als Pflanzenextrakt kann Soma mit einer ganzen Kräuterwissenschaft verknüpft werden, einschließlich der Extraktion von schweren Ölen, ätherischen Ölen und weiteren Essenzen. Selbst zu Mineralien und der alchemistischen Praxis stand Soma in Verbindung, und bereits zu Zeiten des *Rigveda* wurde er mit Gold und womöglich mit Lapislazuli, vielleicht sogar mit Muschelschalen oder Perlen zubereitet.

Haupttypen von Soma-Pflanzen

Wir sehen also, dass es im indischen Altertum eine Reihe von Soma-Pflanzen gegeben hat. Zur ersten Gruppe zählen verschiedene Lilien- und Orchideengewächse wie zum Beispiel die Ashtavarga-Gruppe, ferner diverse Lotos-Varietäten und Wasserlilien. Eine zweite Gruppe besteht aus den unterschiedlichen Saussurea- und anderen nahe der Baumgrenze wachsenden Pflanzen. Mancherlei Gräser und Schilfarten, möglicherweise bis hin zum Zuckerrohr, bilden eine dritte Gruppe. Eine vierte Gruppe umfasst allerlei nervenstärkende Stimulanzien wie Ephedra und Kalmus. Zu einer fünften Gruppe gehören Rauschmittel wie Cannabis, vielleicht sogar Opium. Aber es gibt noch andere mögliche Soma-Pflanzen. Weitere Forschungsarbeit muss hier noch geleistet werden.

Ohne Frage handelte es sich bei den Somas jedoch um eine Vielzahl von Pflanzen, und verschiedene Arten, oder Typen, haben existiert, wobei es sich mehrheitlich um nährende und beruhigend wirkende Somas gehandelt hat. Zusätzlich zu all diesen Arten von Soma-Pflanzen gab es unterschiedlich beschaffene Soma-Zubereitungen, und diese beinhalteten möglicherweise auch die Verwendung einer größeren Zahl von Soma-Kräutern. Das Unterfangen, eine einzige Soma-Pflanze zu finden, macht daher ungefähr so viel Sinn, als würde man nach *einer* Art von Feuer Ausschau halten, die im vedischen Denken Anerkennung findet.

Bei den Somas in Indien handelte es sich hauptsächlich um besonders kraftvolle, in oder an Gebirgsseen und in Flussregionen wachsende Pflanzen samt einer speziellen Kunstfertigkeit, was ihre Extraktion anbelangt. Durch die Verlagerung der Flüsse scheint dieser Kult sich verändert zu haben oder verloren gegangen zu sein. Dennoch ist die Verehrung für Pflanzen und Flüsse aus dem Himalaya ein charakteristisches Merkmal der Hindu-Religion und der indischen Bevölkerung geblieben. Eigentümlicherweise gelangt man zu der Feststellung, dass seinerzeit, als der Sarasvati sein Flussbett verlagert hat und dieses schließlich versiegte, auch der Soma-Kult weitgehend verschwunden ist – möglicherweise mehr als ein bloßer Zufall!

Beim wahren Soma haben wir es allerdings, das sollten wir uns vor Augen halten, mit einem Sekret im Gehirn zu tun, das sich aufgrund der spirituellen Praxis von Yoga, Pranayama und Meditation bildet. Soma auf einer yogischen Ebene verweist auf das Kronen-Chakra, das sich durch Indra (yogische Einsicht) öffnet und einen den ganzen Körper durchflutenden Glückseligkeitsstrom freisetzt. Ebendieser innere Soma ist in erster Linie das Thema der vedischen Hymnen, obgleich äußere Somas gleichfalls ihren Platz gehabt haben. Nur durch den inneren Soma erlangt man dauerhaft Glückseligkeit und Unsterblichkeit, nicht einfach nur durch irgendeinen Pflanzenextrakt.

Wer nach einer einzigen Soma-Pflanze Ausschau hält, verfolgt einen falschen Ansatz. Vielmehr ist Soma Bestandteil des von alters her praktizierten yogischen und schamanischen Gebrauchs von heiligen Pflanzen – darunter kräftigende, nervenstärkende und bewusstseinsverändernde Pflanzen unterschiedlicher Art, aber auch spezielle Zubereitungen, bei denen mehrere von ihnen verwendet werden. Jede Volksgruppe, Gemeinschaft oder geografische Region in Indien hatte ihre eigenen Somas oder heilige Pflanzen, so wie dies auch heutzutage für jedes Ökosystem gilt. Soma ist eine transformierend wirkende, in zahlreichen Pflanzen zu findende Substanz und ein Gegenstück zu entsprechenden bewusstseinsverändernden Substanzen, die das Gehirn selbst zu produzieren vermag. Niemals können wir alle derartigen Soma-Pflanzen aufbrauchen, allerdings können wir das Vorkommen mancher Soma-Spezies derart reduzieren, dass ihr der Artentod droht.

Um hinter das Geheimnis des Somas zu kommen, brauchen wir deshalb nicht nach botanischen Kriterien die ursprüngliche Soma-Pflanze ausfindig zu machen. Vielmehr gilt es, die ursprüngliche Natur des Somas *in uns* zu entdecken, den ursprünglichen yogischen Soma – den Strom von Glückseligkeit, von Ananda, in unserem tieferen Geist und Herz. Sobald jener Soma in Fluss kommt, werden wir uns um all die Pflanzen und all die anderen Rauschmittel oder Freuden keine Gedanken mehr machen. In Ihrem inneren Sein sind Sie die ursprüngliche Soma-Pflanze!

Shiva als Nilakantha: Das Gift des Lebens in Soma verwandeln

Shiva ist die große ekstatische Yoga-Gottheit, der oberste Gebieter über die höchste innere Energie und Transformation. In der intensivsten Erfahrung von Glückseligkeit (Ananda) besteht sein immerwährender Seins- und Bewusstseinszustand. Shiva ist der alles überragende Trinker des Somas, des Amrita, jenes mystischen Nektars, gleichbedeutend mit dem allem Dasein innewohnenden Entzücken. *Alles* ist für ihn Glückseligkeit, oder verschafft Glückseligkeit. Er versteht es, allem den Soma abzugewinnen, ihn überall zu extrahieren.

Shiva ist zugleich *Nilakantha,* der Deva mit der blau gefärbten Kehle, da er Gift zu trinken vermag, ohne dadurch Schaden zu nehmen. Er ist nicht nur der alles überragende Soma-Trinker, sondern kann auch besser als irgendjemand sonst Gift trinken. Er kann jedes Gift trinken und überleben. Mehr noch: Es lässt ihn aufblühen, prächtig gedeihen. Zwischen diesen beiden Shiva-Aspekten gibt es eine bedeutsame Verbindung. Und für die eigene Erfahrung können wir dieser Symbolik verschiedene Einsichten entnehmen.

In der Tat kann alles im Leben ein Gift sein. Selbst unsere beglückendsten und freudvollsten Erfahrungen von Liebe, Wohlstand oder Vitalität können aufgrund ihrer Begrenzung durch Vergänglichkeit und Tod für unsere Seele zu einem Gift werden, falls wir zu sehr an ihnen haften. Über vergangene Freuden nachzugrübeln kann für uns ebenso schmerzlich werden, wie wenn wir in Gedanken bei jenen Dingen verweilen, die uns in der Vergangenheit bekümmert haben. Das Ende unseres Erfolgs oder unserer Erfüllung im Leben kann größeres Leid verursachen, als wenn wir gleich von Anfang an gescheitert wären beziehungsweise einen Verlust hätten hinnehmen müssen.

Zugleich ist alles im Leben Nektar, oder Soma. Auch unsere schmerzlichsten Erfahrungen von Tod, Leid und Trennung enthalten einen Unsterblichkeitsnektar, den wir ihnen abgewinnen können. Solchen schmerzlichen Geschehnissen wohnt der Rasa (das essenzielle Empfinden) inne, zu dem in Verbindung zu treten, was das Reich des Sterblichen transzendiert, sofern wir die entsprechenden Erfahrungen als etwas auf einen erhabeneren immerwährenden Frieden Verweisendes betrachten. Da gibt es die Ekstase des Bezeugens – des Wissens um eine göttliche Gnade, die stets bei uns und mit uns ist, um uns zu retten und uns über die Stufe von Vergänglichkeit hinauszuführen, sofern wir denn in den Widrigkeiten des Lebens Zuflucht zu ihr nehmen.

Shiva ist auch der erhabene Gebieter über die Zeit (Mahakala). Er ist Ewigkeit, und zugleich ist er der gegenwärtige Augenblick. Als der Ewige gewinnt er dem flüchtigen Tanz der Zeit die überdauernde Essenz ab. Er behält die Ewigkeit, während er jeden Augenblick weiter tanzt. Nie verliert er dabei seinen Gleichmut, und niemals lässt er einen Schritt aus. In dynamischer Ruhe umfasst er beides: Sein und Werden. Er ist gleichermaßen der Nektar der Ewigkeit wie auch das Gift von Zeit und Vergänglichkeit. Durch die Zeit wird die Ewigkeit zu Gift. Die Ewigkeit verwandelt die Zeit in Nektar.

Shivas bekanntester Gesang ist das *Rudram* aus dem *Yajurveda*. Diese lange Abfolge altehrwürdiger, kryptischer und melodischer vedischer Mantras erweist Rudra Ehrerbietung. Rudra verkörpert die zornvolle Form von Gott Shiva in all den schrecklichen, gefährlichen und herausfordernden Aspekten des Lebens wie etwa Kummer, Leid und Konflikt, in den Schlangen und wilden Raubtieren, im Metzger und im Dieb, in Naturkatastrophen, in Krankheit, Trennung und Tod – in allem, womit uns das Leben einen kräftigen Dämpfer versetzen kann.

Erst nachdem man alle möglichen Härten und Prüfungen durchlaufen hat, kann man wirklich Frieden finden. Erst nachdem man das Gift in sich aufgenommen und es transformiert hat, kann man den inneren Nektar finden. Das bedeutet freilich nicht, dass man Kummer und Leid stoisch erträgt, Haltung bewahrt oder sich ein dickes Fell zulegt, damit rein gar nichts einem Schmerzen bereitet. Vielmehr geht es hier um eine positive Freude, die einen in der schmerzlichen Intensität aller Erfahrung, in der Freude am Dasein und in der Schönheit des alles durchdringenden Gewahrseinslichts ruhen lässt. Dies zu tun, wenn man auf der Sonnenseite des Lebens steht, ist eine Sache. Es aber auch dann zu tun, wenn nicht alles so rosig aussieht, eine ganz andere Geschichte. Den Schmerz zu empfinden, ohne von ihm gepeinigt zu werden, inmitten des Schmerzes mit dem Glück, im Schmerz mit der Freude und auch angesichts von Ablehnung mit der Liebe in Tuchfühlung zu bleiben, darauf kommt es an.

Das Leben beschert uns mancherlei *Rasas* (Essenzen) und *Bhavas* (Gefühle und Emotionen), die unseren Erfahrungen eine bestimmte Note, einen bestimmten Anstrich geben. Auf den Rasa und auf den Bhava kommt es an, nicht bloß auf die Form. Der Rasa ist gleichsam der in der Blüte unserer Erfahrung verborgene Nektar. Trinken wir jenen Nektar? Oder pflücken wir einfach die Blume und schauen zu, wie sie verwelkt? Worin unsere Erfahrung als solche besteht, spielt eine weniger große Rolle. Wichtiger ist, wie wir mit ihr umgehen.

Große tantrische Lehrer wie Abhinavagupta haben uns das Geheimnis sämtlicher Bhavas gelehrt. In dieser Hinsicht sind alle Emotionen Rasas. Die neun emotionalen Rasas heißen: Liebe, Wut, Abscheu, Beherztheit, Freude, Schrecken, Mitgefühl, Staunen und Frieden. Wie ein großer Künstler oder Schauspieler muss man lernen, alle Rasas in ihrer vollen Bandbreite zu verstehen und sie ausdrücken zu können. Dann wird Emotion zu einem Werkzeug des göttlichen Gefühls und immerwährender Freude, die uns erhebt, statt zu einem Gift, das uns zu schaffen macht und uns bedrückt. Diese Emotionen gehören in die Hand des göttlichen Künstlers. Wenn wir sie uns auf einer Ich-Ebene zu eigen machen, werden sie jedoch zu Gift. Dabei muss es gar nicht sein, dass wir keinerlei negative Emotionen empfinden. Aber wir sollten mit der hinter ihnen stehenden Energie in Berührung kommen, statt uns in die

Umstände, durch die sie hervorgerufen wurden, zu verstricken und uns durch diese selbst einzuengen.

Emotion ist im Tantra der Schauplatz, an dem sich alles abspielt, auf den unsere Lebensenergie, unser Prana, unsere Shakti gerichtet bleibt. Emotion zu unterdrücken kommt einer Unterdrückung des Lebens gleich. Es bewirkt Tod. Rohe Emotion auf einer Ich-Ebene zum Ausdruck zu bringen ist aber ebenfalls destruktiv und bewirkt Auflösung. In Shivas Tanz – in dem Shakti natürlicherweise freigesetzt wird – zum Rasa der Emotion vorzudringen, darin liegt der Schlüssel.

Von welcher Art die Erfahrung ist, die wir suchen, spielt dabei selbstverständlich eine Rolle. Wir sollten die höheren Rasas, die unvergänglichen Einflüsse im Leben aufsuchen: die Schönheit der Natur, die sakrale Energie der Tempel, die Gesellschaft der spirituell hoch stehenden Seelen. Und wir sollten über erhabene Unterweisungen meditieren oder uns der Kontemplation über große Kunstwerke widmen. Wir sollten unsere Zeit nicht damit vertun, dem Vulgären, Belanglosen, Banalen oder Oberflächlichen hinterherzulaufen. Ebenso wenig dürfen wir uns aber in negativer Weise auf die unbedeutenderen Seiten des Lebens fixieren, indem wir uns diesen Dingen widersetzen, voreingenommen, moralistisch oder überempfindlich reagieren. Nach dem höheren Rasa sollten wir auf der Suche sein und uns ihm widmen, anstatt uns über die geringeren Rasas, auf die sich stets die Bestrebungen zahlreicher Menschen richten werden, den Kopf zu zerbrechen.

Die Bedeutung des Rasas

In den meisten Fällen ist unserem Leben in dieser kommerziell geprägten Welt kaum wirklicher Rasa zu eigen. Solch einem Leben fehlt es gleichsam an innerem Saft, an Vitalität oder Substanz. Wir sind in einer profanen, von persönlicher Durchsetzung und Erwerb geprägten Welt gefangen, in der wir uns schließlich überanstrengt, wenn nicht erschöpft fühlen. Uns bleibt wenig freie Zeit, das Leben zu erfahren, geschweige denn, es zu genießen. Ständig sind wir auf Trab: am Arbeitsplatz, auf dem Weg zur Arbeit oder auf dem Heimweg von der Arbeit, haben alle Hände voll damit zu tun, unser Leben in Ordnung zu halten und nach Möglichkeit nicht krank zu werden, und in unserer knapp bemessenen Freizeit sind wir außerhalb von uns auf der Suche nach Vergnügungen, die uns etwas Raum verschaffen und uns aus unseren hektischen Abläufen herausholen sollen. Die Rasas, denen wir uns widmen, haben entweder eine finanzielle oder eine mediale Basis, bemessen sich in Geld oder in gesellschaftlicher Anerkennung. Solche Rasas beziehen die Seele nicht mit ein, wir sind nicht wirklich mit dem Herzen bei der Sache, und daher fühlen wir uns letztlich leer, ungeachtet allen Überflusses, der uns augenscheinlich umgibt.

Bestenfalls bekommen wir, ein schwacher Trost, gute Unterhaltung geboten, bei der wir normalerweise kaum mehr sind als ein passiver Zuschauer. Mag sein, dass wir unseren sich mehrenden Wohlstand bilanzieren können, doch die Zeit kennt keinen Pardon und verrinnt unwiederbringlich – und damit zugleich die Möglichkeit, ein tiefer gehendes Dasein zu führen. Wir haben vergessen, unserem inneren Dasein Nahrung in Form von Rasa zu geben.

Unweigerlich kommen wir, was auch immer wir tun mögen im Leben, mit dem einen oder anderen Gift in Berührung. Selbst wenn wir dem inneren Leben nachgehen, müssen wir uns unter Umständen mit dem Gift der negativen Emotionen seitens unserer Familienangehörigen oder Freunde auseinandersetzen, die das Gefühl haben, wir ließen sie im Stich. Falls wir mit diesem Gift nicht umzugehen verstehen, gelangen unsere spirituellen Bestrebungen bald an ein Ende, und wir unterliegen wieder der Einschränkung durch unsere gewöhnlichen Emotionen, werden zu bloßen Marionetten der Bedürfnisse und Begierden anderer Menschen. Falls wir dieser negativen Kraft jedoch widerstehen können wie die gottergebene Dichterin Mirabai, die in Kauf nahm, dass man sie um ihrer Liebe zu Gott Krishna willen in ihr Zimmer eingesperrt hielt, werden wir feststellen, dass Krishna zu uns kommt, wo auch immer wir uns befinden. Das aber erfordert besonderen Mut, den nur wenige Menschen aufzubringen vermögen. Den Weg des geringsten Widerstands zu gehen fällt leichter, als neue Innenwelten von Grund auf zu erfassen.

Aber auch wenn wir uns lediglich den äußeren Belangen des Lebens widmen, stoßen wir in der Geschäfts-, Wissenschafts- oder Medienwelt auf die Eifersucht und die Abneigung oder Feindseligkeit anderer Menschen. Welche Position wir im Leben bekleiden spielt da im Grunde keine Rolle. Wollten wir versuchen, der Auseinandersetzung mit dem Gift des Lebens zu entgehen, müssten wir vor allem und jedem in Deckung gehen, aber ohnehin würde das Gift von irgendwoher zu uns vordringen.

Im gewöhnlichen Daseinskampf müssen wir mit vielerlei Giften fertig werden. Ärzte, Anwälte, Buchhalter, PR-Unternehmen, Leibwächter, ja sogar Armeen sollen uns dabei helfen. Die aber ziehen uns selbst wie auch unsere Widersacher nur noch umso tiefer in die Auseinandersetzung hinein. Was wir für Nektar hielten, erweist sich vielfach als Gift – mit gescheiterten persönlichen Beziehungen, mit geschäftlichen Fehlschlägen oder mit Freunden, die zu Feinden werden. und am Ende projizieren wir auch das eigene Gift auf die Welt. Der Schmerz und die Fehlschläge der anderen bereiten uns gewöhnlich mehr Freude als ihre Erfolge. Zerstörung finden wir, wie sich an den Filmen unserer Zeit in aller Deutlichkeit zeigt, unterhaltsamer als den schöpferischen Prozess.

Mit herzloser Gleichgültigkeit befrachtet unsere gesamte Kultur die Umwelt mit Gift. Das geschieht in vielen Formen: etwa als Luftverschmutzung, als Kontamination des Wassers und des Erdreichs mit giftigen Chemikalien aller Art, als durch die Luft schwirrende Radiowellen von unseren Massenmedien und Kommunikationsnetzen, deren Ansturm die Atmosphäre beeinträchtigt, oder als der Lärm, das minderwertige Zeug, der Abfall und der Müll – all die Dinge, durch deren achtlose Verwendung wir die Natur verwüsten. Glauben wir wirklich, dieses Gift übe keinen Einfluss auf uns aus oder wir könnten den Nektar der Gesundheit oder des Glücks erlangen, während wir unseren Teil dazu beitragen, dass dies immer weiter um sich greift?

All die Arzneimittel und Freizeitdrogen, die wir schlucken, das Fast-Food, dem es an jeglichem Prana mangelt, oder der Lärm und die Atemluft, die wir aus unserer verschmutzten Umwelt in uns aufnehmen, bringen es mit sich, dass unser Körper vielfach geradezu in Gift schwimmt. Zwecks Gesundheitsvorsorge betreiben wir eine Entgiftung, ohne uns darüber im Klaren zu sein, dass dort lediglich die Spitze eines weit umfassenderen Problems zutage tritt.

Darum sollten wir uns unbedingt fragen: Worin besteht das Geheimnis, das uns in die Lage versetzt, so mit den Giften umzugehen, dass man den Nektar findet? Shivas Kehle ist deshalb blau, weil er das Gift getrunken hat. Das Gift gelangt nie in sein Herz. Er hält es in Höhe der Kehle. Das innere Herz, Hridaya, das Shiva-Herz, der Sitz der Seele, des Atman, bleibt stets frei und unbehelligt von diesem Gift. Von alldem, was im Reich von Zeit, Raum und Handlung geschieht, bleibt es unberührt. Doch zugleich ist es die Essenz all dessen.

Dieses reine Gewahrsein ist der Rasa der Rasas, die erleuchtende Kraft des Lichts, die Leben spendende Kraft des Wassers, die Wärme und die Strahlung des Feuers und die unvorhersehbare und ungestüme Kraft des Windes. Es ist die Liebe, die Leben und Tod, Freude und Leid umfängt. Es ist das Prana des Pranas, das Auge des Auges, der Geist des Geistes, wie es in den *Upanishaden* heißt.[185] Es ist die Schönheit der jungen Frau, die Stärke des jungen Mannes, die Furchtlosigkeit des Löwen, der Schatten eines gewaltigen Baumes, die Stabilität eines hohen Berges. Gleichgültig welche Essenz, welches Rasa, etwas zu jenem einzigartigen Objekt macht, das es ist – das reine Gewahrsein, oder Shiva-Bewusstsein, ist das höchste Rasa hinter jedem von ihnen.

Solange wir jedoch jenes Zentrum, Shivas Herz, nicht erreichen, wird das Gift seine Auswirkungen auf uns haben. Wir müssen lernen, das Gift in Höhe der Kehle zu halten und es nicht ins Herz gelangen zu lassen: So verwandelt man im Bereich der Kehle das Gift in Nektar. Gemäß dem yogischen Denken ist die Kehle der Sitz von Buddhi, dem unterscheidenden Gewahrsein.

Zwischen Nektar und Gift unterscheiden

Wir sollten lernen, in unserer Erfahrung den Nektar vom Gift zu unterscheiden. In allem, was uns widerfährt, sind stets beide Faktoren gegenwärtig. Werden wir also den Nektar der Unsterblichkeit oder das Gift der Vergänglichkeit in uns aufnehmen? Vor dieser

Grundentscheidung, dieser elementaren Handlung unserer inneren Intelligenz, die über den wahren Wert all dessen entscheidet, was wir in Angriff nehmen, stehen wir im Leben.

Vom Gift meinen wir allerdings, es sei tatsächlich Nektar. Und was in unseren Augen wie Nektar aussieht, erweist sich in Wahrheit als Gift. Bietet der Träger des göttlichen Weinbechers uns den ekstatisch machenden Trank an, wenden wir uns von ihm ab, weil wir meinen, hier handele es sich um Gift. Stattdessen trinken wir unsere weltlichen Gifte wie einen Nektar, indem wir auf Nahrung aus sind, die uns krank macht, oder auf Erfahrungen, durch die wir letztlich in einem Jammertal landen. Zuerst einmal benötigen wir Unterscheidungsvermögen, um zu wissen, was wirklich Nektar und was wirklich Gift ist. Dies setzt voraus, dass wir bereits einen gewissen Geschmack für den Nektar der Unsterblichkeit entwickelt haben, mit anderen Worten, unser Verlangen nach diesem oder jenem sterblich machenden Nektar, den verkappten Giften, nachgelassen hat. Und dazu ist es wiederum notwendig, dass wir etwas anstreben, das über unsere normalmenschliche Sphäre und über unsere profanen Belange hinausgeht.

Im Grunde genommen aber ist nichts wirklich ein Gift und nichts wirklich ein Nektar. Ob etwas Gift oder Nektar ist, hängt davon ab, wie wir es betrachten und welchen Gebrauch wir von ihm machen. Eine innere Perspektive, in der wir zur Essenz der Dinge gelangen wollen, führt uns zum Nektar. Eine auf das Festhalten an der Form sich beschränkende äußere Perspektive endet beim Gift. Wahre Unterscheidung beruht nicht auf Analyse, sondern auf einem Perspektivwechsel.

Shiva ist der Berggott, und Soma wächst im Hochgebirge. In gewisser Hinsicht steht der Berg für den meditativen Geist: für den Geist im Zustand der Stille, der es möglich macht, dass der Soma in Fluss kommt. Hierbei handelt es sich um den mit dem Herzen verschmolzenen, nicht um den intellektuellen, in die eigenen Konzepte verstrickten Geist. Der Zustand innerer Stille ermöglicht es dem Soma, hervorzukommen.

Alles, worauf wir mit tiefer Ruhe und tiefem Frieden eingehen, wird für uns unweigerlich zum Soma. Der vedischen Vorstellungswelt zufolge wird der Soma extrahiert, indem man ihn zwischen zwei Steinen zerquetscht. Der Fels steht für den Geist, der einem Berg gleicht, und er ist zugleich der Stein der Weisen, der unedle Metalle in Gold zu verwandeln vermag – eine weitere Metapher in der Art von: Gift in Nektar oder Finsternis in Licht verwandeln.

Wie aber gelangen wir zu jenem inneren Herzen Shivas? Indem wir zunächst einmal Tod und Leid willkommen heißen. Soll doch das Gift ruhig dem, was sterben muss, ein Ende bereiten. Soll es sich doch gewissermaßen selbst vergiften. Wird man zum Tod des Todes, bleibt nichts übrig, was sterben könnte.

Das ist gleichbedeutend mit der Fähigkeit, uns von unseren Sinnen, vitalen Trieben und geistigen Impulsen in jenen Aspekt der eigenen Natur zurückzuziehen, der ewig ist – in die Gegenwart Shivas in uns. Dies meint jedoch keineswegs, die Sinne, die Emotionen oder den Geist zu negieren, sondern die Rasas, die Essenzen zu behalten, die sie uns enthüllen. Solch eine Nutzung der Rasas für den Rückzug nach innen ist ein weiteres tantrisches Geheimnis.

Tantra nutzt die Rasas auch, um unser Gewahrsein in das ganze uns umgebende Universum hinein auszuweiten. So wird Yoga nicht zu trockener Askese, sondern zu einer alchemistischen Suche nach kosmischem Entzücken.

Das Ich selbst, das aus Begierde, Zeit und Karma geborene äußere Selbst, ist das eigentliche Gift. Alles, worauf das Ich sich fixiert, wird zu einer Art Gift. Dieses Ich ist nicht unser wahres Selbst, nicht unsere tatsächliche Individualität, nicht die wirkliche Person in uns. Es ist das vergiftete, das toxische Selbst, welches die uns umgebenden Kräfte von Zeit und Auflösung widerspiegelt. Wir müssen lernen, jenes Ich-Selbst zusammen mit seinen Giften gehen zu lassen und uns an das hinter seinen Handlungen stehende tiefere Verlangen der Seele zu halten.

Für uns kommt es, mit anderen Worten, darauf an, dass wir unseren Teil der Gifte im Leben akzeptieren. Das Leben will sich durch rein gar nichts in besonderer Weise an uns rächen. Feindseligkeit, Gegensatz und Widerstand durchdringen diese auf Dualität gebaute Welt. Man kann nicht in dieser Welt sein, ohne mit solchen Kräften konfrontiert zu werden. Und wir sollten begreifen, dass das

Gift wahrscheinlich von jenen Menschen kommen wird, die uns nahe stehen: Seien es diejenigen, die im gleichen Bereich arbeiten wie wir und das Gefühl haben, mit uns zu konkurrieren, oder von unseren Freunden und Familienmitgliedern, mit denen wir auf Ebenen persönlicher Emotionen verbunden sind, die uns schnell aufwühlen können. Nicht nur unsere Feinde, denen gegenüber wir bereits auf der Hut sind, können uns vergiften, sondern auch unsere Freunde, denen wir vertrauen – sofern dieses Vertrauen nicht in einer spirituellen Bindung wurzelt.

Warum sollte es eine Rolle spielen, falls andere uns kritisieren und uns Beleidigungen entgegenschleudern. Wir haben alle die gleichen menschlichen Schwächen. Unter uns findet sich niemand, den man nicht kritisieren könnte und an dem es nichts auszusetzen gibt. Doch wir sollten solche Gifte nicht persönlich nehmen, denn sie gehören zu den Rasas des Lebens. Selbst dem Gift einer Schlange wohnen große Heilkräfte inne, wenn es in niedriger Dosierung angewendet wird. Aber gleichgültig welches Gift auf uns projiziert wird, es kommt darauf an, dass wir unserem Gegenüber als Erstes wieder mit Wohlwollen begegnen. Dazu müssen wir uns die Einstellung von Shiva, dem Spender von Frieden und Glück zu eigen machen, wenn wir uns mit den negativen Einstellungen unseres Gegenübers befassen. Das Gift dürfen wir nicht in uns aufnehmen, ja nicht einmal versuchen, gegen es anzukämpfen.

Lassen Sie uns an Nilakantha denken, wenn des Lebens Gifte zu uns kommen, an Shivas Fähigkeit, Gift in Glückseligkeit zu verwandeln. Lassen Sie uns daran denken, dass jedes Gift auf das wir nicht reagieren, bei dem wir vielmehr auf den dahinter verborgenen Nektar schauen, neutralisiert wird. Der Ozean kann auch schmutziges Wasser in sich aufnehmen, ohne dadurch selbst verschmutzt zu werden. Indem wir lernen, diese Soma-Essenz zu entdecken, werden wir möglicherweise feststellen, dass die gewöhnlichen Lebenshandlungen ihre Anziehungskraft für uns verlieren. Oder wir könnten feststellen, dass sie eine erhabenere kosmische Leidenschaft widerspiegeln, von der sie lediglich ein Abglanz sind.

Nur Soma hat Bestand. Wenn wir zu unserem Soma finden und uns an ihn halten, werden die Gifte des Lebens uns vielleicht weiterhin vor Herausforderungen stellen, jedoch nicht Eingang in uns finden können. Shiva im Herzen bleibt unser Soma. Für uns kommt es darauf an, mit Nilakantha wie auch mit Soma zu arbeiten, mit Shivas schützendem und mit seinem glückselig machenden Aspekt. Nilakantha führt uns zum Soma.

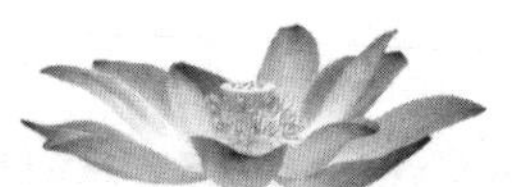

Ausgewählte Soma-Verse aus dem Rigveda

Die vedischen Hymnen an Agni, das heilige Feuer, bilden den Ausgangspunkt der vedischen Lehren, ihre Wurzel, während in den Hymnen an Soma ihre Frucht zutage tritt. Zum vedischen Yajna, jenem Opfer, das die gesamte kosmische Ordnung widerspiegelt, gehört es, für die Zubereitung des Somas, seinerseits die höchste Opferung ans Feuer, das heilige Feuer zu entfachen. Dazu rezitiert man spezielle Mantras. Und um den Segen der Götter zu erwirken – angefangen mit dem Regen, der vom Himmel herabkommen soll –, gibt man währenddessen, darin besteht der äußere Aspekt der Opferung, verschiedene Substanzen wie Holz, getrocknete Kuhfladen oder Ghee in das heilige Feuer hinein. Und der innere Aspekt der Opferung besteht darin, mittels der yogischen Mantra-, Meditations- und Pranayama-Praxis die Rede, den Geist und das Prana in das innere heilige Feuer der Meditation zu geben, damit man der göttlichen Gnade, des aus dem Himmel des höheren Bewusstseins herabfließenden Soma- beziehungsweise Glückseligkeitsstromes, teilhaftig werde.

Soma wird mit den vedischen Hymnen selbst assoziiert: Wer sie rezitiere, dem ließen sie Soma zuteil werden, kann man über sie lesen. Insbesondere steht Soma mit den vedischen Versmaßen (Chandas) in Zusammenhang, und die vedische Sprache selbst wird als die metrische Sprache, als Chandas, bezeichnet. Die vedischen Hymnen sind die eigentliche Soma-Sprache, so könnten wir sagen. Die Soma-Pflanzen des Altertums wurden nach vedischen

Metren wie Gayatri, Trishtubh und Jagati benannt.[186] Die vedischen Versmaße spiegeln den Rhythmus und die Intonation der vedischen Mantras wider, so auch ihre Essenz, den Soma.

Durch den Soma und den Mond werde, heißt es weiter, ein Zuwachs an poetischer und mantrischer Kraft im Menschen erzielt, sie seien eine Inspiration für das Gehirn und für das Chakra am Scheitelpunkt des Kopfes. Um die vedischen Soma-Hymnen zu begreifen, muss man, mit anderen Worten, einen Sinn für ihre Schwingungsenergie und den durch sie ausgelösten Inspirationsfluss haben. Beides wird im Sanskrit, der Sprache, in der sie verfasst wurden, am besten ersichtlich. In den Soma-Hymnen findet die Sprache des Kronen-Chakras ihren Ausdruck. Diese hält 1000 Silben bereit – sämtliche Klang- und Bedeutungsvarianten, die aus Keimsilben-Mantras wie Om hervorgehen können.

Das neunte Buch, oder Mandala, des *Rigveda* besteht komplett aus Soma-Hymnen, 114 an der Zahl. Ansonsten findet man im Text nur wenige andere Soma-Hymnen, hauptsächlich im ersten und im achten Buch, obgleich Soma häufig in Zusammenhang mit anderen vedischen Gottheiten erwähnt wird, vor allem in Zusammenhang mit Indra, Agni, den Maruts und den Ashvins wie auch mit den universalen Götten, den Allgöttern (Visvedevas).

Im Folgenden finden Sie, in meiner Übersetzung und von mir mit Erläuterungen versehen, einige wichtig Soma-Verse aus dem *Rigveda,* allerdings keine vollständigen Hymnen. Diese Verse habe ich hier angefügt, um Ihnen zu zeigen, für welch ungeheure Symbolkraft Soma in der vedischen Epoche steht.[187] Die Verbindung von Soma zu Meditation, zu Samadhi, zum Kronen-Chakra und zum spirituellen Herzen gehört mit in den gleichen Kontext. In diesem vedischen Agni-Soma-Ansatz, dem in alte Zeiten zurückreichenden Ursprung des tantrischen Yoga und des Kundalini-Yoga, sind alle Geheimnisse dieses Yoga zu finden, Außerdem werden Sie sehen, in welch geringem Maß eine botanische Symbolik in den meisten Soma-Hymnen, die ihrem Wesen nach kosmisch sind, eine Rolle spielt.

Kavi Ushanas

Bezüglich seiner universalen Form erklärt Krishna in der *Bhagavadgita,* er sei der Ushanas unter den Kavis, den Seher-Poeten.[188] Ushanas heißt der Bedeutendste unter den Bhrigus, einer der beiden ältesten vedischen, für ihr spirituelles und ihr okkultes Wissen – einschließlich des Wissens um die Kraft der Verjüngung – bekannten Seher-Familien. Im *Rigveda* gibt es verschiedene Soma-Hymnen für Ushanas; und die Bhrigus, seine Familie, stehen in enger Verbindung zu Soma. Dazu nun ein paar Verse.[189]

Das geheimste Licht – *Rigveda, IX, 87, 3*

> *Der Vater und Schöpfer der Götter, die Säule des Himmels und die Stütze der Erde, der Seher, der Weise, der die Menschen geschickt und klug leitende Ushanas, fand dank seiner poetischen Kraft das im Verborgenen Liegende – den geheimnisvollen, unerforschlichen Namen des Lichts.*

Das Allerverborgenste, das unerforschliche Licht der Wahrheit im spirituellen Herzen, in dem das gesamte Universum enthalten ist, macht uns eins mit allen Wesen. Seinen Platz hat es in dem kleinen, jenseits der drei Zustände – dem Wach-, dem Traum- und dem Tiefschlafzustand – vorhandenen Raum, der kleinen Höhle des Herzens.

Diesen Raum ausfindig zu machen, darin besteht der Prozess der Meditation und der Selbsterkundung. Der Vers spielt mit dem Klang verwandter Worte: *Go* für „Kuh“, aber auch für „Licht“ und für „Seele“; und *Guha* für „Geheimnis“, aber auch für die „Höhle des Herzens“.

Soma, oder Glückseligkeit, ist die höchste magnetisch wirkende Energie. Alles im Universum wird durch sie erhalten. Sobald wir uns der Kraft des Somas öffnen, wird unser ganzes Sein aufrechterhalten werden; in Raum und Zeit wie auch jenseits davon. Die Himmelssäule ist der Shiva-Lingam, jene aufsteigende maskuline Kraft im Kosmos, die ursprünglich eine Soma-Säule war.

Soma-Gayatris

Als Gayatris werden die weithin bekannten vedischen Verse von Rishi Vishvamitra an die Gottheit Savitri bezeichnet: an die – durch die Sonne – transformierend wirkenden Aspekte des göttlichen Lichts. Zugleich ist Gayatri der Name eines Versmaßes, in dem viele vedische Hymnen abgefasst wurden. In Vishvamitras Hymnen finden sich, unmittelbar auf seine Soma-Gayatris folgend, drei spezielle Gayatri-Mantras.

Soma-Gayatris – *Rigveda, III, 62, 13-15*

> *Soma schlägt seinen Weg ein, um ihn uns zu weisen, und gelangt an den speziellen Ort der Götter, um seinen Sitz am Ursprung der Wahrheit einzunehmen.*
>
> *Möge Soma uns wie auch allen anderen zweibeinigen und vierbeinigen Geschöpfen Freiheit von Erkrankung gewähren und uns Lebenskraft schenken.*
>
> *Unsere Langlebigkeit mehrend sitzt Soma, aus ureigener Kraft und voller Stärke, am Sitz der Wahrheit.*

Soma wird als das Orientierung und Wegweisung gebende Prinzip angesehen, als Guru. Stets folgen wir der eigenen Glückseligkeit oder Inspiration: Nichts vermag uns normalerweise besser die Richtung zu weisen als die aus dem tiefsten Innern aufsteigende Inspiration. Solch eine aus der Tiefe geschöpfte Inspiration führt uns an den Ursprung der Wahrheit, zur höchsten Wirklichkeit. Soma gewährt uns Gesundheit, Langlebigkeit (Ayus), Wohlergehen und Unsterblichkeit. Uns mit der Freude verbindend, die wir in uns tragen, verhilft Soma unserem ganzen Sein zu Gnade und Glück.

Der erste Vers des Soma-Mandalas – *Rigveda, IX, 1, 6-7*

> *Fließe mit deinem so überaus süßen und berauschenden, als Trank für Indra extrahierten Strom, o Soma. Mittels des immerwährenden und umfassenden Augenblicks reinigt die Tochter des Himmels den ausgegossenen Soma.*

Die zehn Jungfrauen von feinstofflicher (atomarer) Erscheinungsform, die Schwestern auf der anderen Seite des Himmels, erfassen den Soma im Moment des Kontakts.

Der Soma fließt für Indra, der hier den Seher, den Purusha, das höhere Selbst verkörpert. Unser Indra-Bewusstsein lässt sich als der Hauptschwerpunkt unserer Lebensenergie, unseres Strebens nach Transzendenz und nach Überschreitung aller Begrenzungen definieren. Die Tochter des Himmels ist die Göttin der Morgenröte, die Muse und Lenkerin unserer Inspiration. Die zehn Jungfrauen stehen für die fünf Sinnesorgane und fünf Bewegungsorgane. Sind diese geläutert, offenbaren sie uns in allem, was wir erleben, den göttlichen Soma. Der auf den Augenblick der Glückseligkeit gerichtete Geist kann über jegliche Zeit hinausgelangen.

Das dritte Auge – *Rigveda, IX, 9, 3-4*

In strahlender Lauterkeit hat bei der Geburt der Sohn seine beiden Mütter – der große Gott die beiden großen, in der Wahrheit aufblühenden Göttinnen – wie neugeboren erstrahlen lassen.

Von sieben Einsichten gehalten belebt Soma die sieben von aller Täuschung freien Ströme, die das eine Auge gestärkt haben.

Durch die Ströme der sieben Chakras energetisiert Soma die *Ein-Sicht* des dritten Auges. Eines solchen Glückseligkeitsstromes bedarf es, damit sich uns die innere Vision erschließt. Allüberall erblickt man dann Soma und Ananda. Seine beiden Mütter sind Himmel und Erde, oder Geist und Körper, und er erfüllt sie mit Licht und heller Freude, mit Entzücken.

Der Gebieter über den Geist – *Rigveda, IX, 11, 8-9*

Vernichter der Unholde du, o Soma, von weitreichender Macht, ströme als Frieden für das Licht, indem du den Göttern alle Wünsche gewährst.

Soma wird als Trank für Indra eingeschenkt, für seine Ekstase, für den Geist und den Gebieter des Geistes. Strömender Soma, als der mit Indra vereinigte Tropfen (Indu) gewähre uns Stärke und Überfluss!

Soma ist der Geist und Indra als das Selbst der Gebieter des Geistes. Nimmt unser inneres Selbst den Geist in sich auf, wandeln sich unsere Erinnerungen zu Glückseligkeit. Als Soma wird der Geist zu dem gereinigten Tropfen, oder Punkt, zu *Bindu,* der sich mit Indra, dem Bewusstsein des höchsten Selbst, vereinigt.

Der Gebieter über das Wort – *Rigveda, IX, 12, 5-6*

Indu sendet das Wort über den Scheitelpunkt des Ozeans und energetisiert die von Honig überströmende Hülle. Soma ist der immerwährende Gesang, der große Waldbaum, die Wünsche gewährende Kuh in unseren Inspirationen, und er lenkt alle Zeitalter der Menschheit.

Indu ist Soma, als ein Tropfen in einem Punkt zusammengefasst, ganz ähnlich wie das Bindu in der tantrischen Vorstellungswelt. „Ozean" meint den Ozean des Herzens, in den sich der Soma aus dem Kronen-Chakra ergießt, sobald dieses Herz erweckt wurde. Das Wort ist das göttliche Wort, *Pranava,* das ursprüngliche Keim-Mantra, das alle anderen Klänge entstehen lässt. Als die von Honig überströmende Hülle wird hier die Glückseligkeitshülle bezeichnet, der Anandamaya-Kosha. Vom Soma heißt es an zahlreichen Stellen, er sei ein großer Waldbaum (Vanaspati), Symbol für den kosmischen Baum, der aus dem Mantra und dem göttlichen Wort erwächst. Im Verlauf der gesamten Menschheitsgeschichte, im Verlauf aller Yugas, aller Weltzeitalter, war dieser Soma die den Menschen leitende und inspirierende Kraft.

Das höchste Licht – *Rigveda, IX, 17, 5-6*

Indem du über die drei lichten Himmelsbereiche hinausgehst, lässt du den Himmel erstrahlen; indem du deine Energie lenkst, erstreckst du dich wie die Sonne überallhin, immer weiter. Die Weisen und Dichter, das Entzücken Bringende im Blick haltend, haben dich gebeten, auf der Opferung den obersten Platz einzunehmen.

Soma als das höchste Licht des Bewusstseins durchdringt selbst die höchsten Himmel, hier die drei lichten Bereiche von Sein-Bewusstsein-Glückseligkeit. Soma ist die Sonne der Wahrheit, das ursprüngliche ewige Licht. Jenen Soma rufen die Weisen mit ihren Mantras herbei, hinauf auf den höchsten Punkt der Opferung, der zugleich das Kronen-Chakra als die Glückseligkeit der höheren Wahrnehmung meint.

Soma und Indra – *Rigveda, IX, 19, 1-2*

> *Was es an strahlender, Bewunderung und Lobpreis verdienender Kostbarkeit im Himmel und auf Erden gibt, o Soma, verschaffe sie uns, indem du strömst. Soma, du und Indra, beide seid ihr die Gebieter der Sonnenwelt, die Herren des Lichts. Lasst als Mitherrscher unsere* Buddhi, *unsere Intelligenz, im Überfluss vorhanden sein.*

Soma als Glückseligkeit und Indra als Bewusstsein sind die höchsten Leitprinzipien, die unsere höhere Intelligenz beleben können. Sie sind die miteinander zusammenhängenden Kräfte von Licht und heller Freude. Soma, oder Glückseligkeit, kommt in Fluss, damit Indra, unser höheres Gewahrsein, ihn trinkt, ihn aufsaugt beziehungsweise in sich aufnimmt. Solch ein Soma, solch ein Wahrnehmungsvermögen, bringt uns Überfluss und Schönheit in allem, was wir sehen.

Die Urkräfte des Lebens – *Rigveda, IX, 23, 1-2, 4-5*

> *Die flinken Somas haben bewirkt, dass sich über alle Seher-Kräfte der Strom der Honig-Ekstase ergießt. Als die Urkräfte des Lebens sind sie an jene Stelle gelangt, die stets neu ist. Damit es Licht gebe, bringen sie die Sonne hervor.*
>
> *Die Somas als die Lebenskräfte haben den ekstatisch machenden Honigwein über die von Glückseligkeit überströmende Hülle gegossen. In all seiner Erhabenheit strömt starker, den Saft (Rasa) der Wahrnehmungsfähigkeit (Indriyam) enthaltender Soma, der alle Negativität auflöst.*

Die Somas sind die Urkräfte des Lebens und der Langlebigkeit (Ayus), die aus der schöpferischen göttlichen Vision hervorgehen. Obgleich selbst immerwährend, bringen sie dasjenige zustande, was allzeit neu ist. Sie bringen die Sonne der Wahrheit zum Vorschein. Indem der Soma strömt, öffnet er den *Madu-Kosha,* die Hülle des Honigweins, die zugleich die Hülle der Glückseligkeit ist, des Anandamaya-Kosha. Soma macht die Essenz von allem aus, was sich der Wahrnehmungsfähigkeit, dem Indra-Potenzial, dem Seher, offenbart.[190]

Die Mütter der Wahrheit – *Rigveda, IX, 33, 4-6*

> *Drei Stimmen werden erhoben. Die Mutterkühe brüllen, der Goldene setzt dies fort.*
>
> *Die Priesterinnen, die mächtigen Mutterströme der Wahrheit, haben gesungen. Sie reinigen das Himmelskind.*
>
> *Soma, ergieße für uns von jeder Seite her vier unendliche Ozeane voll der Herrlichkeit.*

Die Kräfte der Götterwelt, als große Göttinnen, stellen den Soma, das Glückseligkeitsbewusstsein, als ihr göttliches Kind bereit. Dieser Soma wird als göttliche Rede artikuliert. Von den Schwestern des Somas gebe es zehn, so heißt es. Gelehrte fassen diese gern als die zehn Finger beider Hände auf. Tatsächlich stehen sie jedoch für die fünf Sinnes- und die fünf Bewegungsorgane, zusammen mit Soma als dem Geist. Die vier Ozeane sind die vier Richtungen des Raums, die aufgrund der Soma-Glückseligkeit grenzenlos werden.

Die Erschaffung der lichten Himmelreiche – *Rigveda, IX, 42, 1-2*

> *Als der Goldene, der das Licht und das Wasser trägt, die lichten Himmelreiche und die Sonne im Wasser erschuf, hat die ursprüngliche Intuition einen Schwall göttlicher Soma-Ströme ausgepresst.*

Glückseligkeit als schöpferische Kraft lässt in der äußeren Welt das sichtbare Universum und innerlich die höheren Himmel des Bewusstseins entstehen. Die Sonne ist das göttliche Selbst, verborgen im ozeanischen Wasser des tieferen Geistes. Bei der ursprünglichen Intuition handelt es sich um diejenige unserer wahren Natur jenseits von Zeit und Raum.

Der göttliche Dichter – *Rigveda, IX, 44, 2-3*

> *Durch den Gedanken willkommen geheißen, durch die Einsicht eingeordnet, eilt Soma ins Jenseits, der Dichter im Strom der Weisen.*
>
> *Extrahiert rann er, der eine Wach(sam)e unter den Göttern, durch den Reinigungsfilter; Soma bewegt sich durch die Kraft der Vision.*

Soma bezieht sich hier auf die Inspiration des Poeten und des Rishi. Dem Glückseligkeitsstrom folgend nimmt Soma seinen Weg durch den Geist und die Intelligenz. Er ist das – selbst im Tiefschlaf noch vorhandene – Wachheitspotenzial in uns, stets auf Suche nach einer tiefer gehenden Lebenserfahrung. Der wahre Soma der Glückseligkeit entsteht nur aufgrund erhöhter Wachheit, nie allein durch einen wie auch immer beschaffenen Zustand der Trunkenheit, des Rauschs oder der Betäubung.

Soma als der höchste Schöpfer – *Rigveda, IX, 64, 7-9*

> *Von dir, dem Reinigenden, dem Allwissenden, sind all deine Schöpfungen ausgeströmt wie die von der Sonne ausgehenden Strahlen.*
>
> *Indem du das alles erhellende Himmelslicht hervorbringst, gebierst du sämtliche Formen, o Soma.*
>
> *Indem du das Wort äußerst, strömst du, der Reinigende im umfassenden Dharma; göttlich schreitest du voran wie die Sonne.*

Soma, die höchste schöpferische Kraft, bringt die niederen wie auch die höheren Welten hervor. Diese göttliche Schöpfungskraft strömt über wie der Ozean, ist nicht das Produkt eines Mangels oder eines Wollens. Soma ist die Kraft des göttlichen Wortes und des göttlichen Lichts, der höchste Ozean und die Sonne der Sonnen.

Die ursprüngliche Leere – *Rigveda, IX, 70, 1*

> *Im ursprünglichen Äther gaben ihm dreimal sieben Milchkühe das Wahrheitselixier. Vier weitere prächtige Bereiche schuf er, als durch die Wahrheit er erblühte, um des Schmuckes willen.*
>
> *Weil er wünschte, an der Schönheit der Unsterblichkeit teilzuhaben, öffnete er mittels seiner Seherkraft beide Himmel. Aufgrund seiner Größe umfing er die strahlendsten Gewässer, als diese durch Inspiration um den Platz Gottes wussten.*

Dank aller sieben Chakras verfügt Soma über die dreimal sieben, oder 21, mantrischen Kräfte der Göttin, der kosmischen Mutter. Mit jenen Kräften gestaltet er höhere Bereiche der Wahrheit jenseits dieser vergänglichen Welt. Solch ein Soma durchdringt den Raum und ist sogar in der Leere gegenwärtig, insbesondere in dem ursprünglichen Äther im Herzen. Soma offenbart all die Schönheit der unvergänglichen Bereiche, auch ebenjenen Ort, an dem Gott weilt – den Sitz unseres höheren Selbst.

Tausend Ströme – *Rigveda, IX, 73, 7*

> *Der Lauf von tausend Strömen durchzieht den Reinigungsfilter, als die weisen Seher das Wort reinigen. Als harmonische, schön anzusehende und mit der Vision der Seele sich regende Sehkräfte wirken die von Illusion freien Kräfte des Rudra besonders belebend.*
>
> *Der Hüter der Wahrheit, der guten Willens ist, lässt sich nicht täuschen. Im Herzen hat er drei Reinigungsfilter hervorgebracht. Der Wissende, sämtliche Welten nimmt er wahr; die unwillkommenen Unwahrheiten schafft er an einen Ort, an dem sie der Beengtheit unterworfen sind.*

Soma öffnet die tausend Ströme des Kronen-Chakras, des 1000-blättrigen Lotos. Die Rudras sind die Kräfte Shivas, die Kräfte des höheren Pranas. Die drei Reinigungsfilter, oder Mittel der Wahrnehmung, sind die Kräfte des Feuers, der Luft und der Sonne, die beherrschenden Kräfte der drei Welten – Erde (Körper), Atmosphäre (Prana) und Himmel (Geist). Sie wohnen dem spirituellen Herzen inne.

Die Zunge der Wahrheit – *Rigveda, IX, 75, 2-3*

Die Zunge der Wahrheit, der Sprecher, der unantastbare Gebieter über diese Einsicht, schenkt den köstlichen Honigwein ein. Der Sohn verfügt, im dritten der lichten Himmelreiche, über den geheimen Namen der beiden Eltern.

Von Männern in die goldene Hülle geleitet, spricht erstrahlend er lauthals in die Kelche. Über ihm als Widerhall vernehmbar, wie die Milch der Wahrheit gewonnen wird. Von der dritten Anhöhe aus schenkt er dem Morgengrauen sein Licht.

Das göttliche Wort erwächst aus Glückseligkeit, aus Ananda. Als immanentes Bewusstsein imstande, Einsicht in die höchste Wahrheit zu gewinnen und uns zum höchsten Himmel zu führen, tritt es in die Schöpfung ein. Der Ausdruck „Zunge" könnte hier auf die yogische Khechari-Mudra-Praxis verweisen. Die goldene Hülle, *Hiranmaya-Kosha,* ist ein anderer Ausdruck für Anandamaya-Kosha, die Hülle der Glückseligkeit. Die „dritte Anhöhe" verweist auf den nichtdualistischen Bereich.

Der allwissende Ozean – *Rigveda, IX, 86, 29*

Dein sind die der Himmelssaat entsprossenen Nachkommen. Du herrschst über das gesamte Universum. Darum befindet sich die ganze Welt in deiner Gewalt. Du, Indra, bist der erste Gesetzgeber.

Du bist der allwissende Ozean, o Seher; dein sind die fünf Richtungen im umfassenden Dharma: Du reichst weiter als Himmel und Erde. Dein sind die Lichter, die Sonne, strömender Soma.

„Saat des Himmels" bezeichnet die unvergängliche Natur der Seele in uns, die unseren am tiefsten gehenden Soma widerspiegelt. Der „allwissende Ozean" meint den das gesamte Universum umfassenden Ozean des Bewusstseins. Glückseligkeit-Bewusstsein des Somas schließt nicht nur jegliche Manifestation mit ein, sondern reicht bis zum Absoluten jenseits aller Zeit und allen Raums.

Der göttliche Vater – *Rigveda, IX, 96, 5-6*

> *Soma strömt als Erzeuger unserer Gedanken, als Erzeuger des Himmels und als Erzeuger der Erde; als Erzeuger von Agni und Erzeuger der Sonne, Erzeuger von Indra und Erzeuger von Vishnu.*
>
> *Als der Priester unter den Göttern, der Ratgeber der Seher, der Rishi unter den Weisen, der Wasserbüffel unter den Tieren, der Falke unter den Vögeln, die Axt in den Wäldern strömt Soma singend durch den Reinigungsfilter.*

Soma ist der Erzeuger, der Vater und die Mutter von allem. Er erschafft alle sterblichen Geschöpfe, manifestiert aber durch Ananda auch alle göttlichen Kräfte. Soma ist die Essenz sämtlicher Dinge, die beste oder höchste Form, der beste oder höchste Archetyp oder Prototyp. Der Künstler und der Mystiker sind in der Lage, diese Essenz zu erfassen. Was auch immer es sein mag, dem wir unseren Soma zuteil werden lassen, darin werden wir vorzüglich sein.

Der Rishi-Geist – *Rigveda, IX, 96, 18-19*

> *Der Rishi-Geist, der jemanden zum Rishi macht, der die Welt des Lichts erobert, der tausendfache Führung hat, der Wegweiser der Seher: Der Erhabene lässt seine dritte Natur zutage treten. Soma als der Sänger verleiht dem ursprünglichen Glanz mehr Helligkeit.*
>
> *Dem Falken in den Kelchen, dem Auguren-Vogel mit seinem weiten Flugradius, dem Tropfen, dem Lichtpunkt, der seine Waffen trägt, der in den Ozean aufgehenden Wasserwoge, enthüllt der Büffel seine vierte Natur.*

Soma als die Kraft der Glückseligkeit ist das höchste Gewahrsein der Rishis, die sich durch seine Kraft manifestieren und für die Soma der ursprüngliche Lehrer, oder Guru, ist. Soma führt uns zur höheren Wirklichkeit jenseits der Dualität. Unser persönlicher Soma, die eigene Glückseligkeit, kann in den höchsten Ozean von Bewusstsein-Glückseligkeit aufgehen, indem der Tropfen ins Meer zurückkehrt. Der Büffel symbolisiert die Macht des göttlichen Wortes. Die „vierte Natur", *Turiya,* bezeichnet den Zustand reinen

Gewahrseins jenseits der drei geringeren Zustände – des Wach-, des Traum- und des Tiefschlafzustandes.

Der vedische Soma-Yoga – *Rigveda, IX, 100, 3*

> *Soma, die yogisch mit dem Geist verknüpfte Einsicht (Dhiyam manoyujam) setzt du frei, wie der Donner den Regen freisetzt. Du nährst alle irdischen und himmlischen Kostbarkeiten.*

Soma vereint die Einsicht, oder innere Intelligenz (Dhī oder Buddhi) mit dem Geist und bewirkt so die Entfaltung unseres höheren Bewusstseins. Dies gehört mit zum vedischen „Soma-Yoga", der die Kraft der Glückseligkeit nutzt, um den Geist yogisch zu meistern. Nur Soma kann wirklich den Geist beherrschen oder uns in den yogischen Zustand von Samadhi versetzen, in dem der Geist in seinem Kern-Soma ruht.

Die unermessliche Wahrheit – *Rigveda, IX, 107, 14-15*

> *Als die frohlockenden, über das Wissen von der Welt des Lichts verfügenden Weisen ergießen die Somas, Träger der Lebenskraft, den ekstatisch machenden Saft über den Wellenkamm des Ozeans.*
>
> *Der göttliche König, die unermessliche Wahrheit (Ritam Brihat), durchquert mit der Woge den Ozean. Den Dharma des göttlichen Freundes und Gebieters lässt er sich ergießen, und der unermesslichen Wahrheit verleiht er Energie.*

Soma ist die unermessliche Wahrheit, *Ritam Brihat,* der höchste Brahman, die höchste Form von Sein-Bewusstsein-Glückseligkeit. Die Woge der Sushumna, des zentralen Kanals im feinstofflichen Körper, trägt uns über den Ozean und lässt alles in Glückseligkeit aufgehen. Dem Soma wohnt die Kraft des Ayus inne, die nicht nur Langlebigkeit, sondern das unvergängliche Leben der Seele beinhaltet.

Der Stier mit tausend Strömen – *Rigveda, IX, 108, 8*

> *Der den Saft mehrende Stier mit tausend Strömen, der König, die Gottheit, die unermessliche Wahrheit: der durch die Wahrheit aus der Wahrheit Geborene.*

Soma ist *Ritam Brihat,* die unermessliche Wahrheit, mit anderen Worten, die Wahrheit jenseits aller Zeit, allen Raums und jeglichen Handelns. Das ist Sein-Bewusstsein-Glückseligkeit, Sat-Chit-Ananda (Sacchidananda). Wir sollten niemals vergessen, welche Rolle Wahrhaftigkeit für das Zustandekommen des höchsten Soma-Flusses spielt.

Soma und Indra, die unvergängliche Lebenskraft – *Rigveda III, 32, 8-10*

> *Indras Handlungen sind vielfältig und vollkommen. All die Götter können seine Gesetze nicht einschränken. Er erhält Himmel und Erde aufrecht, und mit seiner magischen Kraft erschafft er die Sonne und die Morgenröte.*
>
> *Truglos ist deine Wahrheit, o Indra, wenn du, kaum geboren, aufgrund deiner Größe schon den Soma getrunken hast. Die Himmel können deine Macht und deine Stärke (Ojas) nicht begrenzen. Ebenso wenig können die Monate oder Jahre dich hemmen.*
>
> *Gleich im Augenblick deiner Geburt, o Indra, hast du um der Ekstase willen im höchsten Äther den Soma getrunken. Dann bist du in Himmel und Erde gekommen und zur wichtigsten den Gesang erhaltenden Kraft geworden.*

Indra ist das innere Selbst und die unvergängliche, durch ihr Wahrnehmungsvermögen und aufgrund ihres Gewahrseins den Soma trinkende Lebenskraft. Diese Indra-Kraft gilt es zu wecken, damit wir den Nektar der Unsterblichkeit in uns aufnehmen können. Auch wir werden dann, als wir selbst, in das gesamte Universum gelangen.

Teil V
Anhang

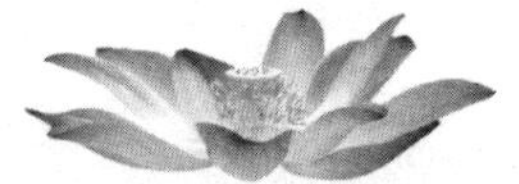

Sanskrit-Begriffe

Agni – Feuer als kosmisches Prinzip, Verdauungsfeuer

Ahimsa – yogisches Prinzip der Gewaltlosigkeit; der Grundsatz, niemandem Leid oder Schaden zuzufügen

Apana-Vayu – abwärts sich bewegendes Prana; es reguliert die Ausscheidung und die Fortpflanzung

Ama – aus mangelhafter Verdauung resultierende Giftstoffe

Amrita – Nektar oder Soma

Amrita Nadi – feinstofflicher Energiekanal, der vom Kronen-Chakra zum spirituellen Herzen führt

Arishta – ayurvedischer Kräuterwein

Asava – ayurvedischer Kräuterwein

Ashvins – vedische Zwillings-Reitergottheiten und Bewahrer des Soma-Wissens

Atman – das höhere Selbst

Avalambak-Kapha – diejenige Art von Kapha, die das Herz schützt und unterstützt

Ayus – Leben oder Langlebigkeit

Ayurveda – die Wissenschaft vom Leben und der Langlebigkeit

Bandha – Verschluss, spezielle Yoga-Praxis: Mula-, Jalandhara- und Uddiyana-Bandha

Bhakti – Hingabe

Bhakti-Yoga – Yoga der Hingabe beziehungsweise der Vereinigung mit dem Göttlichen auf einer Herzensebene

Bija-Mantra – Mantras, die aus seiner einzigen Silbe, einer „Keimsilbe", bestehen

Bindu – punktgerichtete Energie und punktgerichtetes Gewahrsein

Bodhak-Kapha – diejenige Art von Kapha, die den Geschmackssinn und den Speichelfluss steuert

Brahma – die für die Schöpfung, oder Manifestation, zuständige Gottheit

Brahman – das Absolute, Gott

Brihmana – stärkend beziehungsweise aufbauend wirkenden Therapie

Buddhi – höherer Geist, Einsicht, innere Intelligenz

Chakra – Energiezentrum des feinstofflichen Körpers

Chandra – der Mond

Dasha – Planeten-Phasen in der vedischen Astrologie, die für unser persönliches Leben und für unser Karma von ausschlaggebender Bedeutung sind

Devi – Göttin oder göttliche Mutter

Dhanvantari – ayurvedische Gottheit des Heilens und Verjüngens; eine Form von Vishnu

Dhara – ein (kontinuierlicher) Fluss, oder Strom, von Flüssigkeit, Öl oder Soma

Dharana – geistige Sammlung, Konzentration

Dharma – Naturgesetze, Prinzipien des Bewusstseins

Dhatu – Gewebselement, sieben Arten von Gewebe gibt es im Körper (Rasa/ Plasma, Rakta/Blut, Mamsa/Muskel-, Meda/Fett-, Majja/Nerven-, Shukra/ Fortpflanzungsgewebe)

Dhī – höherer Geist, Einsicht, innere Intelligenz

Dhyana – Meditation

Dosha – biologisches Temperament

Gayatri – spezielles vedische Verse zur Anrufung der höheren Kräfte

Ghee/Ghrita – geklärte Butter, symbolisiert den geklärten Geisteszustand

Gunas – die drei Grundqualitäten der Natur, des Prakriti

Hanuman – Gottheit des kosmischen Pranas, hat die Gestalt eines Affen

Hatha-Yoga – Yoga mit dem Ziel, einen Ausgleich zwischen den solaren und den lunaren Kräften herbeizuführen

Hridaya – das spirituelle Herz

Ida Nadi – der zum linken Nasenloch hin verlaufende lunare (= Soma-Natur) Energiekanal

Indra – vedische Gottheit des Purusha und des Pranas, die den Soma trinkt

Indu – Soma als Tropfen

Ishvara – Gott als kosmischer Herr und Gebieter

Jatharagni – Verdauungsfeuer

Jnana – spirituelles Wissen

Jnana-Yoga – Yoga des Wissens

Jyotish – Wissenschaft vom Licht; die vedische Astrologie

Kalā – die 16 Mondphasen

Kali – Göttin; Herrin über Tod und Unsterblichkeit

Kapha – biologisches Wassertemperament

Ketu – südlicher Mondknoten

Khechari Mudra – Yoga-Praxis, bei der man die Zunge an den weichen Gaumen legt; damit einhergehende Praxisformen

Kicharee – ayurvedische Speise, zu gleichen Teilen aus Basmati Reis und halben Mungbohnen besteht

Kirtan – Rezitation, Gesang oder Lobpreis

Kledak-Kapha – diejenige Art von Kapha, die der Nahrung Feuchtigkeit verleiht und den Verdauungstrakt schützt

Kosha – um die Seele, oder das innere Selbst, gelegene Hülle beziehungsweise Schicht, gewöhnlich werden fünf Hüllen aufgeführt (Annamaya-Kosha/die aus Nahrung gebildete Hülle, Pranamaya-Kosha/die Atem- bzw. Lebenskrafthülle, Manomaya-Kosha/die Geisthülle, Vijnanamaya-Kosha/die Bewusstheits- bzw. Intelligenzhülle, Anandamaya-Kosha/die Glückseligkeitshülle)

Krishna – Vishnu als der Avatar des Yoga und der Hingabe

Kundalini – hinter dem Bewusstsein stehende elektrische Kraft, energetisiert die Chakras und den feinstofflichen Körper

Lakshmi – Göttin der Bewahrung, der Hingabe und des Überflusses

Langhana – Reduktionstherapie, mit Entgiftung einhergehend

Madhu – Honig, steht symbolisch für Soma, oder Glückseligkeit

Manas – Geist

Mandala – hier: andere Bezeichnung für eines der zehn Bücher, in die man den *Rigveda* eingeteilt hat

Mantra – heilige Klänge, Silben und Gesänge

Marmas – ayurvedische Druckpunkte

Mudra – symbolische Handgeste, yogische Handlung

Muladhara – Wurzel-Chakra

Nada – kosmische Klangschwingung

Nadi – Energiekanal beziehungsweise Energiestrom des feinstofflichen Körpers

Nadishodhan – das abwechselnde Atmen durch die beiden Nasenlöcher, um einen Ausgleich zwischen der solaren und der lunaren Energie herbeizuführen

Nakshatras – 27 Mondhäuser

Nama – Darbringung von Ehrerbietung, Hingabe oder Huldigung

Nidra – Schlaf

Nilakantha – Name für Shiva mit Blick auf seine blaue Kehle

Niyamas – yogische Praktiken der Selbstdisziplin

Ojas – Vitalessenz des Kapha-Doshas

Panchakarma – fünf besonders wichtige Reinigungspraktiken im Ayurveda

Pavamana – der Soma-Strom in seiner reinigenden beziehungsweise selbstreinigenden Wirkung

Pingala Nadi – der zum rechten Nasenloch hin verlaufende solare Energiekanal

Pitta – biologisches Feuertemperament

Prakriti – die Natur und unsere ayurvedische Konstitution

Prana – Vitalenergie, Atem

Pranagni – Feuer des Atems, Lebensfeuer

Pranayama – Beherrschung, Entwicklung und Umwandlung des Pranas

Pratyahara – die Innenwendung: ein Zurücknehmen des Geistes, des Pranas, der Sinne und der Bewegungsorgane in das innere Bewusstsein

Puja – andächtige, oft unter Verwendung von Blumen durchgeführte kultische Handlung beziehungsweise Form der Verehrung, die uns hilft, den inneren Soma hervorzubringen

Purusha – das höhere Selbst, die Seele

Rahu – nördlicher Mondknoten

Raja-Yoga – aus „acht Gliedern" bestehender Yoga

Rajas – steht für Eigenschaften wie Aktivität, Unruhe, Veränderung, Turbulenz

Rama – Vishnu als der Avatar des Dharma und des Wissens

Rasa – Plasma, Essenz, Saft

Rasayana – Verjüngung

Rigveda – der älteste vedische Text, basiert auf vedischen Gesängen

Rishi – vedischer Seher

Rudra – vedische Form von Shiva, der göttliche Arzt

Sadhak-Pitta – diejenige Art von Pitta, die das Nervensystem reguliert und steuert

Sadhana – Yoga-Praxis zur Selbst-Verwirklichung

Sahasrara – 1000-blättriger Lotos

Samadhi – Versenkung in das innere Gewahrsein

Samana-Vayu – „ausgleichende Luft"; der Samana-Vayu wirkt ausgleichend beziehungsweise zentrierend auf das Prana

Samyama – in Samadhi wurzelnde tiefe innere Sammlung, oder yogische Konzentration

Santosha – das yogische Prinzip der Zufriedenheit

Sarasvati – Göttin der Weisheit

Sattva – Eigenschaften von Reinheit, Klarheit und Spiritualität

Savitri – transformierend wirkender Aspekt der Sonnenenergie; Sonnengottheit

Shakti – Göttin; Verkörperung der schöpferischen Kraft im Kosmos

Shamana – lindernd wirkende oder die Verdauung fördernde ayurvedische Therapie

Shambhavi Mudra – die Innenwendung des Blickes bei äußerlich geöffneten Augen

Shani – Saturn

Shiva – Gottheit als Verkörperung der das Universum zerstörenden und es transformierenden Energie

Shodhana – tiefgreifende ayurvedische Reinigungstherapie, etwa in Form von Panchakarma

Snehana – die Anwendung von Ölen

Sleshak-Kapha – diejenige Art von Kapha, die im Körper die Gelenke schmiert und es ermöglicht, dass wir uns leicht bewegen können

Soma – Wasser als kosmisches Prinzip, als Verjüngung und Unsterblichkeit bewirkende Kraft

Sri Chakra – meditative Verehrung des Sri Yantra

Sri Yantra – wichtigstes Yantra für den Soma und den feinstofflichen Körper

Sundari – Göttin der Glückseligkeit und des Somas

Surya – Sonne und Sonnengottheit

Sushumna Nadi – der zentrale Energiekanal, der Soma Nadi

Svaha – Mantra, das andere Mantras mit der Energie von Feuer beziehungsweise Agni auflädt

Svedana – Schwitztherapie

Tamas – Eigenschaft von Dunkelheit und Trägheit

Tantra – yogische Lehren über Shiva und Shakti als universale Kräfte

Tantrischer Yoga – der Yoga von Shiva und Shakti, Agni und Soma

Tapas – yogische Reinigungspraktiken

Tarpak-Kapha – diejenige Art von Kapha, die das Nervensystem reguliert und steuert

Tejas – Vitalessenz des Feuers

Tithis – 15 Mondphasen

Udana-Vayu – die sich aufwärts bewegenden Form von Prana, dic auch unserem Gewahrsein eine Aufwärtsbewegung ermöglicht

Vajikarana – ein aphrodisisch wirkendes, das Fortpflanzungssystem stärkendes Tonikum

Vastu – die vedische Wissenschaft von der Architektur und den Richtungseinflüssen; bezieht sich auf den Sthapatya Veda

Vata – biologisches Lufttemperament

Vayu – Luft als kosmisches Prinzip

vedischer Yoga – vedischer Mantra-Yoga mit dem Ziel, Agni und Soma in ein Gleichgewicht zu bringen

Vidya – Weg des Wissens

Vikriti – Erkrankung

Vishnu – Gottheit; Verkörperung der bewahrenden und erhaltenden Kraft im Universum

Vyana-Vayu – nach außen sich bewegendes Prana

Yamas – yogische Grundeinstellungen

Yantra – energetische Hilfsmittel zur Förderung der inneren Sammlung in der Meditation

Yoni Mudra – das Verschließen der sieben Sinnesöffnungen im Kopf mit den Fingern und damit zusammenhängende Praxisformen

Bibliografie

Aurobindo, Sri
Das göttliche Leben, 3 Bände, übers. v. Heinz Kappes, Hinder & Deelmann, Gladenbach 1974.

Aurobindo, Sri
Das Geheimnis des Veda, übers. v. Wilfried Huchzermeyer, Hinder & Deelmann, Gladenbach 1964.

Balkrishna, Acharya
Secrets of Indian Herbs for Good Health, Divya Publishers, Haridwar 2008.

Chopra, Shambhavi
Yogini: Unfolding the Goddess Within, Wisdom Tree, Delhi 2006.

Chopra, Shambhavi
Yogic Secrets of the Dark Goddess, Wisdom Tree, Delhi 2007.

Dikshit, Rajesh
The Dasa Mahavidya (Sanskrit & Hindi), Deep Publications, Agra 2003.

Dikshit, Rajesh
Sri Vidya (Sanskrit & Hindi). Deep Publications, Agra 2003.

Joshi, Sunil
Ayurveda and Pancha Karma – The Science of Healing and Rejuvenation, Lotus Press, Twin Lakes, WI, 1995.

Pandey, Dr. Gyanendra
Dravya Guna Vijnana (three volumes), Krishnadas Academy, Varanasi 1998.

Rao, S. K. Ramachandra
The Tantrik Practices in Sri-Vidya (with Shri Sarada Chatussati, English & Sanskrit), Kalpatharu Research Academy, Bangalore 1990.

Shankaracharya
Saundaryalahari (V. K. Subramanian, transl.), Motilal Banarsidass, Delhi 1986.

Sharma, B. D. & Acharya Balkrishna
Vitality Strengthening Astavarga Plants, Divya Publishers, Haridwar 2008.

Satguru Sivaya Subramuniyaswami
Dancing With Siva – Hinduism's Contemporary Catechism, Himalayan Academy, India & USA 1993.

Avalon, Arthur (Woodroffe, Sir John)
Die Schlangenkraft – Die Entfaltung schöpferischer Kräfte im Menschen, übers. v. Gerhard Laqua, O. W. Barth, Weilheim 1971.

Yogananda, Paramahansa
Autobiographie eines Yogi, übers. v. Erika Lorenz, mit einem Vorwort von W. Y. Evans-Wentz, O. W. Barth, München [17]1989.

Sanskrit-Texte

Atharva Veda Samhita
verschiedene Fassungen erhältlich

Bhagavadgita
verschiedene Fassungen erhältlich

Bhavamishra, Bhava Prakasa, Prof. K. R. Srikantha Murthy translation, Krishnadas Academy, Varanasi 2000.

Caraka Samhita
verschiedene Fassungen erhältlich

Complete Works Of Sankaracarya
nur Sanskrit, Samata Books, Chennai 1999.

Vasistha Ganapati Muni, Collected Works Of Vasistha Kavyakantha Ganapati Muni (nur Sanskrit), eleven volumes, edited by K. Natesan, Sri Ramanasramam, Tiruvannamalai 2003-2007.

Hatha Yoga Pradipika
von Svatmarama, verschiedene Fassungen erhältlich, darunter zwei deutsche Fassungen: *Hatha Yoga Pradipika – Ursprung und Quelle des Hatha-Yoga,* aus dem Engl. übers. v. Florian Schlesier u. Marcel Anders-Hoepgen; und *Hatha-Yoga Pradipika – Die Leuchte des Hatha-Yoga,* aus dem Sanskrit übers. v. Hermann Walter (1893), Phänomen, Hamburg 2009.

Rigveda Samhita (Sanskrit, with some English)
Sri Aurobindo Kapali Sastry Institute of Vedic Culture, Bangalore 1998.

Susruta Samhita
verschiedene Fassungen erhältlich

Upanishads, One Hundred And Eighty Eight
(nur Sanskrit). Motilal Banarsidass, Delhi 1980.

Patañjali, Yoga Sutras (nur Sanskrit) Bharatiya Vidya Prakashana, Varanasi 1983, mit Kommentaren von Vachaspati Mishra und Vijnana Bhikshu. Für ein eingehendes Studium des Textes sollten Sie auch die zeitgenössischen Erläuterungen von Swami Veda Bharati beachten:
Bharati, Swami Veda, *Yoga Sutras of Patañjali – With the Exposition of Vyasa,* Motilal Banarsidass, Delhi 2002.
Verschiedene deutschsprachige Bücher zu Patañjalis Yoga-Sutras sind inzwischen ebenfalls erhältlich.

Bücher des Autors

Frawley, David
Mit dem Herzen denken – Die Psychologie des Ayurveda, übers. v. Rita Penny, Windpferd, Oberstdorf ^{3}2011.

Frawley, David und Vasant Lad
Die Ayurveda Pflanzen-Heilkunde – Der Yoga der Kräuter, übers. v. Christopher Baker, Windpferd, Oberstdorf ^{8}2011.

Frawley, David
*Yoga und Ayurveda – Die uralte Kunst und Wissenschaft der spirituellen und psychosomatischen Integratio*n, übers. v. Martin Rometsch, Windpferd, Oberstdorf 2010.

Frawley, David
Meditationen zur Selbsterkenntnis – Einsichtsübungen für Herz und Seele, übers. v. Matthias Dehne, Windpferd, Oberstdorf ^{2}2011.

Frawley, David
Astrologie der Seher – Die große Einführung in die spirituellen und yogischen Grundlagen vedischer Astrologie, übers. v. Martin Rometsch, Windpferd, Aitrang 2003.

Frawley, David
Neti – Die Heilgeheimnisse des Yoga und Ayurveda, übers. v. Martin Rometsch, Windpferd, Oberstdorf 2005.

Frawley, David
Die spirituelle Praxis des Vedanta – Meditationen für die spirituelle Entwicklung, übers. v. Matthias Dehne, Windpferd, Aitrang 2003.

Frawley, David/Summerfield Kozak
Yoga für Ihren Körpertyp – Wie Sie Ihr Yoga Ihrem Körpertyp entsprechend präzisieren, übers. v. Martin Rometsch, Windpferd, Oberstdorf 2009.

Frawley, David
Ayurvedic Astrology – Self-Healing Through the Stars,
Lotus Press, Twin Lakes, WI, 2005.

Frawley, David
Ayurvedic Healing – a Comprehensive Guide,
2nd edition, Lotus Press, Twin Lakes, WI, 2001.

Frawley, David
Inner Tantric Yoga – Working With the Universal Shakti,
Lotus Press, Twin Lakes, WI, 2008.

Frawley, David
Mantra Yoga and Primal Sound – Secrets of Bija (Seed) Mantras,
Lotus Press, Twin Lakes, WI, 2010.

Frawley, David
Tantric Yoga and the Wisdom Goddesses – Spiritual Secrets of Ayurveda,
Lotus Press, Twin Lakes, WI, 2000.

Frawley, David
Wisdom of the Ancient Seers – Selected Mantras from the Rig Veda,
Lotus Press, Twin Lakes, WI, 2000.

Frawley, David
Yoga and Ayurveda – Self-Healing and Self-Realization,
Lotus Press, Twin Lakes, WI, 1999.

Frawley, David
Yoga and the Sacred Fire,
Lotus Press, Twin Lakes, WI, 2004.

Über den Autor und seine Aktivitäten

In den vergangenen drei Jahrzehnten hat David Frawley über 30 Bücher veröffentlicht und verschiedene Fernkurse verfasst. Zu seinen Büchern, die in 20 Sprachen erhältlich sind, zählen bedeutende Publikationen im Bereich der ayurvedischen Medizin, der vedischen Astrologie, des Raja-Yoga, des Veda, Vedanta und Tantra. Seine Werke sind bekannt für ihren Tiefgang und ihre Detailgenauigkeit, und vielfach dienen sie im betreffenden Sachgebiet als Lehrbuch.

Vamadeva wird seit Jahrzehnten so sehr wie kaum ein anderer als *Vedacharya* respektiert, als Lehrer der von alters her überlieferten vedischen Weisheit. In Indien, wo seine Schriften wohlbekannt sind und man häufig über sie diskutiert, genießt er in Kreisen, die der vedischen Überlieferung verpflichtet sind, große Wertschätzung. Darüber hinaus ist er ein angesehener Lehrer, ein Acharya, des Yoga, des Ayurveda und der vedischen Astrologie. Diese Vielseitigkeit zeugt nicht zuletzt von seiner außergewöhnlichen Fähigkeit, verschiedene vedische Disziplinen miteinander zu verknüpfen und sie als ein integrales Ganzes zu lehren.

Das *American Institute of Vedic Studies* (AIVS)

Das *American Institute of Vedic Studies* ist ein international anerkanntes Zentrum für vedische Ausbildungsgänge, das mit lokalen Ausbildungszentren in aller Welt kooperiert. Es steht unter der Leitung von Dr. David Frawley (Pandit Vamadeva Shastri) und Yogini Shambhavi Chopra und dient als Plattform für beider Arbeit, für ihre Bücher, CDs und Aktivitäten. Das in der Nähe von Santa Fe, New Mexico, USA, gelegene vedische Institut bietet eine gründliche Ausbildung unter Miteinbeziehung von Fernkursen, die jeweils mehr als eintausend Seiten Originalmaterial umfassen. Außerdem werden die Kurse in mehreren Sprachen angeboten.

- Der Kurs „ayurvedische Heilkunde“ (ein erfolgreicher Absolvent erhält den Abschluss als „Berater für ayurvedische Lebensführung“, die *Ayurvedic Life-Style Consultant certi-*

fication): Mit über 5000 Studenten seit 1988 ist dieser Kurs in den letzten Jahrzehnten zum wohl am häufigsten in Anspruch genommenen Ayurveda-Fernlehrgang avanciert. Mit den philosophischen Hintergründen des Ayurveda werden die Teilnehmer hier genauso vertraut gemacht wie mit den praktischen Aspekten dieser Heilkunst. Zu den Kursthemen zählen unter anderem: Anatomie und Physiologie aus Sicht des Ayurveda, die körperliche und geistige Konstitution des Menschen, der Krankheitsprozess und seine verschiedenen Phasen, die Puls-, die Zungen- und die Abdominaldiagnostik, ayurvedische Beratung, Yoga und Ayurveda, die ayurvedische Kräuterheil- und Ernährungskunde, Aroma-, Edelstein- und Farbtherapie, Mantra-Praxis und Meditation.

- Der Kurs „Yoga, Ayurveda und Meditation" *(Yoga and Ayurveda Health Educator certification* als Abschluss): Eine umfassende und integrale Einführung in Raja-Yoga, Vedanta und Ayurveda macht die Teilnehmer mit allen acht Gliedern des Yoga aus ayurvedischer Sicht vertraut. Eine vollständige Übersetzung der *Yoga-Sutras* aus dem Sanskrit und das eingehende Studium des Textes aus einer ayurvedischen Perspektive bilden die Grundlage des Kurses. Im Einzelnen geht es um die Themen Bhakti-Yoga, Jnana-Yoga, Karma-Yoga, Mantra-Yoga, die Asana-Übungen und Pranayama.
- Der Kurs „Ayurvedische Astrologie" (*Ayurvedic Astrologer certification* als Abschluss): Dieser seit 1985 durchgeführte Kurs ist einer der ersten und beliebtesten Kurse zur vedischen Astrologie in englischer Sprache – und einer der wenigen, der den traditionellen Ayurveda und seine Heilungsaspekte aus einer astrologischen Perspektive mit einbezieht. Erläutert werden hier die Grundlagen der vedischen Astrologie: die Planeten, astrologische Zeichen, Häuser, Aspekte, Yogas (Planetenkombinationen), Dashas, Nakshatras, Ashtakavarga, Muhurta und die Grundlagen der ayurvedischen Medizin-Astrologie für Körper, Geist und Seele. Auf den therapeutischen Einsatz von Mantras, Yantras, Ritualen, Gottheiten und Edelsteinen wird hier ebenfalls eingegangen.

- Der Kurs „Mantra-Yoga" *(Mantra Yoga Consultant certification* als Abschluss): Ein neuer Kurs, der auf Dr. Frawleys Büchern *Inner Tantric Yoga – Working with the Universal Shakti* und *Tantric Yoga and the Wisdom Goddesses – Spiritual Secrets of Ayurveda* wie auch auf dem Soma-Buch, das Sie gerade in den Händen halten, ferner auf den Büchern und CDs von Yogini Shambhavi aufbaut. Hier wird der Stellenwert des Mantra-Yoga im Veda, Vedanta und Tantra untersucht. Welche Rolle Shakti und welche Rolle die Gottheiten in diesem Kontext spielen, wird dabei besonders berücksichtigt. Desgleichen die Anwendung im Yoga, im Ayurveda, in der vedischen Astrologie und im Vastu.
- Regelmäßig führt das Institut Reisen und Retreats durch, unter anderem in Indien, insbesondere jedes Jahr im März das „Ma Ganga Yoga Shakti Retreat". Teilnehmer aus aller Welt erhalten dort von Vamadeva und Shambhavi tiefer gehende Unterweisungen. Darüber hinaus beteiligt sich das Institut an verschiedenen internationalen Programmen und Veranstaltungen.

Auf der Website des Instituts finden Sie ausführliche Online-Artikel, Online-Bücher und viele weitere Informationen für den ernsthaften Veda-Studenten, unter anderem regelmäßig erscheinende Mitteilungen.

www.vedanet.com

In Deutschland kooperiert das AIVS mit dem Berliner Vedic Center. Es bietet David Frawleys Fernkurse an und organisiert seine Seminare.

www.vediccenter.de

Yogini Shambhavi

Gemeinsam mit David Frawley leitet Yogini Shambhavi Chopra das American Institute of Vedic Studies. Unter den weiblichen spirituellen Lehrern, die heutzutage aus Indien kommen, ist Yogini Shambhavi von herausragender Bedeutung. Sie hat wichtige Bücher geschrieben *(Yogini: Unfolding the Goddess Within* und *Yogic Secrets of the Dark Goddess)* und ist für ihren erfahrungsbezogenen

Zugang zu einem höheren Bewusstsein bekannt. Ihre CDs *Yogini Bhava* und *Jyotish Bhava* geben Anleitung für den traditionellen Gesang und die Mantra-Sadhana. Schülern aus aller Welt offeriert Shambhavi neben Beratungsgesprächen in vedischer Astrologie und spiritueller Anleitung auch die Einweihung in die Shakti-Sadhana. Wer sie kennenlernt, erlebt sie als große Inspiration.

Bezugsquellen für ayurvedische Heilkräuter etc.

In Indien wie in der westlichen Welt gibt es viele gute Firmen, die ayurvedische Produkte anbieten, und ihre Zahl wächst. Zu unseren Favoriten zählen: Divya Pharmacy (Patanjali Yog Peeth – eine von Swami Ramdev und Acharya Balakrishna ins Leben gerufene Stiftung), Sri Sri Ayurveda (Sri Sri Ravishankar), BAPS Swaminarayan Herbal Care und ihre zahlreichen Tempel (Akshardham) in Nordamerika und Indien, Banyan Herbs (USA), Trihealth Ayurveda (Hawaii) und Kerala Ayurveda. Eine ganze Reihe westlicher Kräuterfirmen bieten mittlerweile auch ayurvedische Kräuter an, darunter einige, die hier im Buch erwähnt werden wie Ashwagandha, Shatavari und Amla.

Endnoten

1 *Enā soma stavena te pra viśema guhā dhiyām.*
Yā te tejāṁsi pārthivā yā divyā tāny āviṣkṛdhi Enā te kratunā soma pra carema guhyā matīḥ.
Ye te vahnayaḥ pārthivā ye divyās tān samindha naḥ.
Von Swami Veda Bharati niedergeschriebene Soma-Verse – neben all den anderen vedischen Versen, die ihm bei der Ausarbeitung seiner Bücher und Schriften in den Sinn gekommen sind. Zu letzteren zählen auch seine *Chandasi,* die persönliche Sammlung von selbst verfassten vedischen Versen.

2 *Yajurveda*-Mantra.

3 *Rigveda VIII, 48, 12, hrtsu pītāḥ.*

4 *Madacyut ... Somo gaurī adhi-śritaḥ. Rigveda IX, 12, 3.*

5 *Eṣa ... viśva-vin manasas-patiḥ. Rigveda IX, 28, 1.*

6 *Manaścin manasas-patiḥ. Rigveda IX, 11, 9.*

7 Beachten Sie die folgenden Referenzstellen für die in diesem Absatz getroffenen Aussagen:
Dhiyā yāty aṇvyā. Rigveda IX, 15, 1
Pra vācham indur iṣyati. Rigveda IX, 12, 6
Pratnam nipāti kāvyam. Rigveda IX, 6, 8
Eṣa pratnena manmanā. Rigveda IX, 42, 2
Eṣa divam vi dhāvati. Rigveda IX, 3, 7.

8 Diesen bekannten vedischen Gesang findet man in den *Upanishaden.* Dort wird er als ein an Pavamana-Soma, an den Nektar der Unsterblichkeit, gerichteter Gesang vorgestellt.

9 Paramahansa Yogananda, *Autobiographie eines Yogi;* falls Sie über eine englischsprachige Ausgabe des Buches verfügen, können Sie mit Hilfe des Index die zahlreichen Stellen, an denen Yogananda auf Babaji verweist, leicht auffinden.

10 Vor allem in *Das göttliche Leben.*

11 Solch eine Menschheit – eine Menschheit, die dieses entzweiende Ich-Denken und die daraus entstehenden Konflikte hinter sich lässt –, ist ohnehin genau das, was unsere Welt von heute wirklich benötigt.

12 *Bhagavadgita II, 16.*

13 Schauen Sie sich in diesem Zusammenhang diejenigen Unterweisungen von Ramana Maharshi an, bei denen es darum geht, im spirituellen Selbst des Herzens zu verweilen.

14 Beachten Sie die Bücher von Sir John Woodroffe (Arthur Avalon), insbesondere *Die Schlangenkraft – Die Entfaltung schöpferischer Kräfte im Menschen.* Vom überlieferten Kundalini-Yoga zeichnen sie ein zutreffendes Bild und sind frei von den vielen Verfälschungen, die sich in jüngeren Jahren in diese Thematik eingeschlichen haben.

15 Lesen Sie dazu das 43. Kapitel von *Autobiographie eines Yogi.* Dort wird die Geschichte von Sri Yukteswars Auferstehung erzählt (S. 421 ff.).

16 Gaudapada, *Mandukya-Upanishad Karika.*

17 Siehe dazu das Leben und die Lehren von Ramana Maharshi. Die meisten seiner Bücher sind (in englischer Sprache) auf der Ashram-Website verfügbar.

18 In der *Katha-Upanishad* wird Yama, der Gott des Todes zum Lehrer eines jungen Mannes namens Nachiketa.

19 Beachten Sie die dazu in der *Bhagavadgita II, 22* enthaltenen Weisungen.

20 Wie Agnihotra, die täglichen Feueropferungen im Morgengrauen, am Nachmittag und zum Sonnenuntergang – die wichtigste Praxis der Brahmanen sowie anderer Zweimalgeborener und Initiierter.

21 Das fünfte der acht Glieder des Raja-Yoga in den *Yoga-Sutras II, 54:* die Innenwendung des Geistes und der Sinne, damit die Meditation in Gang kommt.

22 Was solch eine andere Auffassung der Weltgeschichte und der in alte Zeiten zurückreichenden Geschichte Indiens anbelangt, siehe: David Frawley, *Gods, Sages and Kings – Vedic Secrets of Ancient Civilization,* Morson Publishing, Salt Lake City, Ut, 1999 und George Feuerstein, Subhash Kak & David Frawley, *In Search of the Cradle of Civilization,* Motilal Banarsidass, Delhi 1999.

23 Das *Zend Avesta,* die Schrift der alten persischen Zoroastrier, legt auf den Soma (beziehungsweise Homa), der zu vielen ihrer Rituale mit hinzugehört hat, großen Nachdruck.

24 In dem Zusammenhang verdient die von Dr. Suhas Kshirsagar vertretene Auffassung Beachtung: Soma sei, so erklärt er, lediglich die Intelligenz der Natur auf jedweder Daseinsebene – das feinstoffliche Bindeglied, welches Materie, Energie und Bewusstsein miteinander verknüpft. Soma wird hier als die reinste und subtilste materielle Ausdrucksform verstanden, die Sterblichkeit und Unsterblichkeit miteinander verbindet.

25 Siehe die Übersetzung verschiedener Soma-Hymnen aus dem *Rigveda* in: David Frawley, *Wisdom of the Ancient Seers – Selected Mantras from the Rig Veda.*

26 *Taittiriya-Upanishad II, 7. Raso vai saḥ.* „Das Selbst ist der Rasa, die Essenz." Das heißt: die Essenz des Entzückens, die Essenz von Ananda.

27 Das Samkhya-System der Philosophie, wie es in der – von Ishvara Krishna verfassten – *Samkhya Karika,* dem wichtigsten überlieferten Text zu diesem Thema, dargelegt wird. Auch im *Mahabharata* wird das Samkhya eingehend erläutert.

28 Meine ersten schriftlichen Veröffentlichungen zu den *Vedas,* in erster Linie Übersetzungen von Hymnen aus dem *Rigveda,* datieren seit April 1980, als M. P. Pandit, der damalige Sekretär des Sri-Aurobindo-Ashrams in Indien, damit begann, die von mir verfassten Texte in Fortsetzungen zu veröffentlichen. Das geschah in verschiedenen Ashram-Publikationen wie *World Union* und *Advent,* und es weitete sich schließlich zur Veröffentlichung von mehreren Dutzend Artikeln aus. Aurobindo war selbst einer der größten vedischen Gelehrten der neueren Zeit – ein bloßer Abglanz seiner Größe als Yogi und als Seher. Denn er war ein Rishi.

29 Siehe die *Katha-Upanishad VI, 1:* „Die Wurzel oben, die Zweige unten, so steht der ewige Ashwattha-Baum (Banyan-Baum). Das ist das Lichte; das ist Brahman; das fürwahr ist das Unsterbliche."

30 *Rigveda X, 97, 5-7*

31 Dem Vamsha, also dem Schilf- oder Bambusrohr, kommt in den *Vedas,* zumal im *Aitareya Aranyaka,* eine besondere Bedeutung zu.

32 Interessante Erläuterungen zu dieser Thematik finden Sie in Kapitel 21 („Eins mit dem Fluss der Zeit") von: Matthieu Ricard, *Glück,* übers. v. Christine Bendner, Nymphenburger, München 2007. (Anm. d. Übers.)

33 Das sind tamasische Somas, also Somas, in denen die Eigenschaften von Tamas – Unwissenheit, Dunkelheit, Anhaftung – vorherrschen.

34 Siehe dazu Dr. Suhas Kshirsagar: Auf die lunare Essenz, den Soma, hat die heutige Lebensweise einen negativen Einfluss. Entzündung, der „lautlose Mörder", bildet den Hintergrund vieler chronischer Erkrankungen. Computer, Mobiltelefone, drahtloser Internetzugang, verschmutzte Luft, schadstoffbelastete Nahrung und schadstoffbelastetes Wasser werden zu Zelltoxizität und zu einem Austrocknen der kühlenden Soma-Essenz führen.

35 HFCS (high fructose corn syrup), ein Zuckerkonzentrat, das bei in Deutschland verkauften Nahrungsmitteln als Glucose-Fruktose-Sirup deklarationspflichtig ist. (Anm. d. Übers.)

36 Stattdessen enthalten sie aber in den meisten Fällen reichlich HFCS. (Anm. d. Übers.)

37 *Charaka Samhita Chikitsa Sthana I.*

38 Amrita oder Chandra im Sanskrit.

39 Indra ist *Somapā,* der Trinker des Somas, der in der Hauptsache für ihn extrahiert wird. Diesbezüglich steht Indra in einer Verbindung zu Vayu, der nicht nur Wind ist, sondern auch die Lebensenergie, die den Soma der Glückseligkeit trinkt beziehungsweise ihn in sich aufnimmt.

40 Das Wort Soma transportiert im *Rigveda* eine in tiefgreifender Weise wasserbezogene Symbolik. Häufig wird Soma als *Samudra* bezeichnet, als Ozean, als *Sindhu,* als ein Flusslauf, als *Nāḍi,* oder Strömung, als *Dhārā,* oder (kontinuierlicher) Fluss, als *Saras,* oder See, als *Vṛṣti,* oder Regen, als *Ūrmi,* oder Welle, und als *Indu* beziehungsweise *Drapsa,* oder Tropfen; ferner wird er *Pavamāna* genannt, der reinigende Strom. Mit Blick auf Flüssigkeiten wird Soma *Āpas* genannt, oder Wasser, *Rasa,* oder Saft, *Go* und *Payas,* oder Milch, *Madhu,* oder Honig, *Ghṛta,* oder Ghee, *Pīyuṣa* und *Amṛta,* oder Nektar. Das Fließen des Somas wird auf mancherlei Art und auch durch unterschiedliche Wortstämme beschrieben. In diesen findet eine kosmische Wassersymbolik ihren Ausdruck, nicht bloß diejenige einer bestimmten Pflanze. Doch Wasser, oder *Āpas,* und Licht, oder *Jyoti,* sind im vedischen Denken *eins,* und so hat Soma auch seine Lichtformen.

41 Bhutagnis (Elementefeuer) im ayurvedischen Denken.

42 Dhatvagnis (Gewebefeuer) im Ayurveda.

43 Die fünf Formen, oder Unterarten, des Pitta-Doshas werden zugleich als die fünf Arten von Agni angesehen.

44 Rasa, Rakta, Mamsa, Medas, Asthi, Majja und Shukra im Ayurveda.

45 In der ayurvedischen Medizin *Ambhuvaha Srotas* genannt, „das Wasser führende Kanal- beziehungsweise Leitungsbahnensystem".

46 In der ayurvedischen Medizin *Annavaha Srotas* genannt, „das (feste) Nahrung führende Leitungsbahnensystem".

47 Vermutlich ist der physikalische beziehungsweise aus der Thermodynamik stammende Begriff Entropie nicht jedem Leser vertraut. Im hier vorliegenden Kontext könnte

man ihn vielleicht – ein wenig vereinfachend – am ehesten mit „Unordnungsfaktor" wiedergeben. (Anm. d. Übers.)

48 Darum heißt es in den *Upanishaden,* die Essenz der Nahrung sei der Geist; *Chandogya-Upanishad, VI, 5.*

49 Purusha Sukta, *Rigveda X, 90, 13.*

50 Der Ausdruck „Hatha" wird gewöhnlich in das auf die Sonne verweisende „Ha" und das auf den Mond verweisende „Tha" untergliedert. Ha und Tha werden auch im Mantra-Yoga als Keim-Mantras für die Sonne und den Mond verwendet.

51 *Hatha Yoga Pradipika, II, 44,* Kommentar.

52 *Aitareya-Upanishad III.*

53 Auf diesen Teil der Khechari-Mudra-Praxis werden wir an anderer Stelle im Buch zu sprechen kommen.

54 *Hatha Yoga Pradipika III, 44* und der Kommentar von Brahmananda.

55 Die Unterarten des Kapha-Doshas dürfen als Soma-Arten angesehen werden, und sie helfen uns, einen guten Gesundheitszustand aufrechtzuerhalten. Zu viel Kapha im Körper kann sie allerdings zum Negativen hin verändern.

56 In der ayurvedischen Marma-Therapie wird dies als Shringataka-Marma bezeichnet. Siehe: David Frawley, Subhash Ranade & Avinash Lele, *Ayurveda and Marma Therapy – Energy Points in Yogic Healing,* Lotus Press, Twin Lakes, WI, 2003.

57 Durch die Sarasvati Nadi, die vom Kehl-Chakra zur Zungenspitze hin verläuft.

58 Entwickelt sich ein höheres Tarpak-Kapha, kommt das im Speichel, dem Bodhak-Kapha, dadurch zum Ausdruck, dass er süßer, zu einer Art innerem Nektar oder Soma-Strom wird.

59 Generell sind wir besonders anfällig für diejenigen Erkrankungen, die unserem persönlichen Konstitutionstyp zugeordnet sind, oder – falls wir ein Zwei-Dosha-Typus sind – für die einem der beiden vorherrschenden Doshas zugehörigen Erkrankungen.

60 Aus: David Frawley *Yoga und Ayurveda – Die uralte Kunst und Wissenschaft der spirituellen und psychosomatischen Integration.*

61 Das Kapha-Dosha ist im Frühjahr besonders aktiv, das Pitta-Dosha im Sommer und das Vata-Dosha im Herbst. Der frühe Winter ist mehr Vata-, der späte Winter eher Kapha-betont. Letztlich weist jedoch jedes Ökosystem auch seine spezifischen klimatischen Variationen auf.

62 Dazu erklärt Dr. Suhas Kshirsagar: Den ayurvedischen Texten zufolge ist Soma die reinste Form von Kapha, Shukra und Ojas. Diese kühlend wirkende Essenz reguliert außerdem Agni und Tejas. Der im gesamten Universum obwaltende kosmische Tanz von Prana, Tejas und Ojas wird durch Soma zusammengehalten.

63 Dhatu bedeutet nicht bloß „Gewebe", sondern bezeichnet alles, was den Körper stützt oder aufrechterhält. Als solche unterstützende Faktoren sind die Doshas ebenfalls Dhatus.

64 Im Ayurveda *Vyadhi-Kshamatva* genannt.

65 Siehe: David Frawley *Yoga und Ayurveda – Die uralte Kunst und Wissenschaft der spirituellen und psychosomatischen Integration,* Kapitel 7.

66 *Hatha Yoga Pradipika, I, 57-63.*

67 Ein Geschmack von kühler, wenn auch nicht zu kalter Beschaffenheit fördert im Allgemeinen eine Verjüngung, wohingegen ein erhitzend wirkender Geschmack eher zur Entgiftung beiträgt. Das bedeutet zugleich, dass kühlende Nahrungsmittel und Kräuter sich im Großen und Ganzen besser für eine Verjüngung eignen.

68 Das gilt auch für auf Salz basierende ayurvedische Zubereitungen, die zu einer besseren Verdauung beitragen, wie Hingashtak- oder Lavanbhaskar-Churna.

69 Saag, das hauptsächlich aus Spinat und aus (Sarepta-)Senfblättern besteht, ist dafür bekannt.

70 *Suta* im Sanskrit.

71 *Pavitra,* oder Reinigungsfilter.

72 *Ghṛta* und *Madhu* im Sanskrit.

73 Ziehen Sie dafür bitte ayurvedische Kräuterbücher wie zum Beispiel Vasant Lad & David Frawley *Die Ayurveda Pflanzen-Heilkunde – Der Yoga der Kräuter* oder andere in der Bibliografie aufgeführte Bücher zu Rate.

74 Auch die Rolle der mineralischen Nahrungsergänzungsmittel in Zusammenhang mit Verjüngung würde in diesen Themenbereich hineingehören.

75 Aber geben Sie Acht, dass Sie für die Kräuter eine seriöse Bezugsquelle haben. Einige mögliche Quellen finden Sie auf S. 491 aufgeführt.

76 Für diesen Zweck kommt es ganz besonders darauf an, dass die Bienen gut behandelt werden.

77 Verschiedene kräuterkundliche Überlieferungen in aller Welt kennen zahlreiche weitere Verjüngungskräuter für den Geist. Die chinesische Medizin verfügt in dieser Hinsicht über eine Reihe interessanter Kräuter wie Zizyphus und Schizandra. In der westlichen Kräutermedizin ist die Frauenschuh-Orchidee ein sehr wirksames Heilkraut dieser Art. Gleiches gilt für Helmkraut und Mistel.

78 Wie in den Werken von C. G. Jung beschrieben.

79 *Yoga-Sutras* IV, 1.

80 *Atharvaveda* XI, 6, 15.

81 Weitere Erläuterungen dazu finden Sie in dem Kapitel „Die Suche nach der ursprünglichen Soma-Pflanze".

82 Soma wird im *Rigveda* mit verschiedenen Begriffen beschrieben, die auf Ekstase, Glückseligkeit oder einen rauschhaften Zustand verweisen: unter anderem mit *Madhu,* oder Honig, mit *madhumattama,* oder in ganz besonderer Weise dem Honig gleichend, mit *svādhu,* oder süß, *mada,* oder berauschend, *mastsara,* oder entzückend, *Ananda,* oder Glückseligkeit, *Nanda,* oder Glück, *sumnā,* oder freudvoll, *muda* und *pramuda,* oder hinreißend. Diese spiegeln den „rauschhaften" yogischen Samadhi-Zustand, den inneren Zustand von Glückseligkeit, wider und beschreiben keineswegs nur ein äußerlich angewendetes Rauschmittel, Kraut oder pharmazeutisch wirksames Mittel.

83 *Om* ist, abgesehen von seinen übrigen Konnotationen, das Keimsilben-Mantra für Shiva, für die männliche Energie im Kosmos.

84 Parashakti ist die höchste Shakti. Das Bija-Mantra der hauptsächlichen Shakti-Energie lautet *Aim.*

85 Weitere Einzelheiten zu Heilpflanzen dieses Typs entnehmen Sie bitte ayurvedische Kräuterbüchern wie: Vasant Lad & David Frawley *Die Ayurveda Pflanzen-Heilkunde – Der Yoga der Kräuter.*

86 Siehe dazu: Sunil Joshi, *Ayurveda and Panchakarma – The Science of Healing and Rejuvenation,* Lotus Press, Twin Lakes, WI, 1997.

87 Shadkarmas, *Hatha Yoga Pradipika, II, 22.*

88 *Hatha Yoga Pradipika, II, 21.*

89 In der ayurvedischen Vorstellungswelt als Purishadhara Kala bezeichnet, als „die Fäkalien haltende Membran".

90 *Ama* ist eine ayurvedische Bezeichnung für die Masse der unverdauten oder unzulänglich verdauten Nahrungsbestandteile, die in Gärung übergehen und so dem Erkrankungsprozess Vorschub leisten. Gewöhnlich wird Ama als Gegenbegriff zu Agni verwendet, dem Verdauungsfeuer, das einen guten Gesundheitszustand fördert.

91 Eine Beschreibung des tausendblättrigen Lotos, oder Kopf-Chakras, in Hinblick auf den Mond und seinen Nektar finden Sie in: John Woodroofe, *The Serpent Power.*

92 Die *Yoga-Sutras* spiegeln die ältere Überlieferung des Samkhya-Yoga wider, die ihrerseits zu verschiedenen yogischen Lehren in den *Vedas,* den *Upanishaden* und der *Bhagavad Gita* in Verbindung stehen, einschließlich der vishnuitischen und der shivaitischen Überlieferung (Pashupata). Der Hatha-Yoga, Siddha-Yoga und tantrische Traditionen sind in erster Linie eine shivaitische Überlieferung. Die *Mahabharata* erörtert den Samkhya-Yoga, vishnuitische und shivaitische Yogas vor der Zeit Patanjalis und sieht auch sie in einem Zusammenhang mit Veda und Vedanta.

93 Der erste Abschnitt der *Yoga-Sutras* wird *Samadhi Pada* genannt. Dies lässt darauf schließen, dass im Soma, dem Samadhi-Strom des Geistes, die Essenz des Yoga besteht.

94 *Yoga-Sutras,* Vyasa-Kommentar, I, 2.

95 *Yoga-Sutras, IV, 29,* Dharma Megha Samadhi.

96 Soma und *Ṛtam Bṛhat,* beispielsweise in *Rigveda* IX, 107, 15 und 108, 8.

97 *Yoga-Sutras, I, 48, Ṛtambhara Prajña* – Ausdruck des höchsten Samadhi.

98 Es gibt zahlreiche tantrische Hindu-Texte aus verschiedenen Jahrhunderten und aus allen Regionen des Landes, etwa aus kaschmirischen, bengalischen und tamilischen Überlieferungen. Der Hinduismus im Mittelalter, so auch die in den Tempeln praktizierten Formen der Gottesverehrung, war großenteils tantrisch geprägt. Am besten wird das in den großen Tempelstädten Südindiens sichtbar.

99 In der *Hatha Yoga Pradipika* ist nicht nur von der Kundalini in einiger Ausführlichkeit die Rede, sondern auch von Amrit, dem Nektar oder Soma.

100 Die drei unteren Chakras, beginnend mit dem Wurzel-Chakra, werden im yogischen Denken als der Bereich des Feuers, die drei oberen, im Kronen-Chakra gipfelnden Chakras hingegen als der Bereich des Mondes oder des Somas angesehen. Das dazwischen gelegene Herz ist der Bereich der Sonne. Dieser schließt auch den Nabel und die Kehle als Übergangsbereiche mit ein.

101 Zusätzliche Informationen zu dieser Thematik finden Sie in zwei weiteren Büchern des Autors: *Inner Tantric Yoga – Working with the Universal Shakti,* ferner *Tantric Yoga and the Wisdom Goddesses – Spiritual Secrets of Ayurveda.*

102 Die fünf Koshas, oder Schichten des Selbst, zuerst in der *Taittiriya-Upanishad, 3* zu finden; eine in der Literatur des Advaita Vedanta allgemein verbreitete Lehre. Das Anandamaya-Kosha, die Hülle, oder Schicht, der Glückseligkeit kann zum Madhu-Kosha, der Honigschicht, in Beziehung gesetzt werden, mit der Soma im *Rigveda* eng verbunden ist.

103 Der feinstoffliche Körperkomplex, oder Linga im Samkhya-Denken, steht hinter dem Chakra-System und seinen Gruppen aus fünf Elementen: fünf Tanmatras, fünf Sinnesorganen und fünf Bewegungsorganen, die den Kräften der fünf unteren Chakras entsprechen, während Buddhi und Purusha zu den beiden oberen Chakras in Entsprechung stehen.

104 Weiter gehende Erläuterungen des Autors zu wichtigen Mantras wie beispielsweise den Sundari-Mantras finden Sie in: *Inner Tantric Yoga.*

105 An zahlreichen Stellen im gesamten *Rigveda* wird Soma als Pavamana bezeichnet, als „derjenige, der reinigend wirkt".

106 Weiter gehende Erläuterungen des Autors zu den drei Gunas finden Sie in: *Mit dem Herzen denken – Die Psychologie des Ayurveda,* übers. v. Rita Penny, Windpferd, Oberstdorf [3]2011.

107 In der *Hatha Yoga Pradipika, III, 10-18* wird die Mahamudra-Übung recht ausführlich erläutert.

108 *Yoga-Sutras I, 12-13.* Dort wird die Yoga-Praxis insgesamt als die Meisterung des Geistes und die Entwicklung von Unterscheidungsfähigkeit und Freisein von Anhaften (Viveka und Vairagya) definiert. Dadurch zieht sich das innere Selbst, der Purusha, aus der äußeren materiellen Natur (Prakriti), die im physischen Körper wurzelt, zurück.

109 *Satapatha Brahmana XII, 3, 2, 8.*

110 Eingehende Erläuterungen des Autors zu dieser Praxis finden Sie in: *Neti – Die Heilgeheimnisse des Yoga und Ayurveda,* übers. v. Martin Rometsch, Windpferd, Aitrang 2005.

111 *Hatha Yoga Pradipika II, 72-75.* Das höchste Kumbhaka, oder Pranayama, weckt die Kundalini, muss aber mit Vorsicht angegangen werden, da es auf Weisheit und Hingabe beruht, nicht einfach nur auf physischem Bemühen.

112 So in seinem Werk *Aparokshanubhuti,* in dem Shankara in Grundzügen auch seinen 15-teiligen Raja-Yoga darlegt, der sich von Patanjalis Raja-Yoga ein wenig unterscheidet und mehr auf Wissen, auf Jnana, beruht.

113 *Hatha Yoga Pradipika III, 32-41,* aber auch in den darauf folgenden Versen.

114 Ausführliche Erläuterungen zu jenen Mantras, die dem Mantra-Purusha zugehören, finden Sie in einem weiteren Buch des Autors: *Mantra Yoga and Primal Sound – Secrets of Seed (Bija) Mantras,* Lotus Press, Twin Lakes, WI, 2010. (Im Wesentlichen wird der „Mantra-Purusha" dort folgendermaßen definiert: „Jeder der 50 Buchstaben im Sanskrit-Alphabet steht in Entsprechung zu einem bestimmten Teil des physischen Körpers, den man als den Mantra-Purusha, als das aus Mantra bestehende kosmische Sein beziehungsweise die aus Mantra bestehende kosmische Person bezeichnet." A. a. O., S. 99; Anm. d. Übers.)

115 Die meisten vedischen Texte ordnen die Geschlechtsorgane dem Wurzel-Chakra, den After aber dem Geschlechts- oder Wasser-Chakra zu. Denn der Ausgangspunkt für den Geschlechtsimpuls liegt im Wurzel-Chakra, der Impuls zur Freisetzung der sexuellen

Spannung hingegen im zweiten Chakra. Für gewöhnliche Zwecke macht es jedoch mehr Sinn, das Ausscheidungssystem zum Wurzel-Chakra und das Urogenitalsystem zum zweiten Chakra in Beziehung zu setzen, da dies ein einfacheres Spiegelbild des Erd- und des Wasserelements im Körper ergibt.

116 Siehe: *Neti – Die Heilgeheimnisse des Yoga und Ayurveda,* a. a. O.

117 Man berührt die Spitze des gebogenen Ringfingers und des kleine Fingers mit dem Daumen, während die beiden übrigen Finger gestreckt sind. Für die fünf Vayus gibt es noch weitere wichtige Mudras.

118 Eine Reihe dieser Yoga-Praktiken erläutert der Autor in zwei weiteren Büchern: *Yoga und Ayurveda – Die uralter Kunst und Wissenschaft der spirituellen und psychosomatischen Integration,* übers. v. Martin Rometsch, Windpferd, Oberstdorf 2010 und *Ayurveda and Marma Therapy.*

119 Siehe dazu auch David Frawleys Buch *Mantra Yoga and Primal Sound – Secrets of Seed (Bija) Mantras,* a. a. O.

120 Saumya und Raudra oder Agneya im Sanskrit.

121 Das Bija-Mantra von Narasimha, dem Menschlöwen, der schützenden Form von Gott Vishnu.

122 Neben der *Saundarya Lahari* sind die *Ananda Lahari* und das *Tripura Sundari Stotra* zwei weitere wichtige, sich an Sundari und Soma richtende Werke aus der Feder von Shankaracharya.

123 Im Sanskrit kennt man 16 Vokale, 25 Konsonanten, und 9 Ushma- (Hitze produzierende) Halbvokale und Reibelaute. Diese regieren auch die Blütenblätter der Chakras: zunächst die 16 Vokale als die 16 Blütenblättern des Kehlkopf-Chakras, dann die 25 Konsonanten, beginnend mit den zwölf Blütenblättern des Herz-, gefolgt von den zehn Blütenblättern des Nabel-Chakras und schließlich den ersten drei der sechs Blütenblätter für das Geschlechtszentrum; die neun Halbvokale und Reibelaute folgen auf den zweiten drei Blütenblättern des Geschlechtszentrums, den vier Blütenblättern des Wurzel-Chakras und den zwei Blütenblättern des dritten Auges. Manchmal bilden die 16 Vokale, die ersten 16 Konsonanten, die letzten neun Konsonanten und die ersten sieben Halbvokale und Reibelaute drei 16er-Gruppen.

124 Ausführliche Erläuterungen zu den Shakti-Mantras finden Sie in Teil II von *Mantra Yoga and Primal Sound – Secrets of Seed (Bija) Mantras,* a. a. O.

125 Am gebräuchlichsten ist der, vor allem in Südindien verbreitete, *Krishna-Yajurveda*-Stil des vedischen Gesangs. Von ihm unterscheidet sich der rigvedische Stil ein wenig. Der *Shukla-Yajurveda*- oder *Sanatani*-Stil Nordindiens ist jedoch ganz anders. In der Gemeinschaft Arya Samaj und der Gayatri-Pariwar-Bewegung gibt es ebenfalls einige moderne Varianten. Einige vedische Verse wie das Gayatri- oder das Mrityunjaya-Mantra werden in einer Intonation nach Art der klassischen Sanskrit-Gedichte rezitiert oder gesungen, was wieder anders klingt.

126 Weitere Einzelheiten finden Sie in: *Mantra Yoga and Primal Sound – Secrets of Seed (Bija) Mantras,* a. a. O.

127 Die Aussprache solcher Mantras finden Sie auf zahlreichen Audio-CDs, die Sie ebenfalls zu Rate ziehen können, unter anderem die CD *Yogini Bhava – Shakti Mantras: Invoke the Divine Within* von Yogini Shambhavi.

128 *Yoga-Sutras I, 23-28.*

129 *Yoga-Sutras, I, 23.*

130 *Rigveda IX, 107, 1.*

131 Weiter gehende Erläuterungen zu Sundari gibt David Frawley in: *Tantric Yoga and the Wisdom Goddess – Spiritual Secrets of Ayurveda* und in *Inner Tantric Yoga – Working with the Universal Shakti.* Diese Bücher erläutern, in welchen Formen von Praxis man sich ihr zu Ehren übt, ferner ihr Mantra und ihre Stellung im Kontext der inneren yogischen Praktiken.

132 *Ka E Ī La Hrīm, Ha Sa Ka Ha La Hrīm, Sa Ka La Hrīm.* Weiter Informationen zu diesem bedeutsamen Soma-Sundari-Mantra finden Sie in: *Inner Tantric Yoga – Working with the Universal Shakti.*

133 Tripura Sundari Gayatri: *Aim Vāgīśvari vidmahe, Klīm Kameśvari dhīmahi, Sauḥ Tan no Śakti pracodayāt.*

134 *Rigveda II, 33, 4,* Rudra als der beste aller Ärzte.

135 *Rigveda X, 60, 12* als Ausdruck der Heilkräfte unserer Hände.

136 Beachten Sie die Erläuterungen zum Mrityunjaya-Mantra in: *Inner Tantric Yoga – Working with the Universal Shakti.*

137 Diese Madhu Vidya wird in den *Upanishaden* hervorgehoben, etwa in der *Brihadaranyaka II, 2, 1-19,* und geht auf verschiedene vedische Verse zurück.

138 Das Gayatri-Mantra, *Rigveda III, 62, 10,* ist das Tat-Savitur-Mantra. Und der Weise Agastya hat dem *Ramayana* zufolge Gott Rama das Aditya Hridaya Stotra gelehrt, woraufhin dieser in der Lage war, Ravana in der Schlacht zu besiegen.

139 Das neunte Buch, oder Mandala, des *Rigveda* ist ausschließlich dem Soma gewidmet und enthält 114 Hymnen, wenngleich ein paar Soma-Hymnen und -Verse doch auch an anderer Stelle des Textes auftauchen (vor allem in Buch I und VIII). Darüber hinaus wird Soma als Gottheit gewöhnlich in den Hymnen an andere vedische Gottheiten genannt, ganz speziell in den Hymnen an Indra. Dort ist Soma ein geläufiger Topos, da Indra derjenige ist, der Soma trinkt.

140 Die hinter TM (Transzendentaler Meditation) stehende Organisation hat die Empfehlung ausgegeben, man solle sich Rezitationen vom neunten Mandala des *Rigveda* anhören. Audioversionen sind daher leicht erhältlich.

141 Dieses Mantra hat seine Inspirationsquelle in den Werken von Brahmarshi Daivarata, einem der bedeutendsten Schüler von Ganapati Muni und Ramana Maharshi. Maharishi Mahesh Yogi hat Daivarata mehrere Male in den Westen gebracht und von ihm einen Großteil seiner vedischen Inspiration bezogen. Unglücklicherweise sind seine großartigen Werke wie *Chandodarshana* und *Vak Sudha* nicht in Buchform erhältlich.

142 Diese spezielle Soma-Gayatri ist im *Rigveda* nicht zu finden, sondern späteren tantrischen Werken entnommen.

143 Weitere Erläuterungen zu diesen zehn Göttinnen, speziell hinsichtlich ihres Verhältnisses zu Agni und Soma finden Sie in: *Tantric Yoga and the Wisdom Goddesses – Spiritual Secrets of Ayurveda.*

144 Siehe dazu *Upanishaden* wie *Kena-, Katha-* und *Mandukya-Upanishad,* Shankaras kürzere Werke *Vivekachudamani* oder *Aparokshanubhuti* oder jedes mit Ramana Maharshi verbundene Werk, insbesondere die *Ramana Gita.*

145 William Blake, Auguries of Innocence.

146 *Ashtavakra Gita,* ein bekannter advaitischer Text.

147 Wie in *Mantra Yoga and Primal Sound – Secrets of Seed (Bija) Mantras,* a. a. O, erläutert, gibt es diesbezüglich hilfreiche Mantra-Übungen.

148 Beachten Sie die Erläuterungen zur Shambhavi Mudra in: *Inner Tantric Yoga – Working with the Universal Shakti.*

149 Insbesondere auf die *Aitareya-Upanishad,* in der die Frage: „Wer bin ich?“ (Ko'ham) im Vordergrund steht.

150 Patanjalis *Yoga-Sutras,* eine der sechs Schulrichtungen des vedischen Denkens, erkennen die Autorität der *Vedas* und der *Upanishaden* an und sollten im selben Kontext betrachtet werden.

151 Besondere Beachtung verdient hier die *Ramana Gita.*

152 Etwa Shankaras Werke oder die *Yoga Vasishta* oder Werke von Lehrern aus der jüngeren Zeit wie Ramana Maharshi, Swami Dayananda, Swami Chinmayananda und Swami Vivekananda.

153 *Brihadaranyaka-Upanishad II, 4, 5.*

154 Von diesem Amrita Nadi heißt es bei Ramana Maharshi und seinem Schüler Ganapati Muni, dass er uns zur Hridaya, dem spirituellen Herzen, führt.

155 Ein lunarer Monat dauert 29⅓ Tage. (Anm. d. Übers.)

156 In der vedischen Astrologie spricht man hier von den „Upachaya-Häusern“. Manchmal wird das zehnte Haus ebenfalls mit dazugezählt.

157 Dem jeweils über dasjenige Zeichen herrschenden Planeten, von dem – in Abhängigkeit vom Aszendenten im Geburtshoroskop – das betreffende Haus regiert wird.

158 Weiter gehende Informationen zu diesem Thema finden Sie in: David Frawley, *Astrologie der Seher – Die große Einführung in die spirituellen und yogischen Grundlagen vedischer Astrologie,* übers. v. Martin Rometsch, Windpferd, Aitrang 2001.

159 Beachten Sie in diesem Zusammenhang die neue CD von Yogini Shambhavi mit Mantras zur vedischen Astrologie: *Jyotir Bhava – Sacred Shakti Mantras for the Nine Planets.*

160 Unter den Büchern über die Nakshatras sei hier dasjenige von Dennis Harness erwähnt: *The Nakshatras – The Lunar Mansions of Vedic Astrology,* Lotus Press, Twin Lakes, WI, 1999.

161 Namentlich durch das Vimshottari-Dasha-System, das auf den Nakshatras basiert.

162 Genauer gesagt: Das fünfte, zehnte und elfte Tithi des zunehmenden Mondes eignen sich normalerweise besonders gut.

163 Die vedische Astrologie verwendet einen siderischen, auf Fixsternpositionen bezogenen Tierkreis, während die tropische Astrologie einen tropischen, auf die Sonnenwenden und die Tagundnachtgleiche bezogenen Tierkreis verwendet. Bedingt durch diesen Unterschied zwischen den beiden Tierkreisen werden die vedischen Planetenpositionen gegenüber der im Westen gängigen tropischen Astrologie um mehr als 20 Grad zurückversetzt.

164 Mehr darüber erfahren Sie in: *Mantra Yoga and Primal Sound – Secrets of Seed (Bija) Mantras,* a. a. O., Kapitel 18.

165 *Rigveda X, 97, 7.*

166 *Rigveda VII, 49, 4.*

167 *Sushruta Samhita Chikitsa Sthana XXIX, 5-8.*

168 *Sushruta Samhita Chikitsa Sthana XXIX, 27-31.*

169 Heutiger Name: Jhelum (Anm. d. Übers.)

170 *Rigveda VIII, 7, 29, Rigveda VIII, 64, 11.*

171 *Rigveda IX, 65, 22-23.*

172 *Jaiminiya* zum Beispiel.
Brahmana-Texte sind die Ritualtexte der *Vedas.* (Anm. d. Übers.)

173 *Rigveda VIII, 91, 1.*

174 *Rigveda IX, 113, 1.* Sharyanavat wird, neben anderen Soma-Ländern wie Sushoma, Arjika und Pastyavat, im Text mehrere Male erwähnt, obgleich Somas, wie es weiter heißt, in sämtlichen Ländern und unter allen fünf vedischen Volksstämmen zu finden sind.

175 Munjavat: in *Rigveda X, 34, 1;* auch im *Mahabharata* erwähnt.

176 Namentlich das stärkend wirkende ayurvedische Heilmittel Vamsa Rochana.

177 Bhagwan Singh vertritt in seinem Buch *Vedic Harappans,* Aditya Prakashan, Delhi 1998 diese Auffassung.

178 *Atharvaveda XI, 6, 15.* Bei den fünf erhabenen Pflanzen, die den besten Soma ergeben, handelt es sich offenbar um: Soma, Darbha (eine Art Gras), Bhanga (Marihuana), Yava (Gerste) und Sahas (ungeklärte Identität). Einmal abgesehen von Marihuana, scheinen die übrigen Pflanzen keine berauschenden Eigenschaften aufzuweisen.

179 Soma als Baum, oder *Vanaspati,* in *Rigveda IX, 12, 10* und *IX, 12, 7,* „Auf immerdar wird ihm Lobpreis zuteil, dem Baum, verborgen in unseren Gedanken, der allen Milch spendet und den Weg durch sämtliche Menschheitszeitalter zurücklegt."

180 *Atharvaveda XIX, 39, 5-6* bringt Soma mit dem Heilkraut Kushta und dem Ashwattha-Baum in Verbindung.

181 Von all diesen verjüngend wirkenden Feigenpflanzen wird im Ayurveda die Indische Feige, oder Udambara-Feige, am meisten verwendet.

182 *Atharvaveda XIX, 39, 5.* „Kushta, dem alle Heilmittel innewohnen, befand sich am gleichen Ort wie Soma."

183 B. D. Sharma & Bal Krishan, *Vitality Strengthening Astavarga Plants,* Divya Prakashan, Delhi 2004.

184 *Rigveda II, 42, 7,* Gavashira (mit Milch gekocht), Yavashira (mit Gerste oder anderem Getreide gekocht); *Rigveda IX, 63, 15* Dadhyashira (mit Quark oder Joghurt gekocht); außerdem Rasashira (im eigenen Pflanzensaft gekocht).

185 *Kena-Upanishad I, 2.*

186 *Sushruta Samhita Chikitsa Sthana* XXIX, 5-8; das aus ihr stammende Zitat, das u. a. die nach den wichtigsten vedischen Versmaßen Gayatri, Trishtubh, Jagati und Pankti benannten Somas aufführt, finden Sie an andererer Stelle (S. 440 bzw. Anm. 167).

187 Übersetzungen vieler weiterer Soma-Hymnen und anderer Hymnen aus dem *Rigveda* finden Sie in: David Frawley, *Wisdom of the Ancient Seers – Selected Mantras from the Rig Veda.*

188 *Bhagavadgita* X, 37. Dort identifiziert sich Krishna mit Ushanas. Beachten Sie, dass Krishna seinerseits eine Verkörperung von Soma ist, ein veritabler Avatar des Somas der Hingabe, der Bhakti.

189 Die zweite bedeutende Seher-Familie, diejenige der Angirasas, ist mehr mit Agni verbunden.

190 Indra als der Seher (Drashta), siehe: *Aitareya-Upanishad I, 3.*

Register

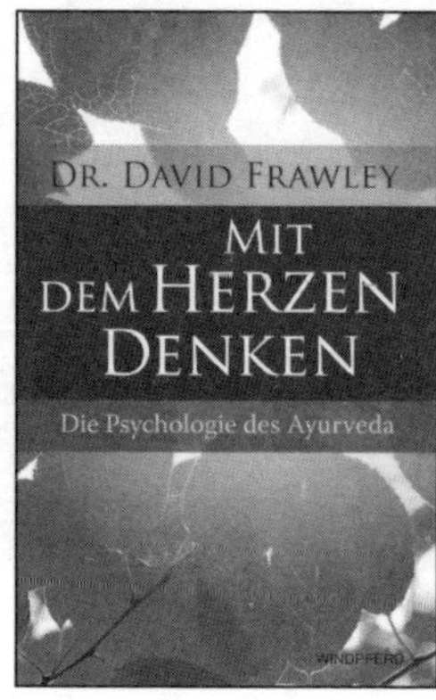

Dr. David Frawley

Mit dem Herzen denken

Die Psychologie des Ayurveda

Nachdem wir im Westen die herausragende Naturheilkunde und das ayurvedische Kochen kennengelernt haben, sind wir nun an dem Punkt, das System vedischer und yogischer Psychologie als einen modernen therapeutischen Ansatz zu entdecken, der Lebensfreude und Wohlbefinden fördert.

»Mit dem Herzen denken« ist ein Grundlagenwerk, das speziell die psychologischen Hintergründe dieses großartigen Systems darlegt. Wir erfahren, wie der Geist auf allen Ebenen geheilt werden kann, indem Ernährung, Sinneseindrücke, Mantras, Meditation, Yoga u. v. m. einbezogen werden.

Taschenbuch 308 Seiten
ISBN: 978-3-89385-656-5

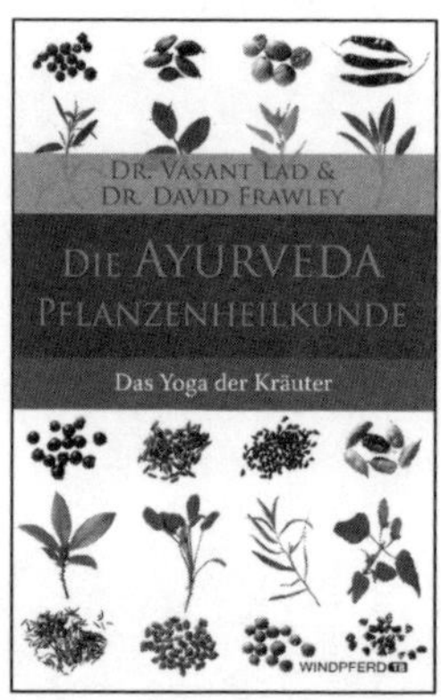

Dr. Vasant Lad, Dr. David Frawley

Die Ayurveda-Pflanzenheilkunde

Der Yoga der Kräuter

Dr. Lad und Dr. Frawley stellen hier vor dem Hintergrund ihrer jahrzehntelangen theoretischen und praktischen Erfahrung die Prinzipien der ayurvedischen Pflanzenheilkunde vor.

In diesem Buch wird die ayurvedische Wissenschaft der Heilpflanzen erstmals auf westliche sowie auf einige wenige wichtige orientalische Heilpflanzen angewandt. Damit wird die Ayurveda-Pflanzenheilkunde zu einer auch im Westen praktizierbaren Heilkunst. Der Leser erhält ein Werkzeug, das von der Diagnose über die Rezeptur bis zur Zubereitung reicht. Dazu gehört auch die Zusammenstellung einer Hausapotheke für ayurvedische Kräuter.

Taschenbuch 344 Seiten
ISBN: 978-3-89385-675-6

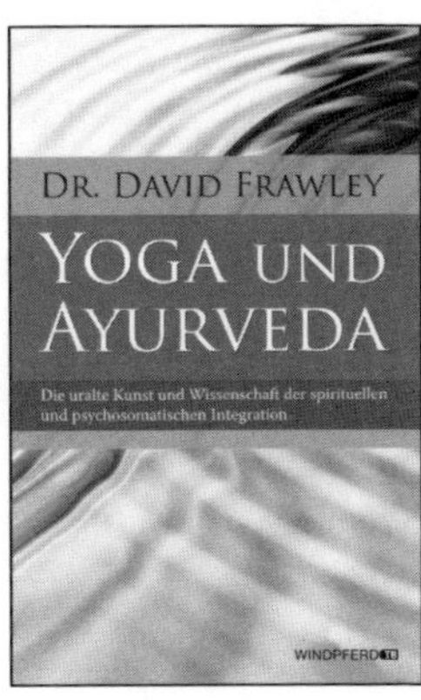

Dr. David Frawley

Yoga und Ayurveda

Die uralte Kunst und Wissenschaft der spirituellen und psychosomatischen Integration

Yoga und Ayurveda sind wie Himmel und Erde. Das eine ist ohne das andere nicht denkbar: Selbstverwirklichung und Selbstheilung. Ein hervorragendes Buch zum Vertiefen des Verständnisses.

Mit »Yoga und Ayurveda« zeigt Dr. David Frawley wieder einmal, dass er zeitloses Wissen vermitteln kann und dass er ein wahrer Rishi – ein Weiser – ist. Dieses Buch sollte jeder lesen, der sich ernsthaft für das Thema interessiert.

– Dr. Deepak Chopra

Taschenbuch 307 Seiten

ISBN: 978-3-89385-612-1

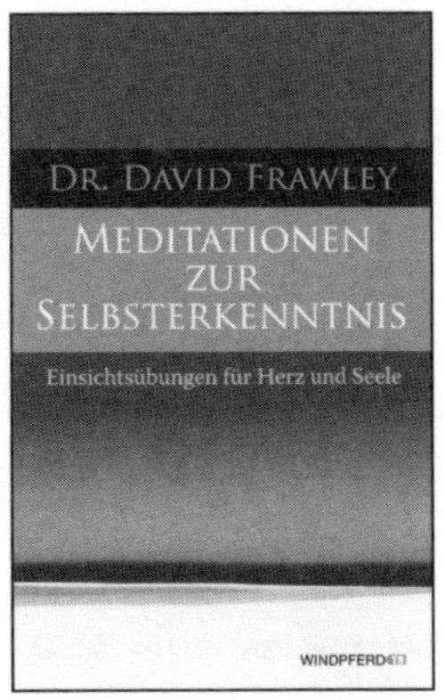

Dr. David Frawley

Meditationen zur Selbsterkenntnis

Einsichtsübungen für Herz und Seele

David Frawley präsentiert mit diesem Buch das Herzstück des Wissens aus dem alten Indien: den »direkten Pfad zur Erleuchtung«. Es ist die älteste meditative Überlieferung der Welt und sie handelt von den Prinzipien, die der Entwicklung und Erweiterung des menschlichen Bewusstseins zugrunde liegen.

Die Einsichtsübungen dienen der Selbsterforschung zur Selbstverwirklichung. Die Frage »Wer bin ich?« führt schließlich zur Entdeckung des wahren Selbst in unserem Herzen. Was bislang als Stress gefühlt wurde, wandelt sich in innere Stille, um sich in aktiver Teilnahme an den Bedürfnissen des Lebens und gesellschaftlichen Aufgaben auszudrücken.

Taschenbuch 152 Seiten

ISBN: 978-3-89385-667-1